Andrew Weil
Natürliche Gesundheit – natürliche Medizin

Andrew Weil

NATÜRLICHE GESUNDHEIT – NATÜRLICHE MEDIZIN

Das Handbuch für Vorbeugung und Heilung

Aus dem Amerikanischen übersetzt
und für die deutsche Fassung bearbeitet
von Anni Pott

Kabel

Titel der amerikanischen Originalausgabe:
NATURAL HEALTH, NATURAL MEDICINE
Houghton Mifflin Company, Boston 1990

Umschlag: Kerstin Weber und Olaf Schmidt
Gesamtherstellung: Clausen & Bosse, Leck
ISBN 3-8225-0179-4

1 3 5 7 9 10 8 6 4 2

Dieses Buch ist nicht als vollständiger Ersatz der herkömmlichen (allopathischen) Medizin gedacht, die ihren Platz im Hinblick auf Diagnose und Behandlung von Krankheiten hat. Bei allen ungewöhnlichen, anhaltenden oder schwerwiegenden Symptomen ist der Arzt zu konsultieren. Wenngleich die hier vorgeschlagenen Behandlungen auf naturheilkundlicher Basis im allgemeinen sicherer als pharmazeutische Mittel sind, so können sie, von Person zu Person verschieden, dennoch unterschiedliche, gelegentlich auch negative Wirkungen hervorrufen. Sofern Sie im Einzelfall nicht auf diese Behandlungen ansprechen, sollten Sie in jedem Fall einen Arzt zwecks weiterer Maßnahmen aufsuchen.

Inhalt

Teil II
Spezifische Vorbeugemaßnahmen: Überlisten der Killer

Teil III
Grundlagen der Selbstbehandlung mit natürlichen Mitteln

Teil IV
Allgemeine Krankheiten und ihre Behandlung

Anhang

Einleitung

Das vorliegende Buch ist ein umfassender Ratgeber zur vorbeugenden Gesundheitspflege mit zahlreichen Vorschlägen, wie Sie allgemeine Beschwerden mit sicheren, natürlichen, wirksamen und, verglichen mit konventionellen medizinischen Behandlungen, billigeren Methoden in Selbsthilfe behandeln können. Sollten Sie mit dem Konzept der vorbeugenden Gesundheitspflege nicht vertraut sein, so läßt es sich in wenigen Worten zusammenfassen: Wenn Sie zum richtigen Zeitpunkt das richtige Maß an Energie in Ihr Wohlbefinden investieren, wird Ihnen dies eine Menge Probleme, Schmerzen und Kosten ersparen. Viele Menschen wissen sehr wohl den Wert einer solchen vorbeugenden Pflege zu schätzen, wenn es um ihr Auto geht. Ölwechsel und regelmäßige Inspektionen sind ebenso selbstverständlich wie man auf das Aufleuchten einer Warnlampe achtet. Daß nur wenige von uns ihrem Körper, der doch ungleich wertvoller ist, mit der gleichen Fürsorge begegnen, mutet, im Vergleich dazu, schon seltsam an.

Mangelnde Informationen sind im allgemeinen der Grund, warum der Vorbeugung so wenig Beachtung geschenkt wird. Ich bin seit jeher der Meinung, die Hauptaufgabe der Ärzte sei vorrangig eine erzieherische, nämlich, den Menschen die Informationen zu geben, die sie für ihr Gesundbleiben benötigen. Die Prävention von Krankheiten muß an erster, die Behandlung erst an zweiter Stelle kommen. So schreibe ich dieses Buch denn auch hauptsächlich in dem Bestreben, Ihnen zu helfen, daß eine Behandlung gar nicht erst erforderlich wird.

Neben meinem Lehrauftrag an der Medizinischen Fakultät praktiziere ich seit einigen Jahren als Arzt auf dem Gebiet der naturheilkundlichen und präventiven Medizin in Tucson, Arizona, und ermutige die Menschen immer wieder nachdrücklich, zu Vorsorgeuntersuchungen und zu Beratungen über Fragen der Ernährung, körperlichen Bewegung und Streßreduzierung zu mir zu kommen. Mit diesem Ansatz gehöre ich zu einer kleinen Minderheit von Ärzten, deren Zahl in der Zukunft aber wachsen wird.

Der Hauptstrom der Medizin verläuft weiterhin in den gewohnten Bahnen – nur, daß sie zunehmend teurer wird, noch abhängiger von Technologie und sich noch mehr auf den Körper, unter Ausschluß von Geist und Seele, konzentriert. Überfüllte Wartezimmer sorgen im übrigen dafür, daß Ärzte sich vielfach kaum noch die Zeit für ausführliche Gespräche mit ihren Patienten nehmen, um so detailliert deren Krankengeschichte zu ermitteln oder sie kennenzulernen. Auf seiten der Patienten ist festzustellen, daß viele wegen jedem Kopfschmerz, jeder Halsentzündung, jeder Beschwerde und jedem Wehwehchen eine Arztpraxis aufsuchen und dabei zunehmend Verantwortung für ihr eigenes Wohlergehen an Ärzte abtreten. Es ist deprimierend, wie viele gerade erst Zwanzig- oder Dreißigjährigen die Krankenkarteien füllen. Den meisten dieser Patienten fehlt jedes Gespür für die eigene Gesundheit und die ihnen innewohnende Kraft, ihren Zustand im negativen wie im positiven Sinne beeinflussen zu können. Ebenso fehlt ihnen das Wissen, um wie vieles besser es ihnen ginge, wenn sie sich eigenverantwortlich, in Selbsthilfe um gängige Beschwerden kümmerten.

Ein blinder Glaube an die professionelle Medizin ist ungesund. In meinem Buch *Heilung und Selbstheilung* habe ich die Grenzen und Gefahren der konventionellen (allopathischen) Medizin und verschiedene Formen der alternativen Medizin oder komplementärer Behandlungsmethoden beschrieben. Sie sollten dieses Buch lesen, um sich sowohl über die Stärken und Schwächen dieser Ansätze zu informieren als auch ein Gespür von der Philosophie der Gesundheit und Behandlung zu bekommen, die diesem Buch zugrundeliegt.

Die allopathische Medizin ist, kurz gesagt, sehr gut, wenn es um die Behandlung von Traumata, akuten bakteriellen Infektionen, medizinischen und chirurgischen Notfällen sowie andere Krisensituationen geht. Sehr schlecht ist sie hingegen bei der Behandlung von Virusinfektionen, chronischen Degenerationskrankheiten, Allergien und Autoimmunkrankheiten, vielen Krebsarten, psychischen Krankheiten, »funktionellen« Störungen (Funktionsstörungen, bei denen keine nennenswerten physischen oder chemischen Veränderungen vorliegen) und all jenen Beschwerden, bei denen die Psyche Grundlage für die Anfälligkeit gegenüber einer Krankheit ist und eine aktive Rolle spielt. So ist es unklug, einen allopathischen Arzt mit einer Krankheit aufzusuchen, die die allopathische Medizin nicht behandeln kann. Gleichermaßen unklug ist es, mit Krankheiten, die die allopathische Medizin sehr gut behandeln kann, zu anderen Praktikern zu gehen. Detaillierte Ausführungen hierzu finden Sie in *Heilung und Selbstheilung*.

Gleich zu Beginn möchte ich, daß Sie wissen, daß ich eine Menge von Ihnen als Leser oder Leserin dieses Buches erwarte. Ich erwarte von Ihnen, daß Sie mehr Verantwortung für Ihre Gesundheit und Ihr Wohlbefinden übernehmen und unabhängiger von der professionellen Medizin sein wollen. Ich erwarte von Ihnen die Bereitschaft zu Experimenten und zu Veränderungen Ihres Lebensstils. Ich erwarte von Ihnen ein gesundes Urteilsvermögen und gesunden Menschenverstand, daß Sie erkennen, wenn ein Problem die Grenzen Ihrer Kompetenz übersteigt und es ratsam ist, einen Arzt einzuschalten.

Zum Beispiel: Wenn sich bei Ihnen Fieber, nächtliche Schweißausbrüche und Vergrößerungen der Lymphknoten bemerkbar machen, sollten Sie diese Symptome nicht ignorieren oder Zeit damit verlieren, daß Sie versuchen, bei Praktikern der alternativen Medizin Hilfe zu finden. Sie sollten direkt zwecks umfassender Untersuchung und Bluttests zu einem allopathischen Arzt gehen. Das gleiche gilt für jeden, bei dem sich gravierende, alarmierende oder anhaltende Symptome zeigen, die Anzeichen einer Infektion, Malignität oder

Fehlfunktion eines lebenswichtigen Organs sein könnten. Der größte Fehler, den Sie in dem Versuch, Ihr eigener Arzt zu sein oder sich auf die naturheilkundlichen Behandlungsformen zu verlassen, machen können, ist die Fehldiagnose bei einem Leiden, das problemlos von der konventionellen allopathischen Medizin geheilt werden kann.

Oft werde ich gefragt: »Wie kann ich einen guten Arzt finden?« Ich weiß auf diese Frage keine einfache Antwort, abgesehen von ein paar Qualitäten, die ich nennen kann und auf die Sie nach meinem Dafürhalten achten sollten. Zunächst einmal sollte ein Arzt an Ihnen sowohl ein persönliches als auch medizinisches Interesse zeigen. Er sollte sich die Zeit nehmen, Ihnen persönliche Fragen zu stellen und auch Ihre Fragen umfassend zu beantworten. Aus Erfahrung weiß ich, daß die ausführliche Aufnahme der Krankengeschichte das denkbar beste Diagnoseinstrument ist; sie zu vernachlässigen ist schlechte Medizin. So klagen denn auch Patienten, deren Erfahrungen mit der allopathischen Medizin unbefriedigend waren, mit am häufigsten darüber, daß Ärzte sich nicht die Zeit nehmen, auf ihre Sorgen und Fragen einzugehen.

Als nächstes sollte ein Arzt ein guter Lehrer sein. Nach Ihrem Arztbesuch sollten Sie besser für den Umgang mit Ihren Problemen gerüstet und besser über die Möglichkeiten einer aktiven vorbeugenden Gesundheitspflege und Selbstbehandlung informiert sein. Vorleben und Beispiel geben sind die besten Lehrmeister. Ein guter Arzt verkörpert exemplarisch eine gute Gesundheit. Wie könnte ich Patienten anhalten, ihre Ernährung umzustellen, etwas für ihre körperliche Bewegung zu tun, richtiges Atmen zu lernen und zu meditieren, wenn ich all das nicht selbst praktizierte? Auf der Suche nach einem Arzt sollten Sie nach jemandem Ausschau halten, der Sie in diesem Sinne zu einer vorbeugenden Gesundheitspflege inspiriert.

Ich halte Medizinstudenten immer wieder dazu an, ehrlich zu sagen, »ich weiß nicht«, wenn dies der Fall ist, und damit nicht zu zögern. Ich werte ein solches Eingeständnis nicht als Blöße, sondern als positives Zeichen für einen Arzt. Ein weiterer Punkt ist die Frage, ob er aufgeschlossen gegenüber neuen Ideen und bereit ist, neue Konzepte und Behandlungsformen auszuprobieren. Fragen Sie Ihren angehenden Arzt, was er von Vitaminen, pflanzlichen Heilmitteln, Akupunktur, Manipulationsverfahren oder Hypnotherapie hält. Ist er willens, sich auf solche Themen einzulassen, oder disqualifiziert er alles, was er nicht kennt, von vornherein als Quacksalberei?

Das schwierigste, so fürchte ich, dürfte schließlich aber sein, einen Arzt zu finden, dessen Gesundheits- und Behandlungsphilosophie mit der in meinem Buch *Heilung und Selbstheilung* dargestellten übereinstimmt. Ein Kernpunkt dieser Philosophie ist, daß jeder ein angestammtes Recht auf Heilung hat. Dieses muß einem Menschen weder vermittelt noch von jemandem zugeteilt, sondern allenfalls fürsorglich bewußt gemacht und gefördert werden. Bleiben Sie nicht bei einem Arzt, der das Potential der Selbstheilungskräfte nicht zu schätzen weiß oder der Ihnen das Gefühl vermittelt, es läge außerhalb Ihrer Möglichkeiten, diese zu aktivieren. Auch Ihr Arzt sollte sich der berühmten Vorschrift Hippokrates' verpflichtet fühlen: »Vor allem, schade nicht!« Denn allzuoft ignorieren Ärzte heutzutage dieses Gebot und stürzen sich gleich auf drastische Behandlungsmethoden, ohne dem körpereigenen Heilungssystem überhaupt eine Chance zu geben. Das Wissen um die Heilkraft der Natur und die Achtung vor ihr – ein weiteres hippokratisches Prinzip – sind zentrale Punkte, die mich seit jeher sowohl bei meinen Forschungen als auch in meiner Praxis leiten. Beides möchte ich Ihnen mit diesem Buch vermitteln.

Sie können dieses Buch auf verschiedene Weise handhaben. In Teil I finden Sie allgemeine grundlegende Informationen über eine gesunde Lebensführung. Lesen Sie ihn durch, und probieren Sie die Vorschläge aus, um zu sehen, wie Sie darauf reagieren. Hierbei müssen Sie nicht alle Änderungen gleichzeitig vornehmen. Lassen Sie sich von Ihrem eigenen Tempo leiten, und halten Sie nicht an irgendwelchen Regularien fest, die nach einer angemessenen Versuchszeit keine positiven Ergebnisse erkennbar werden lassen.

Teil II enthält sehr spezifische Ratschläge, wie man das Risiko im Hinblick auf Killerkrankheiten mindern kann, die für den frühzeitigen Tod eines Großteils der Menschen verantwortlich sind. Herzattacken, Schlaganfälle und Krebs sind nicht einfach nur das Ergebnis schlechter genetischer Voraussetzungen oder von Pech. Sie sind oft lebensstilbedingt, und ein Lebensstil ist änderbar. Einige der Empfehlungen lassen sich leicht befolgen, bei anderen wird es hart sein. Je nachdem, wie Sie Ihr Risiko einschätzen, müssen Sie selbst entscheiden, in welchem Umfang Sie diese umsetzen.

In Teil III sind eine Reihe natürlicher Behandlungsmöglichkeiten aufgezeigt, die Sie in Selbsthilfe vornehmen können. Hier ist ein gewisses Experimentieren erforderlich, und Sie sollten Notizen über Ihre Erfahrungen machen. Probieren Sie aus, ob Sie mit diesen einfachen Maßnahmen, Nährstoffergänzungen und Heilkräutern die gleichen positiven Ergebnisse wie ich selbst und meine Patienten erzielen.

Teil IV enthält detaillierte Behandlungsempfehlungen für eine Vielzahl weitverbreiteter Beschwerden. Bei der Liste der Krankheiten habe ich jene außer acht gelassen, die in die Zuständigkeit eines Allopathen gehören, und mich auf solche Probleme konzentriert, mit denen ich in meiner Praxis am häufigsten konfrontiert werde und die sich ausgezeichnet mit milden, naturheilkundlichen Mitteln und einer Änderung des Lebensstils kurieren lassen. In diesen Fällen sollten starke allopathische Medikamente und chirurgische Maßnahmen als letzter Ausweg genutzt werden, dann nämlich, wenn einfache Methoden versagt haben. Dieser Teil des Buches ist als Nachschlagewerk für den Bedarfsfall gedacht, wobei natürlich nichts dagegen spricht, ihn jetzt bereits durchzublättern oder auch ganz zu lesen. Vieles von dem, was Sie hier finden, greift zwangsläufig auf die in früheren Teilen des Buches behandelten allgemeinen Themen zurück.

Im Anhang wurde ein Verzeichnis mit Namen und Adressen aufgenommen, das Ihnen als Referenz- und Bezugsquelle auf dem Gebiet der nicht-allopathischen Medizin dienen mag.

Unsere Vorstellungen über Gesundheitsfragen und Krankheitsvorbeugung ändern sich in dem Zuge, wie unser Wissen und unsere Erfahrungen zunehmen. Das Thema ›Fette‹ in Kapitel 1 veranschaulicht beispielhaft diese Veränderungen. Bis vor kurzem glaubten wir noch, Olivenöl sei ungesund für das Herz und Safloröl wurde als gesundes Fett gewertet. Heute denken wir ganz anders. Die in diesem Buch enthaltenen Informationen entsprechen den neuesten Erkenntnissen der wissenschaftlichen Forschung und der klinischen wie auch meiner eigenen Erfahrungen. Wir werden weiter lernen und unsere Meinung zu manchen Problemen, die jetzt geklärt erscheinen, zweifellos noch ändern. Auch aus diesem Grund dränge ich darauf, zu Experimenten bereit zu sein und auf eigene Erfahrungen zu vertrauen. Sie sind schließlich diejenige Person, die für Ihre Gesundheit verantwortlich ist. Ich habe Ihnen hiermit die beste mir verfügbare Orientierungshilfe für Ihr Streben nach einer optimalen Gesundheit an die Hand gegeben. Es sei Ihnen überlassen, diese zu nutzen und sie, aufbauend auf Ihren eigenen Erfahrungen, auf Ihre individuellen Bedürfnisse abzustimmen.

Teil I

Vorbeugende Gesundheitspflege

Kapitel 1
Was sollte ich essen?

WAS SOLL ICH ESSEN? Auf diese einfache Frage gibt es keine einfache Antwort. Viele Menschen werden Ihnen weismachen wollen, sie wüßten, wie man sich richtig ernährt. Die Ernährungstheorien sind aber oft so widersprüchlich, daß mit wachsenden Informationen im allgemeinen auch die Verwirrung zunimmt. So lassen sich gegen jede nur denkbare Nahrungsmittelkategorie überzeugende Argumente finden, sei es Fleisch, Fisch, Geflügel, Milch, Käse, Butter, Obst, Gemüse, pflanzliche Öle, Weizen, Eier, Brot, Hefe, Zucker, Gewürze und so weiter. Wären all diese Argumente zutreffend, wir würden inmitten der Fülle und des Überflusses verhungern, fände unser Verstand doch endlos Gründe, warum wir alles zu meiden hätten, wonach unser Körper verlangt.

Ich habe meine helle Freude daran, wenn ich sehe, wie absolut unvereinbar die Regeln verschiedener Ernährungslehren miteinander sind. Die Yoga-Philosophie unterscheidet zwischen drei Kategorien von Nahrungsmitteln – angefangen von der höchsten (die Qualität des Gleichgewichts ausdrückend) bis zur niedrigsten (die Qualität der Trägheit ausdrückend). Frischjoghurt und weißer Reis werden der Spitzengruppe zugerechnet, brauner Reis der untersten. Der Makrobiotik zufolge, einer aus Japan stammenden (hauptsächlich auf Getreide und Gemüse basierenden – d. Ü.) Ernährungsweise, ist brauner Reis das Beste, was man essen kann. Milchprodukte und weißer Reis rangieren an unterster Stelle.

Was soll ich essen? Die erste Orientierungshilfe, die ich Ihnen geben kann, ist, daß es nicht so etwas wie *einen* richtigen Weg gibt. Eine bestimmte Diät kann für Sie in dieser Lebensphase die richtige sein, das heißt aber nicht, daß sie auch für mich die richtige und für Sie auch in einem Jahr noch richtig ist. Wir sind körperlich und biochemisch alle unterschiedlich, mit unterschiedlichen und wechselnden Ernährungsbedürfnissen und -erfordernissen. Glauben Sie niemanden, der Ihnen erzählt, er habe den einzig richtigen Weg gefunden. Welche spezifische Ernährungsweise Sie auch nennen, ich kann in jedem einzelnen Fall Beispiele höchstgesunder Personen aufzeigen, die deren Regeln sämtlich zuwiderhandeln. Ich las unlängst ein Interview mit einer Russin, die das Alter von 106 Jahren erreicht hatte und nach wie vor sehr vital war. Auf die übliche Frage, was das Geheimnis ihres Erfolges sei, antwortete sie: »Ich habe nie Gemüse gegessen.«

Einige Experten behaupten, daß der Mensch von Natur her Vegetarier sein solle, andere, daß wir, um gesund zu sein, tierische Produkte essen müssen. In Wirklichkeit ist der Mensch ein Allesfresser, so konzipiert, daß er mit einer erstaunlichen Vielfalt von Nahrungsmitteln nicht nur überleben, sondern ausgezeichnet über die Runden kommen kann. Hinter den meisten jener strengen Diätpläne, die in populären Büchern und Broschüren über gesundes Essen propagiert werden, verbirgt sich eine höchst ungesunde Annahme: daß nämlich unser Körper unzulänglich und unfähig ist, sich selbst zu helfen, und leicht aus der Bahn geworfen wird, wenn wir nicht exakt die richtigen Nahrungsmittel oder Nahrungsmittelkombinationen zu uns nehmen. Wenn Sie sich diese Einstellung zu eigen machen, unterschätzen Sie die natürliche Widerstands- und Anpassungsfähigkeit Ihres Körpers. Eine solche Haltung ist schädlich, Sie sollten sie nicht akzeptieren.

Glauben Sie auch niemandem, der Ihnen weismachen will, alle Krankheiten seien das Ergebnis einer schlechten Ernährung oder daß eine Umstellung der Ernährung irgendeine Krankheit heilen könne. Dem ist nicht so. Die Ernährung ist ein Faktor, der die Gesundheit beeinflußt – ein wichtiger Faktor, aber nicht der einzige. Was ihn von den anderen unterscheidet, ist, daß die Ernährung der einzige von den für unsere Gesundheit ausschlaggebender Faktoren ist, der voll und ganz unserer Kontrolle unterliegt. Es steht in Ihrer Macht, was in Ihren Mund und Magen gelangt und was nicht. Die anderen gesundheitsrelevanten Faktoren entziehen sich teilweise Ihrer Kontrolle, so etwa die Qualität der Luft, die Sie einatmen; der Lärm, dem Sie ausgesetzt sind; das emotionale Klima in Ihrem Umfeld; was Sie aber kontrollieren können, ist, was Sie essen. Es wäre schändlich, eine so ausgezeichnete Chance, Ihre Gesundheit zu beeinflussen, ungenutzt zu lassen.

Durch eine Änderung Ihrer Eßgewohnheiten, die Ihrem Leben eine neue Qualität gibt, können auch innere Heilungsmechanismen aktiviert werden. Es fällt schwer, Eßgewohnheiten aufzugeben und es mit neuen Varianten zu versuchen. Hierzu ist der Einsatz psychischer Energie, um einer besseren Gesundheit willen, erforderlich. Ich habe eine Reihe von Heilungen bei schwerkranken Personen erlebt, die sich zu einer Umstellung auf Langzeit-Fastenkuren, makrobiotische Diätpläne, eine vegetarische Yoga-Diät und andere spezifischen Ernährungsweisen entschlossen hatten. Entsprechend der von mir in *Heilung und Selbstheilung* beschriebenen Theorie glaube ich, daß der Heilungserfolg bei diesen Fällen zum Teil auf den geistigen Wandel zurückzuführen ist, der sich infolge des Entschlusses ergab, sich an ein strenges Ernährungsprogramm zu halten. Ebenjener geistige Wandel mag wichtiger sein als die spezifischen Komponenten eines Programms. So bitte ich im allgemeinen auch meine Patienten, Umstellungen in ihrer Ernährung vorzunehmen – als ein Beitrag, natürliche Heilungschancen zu erhöhen. Diätetische Korrekturen sind für mich aber niemals die einzige Maßnahme einer Behandlung.

Ich halte nicht allzuviel von dem Rat professioneller Ernährungswissenschaftler und Diätetiker. Es fehlt der Ernährungswissenschaft an Objektivität. Kulturelle Prägungen und Wertvorstellungen bewirken Verzerrungen der Forschungsergebnisse, die von den Forschern nur selten erkannt oder relativiert werden. Ein Beispiel mag diese kulturelle Verhaftung verdeutlichen. Stellen Sie sich vor, wie unterschiedlich Sie reagierten, wenn Sie zum einen aufgefordert wären, einen Hummerschwanz zu essen und zum anderen eine Portion gebratener Heuschrecken. Rein biologisch läßt sich beides miteinander vergleichen. Dennoch wäre das eine für die meisten unseres Kulturkreises eine Delikatesse, das andere aber mit Abscheu und Ekel verbunden. So gibt es zwischen den einzelnen Kulturen keine einheitliche Antwort auf die elementare Frage: Was ist ein Nahrungsmittel, was nicht? Nahrungsmitteln und Essen werden eine enorme symbolische Bedeutung beigemessen, und das erklärt, warum wir sie mit Tabus und Ritualen umgeben. Unterschiedliche Ernährungspräferenzen trennen Nationen, Religionen und mitunter sogar Familien. Auf diesem Gebiet zuverlässige Informationen finden zu wollen, ist so einfach wie der Tanz auf einem Minenfeld.

Der Ernährungswissenschaft verdanken wir die vier Lebensmittelgrundgruppen, jenes Konzept, welches für einen Großteil unseres ungesunden Besessenseins mit Proteinen verantwortlich ist (gleich mehr darüber). Professionelle Diätetiker sind oft bewußt oder unbewußt Werkzeuge der Nahrungsmittelindustrie, da die von ihnen verbreiteten Informationen häufig von seiten der Industrie statt von objektiver, neutraler Seite kommen. Sollten Sie versucht sein, ihre Ratschläge zu befolgen, so vergessen Sie nicht, daß es Diätetiker sind, die für das in Krankenhäusern angebotene Essen verantwortlich sind.

Vor dem Hintergrund all dieser Warnungen möchte ich Ihnen jetzt neun Vorschläge als Grundlage einer gesunden Ernährungsweise machen.

1. Essen Sie mit Ihren Sinnen, nicht mit dem Verstand

Ihr Geschmacks- und Geruchssinn sind exzellente Führer, wenn es um die Frage geht, was gut für sie ist. Vertrauen Sie ihnen. Bemühen Sie sich, Ihre Sinne zu verfeinern und ihnen Beachtung zu schenken. Wenn Sie etwas essen, das Sie nicht mögen, nur weil Sie glauben, es sei gut für Sie, dann hören Sie nicht auf die Weisheit Ihres Körpers. Und essen Sie gar Dinge, die Sie nicht mögen, nur weil jemand anders behauptet, sie seien gut für sie, so sind Sie noch mehr auf dem Holzweg. Als erstes gilt, daß die Nahrungsmittel, die Sie zu sich nehmen, Ihren Sinnen gefallen und Ihrem Körper zusagen sollten. Essen gehört zu den großen Freuden des Lebens, und ich versichere Ihnen, daß eine gesunde Ernährung mitnichten eine Beeinträchtigung dieser Freude sein muß, selbst dann nicht, wenn Sie auf Nahrungsmittel verzichten, die Ihnen heute lieb sind.

2. Essen Sie bewußt und mit Genuß

Ihre Verdauung ist ein Spiegel Ihres psychischen Zustandes, was erklärt, warum so viele Verdauungsstörungen streßbedingt sind. Wenn Sie essen, derweil Sie wütend, ängstlich, nervös oder abgelenkt sind, wird Ihr Körper die zugeführte Nahrung nicht ordnungsgemäß verarbeiten, ganz gleich, wie gut das Essen war. Sofern Sie während des Essens üblicherweise die Fernsehnachrichten verfolgen oder geschäftliche Besprechungen führen, lassen Sie dem Vorgang des Essens nicht die Aufmerksamkeit zukommen, die er verdient. Die Frage, wie Ihr Körper mit dem umgeht, was Sie essen, ist möglicherweise wichtiger als der Aspekt, welche Nahrungsmittel Sie aufnehmen. Ihr Essen wird dann am besten verdaut, wenn Sie mit voller Konzentration und vollem Genuß Ihre Mahlzeit zu sich nehmen.

Als die heilige Teresa von Avila (1515–1582) einmal ein Kloster besuchte, servierte der Abt ihr ein besonderes Essen mit gebratenem Rebhuhn als Hauptgericht statt der gewöhnlichen einfachen »Hausmannskost«. Zur Verwunderung ihres Gastgebers gab sich Teresa mit unverhohlener Leidenschaft dem Mahl hin. Der Abt mahnte sie, für eine Frau, die ihr Leben dem Gebet geweiht habe, sei es seines Erachtens unschicklich, eine solche Begeisterung für Tafelfreuden zu offenbaren. Die heilige Teresa erwiderte ihm: »Wenn Rebhuhn, dann Rebhuhn; wenn Gebet, dann Gebet.«

3. Ernähren Sie sich abwechslungsreich

Indem Sie Ihre Ernährung abwechslungsreich gestalten, schützen Sie Ihre Gesundheit in zweierlei Hinsicht. Erstens stellen Sie auf diese Weise sicher, daß Sie alle erforderlichen Nährstoffe erhalten. Wenn Sie demgegenüber Tag für Tag die gleichen Produkte essen, ist die Wahrscheinlichkeit größer, daß Sie Gefahr laufen, Mangelerscheinungen bei Vitaminen, Mineralstoffen oder anderen Spurenelementen zu verursachen. Es ist durchaus wahrscheinlich, daß wir noch nicht alle Ernährungsfaktoren kennen, die für eine optimale Gesundheit erforderlich sind. So haben wir beispielsweise erst kürzlich die Relevanz von Zink entdeckt. Sie müssen sich nicht die offiziellen Werte der empfohlenen täglichen Nahrungsaufnahme für Kohlenhydrate, Fette, Proteine und Vitamine einprägen – achten Sie einzig auf Vielfalt.

Der zweite Vorteil eines abwechslungsreichen Speiseplans: Er ist der sicherste Weg zu verhindern, daß Sie zu viel von irgend etwas essen, das *nicht* gut für Sie ist. In unseren Nahrungsmitteln sind erstaunlich viele Giftstoffe enthalten, sowohl natürliche als auch künstliche. Sellerie, Basilikum, Champignons (*Agaricus bisporus*), Kichererbsen und viele andere Gemüsearten enthalten natürliche Giftstoffe; viele, aber nicht alle werden durch die Erhitzung während des Kochens vernichtet – was nachhaltig gegen eine Rohkosternährung spricht. (Am Ende dieses Kapitels finden Sie mehr zu diesem Thema.) Luzernesprossen, bei den Anhängern einer gesunden Ernährung so sehr beliebt, enthalten einen natürlichen Giftstoff, das Canavanin, der mit Sicherheit nicht gesundheitsfördernd ist. Das heißt nicht, daß Sie niemals Luzernesprossen essen sollten. Es heißt nur, daß es besser ist, sie nicht jeden Tag zu verzehren. Erdnüsse und Erdnußbutter sind für gewöhnlich mit Spuren von Alfatoxin belastet, einem hochpotenten natürlichen Krebserreger; es handelt sich hierbei um ein Schimmelpilzgift, welches in Erdnüssen und anderen Schalenfrüchten vorkommt. Heißt das nun, daß Sie Erdnußbutter von Ihrem Speiseplan streichen sollten? Nein, aber auch hier gilt: Es ist gesünder, sie nicht täglich zu essen.

Jenseits dieser natürlichen Giftstoffe sind wir noch mit all den unnatürlichen konfrontiert, wie etwa Pestizide, Fungizide, Hormone, Antibiotika und andere, die zu zahlreich sind, um sie alle aufzulisten, aber in den Nahrungsmitteln, die wir kaufen, enthalten sind. Diese Substanzen stellen in meinen Augen ein schwerwiegendes Problem dar, mit einer starken sowohl politischen als auch wirtschaftlichen Dimension. Im nächsten Kapitel werden Sie einige Ratschläge finden, wie Sie Ihre Aufnahme von gefährlichen Zusatzstoffen minimieren können. An dieser Stelle möchte ich mich einfach darauf beschränken, nochmals zu wiederholen, daß der beste allgemeine Schutz gegen eine Zufuhr gesundheitsgefährdender Giftstoffmengen über unsere Nahrung, seien diese natürlich oder nicht, ein Speiseplan aus einem möglichst weitreichenden Nahrungsmittelspektrum statt einer einseitigen, auf einige wenige Produkte gestützten Ernährung ist.

4. Essen Sie frische Produkte

Getrocknete, konservierte, tiefgefrorene und Fertigprodukte spielen in der modernen Ernährung eine zunehmend größere Rolle. Viele dieser Lebensmittel enthalten zu viel Fett, Salz, Zucker und ungesunde Zusatzstoffe; zudem schmecken sie selten so gut wie frische Produkte. Sollten Sie diese Meinung bislang nicht teilen, ist es vielleicht hilfreich, daß Sie weiterhin an der Verfeinerung Ihres Geschmacks- und Geruchssinns arbeiten. Wenn Sie auf das Aussehen, den Geschmack und den Geruch dessen achten, was Sie essen, so werden Ihre Sinne dafür sorgen, daß Sie von Fertigprodukten Abstand nehmen und frische bevorzugen.

5. Essen Sie eher weniger als mehr

Die Forschung zeigt, daß Tiere, denen etwas weniger Nahrung als durch die »empfohlene« tägliche Kalorienaufnahme angezeigt, verabreicht wird, länger leben und weniger Krankheiten als jene aufweisen, die eine Standardnahrungsration erhalten oder beliebig viel essen dürfen. Daraus läßt sich möglicherweise ableiten, daß der Index der empfohlenen täglichen Aufnahme an Nährstoffen zu hoch ist, mit dem Ergebnis, daß ein Zustand chronischer Überernährung erreicht und somit unser Körper belastet wird. Manche Wissenschaftler sprechen denn inzwischen auch von »Unterernährung« als einem der Gesundheit und Langlebigkeit förderlichen Aspekt. Es ist natürlich einfach zu sagen, wir sollten eher weniger als mehr essen, aber schwer, das in die Tat umzusetzen. Dem Essen kommen, wie gesagt, noch andere Funktionen als die der reinen Nährstoffversorgung des Körpers zu. Essen ist ein symbolträchtiger Vorgang, es hat eine soziale Funktion und ist eine Quelle der Freude.

Die Evolution unseres Körpers vollzog sich während langer Perioden der Knappheit, als Nahrung einfach nicht so leicht oder zumindest nicht das ganze Jahr über verfügbar war. Die Geschicktesten unserer Vorfahren überlebten, diejenigen, die sich am besten darauf verstanden, Nahrung zu finden und ein Maximum an Nutzen daraus zu ziehen. Dieses genetische Erbe kann sich in einer Welt, in der Nahrung in noch nie dagewesener Fülle und Vielfalt allgegenwärtig ist, zu einer nachteiligen Eigenschaft verkehren. So ist es kein Wunder, daß Fettleibigkeit ein derart verbreitetes Problem ist; kein Wunder, daß wir von Diäthalten und Gewichtabnehmen besessen sind; kein Wunder, daß das Konzept der »Unterernährung« unpopulär ist. Nichtsdestoweniger besagen die Forschungsergebnisse unmißverständlich: weniger ist besser als mehr, und es lohnt den Versuch, diese Lektion nach Kräften umzusetzen. Eine Möglichkeit ist, häufiger kleinere Mahlzeiten zu sich zu nehmen. Eine andere, gelegentlich zu fasten (siehe S. 301). Oder auch zu lernen, von Gerichten, die Sie mögen, die Gesamtkalorienmenge zu reduzieren.

6. Einfache Nahrungsmittel schätzen lernen

Die moderne Kochkunst zielt, vor allem in Restaurants, mehr darauf ab, unsere Sinne zu begeistern als uns mit guter Nahrung zu versorgen. Wie jeder andere Mensch probiere ich auch gerne neuartige Gerichte und starke Aromata aus. Ich sehe dabei aber die Gefahr, daß man die Fähigkeit verliert, sich über schlichte, ganz einfach zubereitete Nahrung noch freuen zu können. Macht es Ihnen noch Freude, einen Maiskolben, frischgepflückt, kurz gekocht, so wie er ist, ohne Butter oder Salz, zu essen? Wie sieht es mit einer schönen Tomate aus dem Garten aus, einfach aufgeschnitten und serviert wie sie ist? Oder einem knackigen grünen Salat mit ein wenig Olivenöl und frischem Zitronensaft, mit einer Scheibe noch warmen selbstgebackenen Brotes, ohne Aufstrich oder Belag oder einem Teller mit kurz gedünstetem Gemüse über einer Handvoll Reis? Oder einer Scheibe wirklich frischem Lachs, gegrillt, nur mit ein paar Zitronenscheiben serviert? Oder einem Streifen einer herrlich reifen Melone? Wenn Sie sich nicht vorstellen können, Mais und Brot ohne Butter zu essen, Salat und Tomaten ohne einen Schlag Dressingsauce, Gemüse ohne Gewürze, Lachs ohne Butter oder Holländische Sauce, Melone ohne Schinken oder Eis, schlage ich Ihnen vor, daß Sie versuchen, den reinen Geschmack dieser und anderer Nahrungsmittel schätzenzulernen.

Ich dränge Sie nicht, von Haferschleim und Wasser zu leben. Sie können nach wie vor Ihre mexikanischen und italienischen und szetschwanesischen Gerichte genießen, vorausgesetzt, sie sind gesund. Mein Anliegen ist es vielmehr, wenn die Neuartigkeit des Erlebnisses für die Sinne die Hauptattraktion eines Essens ist, daß Sie sich dann in diätetische Richtungen bewegen, die nicht unbedingt die besten für Ihre Gesundheit sind. Lernen Sie es, sich an einfachen, schnell und richtig zubereiteten Nahrungsmitteln, ohne raffinierte Zutaten, zu erfreuen.

7. Ernähren Sie sich ausgewogen

Wir alle wurden so oft ermahnt, auf eine ausgewogene Ernährung zu achten, daß wir es nicht mehr hören möchten. Aber was ist eine ausgewogene Ernährung? Eine ausgewogene Mahlzeit sollte uns in jeweils anteilig angemessener Weise mit den Nährstoffen der drei Grundgruppen versorgen: Kohlenhydrate, Fette und Proteine. Um eine kluge Auswahl der Nahrungsmittel treffen zu können, müssen Sie wissen, um was es sich bei diesen Nährstoffen handelt und wie der Körper sie verwertet.

Kohlenhydrate

Kohlenhydrate sind die elementarsten Nährstoffe, relativ einfache chemische Verbindungen von Kohlenstoff, Wasserstoff und Sauerstoff, die sich im Zusammenwirken von Kohlendioxyd, Wasser und Sonnenenergie in Pflanzen bilden. Die einfachsten Kohlenhydrate sind uns als Zucker bekannt: Glukose (Traubenzucker), Dextrose (Getreide), Fruktose (Fruchtzucker) und Saccharose (Tafelzucker aus Zuckerrohr und Zuckerrüben). Stärken sind komplexe Kohlenhydrate, größere Moleküle, bestehend aus Kettenverbindungen einfacher Zuckereinheiten. Die einfachsten Zuckerarten bilden sich in den Pflanzen über die Photosynthese und werden dann in andere Zuckerarten und Stärken umgewandelt und aufgebaut.

Die über die Nahrung zugeführten Kohlenhydrate werden von unserem Körper umgewandelt oder »verbrannt«, wobei die in ihnen gespeicherte Energie freigesetzt und neuerlich in Wasser und Kohlendioxyd aufgespalten wird. Kohlenhydrate sind sowohl für Pflanzen als auch für Tiere hochwertige Brennstoffquellen, da diese Verbindungen sich relativ leicht aufspalten und ihre Energie freisetzen. Überdies handelt es sich bei den Endprodukten des Kohlenhydratstoffwechsels, also Kohlendioxyd und Wasser, sowohl um sauber brennende als auch um effiziente Brennstoffe.

Zucker ist ein Sofort-Energie-Lieferant für uns und, als die erste Form pflanzlich gebundener Sonnenenergie, darüber hinaus das Fundament des Energiehaushaltes unseres Körpers. Alle anderen Nahrungsmittel werden in Zucker umgewandelt, der sich auf das Gewebe und die Zellen verteilt. Die Funktion vieler Zellen ist zuckerabhängig, und einige, etwa die hochspezialisierten Nervenzellen des Gehirns, sind ausschließlich auf Zucker angewiesen.

Stärke bedeutet eine fast unverzügliche Energiezufuhr. Um die Energie aus den Stärke-Molekülen freizusetzen, werden diese von Pflanzen und Tieren wiederum in Zucker umgewandelt. Zucker war nicht immer so ohne weiteres verfügbar, wie dies heute der Fall ist, wohingegen Stärken, zumindest seit der Erfindung der Landwirtschaft, seit jeher Hauptstützen unserer Ernährung waren. So sind sie überhaupt aus den Grundnahrungsmitteln der meisten Kulturen nicht wegzudenken; Reis, Weizen, Mais, Bohnen, Kartoffeln und andere stärkehaltigen Wurzeln und Knollen, Brot, Pasta und so weiter stehen für die sowohl befriedigende als auch nahrhafte, sättigende »Bauernkost«.

In diesem Jahrhundert erwarben sich die Kohlenhydrate einen schlechten Ruf. Zucker ist auf allen Ebenen in Mißkredit geraten und wird für eine lange Liste von Beschwerden, von Zahnverfall bis zu Depressionen, verantwortlich gemacht. Stärken werden von vielen Menschen als minderwertige, dickmachende Lebensmittel betrachtet; der Gedanke an Pasta wird automatisch mit dem Bild eines dicken italienischen Bauern assoziiert. Viele Praktiker im Gesundheitswesen plappern die These nach, derzufolge raffinierter Zucker und raffiniertes Mehl nichts weiter als »leere Kalorien« seien. Die Tatsache, daß Kohlenhydrate im Vergleich zu Fetten und Proteinen so relativ billig sind, scheint überdies für die Glaubwürdigkeit dieser Vorstellungen zu sprechen.

Sehr jungen Datums sind nun erste Ansätze, die darauf abzielen, diese Nahrungsmittel in einem neuen und korrekteren Licht erscheinen zu lassen. Demzufolge werden komplexe Kohlenhydrate, richtigerweise, als hochwertige Nahrungsmittel eingestuft. Stärke ist tatsächlich das ideale Nahrungsmittel – sättigend, leicht verdaulich und verwertbar, eine saubere, schnelle und effiziente Energiequelle. Stärken machen unter zwei Bedingungen dick: wenn sie in Verbindung mit Fett verzehrt werden, oder wenn Sie keine körperliche Bewegung haben. Eine Packung Makkaroni, die ich gerade gekauft habe, stellt und beantwortet die Frage: »Pasta... Warum hat sie das Image dick zu machen? Wo finden Sie ein sättigendes Essen, ohne damit Ihr Kalorienkonto zu überziehen? In Pasta! So ist es. Weit davon entfernt dick zu machen, enthält Pasta knapp 210 Kalorien pro Portion und ist absolut fettfrei.« Unter dieser Reklame ein Rezept für »Pasta mit vier Käsesorten«, wonach dem Pfund Makkaroni in der Packung 6 Eßlöffel Butter, 3⅓ Tassen Gehacktes halb und halb und ein Pfund fettreiche Käsesorten beigefügt werden sollen. Die meisten von uns haben diese Kombinationen aus Stärke und Fett lieben gelernt. Wir geben Butter in und auf unser Brot, Butter und Sauerrahm über Kartoffeln, Butter, Sahne und Öl über Pasta und so weiter. Diese Gerichte sind sehr kalorienreich, und ein unmäßiger Verzehr ist unweigerlich mit einer Gewichtszunahme verbunden.

Wenn Sie ein aktiver Mensch sind und es lernen, stärkehaltige Nahrungsmittel ohne eine überreichliche Zugabe von Fett zu essen, dann können Sie problemlos mengenweise Kohlenhydrate zu sich nehmen. Stärke-Kalorien werden etwa bei aeroben Übungen schnell verbrannt. Komplexe Kohlenhydrate sollten ein Hauptbestandteil jeder Ernährung sein und 40 bis 50 Prozent der insgesamt aufgenommenen Kalorienmenge ausmachen. (Im nächsten Kapitel folgen einige beispielhafte Rezepte.)

Raffinierte Kohlenhydrate wie Weißmehl und polierter Reis sind gleichermaßen gute Energiequellen wie Vollkornweizenmehl und brauner Reis. Der Unterschied ist, daß hierbei einige Bestandteile des Korns verlorengegangen sind: die Kleie, als eine wichtige Ballaststoffquelle, und der Keimling, als Lieferant von Vitaminen und anderen Nährstoffen. Es spricht nichts dagegen, etwas Weißbrot zu essen, wenn dieses aus hochwertigem ungebleichtem Mehl hergestellt ist, und besonders dann nicht, wenn Sie darüber hinaus auch Vollkornprodukte essen. Ich mag verschiedene braune Reissorten, ich mag aber auch guten weißen Reis (etwa den Basmati-Reis aus Indien oder Texas, Arborio-Reis aus Italien und den nach japanischer Art gedämpften Reis). Ich esse sehr viel Vollkornbrot, liebe aber ebenso ein aus ungebleichtem Weißmehl gebackenes gutes Französisches oder Sauerteigbrot. Ich esse gewöhnliche Pasta und gelegentlich Vollkornweizenpasta. (Die besten Teigwarenprodukte kommen aus Japan und Italien.)

Wenn Stärke das ideale Nahrungsmittel ist, wie sieht es dann mit dem Zucker aus? Das Konzept, Zucker als leere Kalorien zu betrachten, macht keinen Sinn. Kalorien sind Kalorien, und Zuckerkalorien sind genauso gut wie die von Fleisch, Milch, Olivenöl und Kartoffeln. Wollten Sie versuchen, ausschließlich von Zucker zu leben, so würden Sie, natürlich, unweigerlich krank, weil der Körper wesentlich mehr als Kalorien aus Kohlenhydraten braucht.

Der Hauptunterschied zwischen Zucker und Stärke besteht darin, daß der Körper Zucker im allgemeinen sofort verbrennt und mitunter nicht in der Lage ist, die so freigesetzte Energie zu speichern. Bei Stärken gibt es diese Schwierigkeit nicht. Der Körper speichert problemlos Stärke-Kalorien und wandelt sie bei Bedarf in Zucker um. Viele Menschen berichten von Problemen, die sich auf den Verzehr zuckerreicher Produkte einstellen. Hierbei folgt auf einen raschen Energie-»Schub« ein »Absacken« in Lethargie und Depression. Manche registrieren nur diesen Energieeinbruch und meinen folglich, Süßigkeiten machten sie träge und schläfrig. Andere behaupten, daß Stimmungsschwankungen verschwinden, wenn sie keine Süßigkeiten mehr essen. Manche Eltern sind der Überzeugung, Zucker verursache bei ihren Kindern Hyperaktivität, und Verhaltens- und Konzentrationsprobleme seien weniger gravierend, wenn der Verzehr von Zucker eingeschränkt oder völlig darauf verzichtet würde.

Natürlich, jeder ist anders. Einige von uns vertragen Zukker, andere nicht. Bei denjenigen, wo dies nicht der Fall ist, kann das Problem in etwa mit dem vergleichbar sein, was in Zusammenhang mit Alkohol geschieht. Alkohol ist eine Droge (mehr darüber in Kapitel 7, »Gewohnheiten«), die auch in die Kategorie Nahrungsmittel fällt. Der Körper verwertet Alkohol als ein Kohlenhydrat, verbrennt dieses jedoch sofort und setzt so einen Fluß kalorischer Energie frei, der ins System strömt. Charlie Poole (1892–1931), ein legendärer Banjospieler, Songschreiber und Whiskytrinker aus North Carolina, pflegte die Droge seiner Wahl als »harten Zucker« zu bezeichnen; er starb im Alter von neununddreißig Jahren an alkoholismusbedingten Komplikationen. Es ist heute modern, von einer Sucht nach Süßigkeiten zu sprechen, und so manch einem wäre es lieber, wenn ich Zucker als Droge statt als Lebensmittel bezeichnen würde. Dennoch ziehe ich es vor, Zucker ein Lebensmittel zu nennen, wenngleich er bei manchen Personen drogenähnliche Wirkungen zeigen kann. Eine Sucht nach Zucker sieht nicht anders aus als eine Sucht nach Essen im allgemeinen, ganz sicher aber stimme ich zu, daß Zucker eine starke Quelle der Freude ist.

Abgesehen von seiner Wirkung auf den Stoffwechsel und die Energiekreisläufe, ist Zucker mit Sicherheit schlecht für unsere Zähne. Er ist die ideale Nahrung für Bakterien, die wiederum für Karies verantwortlich sind. Einige Zuckerarten sind in dieser Hinsicht schlimmer als andere. Honig schneidet aufgrund seiner Klebrigkeit besonders schlecht ab, während Schokolade überraschend gut davonkommt, weil Substanzen, die in Schokolade enthalten sind, dafür sorgen, daß jene »Klebe« zerstört wird, die bewirkt, daß Bakterien sich am Zahnschmelz festsetzen. Eine zuckerreiche Ernährungsweise kann darüber hinaus manche Personen, vor allem Frauen, für Hefepilzinfektionen prädisponieren oder auch zur Verschlimmerung einiger Formen von Arthritis und Asthma und zur Erhöhung des Blutfettspiegels beitragen.

Wenn Zucker uns doch schaden kann, warum lieben wir ihn dann so sehr? Ich denke, daß es eine Zeit gab, als die menschliche Vorliebe für süße Leckereien durchaus einen Sinn machte. Unsere frühen Vorfahren begegneten Zucker nur in Form von reifem Obst und gelegentlich einer Honigwabe. Da Zucker Sofort-Energie bedeutet, hatten diejenigen, die auf den Geschmack gekommen waren, eine größere Überlebenschance – dem Säbelzahntiger zu entkommen oder einen

Kampf zu gewinnen – und damit die Möglichkeit, ihre Gene weitervererben zu können. Für die Evolution war nicht absehbar, daß es in der modernen Welt Zucker im Überfluß geben würde. (Ich brauche im allgemeinen nur ein oder zwei Minuten, nachdem ich eine Wohnung, ein Geschäft oder ein Büro betreten habe, bis ich weiß, wo sich welcher findet.) Das Verlangen nach Zucker ist natürlich und normal, es ist jedoch klug, dieser Sucht nicht jedesmal nachzugeben, wenn man sie empfindet.

Viele Menschen, die rat- und hilfesuchend in meine Praxis kommen, erwähnen, daß sie süchtig nach Süßigkeiten sind oder Probleme haben, ihren Konsum an Süßigkeiten zu kontrollieren. Auf die Bitte, zu präzisieren, was sie essen, sagen sie mir, Eis, Schokoriegel, Plätzchen und ähnliches. Dies sind jedoch nicht einfach nur Süßigkeiten, sondern Kombinationen aus Zucker und Fett. Kalorienbomben also, äußerst verführerisch und in erheblichem Maße zur Fettleibigkeit beitragend. Testen Sie einmal, ob Sie Ihre Vorliebe für Süßes auch allein mit Zucker befriedigen können: mit Trockenobst, Kandiszucker, Fruchteis (Wassereis) oder sogar ein paar Bissen reinen Ahornzuckers (meine Nummer eins). Dies sind gesündere Beispiele, wie Sie auf Ihren Genuß kommen können, da hierbei kein Fett im Spiel ist. Bemühen Sie sich, solche Zukkerformen bewußt zu verwenden – zum Beispiel, indem Sie sich damit belohnen, statt sie einfach ohne Anlaß und Grund zu essen.

Denjenigen, die Zucker insgesamt ablehnen, sei in Erinnerung gerufen, daß sich das Zuckerrohr in seinem Heimatland Indien höchster Wertschätzung erfreut und dessen Produkte in alten heiligen Schriften sowohl als Nahrungsmittel als auch als Medizin empfohlen werden. Bewußt und in Maßen verzehrt (und einer anschließenden Mundspülung, die Sie unbedingt vornehmen sollten), ist Zucker eine herrliche Ergänzung des Speiseplans.

Für den Stoffwechsel ist Zucker Zucker, wie auch immer er zugeführt wird. Ich kann in Rohzucker, braunem Zucker, Honig, Melasse oder Ahornsirup keine Vorteile erkennen, außer, daß sie als Fremdbeimischungen Spurenminerale enthalten und aromaintensiv sein können, was, wie im allgemeinen bei weißem Zucker gang und gäbe, einen übermäßigen und unbewußten Verzehr verhindert. Seit kurzem ist Fruktose (Fruchtzucker) in raffinierter Form erhältlich. Sie ist süßer als Saccharose (Tafelzucker) und hat den Vorteil, weniger Kalorien pro Süßstoffeinheit zu enthalten. Darüber hinaus ist, im Vergleich zu Saccharose, die Wahrscheinlichkeit geringer, daß der Blutzuckerspiegel und damit der Energiekreislauf negativ beeinflußt wird.

Das Thema Zucker ist auf komplexe Weise mit der menschlichen Psychologie verwoben. Von früher Kinderheit an lernen wir, daß Zucker unsere Belohnung ist, wenn wir artig sind oder das von uns verabscheute Gemüse essen. Viele der von der Lebensmittelindustrie verarbeiteten Produkte enthalten, zwecks Geschmacksverbesserung, große Mengen Zucker. Viele Zutaten – Ketchup, Würzen, Essigsaucen – haben, genau wie viele Softdrinks, einen extrem hohen Zuckergehalt. Die Zuckerindustrie weist immer wieder gerne auf die achtzehn Kalorien hin, die Saccharose pro Teelöffel enthält, bei den meisten Rezepten wird Zucker jedoch *tassen*weise verwendet, und es sind eine *Menge* Teelöffel, die eine Tasse faßt. Sie sollten in jedem Fall auf Ihren Zuckerkonsum achten, ganz gleich, ob Sie diesen durch Obst, Fruchtsäfte, Desserts, Knabbereien oder Fertigprodukte zuführen.

Wenn Sie bisher nie länger als ein paar Tage ohne Zucker auskamen, so sollten Sie es vielleicht einmal versuchen, um zu erkennen, wie stark diese Gewohnheit ist. Sofern Sie anfällig gegenüber Depressionen, Stimmungsschwankungen oder Antriebsschwächen sind, wird dieses Experiment Ihnen zeigen, ob Zucker Ihren Zustand beeinflußt.

Fette

Wie Kohlenhydrate bestehen auch Fette ausschließlich aus Kohlenstoff, Wasserstoff und Sauerstoff, und auch sie haben die Eigenschaft, sauber zu verbrennen. Aber die Moleküle, aus denen sich das Fett zusammensetzt – die Fettsäuren –, benötigen mehr Energie, um sich miteinander verbinden zu können und setzen so auch mehr Energie frei, wenn sie verbrannt werden.

Fette sind die Nährstoffe mit der höchsten Kaloriendichte, neun Kalorien pro Gramm, fast doppelt so viele wie Kohlenhydrate und Proteine. Pflanzen bilden Fette aus Kohlenhydraten und verwenden sie zur Langzeitspeicherung von Sonnenenergie. Diese Fette werden vielfach in den Samen gespeichert, um so den sich entwickelnden Keimling mit konzentrierter Nahrung zu versorgen, bis dieser selbst imstande ist, über Photosynthese seinen eigenen Zucker zu produzieren. Tiere bilden ihre Fette aus Kohlenhydraten und aus den Fetten von Pflanzen und anderen Tieren.

Eine fetthaltige Nahrung ist im allgemeinen beliebt. Viele von uns haben neben ihrer Vorliebe für Süßes auch eine Vorliebe für Fett, und auch hierbei handelt es sich wiederum, wie ich glaube, um ein evolutionäres Erbe, Fett bedeutet konzentrierte Energie und damit Überleben. Im Falle von Menschen, die permanent am Rande des Hungertodes leben oder deren Leben zwischen Zyklen von Festschmaus und Hungersnot verläuft, ist eine Sucht nach Fett verständlich, und erst recht, wenn Fett nur bei besonderen Anlässen, etwa wenn ein großes Stück Wild bei der Jagd erlegt wurde, verfügbar ist. Heutzutage ist Fett ein alltägliches Produkt.

Wenn wir von einem »reichhaltigen« Essen sprechen, so bezieht sich das für gewöhnlich auf dessen hohen Fettgehalt, der, jenseits von einer Geschmacksverbesserung, für ein angenehmes Gefühl im Mund sorgt. Unsere Sucht nach Fett und der Fettgehalt in unserer Nahrung bringen uns um, das steht außer Frage. Eine fettreiche Ernährung verkürzt unser Leben, indem sie uns für Herzkrankheiten, Gefäßerkrankungen, Krebs und andere schwere Krankheiten prädisponiert. Darüber hinaus sind sie die Hauptursache für Fettleibigkeit.

Aber nicht nur die Menge Ihres Fettkonsums ist ein wichtiger Faktor für Ihre Gesundheit, auch die Art des Fettes und die Art und Weise, wie es zubereitet ist. Gerade auf diesem Gebiet gibt es eine Menge Fehlinformationen. Als erstes müssen Sie lernen, welche Nahrungsmittel von Natur aus fettreich sind. Hierzu zählen Samen (Sesam, Sonnenblumenkerne und Getreide), Nüsse (insbesondere Walnüsse, Pekannüsse, Paranüsse, Macadamia-Nüsse und Kokosnüsse), einige Gemüsearten (Erbsen und Sojabohnen), einige Früchte (Oliven und Avocados), viele Fleischsorten (Rind, Schwein, Lamm), Geflügel (Gans, Ente sowie nicht enthäutetes Huhn), manche Fischsorten (Lachs, Makrelen, Sardinen, Seebarsch und Hering), Schokolade, Butter, Sahne und aus Vollmilch hergestellte Käsesorten. Darüber hinaus weisen natürlich viele Fertigprodukte (konserviert oder tiefgefroren) einen hohen Fettanteil auf, weil sie entweder aus diesen Nahrungsmitteln hergestellt oder in bzw. mit Fetten verarbeitet wurden. Viele Menschen beziehen 40 bis 50 Prozent ihrer Gesamtkalorien aus Fett. Das ist nicht gesund.

Es gibt im Hinblick auf ihre Zusammensetzung große Unterschiede zwischen den einzelnen Nahrungsfetten; ausschlaggebend sind die jeweils vorherrschenden Fettsäuren. Wir haben alle schon einmal von gesättigten und ungesättigten Fettsäuren gehört. Diese Begriffe beziehen sich auf die Art des chemischen Grundgerüstes der Fettsäuren – entscheidend ist die Frage, ob alle verfügbaren Kohlenstoffbindungen der Molekularkette mit Wasserstoffatomen besetzt, also gesättigt sind. Sie müssen keineswegs Chemiker sein, um zu erkennen, ob ein Fett in das Spektrum der gesättigten oder ungesättigten Fettsäuren fällt. Ein kurzer Test mit dem Kühlschrank genügt, um den Unterschied zu verdeutlichen. Gesättigte Fette werden in der Kälte hart und opak, und je höher der Temperaturgrad liegt, bei dem sie hart bleiben, um so gesättigter sind sie. Tierische Fette sind die Hauptquelle der gesättigten Fettsäuren in unserer Nahrung. Denken Sie nur daran, wie Schinkenfett im Kühlschrank aussieht. Auch bei einigen pflanzlichen Fetten handelt es sich um gesättigte Fettsäuren. Die besten Beispiele sind Kokos- und Palmfett; Kokosfett bleibt selbst bei Zimmertemperatur noch hart und weiß.

Am anderen Ende des Spektrums finden wir die mehrfach ungesättigten Fettsäuren, wozu viele pflanzliche Öle gehören. Sie bleiben auch im Kühlschrank transparent und flüssig. Von den Speiseölen weist Safloröl den höchsten Anteil an ungesättigten Fettsäuren auf, gefolgt von Sonnenblumen-, Mais-, Soja- und Cottonölen. In der Mitte des Spektrums rangieren weitestgehend Öle, deren Fettsäuren nur an einem Punkt in der Molekularkette die Sättigung fehlt. Sie werden als einfach ungesättigte Fettsäuren bezeichnet. Oliven- und Canolaöle enthalten mehr einfach ungesättigte Fettsäuren als andere Öle; Erdnußöle stehen ihnen darin nur wenig nach. Olivenöl wird im Kühlschrank dickflüssig und trübe; es läßt sich in diesem Zustand noch aus der Flasche gießen, aber merklich schwieriger. Canola bleibt klar und flüssig, aber auch hier wird eine deutliche Zähflüssigkeit erkennbar. Denken Sie stets daran, daß es sich bei allen Fetten um Mischungen von Fettsäuren handelt, die Begriffe »gesättigt« und »ungesättigt« sich also nur auf die jeweils vorherrschenden Komponenten beziehen. Selbst Rinder- und Schweinefett, per Definition gesättigte Fettsäuren, weisen einen erheblichen Prozentsatz ungesättigter Fettsäuren auf, und Olivenöl, welches als einfach ungesättigt gilt, hat einen Anteil von 14 Prozent an gesättigten Fettsäuren.

Während des letzten halben Jahrhunderts erhärteten sich zunehmend die Beweise hinsichtlich der Gefahren, die mit einer an gesättigten Fettsäuren reichen Ernährungsweise verbunden sind. Einen Hauptanhaltspunkt lieferte in dieser Hinsicht zunächst der Zweite Weltkrieg, als die Versorgung mit Fleisch, Eiern, Butter und Käse sich in den in den Krieg verwickelten Ländern Westeuropas drastisch verschlechterte. Mit dem sinkenden Verzehr dieser Nahrungsmittel sanken auch die auf Herzkranzgefäßkrankheiten zurückzuführenden Todesfälle. Nach Kriegsende pendelten sich, parallel zur Normalisierung des Verzehrs dieser Nahrungsmittel, die durch Herzkranzgefäßkrankheiten bedingten Todesraten wiederum auf dem Vorkriegsniveau ein. Die Theorie, daß gesättigte Fettsäuren Arteriosklerose fördern, wobei es zu Cholesterin-Ablagerungen in den Arterien kommt, gilt inzwischen als medizinisches Faktum. Dieses Krankheitsbild wird indessen als typisch und als normal in der westlichen Zivilisation akzeptiert. Normal ist es aber keineswegs. Arteriosklerose ist eine durch den Lebensstil bedingte Krankheit, die eng mit dem regelmäßigen Verzehr von Nahrungsmitteln, die reich an gesättigten Fettsäuren sind, verbunden ist: Fleisch, Vollmilch und Vollmilchprodukte sowie Fertigprodukte, die mit Butter, Schweine- oder Rinderfett, Kokos- oder Palmfett zubereitet wurden. Der beste Schutz gegen einen frühzeitigen Tod infolge von Herzattacken ist, diese Nahrungsmittel vom Speiseplan zu streichen oder sie nur selten zu essen. Bei vielen Menschen mit einer »typischen« Ernährungsweise setzen Arterienerkrankungen schon in einem frühen Lebensstadium ein. Die Autopsien von achtzehn- und neunzehnjährigen Soldaten, die in Vietnam umgekommen waren, zeigten bei den meisten bereits Cholesterin-Ablagerungen in den Kranzarterien.

Als Reaktion auf das wachsende Bewußtsein für die schädlichen Effekte gesättigter Fettsäuren begannen Ärzte und Ernährungswissenschaftler, fortan Fette vom anderen Ende des Spektrums zu empfehlen, mit dem Ergebnis, daß die Nahrungsmittelindustrie nunmehr ihren Schwerpunkt auf Produkte reich an mehrfach ungesättigten Fettsäuren setzte. Safloröl, ein vordem kaum bekanntes Nahrungsfett, erfreute sich eines Beliebtheitsbooms. Wurden gesättigte Fettsäuren in der Nahrung durch mehrfach ungesättigte ersetzt, so zeigte die Forschung, hatte dies eine Senkung des Cholesteringehaltes im Blut zur Folge. Mehrfach ungesättigte Fettsäuren wurden als neutral, als den Cholesterinspiegel und das Risiko von Herzattacken weder senkend noch erhöhend gewertet.

Leider bergen aber auch mehrfach ungesättigte Fettsäuren Gefahren in sich, die weitestgehend noch unbekannt sind. Jene ungesättigten Punkte innerhalb der Fettsäurenkette sind unstabil und leicht durch Sauerstoff attackierbar, besonders wenn diese Fette offen – der Luft ausgesetzt – erhitzt oder nicht luftdicht verschlossen aufbewahrt werden. Produkte, bei denen diese Oxidation eingetreten ist, sind hochreaktiv und können die DNA und andere lebenswichtige Zellkomponenten schädigen. Eine an mehrfach ungesättigten Fettsäuren reiche Ernährungsweise kann das Krebsrisiko erhöhen, den Alterungs- und Degenerationsprozeß des Gewebes beschleunigen und zur Verschlimmerung von Entzündungen und Störungen des Immunsystems beitragen.

Wenn Fette oxidieren und ebenjene gefährlichen Bestandteile aufbauen, werden sie ranzig, so daß wir mit unserer Nase die Veränderung feststellen können. Sofern Sie nicht wissen, wie ranziges Fett riecht, sollten Sie Ihre Nase unbedingt darauf trainieren. Essen Sie nichts, bei dem Sie auch nur den leisesten Verdacht haben, daß es verdorben sein könnte. Bei allen fetthaltigen Nahrungsmitteln, auch Nüssen, Kartoffelchips und Crackern gilt, daß Sie erst riechen sollten, ehe Sie sie in den Mund stecken. Gerade bei geschlossenen Verpackungen ist der warnende Geruch derart konzentriert, daß Sie ihn schon beim ersten Öffnen wahrnehmen können. Je ungesättigter eine Fettsäure ist, desto schneller wird sie ranzig, wenn sie der Luft ausgesetzt wird. Leinsamenöl ist so ungesättigt, daß die Oxidation eine rasche Veränderung seiner chemischen Struktur bewirkt, es wird trocken und hart. (Dieser Eigenschaft hat es seine Verwendung als Grundstoff bei Ölfarben zu verdanken.) Ebenso macht sich bei Safloröl wesentlich schneller als bei anderen Ölen ein ranziger Geruch bemerkbar; ehe es sich der Beliebtheit wie in jüngster Zeit erfreute, wurde es, neben dem Leinsamenöl, als »trocknendes Öl« eingestuft.

Wenn nun gesättigte wie auch ungesättigte Fette schädlich sein können, was können wir tun? Als ersten und wichtigsten Schritt sollten wir versuchen, die Gesamtmenge jedweder Form von Fett in unserer Nahrung zu reduzieren. Bei Patienten mit Herz- und Gefäßkrankheiten vermögen einige sehr strenge Diäten, die nur 10 Prozent ihrer Gesamtkalorien aus Fettanteilen beziehen, förmlich Wunder bewirken. Den meisten von uns würde es aber wohl schwerfallen, sich an solche Diätpläne zu halten. Wenn es Ihnen gelingt, Ihre Fettaufnahme bis auf einen Anteil von 20–30 Prozent einzuschränken, werden Sie dennoch nach wie vor Freude an Ihrem Essen haben, gleichzeitig aber Ihr Krankheitsrisiko drastisch senken. In der Praxis bedeutet dies, weniger gebratene Speisen, weniger Vollmilchprodukte, Nüsse, fettreiche Beigaben wie Mayonnaise und Salat-Dressings, Saucen und Desserts.

Es bedeutet ebenso, daß Sie auf den Fettgehalt der Nahrungsmittel achten, die Sie einkaufen. Die Etiketten sind für gewöhnlich nicht so hilfreich wie sie es sein könnten, da der Fettanteil zumeist in Form von Gewicht statt als Prozentsatz der Gesamtkalorien angegeben ist. Vor mir liegt zum Beispiel eine Packung mit Käse aus teilentrahmter Milch und natriumarm, der als gesunde Alternative zu herkömmlichem Käse angepriesen wird. In der Inhaltsangabe heißt es: »Portionsgröße: 30 g, Kalorien 100, Eiweiß 8 g, Fett 8 g, Kohlenhydrate weniger als 1 g.« Das hört sich nicht schlecht an, wie sieht es aber aus, wenn wir den Prozentsatz des Fettanteils in Kalorien errechnen? Ein Gramm Fett hat 9 Kalorien, somit hat eine 30 g-Portion dieses unter »lite« firmierenden Käses $8 \times 9 = 72$ Kalorien. Um den Prozentsatz des Fettes in Kalorien zu erhalten, teilen Sie 72 durch die Zahl der Kalorien pro Portion (100) und multiplizieren mit 100; Ergebnis: 72 Prozent. Ein Käse mit einem Fettgehalt von 72 Prozent ist kein Nahrungsmittel, daß Sie sich leisten können, es oft zu essen, wenn Sie sich bemühen, den Fettanteil Ihrer Gesamtkalorienaufnahme unter 30 Prozent zu halten.

Ein weiteres Beispiel: eine 430 g-Packung Popcorn für Feinschmecker, vollbiologisch, aus einem Naturkostladen. Als Portionsgröße gelten 30 g. (Ich könnte acht solcher Portionen auf einmal essen.) Jede Portion hat 160 Kalorien und enthält 12 g Fett. Multiplizieren Sie 12×9, und Sie kommen auf 108 Fettkalorien. Um den Prozentsatz des Fettanteils in Kalorien zu errechnen, dividieren Sie durch 160 und multiplizieren mit 100; das Ergebnis sind deftige 67,5 Prozent. Sie täten gut daran, mit dieser Art von Knabbereien, ob biologisch oder nicht, vorsichtig zu sein.

Sie können es lernen, ein gutes Brot auch ohne einen Butteraufstrich zu mögen, Brote zu bevorzugen, die ohne Backfett hergestellt wurden, gegrillten Fisch und ein gehäutetes Brathähnchen ohne Zugabe von Fett zu essen, Molkereiprodukte aus Magermilch zu verwenden und Rezepte so zu verändern, daß Sie die angegebenen Fettmengen halbieren oder vierteln, ohne damit an Geschmack etwas einzubüßen. Es ist eine Frage des Trainings, daß Sie Schmackhaftigkeit mit der

Vielfalt der Aromata einer Speise statt mit deren Fettgehalt gleichsetzen. Wenn Sie erst einmal begonnen haben, diese gesundheitsfördernden Veränderungen in Ihre Eßgewohnheiten einfließen zu lassen, werden Sie mit Erstaunen registrieren, wie viel Fett die meisten Menschen essen und wie viele Rezepte Sie zur Verwendung von Fett animieren.

Nachfolgend ein Rezept von der Rückseite einer Flasche Vanille-Extrakt aus meinem Küchenschrank:

Süße Eier

½ Tasse Butter schaumig rühren. 2 Teelöffel Sahne, ½ Teelöffel Zitronensaft und 1 Teelöffel Vanille-Extrakt zufügen. Langsam, unter ständigem Rühren, 1 Pfund Puderzucker hinzugeben. Zu »Eiern« von etwa 5 cm Länge und 2,5 cm Durchmesser formen. Hart werden lassen. 180 g Schokoraspeln im Wasserbad und unter ständigem Rühren mit einem Eßlöffel Butter und 1 Eßlöffel Wasser schmelzen lassen. Eier in der Schokolade wenden. Auf Pergamentpapier legen und in den Kühlschrank stellen, bis sie richtig fest sind. Ergibt 18 Eier.

Treffender wäre die Bezeichnung ›Arterienbomben‹. Oder nehmen wir folgendes Gericht von der Rückseite einer 300 g-Packung Makkaroni, die ich in einem Reformhaus erstanden habe:

Makkaroni-Gesundheitssalat

Makkaroni wie angegeben kochen. Mit 4 Tassen zerkleinerter Rohkost (Möhren, Sellerie, Rettich, Kohl, Bohnensprossen usw.) mischen. 2 Tassen Mayonnaise und 1 Tasse Olivenöl hinzufügen. Mit Salz und Pfeffer abschmecken. Gut vermischen, kühl stellen. Auf Salatblättern, mit gehackten Mandeln und Petersilie garniert, servieren.

Bitte essen Sie nichts dergleichen. Das hat eher etwas mit einem Fettgericht als mit einem Salat zu tun und ist mit Sicherheit nicht gesund.

Die nächste Regel, nachdem Sie Ihren Fettkonsum allgemein reduziert haben, ist, daß Sie sowohl die Fette des einen als auch des anderen Endes des Spektrums der gesättigten-ungesättigten Fettsäuren meiden. Da tierische Fette die Hauptquelle der gesättigten Fette sind, ist der einfachste Weg, deren Konsum auf ein Minimum zu beschränken, sich eine vegetarische oder halbvegetarische Ernährungsweise anzueignen; gleichermaßen wichtig ist aber auch, auf die Inhaltsangabe von Fertigprodukten zu achten, um auf diese Weise die ungesunden tropischen Fette – Palm- und Kokosfett – meiden zu können. Bei hydrierten oder teilhydrierten Fetten handelt es sich um künstlich gesättigte Fettsäuren, um so deren Konsistenz zu verändern. Feste weiße pflanzliche Backfette beginnen ihren Weg als flüssige Öle, die in einem ihre Beschaffenheit stark verändernden Herstellungsprozeß zu ebenjenem für Herz und Arterien höchst ungesunden Endprodukt gewandelt werden. Essen Sie weder Plätzchen, Cracker noch Brote oder Gebäck mit irgendwelchen teilhydrierten Inhaltsstoffen. (Eine Regel, die buchstäblich alle kommerziell gebackenen Produkte streicht.) Margarine ist ein weiteres künstlich hydriertes Fett. So gut die Öle, auf deren Grundlage sie hergestellt wird, auch sein mögen, durch den chemischen Prozeß, den sie durchlaufen, werden sie in unerwünschter Weise verändert. Es ist Ihrer Gesundheit förderlicher, kleine Mengen Butter zu essen.

Auch den Verzehr mehrfach ungesättigter Fettsäuren und entsprechender Produkte sollten Sie auf ein Minimum reduzieren. Ich meide Safloröl und empfehle Ihnen, es ebenso zu tun. Die Geschichte des Saflor als Nutzpflanze zum menschlichen Verzehr ist in der westlichen Welt sehr jung; bislang wurde er im wesentlichen als natürliches Färbemittel verwendet (Färberdistel). Anders als bei anderen Pflanzen, aus denen Öl gewonnen wird, essen wir den Saflorsamen nicht. Das Ursprungsland des Saflor ist Indien, und alte medizinische Texte dieses Landes warnen vor der Verwendung der Pflanze als Nahrungsmittel. Unlängst wurden nun neue Zuchtformen entwickelt, die ein gesünderes Verhältnis der einfach ungesättigten zu den mehrfach ungesättigten Fettsäuren aufweisen. Auf manchen Produkten werden Sie die Auszeichnung »Safloröl mit hohem Ölsäuregehalt« finden. Ölsäure ist die wichtigste der einfach ungesättigten Fettsäuren in Oliven. Also wäre es doch ratsamer und besser, diese aus Olivenöl zu beziehen, welches nicht nur besser schmeckt, sondern auch eine lange Tradition in seiner Verwendung als Nahrungsmittel hat.

Sofern Sie auf mehrfach ungesättigte Öle nicht verzichten möchten, sollten Sie deren Verwendung auf Salat-Dressings oder andere Kaltgerichte beschränken. Denken Sie daran, durch Erhitzen kann leicht der Oxidationsprozeß mit ungesunden Ergebnissen in Gang gesetzt werden. Selbst wenn Sie Ihre Plätzchen, Cracker und Chips in Reformhäusern kaufen, so wurden diese weitestgehend mit Saflöröl oder anderen mehrfach ungesättigten Fettsäuren hergestellt. Sie sollten besser von diesen Produkten ablassen oder es lernen, sie selbst zu Hause mit sichereren Zutaten zu backen.

Einfach ungesättigte Fettsäuren, in der Mitte des Spektrums rangierend, von denen es einst hieß, daß sie uns weder schadeten noch nutzten, scheinen gegenwärtig in der Verwendung am sichersten zu sein. In Maßen verwendet, erhöhen sie weder das Risiko von Herz- und Gefäßkrankheiten noch oxidieren sie schnell und werden auf diese Weise krebserregend. Werden gesättigte Fettsäuren durch mehrfach ungesättigte Fettsäuren in der Nahrung ersetzt, zeigt sich in der Folge sowohl eine Senkung des »guten« als auch »schlechten« Cholesterinspiegels im Blut (siehe auch Abschnitt über Cholesterin im nächsten Kapitel). Werden hingegen einfach ungesättigte Fettsäuren ersetzt, kommt es nur zu einer Senkung des schlechten Cholesterins, was also einen besseren Schutz bedeutet. Olivenöl hat, beispielsweise, einen hohen prozentualen Anteil an einfach ungesättigten Fettsäuren. Es ist ein geschmackintensives Öl, was von den meisten Menschen sehr geschätzt wird. In Kulturkreisen, in denen es das Hauptspeisefett darstellt, treten vergleichsweise weniger Herz- und Gefäßerkrankungen auf. Kaufen Sie ein extra virgin (aus der ersten Pressung) oder virgin (aus der zweiten Pressung) Olivenöl, und erfreuen Sie sich an der Intensität seiner Farbe und seines fruchtigen Duftes sowie Geschmackes. Ein Vorteil eines hocharomatischen Öles ist, daß Sie weniger davon verwenden können, es dient mehr als Würze zur Abrundung des Geschmacks denn als eigentliche Zutat.

Wenn Sie ein geschmacksneutrales Öl, reich an einfach ungesättigten Fettsäuren suchen, empfehle ich Ihnen Canola*, das Neueste in den Vereinigten Staaten. Dieses Öl wird aus den Samen einer Kohlfamilienpflanze gewonnen und gehört zu den traditionellen Speiseölen in Indien und Südchina, wo es als Rübsamen- oder Rapsöl bekannt ist. Dank den Züchtern wurde die Pflanze in beachtlichem Maße verbessert, so daß das heutige Canola eine ausgezeichnete Verbindung von Fettsäuren darstellt und sogar das Olivenöl noch übertrifft. Kaufen Sie nur »kaltgepreßte« Öle, möglichst in Naturkostläden oder Reformhäusern. Die in Supermärkten angebotenen Marken werden für gewöhnlich mittels Hitze oder Lösungsmitteln extrahiert, wodurch die chemische Struktur der Fettsäuren auf ungesunde Weise verändert wird.

In Zusammenhang mit Fetten und Ölen müssen Sie jedoch nicht nur darauf achten, die richtige Fettart zu wählen, sondern auch, daß diese ordnungsgemäß verarbeitet und behandelt wurden. Genau wie eine Teilhydrierung ein Öl zu einer Gefahrenquelle werden lassen kann, trifft dies im Hinblick auf eine Erhitzung des Öls, eine Behandlung mit chemischen Zusatzstoffen und die Exposition gegenüber Luft zu. Mit Ausnahme von Olivenöl, welches als »extra virgin« oder »virgin« ausgezeichnet ist, wurden die meisten Öle in den Supermärkten mittels Erhitzen oder chemischer Lösungsmittel oder beidem extrahiert.

Kaufen Sie Öle in kleinen Mengen, nicht in Riesenvorratsflaschen, und bewahren Sie sie nach dem ersten Öffnen im Kühlschrank auf. Ebenso strikt sollten Sie die Regel beachten, niemals ein Öl, das auf hohe Temperaturen erhitzt wurde, wiederzuverwenden; werfen Sie es weg. Ein Öl darf niemals

* Canola-Öl war bei Abfassung des Manuskriptes noch nicht auf dem deutschen Markt erhältlich, so daß Sie bei den Rezepten und Empfehlungen, in denen es angeführt ist, vorerst auf ein entsprechendes Äquivalent zurückgreifen sollten – siehe hierzu Erklärungen zu Canola-Öl.

bis zu dem Punkt erhitzt werden, daß sich Rauch bildet. Der Qualm von überhitztem Öl ist hochgradig krebserregend. Verlassen Sie jeden Raum – Ihre Küche, ein Restaurant, die Küche von jemand anderem –, in dem es nach verbranntem Fett riecht. Es ist gefährlich, diese Dämpfe einzuatmen. Und nochmals sei daran erinnert, daß Sie an jedem Fett oder Öl riechen sollten, ehe Sie es verwenden, und es bei dem leisesten Verdacht auf Ranzigkeit wegwerfen. Essen Sie in einem Schnellimbiß-Restaurant – vielleicht gilt das sogar für jedes Restaurant – niemals etwas stark Frittiertes oder Gebratenes. Hier werden aus Wirtschaftlichkeitsgründen die Öle solange verwendet, bis sich der Geschmack und Geruch verdorbenen Öls nicht mehr verhehlen läßt, der Oxidationsprozeß also ein inakzeptables Niveau erreicht hat. Haben Sie sich je das Fett in der Friteuse eines Restaurants angeschaut? Mit etwas Glück ist es braun, häufiger jedoch eher schwarz, eine kanzerogene Suppe. Vor wenigen Jahren referierte ich über dieses Thema an einer Universität. Nach dem Vortrag kam eine Frau aus dem Publikum auf mich zu und sprach mich an. Sie leitete das Studentenwohnheim auf dem Campus und sagte, das Fett in den Großfriteusen der Kantine werde *einmal pro Semester* erneuert. Sie wollte nun versuchen, die Situation zu ändern.

Nachstehend finden Sie einige Hinweise zu spezifischen Ölen, wobei die mit den höchsten Anteilen an ungesättigten Fettsäuren zuerst und die mit den höchsten Anteilen an gesättigten Fettsäuren zuletzt aufgeführt sind:

Safloröl: zu viele ungesättigte Fettsäuren; sollte gemieden werden.

Sonnenblumen-, Maiskeim-, Sesamöl: zu hohe Anteile ungesättigter Fettsäuren; sollte mäßig verwendet und nicht erhitzt werden.

Sesamöl, geröstet (dunkel): ein starkes Gewürz, welches bei orientalischen Gerichten verwendet wird. In kleinen Mengen nach dem Kochen in Suppen und Gedünstetes geben. Bei Salat-Dressings und Marinaden verwenden.

Nußöle (Walnuß, Haselnuß): teuer, hocharomatisch, enthalten mehrfach ungesättigte Fettsäuren. Sollte mäßig bei Salaten, Marinaden und Kaltgerichten verwendet werden.

Sojaöl: billig, vergleichbar in seiner Zusammensetzung mit Maiskeimöl, enthält überwiegend mehrfach ungesättigte Fettsäuren. Allenfalls, wenn überhaupt, in eingeschränktem Maße verwenden und nicht erhitzen.

Cottonöl: zu hohe Anteile an gesättigten Fettsäuren, zu wenige an einfach ungesättigten. Da die Baumwollpflanze zudem nicht als Nutzpflanze für den menschlichen Verzehr eingestuft ist, kann dieses Öl mehr Pestizidrückstände enthalten als andere Öle. Es sollte gemieden werden.

Erdnußöl: enthält einen guten Prozentsatz einfach ungesättigter Fettsäuren, allerdings mehr gesättigte Fettsäuren als Canola-Öl und mehr einfach ungesättigte Fettsäuren als Olivenöl. Sollte in Maßen verwendet werden.

Avocadoöl: enthält überwiegend einfach ungesättigte Fettsäuren, ist aber geschmacks- und geruchsneutral und teuer. (Versuchen Sie einmal ein wenig pürierte Avocado aufs Brot anstelle von Butter oder Margarine zu geben.)

Olivenöl: enthält mehr einfach ungesättigte Fettsäuren als jedes andere Öl. Nur als »extra virgin« oder »virgin« ausgezeichnetes Öl kaufen; eignet sich sowohl für warme als auch kalte Gerichte.

Canola: enthält im wesentlichen einfach ungesättigte Fettsäuren und weniger gesättigte Fettsäuren als jedes andere Öl (nicht einmal halb soviel wie Olivenöl). Sollte allgemein als geschmacksneutrales Speisefett verwendet werden.

Palmfett und -öl, Kokosfett: zu hohe Anteile an gesättigten Fettsäuren; sollten insgesamt gemieden werden.

Kakaobutter: bei dem in Schokolade enthaltenen Fett scheint es sich um gesättigte Fettsäuren zu handeln (bei Zimmertemperatur festbleibend), die aber für Herz und Gefäße ein möglicherweise geringeres Risiko als andere gesättigte Fettsäuren bedeuten. (Der Körper wandelt, so scheint es, eine der gesättigten Fettsäuren in eine einfach ungesättigte um.) Am besten in Maßen verzehren; eignet sich darüber hinaus auch zur Behandlung rauher, trockener Hautstellen und kann entsprechend aufgetragen werden.

Pflanzliche Backfette: eine Mischung aus gesättigten und ungesättigten Fettsäuren, wobei die Öle allerdings im Zuge der chemischen Verarbeitung verdorben werden. Meiden.

Margarine: hier gilt das gleiche.

Hühner-, Schweine-, Rinderfett: zu hohe Anteile an gesättigten Fettsäuren. Gänzlich meiden oder den Verzehr auf ein Minimum beschränken. Im Gegensatz zu pflanzlichen Fetten enthalten sie Cholesterin.

Butterfett: enthält von allen tierischen Fetten die meisten gesättigten Fettsäuren und die höchsten Cholersterinwerte (mehr als das doppelte als Rinderfett). Versuchen Sie, den Verzehr von Butter, Sahne, Eis und Vollmilchprodukten auf ein Minimum zu beschränken. Achten Sie bei diesen Produkten auf die Angabe der Fett-Prozente.

Bisher habe ich noch nicht über Fischöle und -fette gesprochen. Vielleicht haben Sie schon von ihrem möglichen Nutzen zur Vorbeugung von Herzattacken gehört. Untersuchungen von Eskimos und Fischern in Europa weisen darauf hin, daß ein regelmäßiger Verzehr von ölhaltigem Fisch aus kalten nördlichen Gewässern das Risiko einer Ernährungsweise mit hohen gesättigten Fettsäurenanteilen kompensiert. Das in Lachs, Sardinen, Makrelen, Hering und anderen Arten enthaltene Fett enthält ungewöhnliche Fettsäuren, die sogenannten Omega-3, die bei den meisten anderen tierischen und pflanzlichen Fetten nur in winzigen Mengen vorkommen. Möglicherweise wirken diese Omega-3-Fettsäuren der Blutgerinnung entgegen (und mindern somit das Risiko von Herzattacken), wirken entzündungshemmend (ganz im Gegensatz zu den mehrfach ungesättigten Fettsäuren pflanzlicher Öle) und haben andere nutzbringende Effekte. Fisch als Nahrungsquelle ist gemeinhin nicht unproblematisch (siehe nachstehend unter »Eiweiß«), und ich gehöre nicht zum Kreis derer, die die Einnahme von Fischölkapseln als Nährstoffergänzungen empfehlen (siehe den Abschnitt über Omega-3-Fettsäuren in Kapitel 14). Der zwei- oder dreimalige Verzehr von ölhaltigem Fisch pro Woche kann durchaus eine gesunde Ergänzung einer ansonsten weitestgehend vegetarischen Ernährungsweise sein.

Nahrungsfette im Vergleich

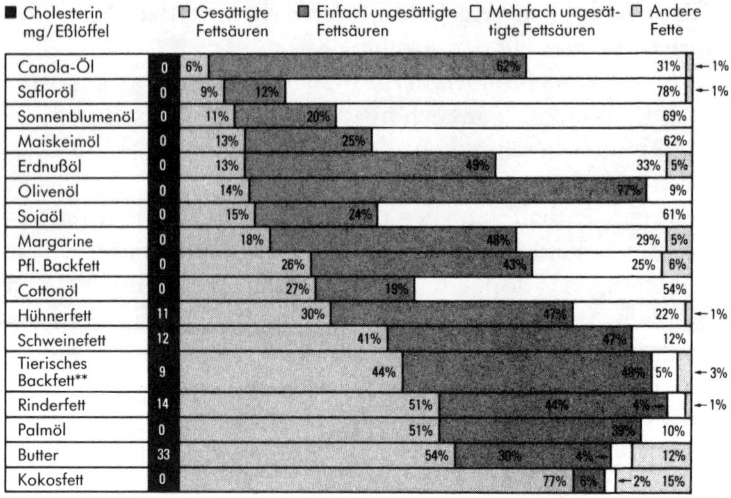

** ungehärtetes

Die für gesättigte und mehrfach ungesättigte Fettsäuren angegebenen Werte entsprechen den einheitlich geregelten US-Bestimmungen, welche besagen, daß (a) unter gesättigten Fettsäuren die Summe von Laurin-, Myristin-, Palmitin- und Stearinsäuren zu verstehen ist und (b) unter mehrfach ungesättigten Fettsäuren Cis, Cis-Methylen-unterbrochene mehrfach ungesättigte Fettsäuren. Unter »andere Fette« fallen all jene gesättigten und ungesättigten Fettsäuren, die mit diesen Definitionen nicht erfaßt sind.
Quellen: Canola-Öl, tierisches Backfett, pflanzliches Backfett: Procter & Gamble, Daten zur Einsicht. Margarine: H. T. Slover u. a. »Lipids in Margarines and Margarine-like Foods«, *Journal of the American Oil Chemists Society*, 62: 775–786 (1985). Alle übrigen: J. B. Reeves und J. L. Weihrauch, *Composition of Foods*, Agriculture Handbook no. 8–4 (Washington, US Department of Agriculture, 1979). Nachdruck genehmigt durch Procter & Gamble, Copyright 1989 P&G.

Denjenigen, die Fisch nicht mögen, sei gesagt, daß sowohl Soja- als auch Canola-Öl kleine Mengen von Omega-3-Fettsäuren enthalten, das letztere mehr als das erstere. Eine noch bessere Quelle ist Leinsamenöl, auch als Leinöl bekannt. Wenngleich Leinsamen nicht unbedingt als Nahrungsmittel betrachtet wird, so hat doch die Verwendung von Leinsamenöl als diätetische Ergänzung schon eine Tradition, und es ist in den meisten Reformhäusern erhältlich. Dieses Öl enthält so hohe Anteile ungesättigter Fettsäuren, daß es ganz besonders vor einer möglichen Oxidation geschützt werden muß. Sie sollten es nur aus zuverlässigen Quellen, in kleinen, lichtgeschützten und luftdichtverschlossenen Behältnissen beziehen. Im Kühlschrank aufbewahren und vor Gebrauch stets daran riechen, um sicherzugehen, daß es nicht ranzig geworden ist. Selbst frisch kann es nicht als delikat bezeichnet werden. Im Mittelmeerraum dient Portulak vielfach als Bezugsquelle für die Omega-3-Fettsäuren, eine Salat- und Gemüsepflanze (*Portulaca oleracea*), die sich auch problemlos im eigenen Garten anbauen läßt.

Ich habe das Thema ›Fett‹ sehr ausführlich behandelt, aber ich denke, es kann nicht überbetont werden, wie wichtig es ist, über die Rolle der Nahrungsfette im Hinblick auf Gesundheit und Krankheiten Bescheid zu wissen, und ich treffe immer wieder Menschen, die die zuvor genannten Fakten nicht kennen. Lassen Sie mich diesen Abschnitt mit einer kurzen Geschichte beschließen. Als ich das Thema Fette vor einer Gruppe von Medizinstudenten behandelte und auf die pflanzlichen Backfette zu sprechen kam, fragte ein Student: »Warum werden sie als ›shortening‹ bezeichnet? Was wird hier verkürzt?« Noch ehe ich antworten konnte, erwiderte ein anderer Student: »Dein Leben«. (Backfett heißt im Englischen ›shortening‹, in der wörtlichen Übersetzung also ›Verkürzung‹ – d. Ü.)

Eiweiß

Die chemische Zusammensetzung von Proteinen ist wesentlich komplexer als bei Kohlenhydraten und Fetten, und ihre Bedeutung für lebende Organismen ist weitaus vielschichtiger, als daß sie bloße Energiequellen wären. Proteine sind bei vielen Geweben des Körpers das Trägergerüst schlechthin, etwa bei den Muskeln, der Haut und den Knochen; das hochkomplizierte Gefüge sämtlicher zellinterner Abläufe ist an sie gebunden, wie sie überhaupt viele lebenswichtige Funktionen steuern. Die Grundstruktur aller Proteine sind lange Aminosäureketten, relativ einfache, Stickstoff enthaltende Verbindungen. Aminosäuren sind mit den Buchstaben des Alphabets vergleichbar. Mit den nur 26 Buchstaben können wir eine endlose Zahl von Worten bilden, und ebenso kann der Körper aus den zwanzig verschiedenen Aminosäuren eine endlose Zahl von Proteinen bilden. Mit Ausnahme von acht dieser Bausteine, den *essentiellen* Aminosäuren, die wir über die Nahrung zuführen müssen, vermag der Körper alle übrigen selbst herzustellen.

Sobald sich die Eiweißmoleküle zu diesen Ketten miteinander verbunden haben, nehmen sie, abhängig von ihrer jeweiligen Aminosäurensequenz, dreidimensionale Formen an. So liegt die Bedeutung eines Eiweiß-»Wortes« ebensosehr in dessen Gesamtkontur wie in den einzelnen »Buchstaben«, aus denen es sich zusammensetzt. Da es so viele Möglichkeiten unterschiedlicher Sequenzen und Formen gibt, sind Proteine, mehr als irgendwelche anderen Bestandteile, diejenigen Substanzen, durch die sich ein Organismus vom anderen unterscheidet. Die in meinem Körper enthaltenen Kohlenhydrate und Fette unterscheiden sich nicht so sehr von den Kohlenhydraten und Fetten bei Ihnen oder meinen Hunden oder den Pflanzen in meinem Garten, aber meine Proteine unterscheiden sich in starkem Maße von denjenigen der Pflanzen und Tiere und sogar von den Ihrigen.

Die Instruktionen für den Aufbau von Zellen und Geweben sowie Organen sind in der DNA (Desoxiribonukleinsäure) verschlüsselt, dem Basismolekül des Lebens, welches das genetische Material bildet. Die im genetischen Code der DNA (der bei allen Organismen gleich ist) enthaltenen Informationen kommen über die Herstellung spezifischer Proteine zum Ausdruck. Zu den in allen Organismen vorkommenden wichtigsten Proteinen gehören die Enzyme, als Katalysatoren oder Beschleuniger biologischer Reaktionen. Mit der Aktivierung oder Inaktivierung von Genen, wodurch die Synthese bestimmter Enzyme in Gang gesetzt oder gestoppt wird, wird die Maschinerie der Zellen angewiesen, jene Gewebe zu bilden, die als Endprodukt einen Menschen, einen

Hund oder eine Pflanze darstellen, und in der Folge die Funktionen des so entstandenen Organismus zu steuern.

Diätetisches Eiweiß ist erforderlich, um neues Gewebe aufbauen und geschädigtes Gewebe regenerieren zu können. So muß etwa ein heranwachsendes Kind große Mengen Eiweiß über die Nahrung zuführen. Ebenso ist eine gesteigerte Zufuhr während der Genesung von einer schweren Krankheit oder Verletzung notwendig. Gleichermaßen liegt der Eiweißbedarf für eine Mutter während der Stillzeit über dem Normalniveau. Sofern Sie jedoch unter keine dieser Kategorien fallen, gilt, daß Ihr Eiweißbedarf als gesunder, erwachsener Mensch nicht sonderlich hoch ist, nicht einmal dann, wenn Sie schwanger sind oder einer anstrengenden körperlichen Betätigung nachgehen.

Im allgemeinen genügen nur sechzig Gramm eines eiweißhaltigen Nahrungsmittels, um einem Eiweißmangel vorzubeugen; die doppelte Menge ist mit Sicherheit ausreichend. Das heißt also, eine 120 Gramm-Portion Fleisch *oder* Huhn *oder* Fisch *oder* Käse *oder* Tofu. Die meisten Personen nehmen mehr als diese 120 Gramm Eiweiß bei jeder Mahlzeit zu sich. Ein Frühstück bestehend aus Schinken und Eiern mit Milch und Getreide bedeutet zu Beginn des Tages bereits einen Eiweißüberschuß.

Wenn Sie mehr Eiweiß essen, als Ihr Körper für sein Wachstum, seine Regenerierung und die Erhaltung des Gewebes benötigt, was geschieht damit? Es wird als Brennstoff, genau wie ein Kohlenhydrat oder Fett, verbrannt, hat aber den Nachteil, ein auch nicht annähernd so effizienter Brennstoff zu sein.

Bedingt durch die Komplexität der Eiweißmoleküle, muß der Körper angestrengter arbeiten, um sie aufspalten und ihre Energie freisetzen zu können. Die Energiebilanz, was das Verhältnis zwischen Aufwand und Ertrag angeht, ist ungünstiger als bei Kohlenhydraten und Fett. Eine eiweißreiche Ernährung bedeutet ein beachtliches Arbeitspensum für das Verdauungssystem und kann zu Gefühlen von Müdigkeit und mangelnder Energie beitragen. Energiemangel gehört zu jenen Symptomen, über die viele meiner Patienten klagen. Wenn es mir gelingt, sie davon zu überzeugen, die Eiweißmenge zu drosseln, die sie sich über die Nahrung zuführen, und statt dessen ihren Konsum an stärkehaltigen Produkten und Gemüse zu erhöhen sowie mehr aerobe Übungen zu machen, fühlen sich die meisten besser und verfügen über mehr Energie.

Das zweite Problem in Zusammenhang mit Eiweiß als Brennstoff ist, daß es nicht sauber verbrennt. Infolge seines Stickstoffgehaltes bleibt aus der Verbrennung »Asche« zurück, toxische Stickstoffrückstände, die ausgeschieden werden müssen. So strömen nach einer eiweißreichen Mahlzeit Aminosäuren ins Blut, die nun über einen harten Arbeitsgang für die Leber, den Stoffwechsel, in eine einfache Verbindung umgewandelt werden müssen, den Harnstoff, der giftig ist und von den Nieren entfernt werden muß. Um dies zu ermöglichen, müssen große Mengen Wasser abgesondert werden, die den Harnstoff aus dem Blut spülen. Abgesehen von der allgemeinen Belastung für das gesamte Verdauungssystem, werden die Leber und die Nieren durch den Eiweißstoffwechsel ganz besonders in Anspruch genommen.

Obwohl den Ärzten bekannt ist, daß Patienten mit schwerwiegenden Leber- oder Nierenerkrankungen eine äußerst eiweißarme Diät einhalten müssen, versäumen sie es dennoch häufig, Patienten mit nur leichten Störungen über die Gefahren einer zu eiweißreichen Ernährung aufzuklären. Eine Möglichkeit zu verhindern, daß sich Leber- und Nierenbeschwerden verschlimmern, ist zumindest, diesen Organen die zusätzliche Arbeitslast zu ersparen, die Rückstände aus dem Eiweißstoffwechsel verarbeiten zu müssen.

Der schnelle Gewichtsverlust, der sich in Folge der ewigpopulären, in Büchern, Zeitschriften und Boulevardblättern unter dem Motto ›viel Eiweiß, keine Kohlenhydrate‹ propagierten Schlankheitskuren einstellt, ist weitestgehend das Ergebnis einer übermäßigen Harnausscheidung – Wasserverlust aus dem Körper in den Harntrakt. Sie *können* zehn Pfund in einer Woche abnehmen, wenn Sie nichts außer Steaks und Grapefruit essen. Die meisten dieser Pfunde sind jedoch Wasser, das Ergebnis der Anstrengungen Ihrer Nieren, den Harnstoff loszuwerden. Die Chancen, alles wieder zuzunehmen, sobald Sie zu einer normalen Ernährung zurückkehren, sind 100 Prozent. Ich habe noch nie jemanden kennengelernt, dessen Gewichtsabnahme nach dieser Strategie dauerhaft gewesen wäre. Abgesehen davon, bedeutet es eine enorme Belastung für den gesamten Körper.

Durch den harntreibenden Effekt einer hohen Proteinaufnahme werden überdies Mineralstoffe aus dem Körper geschwemmt, unter anderem auch Calcium. Ein Calcium-Verlust in den Knochen aber kann Osteoporose verursachen, eine Krankheit, die sich in Form von Knochendeformierungen und -frakturen, besonders im Bereich der Hüftknochen, äußert. Gerade in den letzten Jahren hat sich Osteoporose zu einer vor allem von Frauen gefürchteten Krankheit entwickelt, die aufgrund der hormonellen Veränderungen während des Klimakteriums hierfür in jüngerem Alter anfälliger sind als Männer. So sind viele Frauen heute dazu übergegangen, im Sinne der Vorbeugung, Hormon- und Calcium-Ergänzungen zu nehmen, sie halten aber weiterhin an ihrer eiweißhaltigen Ernährungsweise fest, welche diese Schutzvorkehrung neutralisiert. Osteoporose wird nicht durch einen ernährungsbedingten Calcium-Mangel verursacht, noch läßt sie sich mit der Einnahme von Calcium-Ergänzungen korrigieren, wenn sich das Krankheitsbild erst einmal entwickelt hat. Die Ursachen sind vielmehr vielschichtiger Natur, sie sind erblich bedingt (am anfälligsten sind dünne Frauen mit einem leichten Knochenbau), durch mangelnde Bewegung (anstrengende Aktivitäten wie Laufen, aerobe Übungen und Gewichtheben erhöhen die Calcium-Aufnahme der Knochen), niedrige Spiegel der Sexualhormone (etwa bei Frauen nach der Menopause und bei Männern ab achtzig) und durch Ernährung. Obwohl aus der Biochemie seit vielen Jahren der Zusammenhang zwischen einer eiweißreichen Ernährung und dem Calcium-Verlust in den Knochen hinlänglich bekannt ist, zeigen weder Ärzte noch Patienten ein sonderliches Interesse an diesen Informationen, so daß die meisten es vorziehen, der Krankheit mit Pillen zu begegnen, wenn sie sich manifestiert hat, statt zu versuchen, ihr durch eine Umstellung der Eßgewohnheiten und sportliche Übungen vorzubeugen.

Ich glaube darüber hinaus, daß eine proteinreiche Ernährung bei manchen Personen zu Irritationen des Immunsystems führen kann, mit dem Ergebnis, daß sich Allergien und Autoimmunkrankheiten (beispielsweise rheumatische Arthritis und Lupus [Hauttuberkulose], wo das Immunsystem irrigerweise das körpereigene Gewebe attackiert) verschlimmern. Da Proteine die Komponenten sind, welche die Einzigartigkeit eines Organismus ausmachen, ›liest‹ das Immunsystem diese Informationen, um zu entscheiden, ob es sich bei Stoffen im Körper um körpereigene oder fremde handelt. Bei einem überaktiven Immunsystem, wie im Falle einer Allergie und Autoimmunkrankheit, kann eine übermäßige Zufuhr von tierischen und pflanzlichen Proteinen weitere Verwirrungen stiften und damit aus der Sicht des Immunsystems die Lösung und aus der Sicht des Betroffenen die Heilung erschweren. Ich habe festgestellt, daß eine äußerst proteinarme Ernährung oft zur Verbesserung des Zustandes von Patienten mit Immunsystemproblemen beigetragen hat.

Wenn doch aber zuviel Eiweiß ungesund ist, warum schenken wir ihm dann bei unseren Überlegungen und der Planung unserer Mahlzeiten soviel Beachtung? Die meisten Menschen sorgen sich, nicht genügend Eiweiß zu erhalten, kaum jemand macht sich Gedanken, er könnte zuviel bekommen. »Woher beziehst du dein Protein?« gehört zu den gängigen Fragen in unserer Kultur, häufig gestellt von Personen, die sich in Richtung einer vegetarischen Ernährungsweise bewegen. Wie oft wurden Sie schon gefragt: »Woher bekommst du dein Fett?« oder »Woher beziehst du deine Stärke?« Die meisten Mahlzeiten drehen sich um das Kernstück eines sehr eiweißhaltigen Nahrungsmittels. Viele Köche wären ratlos, was sie unter der Maßgabe, auf Fleisch, Geflügel, Fisch und Käse zu verzichten, auf den Tisch bringen könnten. Jeder säße da und würde nach dem Hauptgericht Ausschau halten.

Unsere Liebe zu Eiweiß läßt sich, so denke ich, historisch einfach erklären. Unsere Vorfahren entstammen bäuerlichen Gesellschaften, in denen die Armen sich üblicherweise von Stärke ernährten und die Reichen Fleisch auf dem Tisch hatten. Fleisch essen war ein Zeichen von Wohlstand, wobei unterbewußt Assoziationen an weit zurückliegende Zeiten bei dieser Vorstellung miteinflossen, als nämlich Erfolg letztlich der Erfolg bei der Jagd war. Das höchste Ansehen genoß der Jäger, der am häufigsten Fleisch anzubieten hatte. Diese kulturellen und ökonomischen Verhaftungen spielen bis auf den heutigen Tag eine immens wichtige Rolle, und sie werden nicht zuletzt durch entsetzliche Bilder von an Proteinmangel leidenden Kindern aus Hungersnotgebieten der Dritten Welt genährt und verstärkt. Es dürfte in unserem Land schwierig sein, Proteinmangelerscheinungen herbeizuführen, selbst wenn Sie sich darum bemühten. In grünem Gemüse oder Salat sind ausreichend Proteinmengen enthalten, um den Bedarf eines Erwachsenen zu decken, wenn er große Portionen davon ißt. Vielen meiner Patienten habe ich äußerst proteinarme Diäten verordnet und habe als Ergebnis dessen noch nie irgendwelche Probleme erlebt. Die Zeichen eines vorliegenden Eiweißmangels sind deutlich genug. Bei einer unzureichenden Eiweißversorgung kommt es zu einem Wachstumsstop bei Haaren und Nägeln, und Wunden heilen nicht mehr. Sofern diese Symptome bei Ihnen nicht zutreffen, sollten Sie sich eher sorgen, ob Sie zu viel statt zu wenig Eiweiß bekommen.

Unsere kulturell geprägte Voreingenommenheit hinsichtlich des Wertes proteinhaltiger Nahrungsmittel findet, wie könnte es anders sein, in unseren Ernährungswissenschaften ihren Widerhall. Zu Beginn dieses Kapitels sprach ich über die vier Lebensmittelgrundgruppen, dem absoluten Heiligtum der Ernährungswissenschaftler, an dem niemand rütteln darf. Uns allen sind jene Tabellen bekannt, die uns sagen, daß wir an jedem Tag für unsere Ernährung Nahrungsmittel aus allen Gruppen wählen müssen. Drei der vier Gruppen beziehen sich auf proteinhaltige Nahrungsmittel:

1. Molkereiprodukte;
2. Fleisch, Fisch, Geflügel, Eier und Gemüse und
3. Brot und Getreide, die jenseits von ihren Kohlenhydraten auch erhebliche Mengen Eiweiß enthalten.

Eine durchschnittliche Portion aus der Gruppe 1 oder 2 würde bereits mehr als genug Eiweiß für einen ganzen Tag liefern. In meiner Post fand ich dieser Tage die derzeit in Australien kursierende Version dieses Schemas. Hier wurde eine fünfte Lebensmittelgrundgruppe, eigens für Butter und Margarine, hinzugenommen – zu Ihrem Überschuß an Eiweiß nun auch noch eine Sonderration Fett!

Wenngleich vor dem Hintergrund der insgesamt aufgenommenen Menge die verschiedenen proteinhaltigen Nahrungsmittel für unsere Gesundheit besser oder schlechter sein können, so bleibt Protein doch Protein, ob es nun aus tierischen oder pflanzlichen Quellen kommt, es sich um Rindfleisch oder Tofu handelt. Der einzige Vorteil pflanzlicher Proteine ist, daß sie dank den oftmals in diesen Pflanzen ebenfalls enthaltenen relativ hohen Kohlenhydrat- und Faseranteilen nicht in so gedrängter Dichte vorkommen, so daß Sie mehr davon essen können, ehe Sie das Soll Ihres Proteinbedarfs überschritten haben. Darüber hinaus unterscheiden sich pflanzliche Proteine von Proteinen tierischen Ursprungs durch ihren Aminosäurengehalt. Sie weisen insbesondere für gewöhnlich niedrige Anteile von einer oder mehreren jener acht essentiellen Aminosäuren auf, der Grund, weshalb manche Ernährungswissenschaftler sie als »unvollständig« bezeichnen. Demgegenüber enthalten tierische Produkte, als dem menschlichen Gewebe ähnlicher, alle Aminosäuren und auch in den richtigen Anteilen.

Sofern Sie Vegetarier sind, können Sie diesen Unterschied durch ein Kombinieren von Nahrungsmitteln in der Form ausgleichen, daß Sie gezielt Produkte wählen, deren Aminosäurenprofile sich ergänzen, zum Beispiel, indem Sie Körner und Bohnen zusammen essen. Sie haben wahrscheinlich schon von »Eiweißergänzungen« oder »Eiweißkombinationen« gehört, eine Idee, die in den letzten Jahren durch ein wachsendes Interesse an einer vegetarischen Ernährungsweise sehr populär wurde, was sowohl auf ein gesteigertes Bewußtsein für eine gesunde Lebensführung als auch für die gesamte ökologische Problematik zurückzuführen ist. Obwohl es wünschenswert erscheinen mag, Proteine zu kombinieren, notwendig ist es mit Sicherheit nicht. Der Körper stellt selbst aus den ihm verfügbaren Proteinen vollwertige

Proteine her; die hierzu fehlenden Aminosäuren bezieht er aus den zahlreichen Mikroorganismen im Darmtrakt und aus den sich ständig verändernden Zellen der Darmschleimhaut. Autoren und Autorinnen, die dem Konzept der Eiweißergänzungen zum Durchbruch verholfen haben, ließen viele von uns mit dem Gefühl zurück, daß wir nur gefahrlos Vegetarier sein können, wenn wir ständig einen Taschenrechner in Händen haben. Sie verstärkten überdies unser kulturelles Besessensein von Eiweiß als dem alles entscheidenden Nahrungsmittel, dem einzigen Element, um das wir uns im Rahmen unserer Ernährung zu sorgen hatten. Mein Rat ist, uns in Zusammenhang mit Eiweiß überhaupt keine Sorgen zu machen und weniger davon zu essen, ganz gleich, ob es aus tierischen oder pflanzlichen Quellen stammt.

Dennoch gibt es Vor- und Nachteile, was die verschiedenen Arten eiweißhaltiger Nahrungsmittel angeht. Nachfolgend ein kurzer Überblick über die Hauptgruppen im Vergleich.

ROTES FLEISCH (Rind, Lamm, Wild usw.) ist die in unserer Kultur exklusivste, teuerste Eiweißquelle. Es liefert vollständiges Eiweiß, von seiner Zusammensetzung her, unserem eigenen ähnlich, in dichter Form, kaum von Kohlenhydraten und Fasern durchsetzt. Das ist natürlich ein Nachteil, wenn Sie sich der Problematik von Eiweißüberschüssen bewußt sind, da kleinere Mengen roten Fleisches bereits genügen, um Ihr Bedarfssoll zu überschreiten. Ein weiterer gewichtiger Nachteil ist der hohe Gehalt an gesättigten Fettsäuren und Cholesterin. Ein Großteil des Fettes bei Rind-, Lamm- und Schweinefleisch ist über das ganze Muskelgewebe verteilt und kann somit nicht weggeschnitten werden; wir beurteilen Fleisch in der Tat als um so schmackhafter und vorzüglicher, je mehr Fett dieser Art es enthält. Personen, die sich keine Mahlzeit ohne das Hauptnahrungsmittel Fleisch vorstellen können, sind einem wesentlich höheren Herz- und Gefäßerkrankungsrisiko ausgesetzt als solche Personen, die eine fleischlose Diät einhalten.

Wenn wir uns von Tieren ernähren, die um ihres Fleisches

willen gezüchtet wurden, so befinden wir uns an der Spitze der Nahrungskette auf dieser Erde – jener Reihenfolge der Organismen, innerhalb derer die jeweils oberen sich von den unteren ernähren. Tiere, die sich von anderen Tieren ernähren, akkumulieren und konzentrieren in sich viele Umweltgifte, welche über ebendiese Nahrungskette weitergegeben werden. Das ist ein Grund, sich hauptsächlich von Pflanzen zu ernähren; sie stehen am unteren Ende der Nahrungskette und sind im allgemeinen weniger belastet. Zudem ist es bei den heutigen Viehzuchtmethoden gang und gäbe, den Futtergaben große Mengen von Medikamenten, Hormonen und giftigen Chemikalien zwecks Gewicht- und Marktwertsteigerung der Tiere beizumischen. Diese mit einer fleischreichen Ernährung verbundenen Gefahren sind weniger offensichtlich und weniger hinreichend untersucht als das Risiko von Herz- und Gefäßkrankheiten, können aber gleichermaßen ungesund sein. Jene Medikamenten- und Hormonrückstände im Fleisch erhöhen möglicherweise unser Risiko im Hinblick auf Krebs, degenerative Krankheiten und Schädigungen des Immunsystems. Schließlich kann Fleisch, das nicht ganz durchgebraten ist, bestimmte Viren übertragen, von denen angenommen wird, daß sie bei der Verursachung von Krebs eine Rolle spielen. Mit gewissenhaftem Durchgaren wird diese Gefahr zwar beseitigt, nicht aber die darin enthaltenen Gifte und Rückstände.

Im übrigen ist die in unserer Kultur verbreitete Liebe zu Fleisch für die Menschheit insgesamt nicht gesund, weil der Anbau von Getreide zur Verfütterung an Tiere eine sowohl ineffiziente Nutzung als auch Verschwendung landwirtschaftlicher Ressourcen bedeutet. Der Nahrungskalorienwert von Getreide würde bei direkter Verwendung als Nahrungsmittel für den Menschen wesentlich weiter reichen. Jenseits dieses Aspektes haben die ökologischen Folgewirkungen der modernen Landwirtschaft und Viehzucht geradezu verheerende Ausmaße angenommen. In vielen Teilen der Welt haben Massenviehherden ganze Landschaften verwüstet, und mit ihren Exkrementen tragen sie maßgeblich zur Grundwasserverseuchung und zur Beeinträchtigung der

Wärmeabgabefähigkeit der Atmosphäre (Treibhauseffekt) bei.

Immer mehr Patienten erzählen mir, daß sie auf den Verzehr von rotem Fleisch verzichten oder es nur sehr selten essen. Das repräsentiert einen bedeutsamen Wandel hinsichtlich der Eßgewohnheiten in unserer Gesellschaft, ein Wandel, den ich als jemand, der an die präventive Medizin glaubt, gutheiße.

»WEISSES FLEISCH« bezieht sich auf Kalb- und Schweinefleisch. Einige Menschen verzichten auf rotes Fleisch, verzehren aber weiterhin Kalb- und Schweinefleisch – in dem Glauben, damit einen großen Schritt hin zu einer gesünderen Ernährung getan zu haben. Ich kann nicht sehen, warum dies der Fall sein sollte. Kalbfleisch enthält zwar weniger Fett als Rindfleisch, aber im Vergleich zu allen anderen Fleischalternativen haben wir es bei der Kälberzucht mit der inhumansten Variante zu tun. (Damit das Kalbfleisch möglichst zart und weich bleibt, werden die Tiere so gehalten, daß sie sich nicht bewegen können, um sicherzustellen, daß ihre Muskeln unterentwickelt bleiben.) Die Schweinezucht hat in der Umwelt weniger Schaden angerichtet als die Rinderzucht, aber dennoch betrachte ich Schweinefleisch keineswegs als positiver oder gesünder als Rindfleisch, wie die Schweineindustrie es uns glauben machen will. Auch Schweinefleisch trägt maßgeblich zu einer exzessiven Ernährung bei: an Eiweiß, gesättigten Fettsäuren und Cholesterin. Kurzum, weißes Fleisch unterscheidet sich nur unwesentlich von rotem.

GEFLÜGEL – insbesondere Huhn, Hähnchen und Truthahn – ist ein sehr beliebtes und vielseitiges tierisches Nahrungsmittel, das im Vergleich zu herkömmlichem Fleisch ein großes Plus hat: das Fett sitzt weitestgehend außen an den Muskeln und läßt sich so mit dem Häuten entfernen. Im Hinblick auf Herz- und Gefäßrisiken ist ein gehäutetes Brathähnchen, das ohne weitere Zugabe von Fett zubereitet wird, eine gesündere Quelle für tierische Proteine als Rind-, Kalb-, Lamm- oder Schweinefleisch. Wenn Sie Ihr Hähnchen jedoch mit Haut zubereiten, es braten oder mit Butter oder Mayonnaise übergießen, verlieren Sie diesen Vorteil. Einige andere heimische Geflügelarten – Ente und Gans vor allem – haben einen wesentlich höheren Fettgehalt als Huhn oder Truthahn. Ihr Fett enthält hochgesättigte Fettsäuren und Cholesterin. Sie sollten diese Geflügelarten meiden.

Ein anderes, allgemeines Problem mit Geflügel ist die chemische Belastung. Die gängige Geflügelzucht ist noch schlimmer als bei Kühen und Schweinen; im Zuge der Massenkäfighaltung werden die Tiere in ihrer Bewegungsfreiheit eingeschränkt und unnatürlichen Bedingungen unterworfen sowie mit Medikamenten vollgestopft. Wenn Sie die Möglichkeit haben, freilaufende Hühner und Truthähne zu kaufen, die garantiert keine Medikamenten- und Hormonbehandlung über sich ergehen lassen mußten, so haben Sie eine Alternative zu herkömmlichem Fleisch, auf die Sie in Maßen zurückgreifen können. Andernfalls ist bei einem häufigen Verzehr von Geflügel Vorsicht geboten.

EIER gehören bei vielen zum Frühstück, und sie sind in einer Vielzahl von Fertigprodukten enthalten, etwa in Broten, Kuchen, Keksen, Eis und Pasta. Das Ei*weiß* ist die eigentliche Proteinquelle, und es handelt sich dabei um hochqualitatives Protein. Das Problem ist allerdings, daß die meisten Menschen das ganze Ei und nicht nur das Weiße essen, denn das Eigelb hat einen hohen Cholesteringehalt. Würden wir nur die Eier als solche gelegentlich essen, wäre das gar nicht allzu schlecht, aber bei vielen bevorzugten Gerichten werden ganze Eier mit Butter, Sahne, Milch und Käse kombiniert, Mischungen also, die für unser Herz und unsere Arterien äußerst gefährlich sind. Normalerweise kann man Rezepte dahingehend modifizieren, daß man Eier insgesamt wegläßt oder nur das Eiweiß verwendet. Sie können ausgezeichnete Muffins, Plätzchen, Kuchen und Pfannkuchen ohne irgendwelche Eier herstellen, Sie können Pasta, nur aus Mehl und Wasser bestehend, kaufen, und Sie können auf die Etiketten von Fertigprodukten achten, um Ihren Verzehr von Eigelb und ganzen Eiern im Auge zu behalten.

Ich sehe keinen Vorteil bei befruchteten Eiern im Vergleich zu unbefruchteten; wenn Sie jedoch die Chance haben, Eier von Freilandhühnern zu beziehen, bei denen eine medikamenten- und hormonfreie Ernährung gewährleistet ist, lohnt sich die kleine Extramühe und -ausgabe, um die Aufnahme chemischer Schadstoffe zu reduzieren. Angesichts der in jüngster Zeit zu beobachtenden Zunahme von Fällen bakterieller Verseuchungen bei Eiern (in erster Linie Salmonellen), sollten sie unbedingt gekocht werden.

FISCH galt einst als hervorragende Quelle für hochqualitatives Protein, mit einem, im Vergleich zu Fleisch, niedrigen Fettgehalt. Heute ist Fisch als Nahrungsmittelquelle nicht unproblematisch aufgrund der möglichen hochtoxischen Belastung, die das Ergebnis unserer Gifteinleitungen in Flüsse, Seen und Meere ist. Fische aus dem Meer sind im allgemeinen unbedenklicher als Süßwasserfische, aber, ob Salz- oder Süßwasserfische, für beide gilt, daß sie vielfach am Ende der Nahrungskette stehen, so daß sich in ihnen all jene Gifte konzentrieren, die sich in den kleineren Organismen akkumuliert haben. Die größte Vorsicht ist folglich bei großen, sogenannten Raubfischen geboten wie auch bei solchen, die sich weitestgehend in Küstengewässern aufhalten, wo die Belastung mit chemischen Giftstoffen am gravierendsten ist. Vor dem Verzehr von Schwertfisch, Marlin und anderen großen Seefischen möchte ich ausdrücklich warnen. Kleinfische, die sich hauptsächlich von winzigen Meeresorganismen ernähren und in küstenfernen Gewässern leben, wie beispielsweise Sardinen und Heringe, sind wesentlich unbedenklicher; sie verfügen darüber hinaus über jene Omega-3-Fettsäuren, die vor Herzattacken schützen.

Andere ölhaltige Fische sind Lachs, Makrelen, Seebarsche und, mit etwas Abstand, auch Thunfisch (Albacore). Barsche sind oft mit toxischen Mengen Quecksilber belastet und sollten, wenn überhaupt, mit Vorsicht gegessen werden. Da Thunfisch zu den großen Fischen zählt, sollte er auch nur in eingeschränktem Maße konsumiert werden. Makrelen sind eine gute Omega-3-Fettsäuren-Quelle, frisch werden sie jedoch nur saisonabhängig angeboten. Lachs aus sauberen nördlichen Gewässern ist dagegen fast das ganze Jahr über verfügbar, und die angebotene Qualität ist für gewöhnlich gut. Alaska-Lachs wird frei gefangen, wohingegen der norwegische Lachs aus Zuchtbetrieben kommt. In Fischfarmen werden oftmals Medikamente eingesetzt, um die Krankheiten, die sich infolge der dichtgedrängten Tierhaltung ergeben, kontrollieren zu können. Diese Krankheiten können durchaus eine Bedrohung für die Gesundheit – und letztlich den Fortbestand – freilebender Lachspopulationen sein. Fischfarmenlachs birgt stets die Gefahr, Rückstände dieser Medikamente zu enthalten und verfügt darüber hinaus, im Vergleich zu freilebendem Lachs, im allgemeinen über geringere Omega-3-Fettsäurenanteile.

Fisch ist leicht verderblich und sollte sowohl aus geschmacklichen als auch nährwertspezifischen Gründen möglichst frisch gegessen werden. Es ist vielerorts schwierig und teuer, wirklich frischen Fisch zu erhalten. Roher Fisch, traditionell eine japanische Delikatesse, erfreut sich seit jüngstem auch im Westen großer Beliebtheit. Das A und O des japanischen Leibgerichtes Sushi ist, daß nur der frischeste Fisch verwendet wird, eine Voraussetzung, die die japanischen Restaurants hierzulande wohl kaum erfüllen können. In Zusammenhang mit dem Verzehr von rohem Fisch besteht das geringe, aber reale Risiko einer Übertragung von Wurmparasiten. Wie für andere eiweißhaltige Nahrungsmittel gilt auch für Fisch, daß er gekocht oder gebraten leichter verdaulich ist.

SCHALENTIERE – hier wird zwischen zwei Arten, Weichtieren (Muscheln, Austern, Kammuscheln, Schnecken, Miesmuscheln) und Krebstieren (Garnelen, Hummer, Krabben) unterschieden. Durch ihre Ernährungsgewohnheiten und ihre Vorliebe für küstennahe Gewässer ist ihr Verzehr risikoreicher als bei den meisten Schuppenfischen – sie weisen im allgemeinen bedenkliche Belastungen an Giften und sonstigen Schadstoffen auf. Seien Sie vorsichtig mit dem Verzehr roher Weichtiere, die eine Reihe von Krankheiten, einschließlich Hepatitis (Leberentzündung), übertragen können. Garnelen und Hummer haben einen beachtlichen Cholesteringehalt, da sie jedoch nur sehr geringe Anteile an gesättigten Fettsäuren aufweisen, sind sie ungleich gesündere Eiweißlieferanten als Fleisch, vorausgesetzt, sie werden nicht gebraten oder mit Butter oder Sahnesaucen angerichtet. Bei Garnelen sollte stets der am Rücken entlang laufende aderähnliche Darm entfernt werden, da dieser mit höheren Konzentrationen unerwünschter Stoffe durchsetzt sein kann als das Fleisch.

MILCH und MILCHPRODUKTE (Käse, Joghurt) sind allgemein beliebte Proteinquellen und werden von den meisten Menschen in reichlichen Mengen verzehrt. Wollte man der Milchindustrie glauben, so können wir nie genug Milch bekommen, die überdies als das geradezu idealste natürliche Nahrungsmittel angepriesen wird. Es gibt aber Gründe, dies anders zu sehen. Denn in Wirklichkeit können alle ernährungsspezifischen Faktoren in der Milch mit Problemen behaftet sein.

Viele Menschen können Milchzucker, Laktose, nicht verdauen. Sofern Sie kein Nordeuropäer sind und nach Ihrer Kindheit aufhörten, Milch zu trinken, ist Ihnen wahrscheinlich die Fähigkeit verlorengegangen, Laktasen, die für den Laktose-Stoffwechsel erforderlichen Enzyme zu bilden. Fehlt dieses Enzym im Verdauungssystem, so sind Völlegefühle, Blähungen und allgemeine Darmbeschwerden das Ergebnis. Personen, bei denen eine Unverträglichkeit gegenüber Laktose vorliegt, können mit Milchsäurekulturen geimpfte Milchprodukte wie Joghurt, Buttermilch und Käse – denn die Milchsäurebakterien vergären einen Teil des Milchzuckers – oder auch solche kommerziell erhältlichen Kulturen der Milch vor dem Trinken beimischen.

Wie bereits unter dem Thema ›Fett‹ ausgeführt, ist das in der Milch enthaltene Fett – Butter(fett) – das gefährlichste aller tierischen Fette, wenn es um die Gesundheit unseres Herzens und unserer Arterien geht. Sie überlädt uns mit einer ordentlichen Dosis gesättigter Fettsäuren und Cholesterin und zählt zu den Hauptverursachern von Arteriosklerose. Wird die Milch zu Käse gemacht, so haben wir es mit einem konzentrierten Eiweiß- und Butterfettprodukt zu tun. Viele Käsesorten weisen Fettanteile von 50 bis 70 Prozent auf, wodurch sie eher eine reichhaltige Fett- als Proteinquelle darstellen. Bei einigen Käsesorten ist dieser hohe Fettgehalt offensichtlich, zum Beispiel bei Rahmkäse, Brie und Camembert. Bei anderen wie Schweizer Käse und Cheddar ist dies nicht unbedingt der Fall. Der große Nachteil der meisten Molkereiprodukte als Eiweißlieferant ist ihr ungesunder hoher Fettanteil. Ich empfehle Ihnen, nur fettarme Käsesorten und fettarmen oder fettfreien Joghurt zu wählen. Teilentrahmter Mozzarella und schmackhafte fettarme Käsesorten sind praktisch überall erhältlich. Achten Sie auf den Fettgehalt, mit dem die von Ihnen verwendeten Milchprodukte ausgezeichnet sind, und vergessen Sie nicht, diesen Wert entsprechend prozentual in Kalorien umzurechnen.

Das Milcheiweiß, oder Kasein, kann ebenfalls Probleme aufwerfen. Es fördert bei den meisten Menschen die Schleimproduktion und trägt so etwa bei Asthma, Bronchitis und Sinusitis (Nebenhöhlenentzündungen) zur Verschlimmerung der Krankheitsbilder bei. Darüber hinaus hat es in vielen Fällen eines überaktiven Immunsystems (Allergien und Autoimmunkrankheiten) eine Reizmittelfunktion. Auch wenn Hauttests keine direkte Allergie gegenüber Milch anzeigen, so bewirkt ein Ausklammern von Milch aus dem Speiseplan dennoch oft eine Verbesserung bei allergiebedingten Krankheiten wie Asthma und Ekzemen und bei Autoimmunkrankheiten wie rheumatoide Arthritis und Lupus (Hauttuberkulose). Hier hilft auch nicht der Griff nach fettfreien Milchprodukten, da sie den gleichen Milchproteingehalt haben, und es ist das Protein, welches diese unliebsamen Effekte hervorruft.

Der Großteil der handelsüblichen Milch ist mit Medikamenten-, Hormon- und Chemikalienrückständen belastet, Stoffe, die heutzutage in den landwirtschaftlichen Milchbetrieben in Hülle und Fülle verwendet werden. Rohmilch (naturbelassene Vollmilch, die weder pasteurisiert noch homogenisiert wurde) mag zwar vergleichsweise besser schmecken, sofern sie jedoch nicht aus einer zuverlässigen, kontrollierten Molkerei kommt, ist die Möglichkeit der Übertragung ernsthafter infektiöser Krankheiten nicht ausgeschlossen. Selbst mit pasteurisierter Milch kann ein verbreitetes Virus (Papillom-Virus) übertragen werden, von dem angenommen wird, daß es bei einer Reihe von Krebsarten eine Rolle spielt. Für manche Personen ist Ziegenmilch leichter verdaulich als Kuhmilch. Abhängig von der Art, wie sie hergestellt wurde, kann sie gut oder unangenehm schmecken.

Gemessen an der Weltbevölkerung stellen die Völker europäischer Abstammung mit ihrer Vorliebe für Milchprodukte eine Minderheit dar. Für die große Mehrzahl ist Milchtrinken im Erwachsenenalter etwas Befremdliches, wenn nicht gar etwas, dem man mit Abscheu begegnet. Für Kälber ist Milch wahrscheinlich das idealste natürliche Nahrungsmittel, nicht aber für den Menschen. In unserer Gesellschaft könnten viele etwas für ihre Gesundheit tun, indem sie ihren Konsum an Milch sowie aller Milchprodukte reduzieren.

HÜLSENFRÜCHTE(Bohnen, Erbsen, Linsen, Erdnüsse, Sojaprodukte) sind wichtige Proteinquellen für Vegetarier, insbesondere für jene, deren Diät auch Milch oder Eier ausklammert. In vielen traditionellen Kulturen besteht die Standardkost aus Hülsenfrüchten und Körnern, wie die Tortillas und Bohnengerichte vieler Indianer Amerikas. Diese Kombination enthält alle essentiellen Aminosäuren und überdies wenig Fett. Mit Ausnahme von Sojabohnen und Erdnüssen haben alle Hülsenfrüchte einen niedrigen Fettgehalt, aber hohe Anteile komplexer Kohlenhydrate wie auch Proteine. Da dieses Eiweiß aber nicht in konzentrierter Form auftritt, können Sie mehr von diesen Nahrungsmitteln essen, ohne daß Sie Ihr Verdauungssystem überlasten.

Einige der in Bohnen enthaltenen Kohlenhydrate sind für die menschliche Verdauung zu komplex, mit dem Ergebnis, daß die in unserem Darmtrakt lebenden Bakterien diese zwar aufspalten können, dabei aber eine Menge Methangas produzieren. So erklären sich die Blähungen, die bei vielen Personen nach dem Verzehr von Bohnen auftreten. Die üblicherweise zur Minderung des Problems offerierten Vorschläge, wie Abgießen der Einweichflüssigkeit und Zugabe von frischem Wasser vor dem Kochen, erweisen sich als unwirksam. Die beste Lösung ist, solche Bohnensorten zu wählen, die weniger unverdauliche Substanzen (schwarze Bohnen, Anasazi-Bohnen) statt mehr enthalten (rosa Bohnen, Sojabohnen). Naturbelassene Sojabohnen wie auch Produkte, die aus feinem oder grobgemahlenem Sojamehl hergestellt sind, können für viele mit außergewöhnlichen Blähungen verbunden sein.

Die in vielen Hülsenfrüchten enthaltenen Giftstoffe werden meistenteils während des Kochvorgangs vernichtet, vor allem beim Kochen in Wasser. Es ist keine gute Idee, rohe Hülsenfrüchte – einschließlich Erdnüsse und Erbsen – oder rohe Sprossen (Linsen, Mungbohnen) zu essen. Sie alle haben den unangenehmen Geschmack roher Bohnen, der mit dem Kochen verlorengeht. Rohe Kichererbsen (Garbanzos) enthalten einen Giftstoff, der das Immunsystem angreift und eine Krankheit, den sogenannten Lathyrismus, hervorruft, die von den Symptomen her dem Lupus ähnelt. In Indien, wo Mehl normalerweise aus trockengerösteten Kichererbsen hergestellt wird, kam es zu einem derart gehäuften Auftreten der Krankheit, daß der Verkauf der Erbsen in vielen Staaten verboten wurde. Werden Kichererbsen in Wasser gekocht, verschwinden diese Giftstoffe.

Ein allgemeines Problem bei Bohnengerichten ist ungenügendes Kochen. Bohnen sind dann am delikatesten und verdaulichsten, wenn sie lange und langsam gekocht werden, bis sie anfangen, in der Flüssigkeit ihre Form zu verlieren.

Seit Jahrhunderten sind die asiatischen Völker dafür bekannt, aus Sojabohnen eine erstaunliche Vielfalt an sowohl verdaulichen wie auch delikaten Nahrungsmitteln zu zaubern, zum Beispiel Sojamilch und Tofu (der aus Sojamilch hergestellte »Käse«), oder Produkte, die vom Aussehen, Geschmack und ihrer Struktur her große Ähnlichkeit mit Fleisch haben. Diese Sojakunst erreichte in der vegetarischen Küche der buddhistischen Tempel ihren höchsten Ausdruck. Auch im Westen gab es inzwischen Versuche, mit Sojaimitationen von Hot Dogs, Hacksteaks und Schinken auf den Markt zu kommen, aber bis vor kurzem waren all diese

Vorstöße noch mit Abstand minderwertiger im Vergleich zu dem in den Tempeln Chinas und Japans Gebotenen. Derzeit beginnen nun einige orientalische Sojaprodukte sich allmählich durchzusetzen. So ist beispielsweise Tempeh, ein indonesisches Standardnahrungsmittel, in tiefgefrorener Form in vielen Naturkostläden erhältlich. Es handelt sich hierbei um ein gegärtes Sojaprodukt mit einem angenehmen Geschmack und einer fleischähnlichen Struktur, weshalb es für den westlichen Gaumen sehr ansprechend ist, besonders wenn daraus Frikadellen oder Kebabs und ähnliche Gerichte zubereitet werden, deren Grundlage normalerweise Rindfleisch ist. Für den Körper ist es darüber hinaus mit keinerlei Blähungen verbunden. Tempeh ist in der Tat so gut, daß ich erstaunt bin, daß bisher noch niemand die Idee hatte, eine Schnellimbißkette auf der Basis so hergestellter Frikadellen zu eröffnen. Sofern Sie von Tofu abgekommen sein sollten, versuchen Sie es mit Tempeh.

KÖRNER sind keine so reichhaltige Proteinquelle wie Hülsenfrüchte, aber im Rahmen vieler vegetarischer Speisepläne wichtige Stärke- und auch Proteinlieferanten. Abgesehen von Mais, haben Körner einen niedrigen Fettgehalt. Sie sollten häufig Körner essen, nicht nur in Form von Brot und Pasta, auch in Suppen und als Hauptgerichte. Versuchen Sie auch einmal einige der weniger bekannten: Hirse, Buchweizen, wilder Reis, Quinoa.

NÜSSE und SAMEN sind reich an Proteinen und meistenteils auch an Fett. Sie sollten keine tragende Stütze Ihres Ernährungsplans sein.

Zusammenfassend möchte ich festhalten, daß es für die meisten von uns von Nutzen wäre, unsere Eiweißaufnahme zu reduzieren, indem wir den Verzehr von tierischen Nahrungsmitteln einschränken, hocheiweißhaltige Nahrungsmittel mit Stärken und Gemüse oder Salaten ›auflockern‹, etwa bei Kurzgebratenem oder Pasta-Gerichten, und unsere kulturell bedingte Vorliebe für Mahlzeiten ablegen, die sich im Kern stets um Fleisch, Geflügel oder Fisch drehen.

Inzwischen haben Sie wahrscheinlich vergessen, daß all diese Informationen über Eiweiß, Fett und Kohlenhydrate die Erläuterung meines Vorschlages war, auf eine ausgewogene Ernährung zu achten. Eine ebensolche, ausgewogene Ernährungsweise zeichnet sich durch hohe Anteile komplexer Kohlenhydrate, einen niedrigen bis mäßigen Eiweißgehalt und einen niedrigen Fettgehalt aus. Sie reduziert sowohl gesättigte als auch mehrfach ungesättigte Fettsäuren auf ein Minimum und stützt sich auf wesentlich weniger Nahrungsmittel tierischen Ursprungs als die ansonsten übliche Ernährungsweise.

Nun aber weitere Vorschläge für eine gesunde Ernährung.

8. Essen Sie Gemüse

Gemüse ist eine wichtige Komponente zu einer abwechslungsreichen Gestaltung des Speiseplans und eine hervorragende Quelle für Kalium und andere Mineralstoffe, Vitamine und Ballaststoffe. Die meisten Gemüsesorten haben einen sehr niedrigen Fettgehalt und wenig Kalorien, und einige wie Kartoffeln, Süßkartoffeln und Winterkürbis sind für ihren hohen Stärkegehalt bekannt. In unserer Gesellschaft gibt es viele Menschen, die Gemüse meiden, weil sie es entweder als wenig verlockend oder als zu aufwendig in der Zubereitung betrachten. Meines Erachtens haben Frauen eher eine Vorliebe für Gemüse als Männer. Manche Männer sind ausgesprochene Fleisch-und-Kartoffel-Esser, die darüber hinaus nur ab und an einen Salat mit einem fettreichen Dressing akzeptieren. So erzählte mir eine jung verwitwete Patientin, ihr Mann sei, nachdem er sich ein Leben lang auf der Grundlage von Fleisch und Kartoffeln ernährt habe, an Dickdarmkrebs gestorben. Sie meinte: »Das einzige Grüne, was ich ihn jemals essen sah, war die Olive, die er in seinen Martini tat.«

Warum mögen so viele Menschen kein Gemüse? Die Ursache kann nicht sein, daß Gemüse schlecht schmeckt, denn alle Babys, ob männlich oder weiblich, lieben püriertes Gemüse als Nahrung. Die Abneigung gegenüber Gemüse entwickelt sich später, vielleicht bei der Umstellung auf feste Nahrung. Von früh auf wird Kindern vermittelt, daß Gemüseessen zu den unangenehmen Aufgaben gehört, deren Erledigung mit Nachtisch belohnt wird. Zu alledem kommt dann noch die grausame Wirklichkeit schlecht gekochten Gemüses: die vielen Teller mit fadem Brokkoli, grauem Rosenkohl, Dosenerbsen und überzuckertem Pastinak, die seit Jahrzehnten am heimischen Herd oder in Kantinen gefüllt werden. Wenn Gemüse wirklich gut schmecken soll, muß es frisch und richtig zubereitet sein. Hierzu ist einiges Wissen und mehr Zeit und Mühe erforderlich, als viele Menschen bereit sind zu investieren.

Ich habe noch nie ein Gemüse kennengelernt, das ich nicht mochte, wenngleich es bei einigen, mit denen ich schlechte Erfahrungen in meiner Kindheit verband, lange dauerte, bis ich mich mit ihnen anfreunden konnte. Manche Menschen lernen, Gemüse dann zu lieben, wenn es in Verbindung mit Butter oder Sahnesaucen zubereitet oder als Füllung in Eierpfannkuchen verwendet wird. Aber all diese Zubereitungsformen sind nicht gesundheitsfördernd.

Yogalehrer vertreten die Ansicht, man solle wenigstens einmal am Tag etwas leichtgekochtes Grünes essen: Spinat, Mangoldgemüse, Artischockenblätter, Krauskohl, Kohl oder Lauch. Ich denke, das ist ein gutes Rezept, weil gekochtes grünes Gemüse gerade für Vegetarier eine wichtige Bezugsquelle für Eisen ist. Diese Gemüsesorten lassen sich sehr delikat, mit einem Minimum an Mühe und Fett zubereiten. Ihr Speiseplan sollte sowohl rohes als auch gekochtes Gemüse einbeziehen, Sie müssen aber wissen, welches als Rohkost geeignet ist und welches nicht. Hülsenfrüchte und Hülsenfruchtsprossen, einschließlich Luzernesprossen, sollten, wie schon an früherer Stelle erwähnt, nicht roh gegessen werden. Demgegenüber verlieren Zwiebeln oder Knoblauch beim Kochen einen Teil ihrer ausgezeichneten Eigenschaften. Aber sie sind dennoch empfehlenswert; sofern Sie allerdings die nutzbringende Eigenschaft von Zwiebeln als Cholesterinspiegel senkendes Mittel oder von Knoblauch als Keimen und Bazillen entgegenwirkendes Mittel nutzen möchten, sollten

Sie beides roh essen. Ein gemischter Salat bestehend aus grünem Salat, Rettich, Möhren, Gurken, Zwiebeln und Tomaten ist eine gute Möglichkeit, wie Sie Rohkost in Ihren Ernährungsplan aufnehmen können. Im nächsten Kapitel finden Sie einige Rezepte als Beispiele für einfache und gesunde Gerichte aus frischem Gemüse, von denen ich denke, daß Sie sie mögen werden. Versuchen Sie sie wenigstens, und lassen Sie sich zu weiteren Experimenten auf eigene Faust inspirieren.

Viele Gemüsesorten, auch das wurde bereits angesprochen, enthalten natürliche Giftstoffe. So sind beispielsweise die Keime und grünen Stellen an Kartoffeln giftig und sollten stets vor dem Kochen entfernt werden. Sellerie, insbesondere wenn er von einer weitverbreiteten Pilzkrankheit, der sogenannten Selleriefäule befallen ist, enthält natürliche Giftstoffe, die eine Empfindlichkeit gegenüber Sonnenlicht hervorrufen und unser Immunsystem schädigen können. Selleriefäule erkennt man an den braunen Flecken, die so viele Selleriestrünke verunstalten. Diese sollten gemieden werden.

Die meisten der natürlichen, in Gemüse vorkommenden Giftstoffe sind hitze-labil, das heißt, daß sie durch die Erhitzung während des Kochvorganges leicht zerstört werden. Alle zu den Kreuzblütlern gehörenden Gemüsesorten (die Kohl-Familie) enthalten, zum Beispiel, solche Gifte. Kleine Mengen rohen Kohls oder Blumenkohls werden Ihnen nicht schaden, es ist jedoch besser, sie (wie auch Rosenkohl, Krauskohl, Lauch und Brokkoli) leicht zu kochen. Sie können dann sogar durch ihre positive Einflußnahme auf das chemische Milieu des Darmtraktes einen gewissen Schutz gegenüber Dickdarmkrebs bieten. Roher Spinat, Artischockenblätter und Mangoldgemüse enthalten Oxalsäure, die dem Körper Calcium und Eisen entzieht; ein leichtes Kochen genügt, um sie zu zerstören. Roh enthalten Zuchtchampignons drei natürliche Karzinogene. Zwei davon werden durch Erhitzen zerstört, das dritte (Agaritin) aber nicht, was genügend Anlaß zur Sorge gibt, daß ich darauf dränge, insgesamt vorsichtig mit dem Verzehr dieser Pilze zu sein. Über diese natürlichen

Giftstoffe hinaus besteht bei Gemüse das Problem, daß es mit Rückständen von Pestiziden und Fungiziden belastet ist, die im kommerziellen Anbau eingesetzt werden. Im nächsten Kapitel werde ich ausführlicher auf dieses Thema eingehen und auch Ratschläge geben, wie Sie sich diesbezüglich schützen können.

Nachfolgend eine kurze Übersicht, wie welches Gemüse gegessen werden sollte.

Nie roh essen: Luzernesprossen, Linsensprossen, Mungbohnensprossen, Pilze.

Am besten lange kochen: Bohnen, Linsen, Kichererbsen, Auberginen.

Besser gekocht als roh: Mangold und Mangoldgemüse, Artischockenblätter, Spinat, Weißkohl, Brokkoli, Blumenkohl, Krauskohl, Rosenkohl, Grünkohl, Lauch, Winterkürbis, grüne Bohnen. Grünes Gemüse nicht übermäßig lange kochen.

Sowohl roh als auch gekocht gut: Möhren, Sellerie, Zwiebeln, Knoblauch, Schnittlauch, Schalotten, Sommerkürbis, Kohlrabi, Endivie, Spargel, Sonnenblumensprossen, Tomaten, Paprika.

Besser roh: Kopfsalat, andere grüne Salate (Arugula, Radicchio, Wasserkresse), Gurken, Rettich, Radieschen, Buchweizensprossen.

9. Experimentieren Sie mit Ihrer Ernährung

Der einzige Weg, wie Sie herausfinden können, was Sie für ein optimales Wohlbefinden essen sollten, ist, daß Sie experimentieren. Seien Sie bereit, Ihre Ernährung zu ändern. Versuchen Sie neue Nahrungsmittel und neue Kombinationen von Nahrungsmitteln, und lassen Sie andere weg. Sie werden feststellen, wie mit dieser Umstellung sich auch Ihr Interesse und Ihre Freude am Essen verändert. Die hier gemachten Vorschläge sollten Ihnen eine allgemeine Orientierungshilfe sein, lassen Sie sich aber von Ihrer eigenen Erfahrung leiten, sie ist Ihr bester Führer. Wenn Sie auf einen Ernährungsplan oder diätetische Regeln stoßen, die Ihnen vernünftig erscheinen, wagen Sie das Experiment, zögern Sie aber nicht, es wieder fallenzulassen, wenn Sie keinen spürbaren Nutzen daraus ziehen oder es Ihnen die Freude am Kochen und Essen nimmt.

Kapitel 2
Antworten auf allgemeine Fragen über Ernährung und Gesundheit

Durchgehend finden Sie in diesem Buch Informationen zum Thema Ernährung und Gesundheit, insbesondere wie Sie durch Veränderung Ihrer Eßgewohnheiten bestimmten Krankheiten vorbeugen oder diese behandeln können. In diesem Kapitel werde ich einige der allgemeinen Fragen beantworten, die mir am häufigsten gestellt werden.

Ich höre heute so viel von einer faserhaltigen Ernährung. Wieviel brauche ich wirklich, und wie bekomme ich sie?

Als Fasern werden einfach die für uns unverdaulichen Bestandteile von Pflanzen bezeichnet. Geläufiger ist der Begriff »Ballaststoffe«, und bis vor nicht allzulanger Zeit wurden sie noch als unwichtig betrachtet, da sie den Körper in dem Sinne nicht mit Energie versorgten. Fasern bestehen aus Kohlenhydraten, die für unser Verdauungssystem zu komplex sind, als daß es sie aufspalten könnte. Vegetarier erhalten eine Menge Fasern über ihre Nahrung, im Gegensatz zu Personen, die sich hauptsächlich von Fleisch, Kartoffeln und Weißbrot ernähren. Unser derzeitiges Fasziniertsein von Fasern ist eine ernährungsspezifische Modeerscheinung. Meines Erachtens können die meisten Menschen davon profitieren, wenn sie die Faseranteile in ihrer Nahrung erhöhen, für die von den Befürwortern faserreicher Diäten geltend gemachten Behauptungen fehlen allerdings die entsprechenden stichhaltigen wissenschaftlichen Beweise.

Es ist unstrittig, daß Personen, die sich faserreich ernähren, eine besser funktionierende Verdauung haben als solche, bei denen dies nicht der Fall ist. So erhöhen Fasern sowohl die Menge als auch die Häufigkeit des Stuhlgangs, und umgekehrt ist ein Mangel an Fasern eine gängige Ursache von Verstopfung. Die Faseranteile in Ihrer Nahrung können Sie erhöhen, indem Sie mehr Obst, Gemüse und Vollkorn essen.

Es gibt in Wirklichkeit fünf Fasertypen, die sich im Hinblick auf ihre chemische Struktur und den Grad ihrer Wasserlöslichkeit voneinander unterscheiden. Sie tragen alle zu unserer Gesundheit bei, werden aber angesichts ihrer unterschiedlichen nutzbringenden Effekte nochmals in zwei Gruppen unterteilt. In der ersten Gruppe sind jene drei Typen erfaßt, die für unseren Darmtrakt am hilfreichsten sind und zur Risikominderung von Darmerkrankungen, einschließlich Dickdarm- und Mastdarmkrebs, beitragen können. Dies sind folgende unlöslichen Fasern: Zellulose und Lignin, vor allem in Weizenkleie und anderem Vollkorngetreide enthalten, und Hemizellulose, die nur zum Teil wasserlöslich ist. Hemizellulose kommt in Vollkorngetreide, Nüssen, Samen, Obst und Gemüse vor. Psylliumsamen, eine reichhaltige Quelle für Hemizellulose, ist der Hauptbestandteil vieler Abführmittel, sogenannter Quellmittel, die für einen weicheren, erhöhten und leichteren Stuhlgang sorgen.

Die genaue Funktionsweise der unlöslichen Fasern ist nicht bekannt. Eine Theorie lautet, daß unlösliche Fasern, indem sie den Durchlauf der Nahrung im Darm beschleunigen, den Kontakt potentiell krebserregender Substanzen mit Darmzellen auf ein Minimum reduzieren. Karzinogene treten als Aufspaltprodukte der Gallensäure und des Eiweißstoffwechsels auf. Dickdarmkrebs wird nicht durch einen Mangel an Ballaststoffen verursacht – er kann genetisch bedingt sein –, aber dennoch können hinreichende Mengen unlöslicher Fasern bei anfälligen Individuen einen beachtlichen Schutz bieten. Dieser Fasertypus ist auch hilfreich bei chronischen Darmstörungen und Divertikulitis (Entzündung von Ausstülpungen in den Wandteilen eines Hohlorgans; tritt am häufigsten im Dickdarm auf – d. Ü.).

Gummis und Pektine sind die beiden anderen, wasserlöslichen Fasern. Baum- und Hülsenfruchtgummis (etwa Gummi arabicum) werden vielen Fertignahrungsmitteln zur Verbesserung ihrer Textur beigegeben. Andere sind in bekannten Samen, so auch in Hafer und Sesamsamen, enthalten. Typische Quellen für Pektine sind Obst, Gemüse und Samen. Diese Fasertypen binden Gallensäure und auch Cholesterin und verhindern so, daß dieses ins Blut gelangt. Der Grund, warum Haferkleie eine solche Beliebtheit erlangt hat, ist, daß sie über die Art ihrer Einflußnahme im Darm den Blutcholesterinspiegel senken kann.

Sie sollten täglich vierzig Gramm Fasern zu sich nehmen, was etwa der doppelten Menge dessen entspricht, was die meisten Menschen über die Nahrung aufnehmen. Sie können Ihre Faserzufuhr leicht erhöhen, indem Sie kleiehaltige Getreideprodukte essen; achten Sie aber auf die genaue Auszeichnung der Produkte, da viele für sich zwar den Anspruch erheben, kleiereichhaltig zu sein, was sich bei näherer Betrachtung dann aber nicht bestätigt. Um vollwertig zu sein, sollte ein Getreideprodukt Sie pro Serviergröße à 30 Gramm mit wenigstens vier, besser noch fünf Gramm Kleie versorgen. Sie können natürlich auch einfach Kleie kaufen und diese Ihrem Getreide oder anderen Gerichten beimischen. Gekochte Bohnen sind ebenfalls eine ausgezeichnete Faserquelle; bei vielen Sorten (zum Beispiel bei gefleckten Feldbohnen und weißen Bohnen) können Sie sich pro Portion, von der Größe einer halben Tasse, mit vier Gramm Fasern versorgen.

Ein Problem, das sich in Zusammenhang mit einer erhöhten Faseraufnahme ergibt, sind Blähungen, und zwar aus dem gleichen Grund, wie dies bei Bohnen der Fall ist; wenn nämlich Bakterien diese komplexen Kohlenhydratmoleküle im Darm angreifen und verdauen, wird Methangas freigesetzt. Die diesbezügliche Toleranz ist von Person zu Person sehr verschieden. Wenn der Verzehr von Kleie bei Ihnen zu Gasbildungen führt, essen Sie weniger davon, häufiger kleinere Mengen, oder essen Sie statt dessen mehr Obst, Gemüse und Vollkornprodukte. Kleie als Nahrungsergänzung kann zwei weitere Probleme mit sich bringen. Sie kann zum einen die Absorption von Mineralstoffen aus Nahrungsmitteln behindern und zum anderen die Darmträgheit und damit den Stuhlgang beeinträchtigen, wenn gleichzeitig nicht große Mengen Flüssigkeit getrunken werden. Aus diesem Grund empfehle ich normalerweise nicht die Verwendung von Faserergänzungen, weder in Pillen- noch in Pulverform, noch in Form von direkter Weizenkleie. Bei Verstopfung schlage ich vor, es mit Psylliumsamenschalenpulver und einer reichlichen Flüssigkeitszufuhr (Wasser) zu versuchen, und ich verschreibe häufig Haferkleie als Mittel, um den Blutcholesterinspiegel zu senken.

Der beste Rat zum Thema ›Ballaststoffe‹ ist im allgemeinen der, einfach mehr frisches Gemüse und Obst sowie Vollkornprodukte zu essen. Weißmehl hat einen äußerst geringen Fasergehalt. Sie müßten fünfzig Laibe Weißbrot essen, um Ihren täglichen Bedarf von vierzig Gramm allein aus dieser Quelle decken zu können. Wenn Sie weniger Weißbrotprodukte und statt dessen, parallel zu Ihrem Gemüse und Obst, insgesamt mehr Vollkornprodukte essen, brauchen Sie sich nicht zu sorgen, ob Sie genügend Ballaststoffe über Ihre Nahrung erhalten.

Zum Thema Ernährung und Cholesterin. Immer wieder ist von Haferkleie die Rede. Gibt es etwas anderes, das ich nehmen kann, um meinen Cholesterinspiegel zu senken?

Die Kontrolle Ihres Cholesterinspiegels hängt mehr davon ab, was Sie *nicht* essen, als davon, was Sie essen. Wie in Kapitel 1 beschrieben, ist die Menge der gesättigten Fettsäuren, die Sie konsumieren, der direkteste diätetische Einflußfaktor, der die Höhe des Cholesterinspiegels in Ihrem Blut bestimmt. Die denkbar wichtigste vorbeugende Maßnahme ist, daß Sie den prozentualen Anteil an gesättigten Fettsäuren in Ihrem Speiseplan reduzieren und den Verzehr von Fleisch, Eiern, Butter, Vollmilch und Vollmilchprodukten sowie Fertignahrungsmitteln, die mit tierischen Fetten oder tropischen Ölen (Kokos- und Palmöl) verarbeitet wurden, einschränken.

Die Ernährung ist nur ein Faktor, der den Blutcholesterinspiegel beeinflußt – andere sind erbliche Anlagen, Streß, Rauchen, Koffein und mangelnde Bewegung –, und Cholesterin ist wiederum nur ein Faktor im Rahmen der Risiken von Herzkranzgefäßerkrankungen (siehe Kapitel 9, »Wie kann ich einen Herzanfall verhindern?«). Weil Ihre Eßgewohnheiten aber wesentlich leichter zu ändern sein dürften als irgendwelche der anderen Variablen, ist es allemal der Mühe wert, einige solcher Veränderungen vorzunehmen.

Angesichts des Umstandes, daß Cholesterin zu einem Schlagwort in unserer Kultur geworden ist, ist die Nahrungsmittelindustrie nunmehr bemüht, in der Form für ihre Produkte zu werben, daß diese als cholesterinarm oder -frei ausgezeichnet werden. Derartige Produktbeschreibungen sind oft irreführend. So liegt vor mir zum Beispiel ein »Italienisches Kräuter-Knoblauch-Brot«, das ich im nahe gelegenen Supermarkt gekauft habe. Es handelt sich dabei um die Hälfte eines großen Laibs italienischen Weißbrotes mit einem sehr dicken Fettaufstrich, der mit Gewürzen und Kräutern gemischt ist; das Ganze soll im Backofen erwärmt werden. Zu den Hauptzutaten gehört »teilhydrogeneriertes Pflanzenöl (Soja und/oder Cotton)«. Auf der Plastikverpackung klebt, ins Auge stechend, ein rotes Etikett mit den Worten »Kein Cholesterin!«. Das entspricht der Wahrheit, ist aber irreführend. Kein pflanzliches Öl enthält Cholesterin, aber die große Menge an gesättigten Fettsäuren in jenem ungesunden Aufstrich wird mit Sicherheit für jede Menge Cholesterin in Ihren Arterien sorgen. Lassen Sie sich nicht von Aufklebern wie »Kein Cholesterin« auf Erdnußbutterpackungen, Pflanzenölen, Backfetten, Margarine und anderen Fetten täuschen. Diese Produkte enthielten noch nie Cholesterin, sie können aber bewirken, daß Ihr Körper dieses in exzessiven Mengen produziert.

Diätetisches Cholesterin ist in Wirklichkeit unwichtiger als der Bereich der diätetischen Fette, da unsere Leber eigenständig Cholesterin erzeugt, und sie wird in erheblich stärkerem Maße von den gesättigten Fettsäuren in unserer Nahrung als von Cholesterin beeinflußt. Die meisten Nahrungsmittel mit einem hohen Cholesteringehalt sind ungesund, der Hauptgrund ist aber, daß diese sämtlich tierischen Ursprungs sind und mit wenigen Ausnahmen die Hauptquellen für gesättigte Fettsäuren darstellen. Es ist das im Fleisch, in der Butter und im Käse enthaltene Fett, das schlecht für Sie ist, und nicht so sehr das Cholesterin. Garnelen sind eine der Ausnahmen von der Regel; sie enthalten beachtliche Cholesterinmengen, aber sehr wenig Fett. Insofern sind Garnelen, die ohne Zugabe von Fett zubereitet wurden, für Ihre Arterien besser als Fleisch. Eigelb hat einen hohen Cholesterin- und einen wesentlich höheren Fettgehalt. Bei Personen, die eine typische fettreiche Ernährung mit großen Mengen Fleisch und Milchprodukten bevorzugen, sind Eier kaum ein maßgeblicher Faktor, wenn es um hohe Blutcholesterinspiegel geht. Hingegen spielen Eier bei Personen, die ihre Ernährung auf eine fettarme, weitestgehend vegetarische Diät umstellen, eine ausschlaggebende Rolle. Wenn Sie meinen Ratschlägen folgen und Ihre Ernährung entsprechend umstellen, werden Sie vorsichtig im Umgang mit Eiern sein. Nur eine Eiermahlzeit kann den Cholesterinspiegel des Blutes merklich erhöhen.

Neben Haferkleie, die das Cholesterin in den Därmen bindet und dessen Reabsorption verhindert, können auch andere Nahrungsmittel hilfreich sein. Von vielen Obst- und Gemüsesorten ist bekannt, daß sie den Cholesterinwert senken, was wahrscheinlich darauf zurückzuführen ist, daß auch sie wasserlösliche Fasern enthalten. Zwiebeln und Knoblauch – vor allem roh verzehrt – senken den Cholesterinspiegel, allerdings aus unbekannten Gründen, die mit Fasern nichts zu tun haben, da sie hiervon nur sehr wenig aufweisen.

Shiitake-Pilze, jene fleischartigen und aromatischen schwarzen Pilze aus der chinesischen und japanischen Küche, enthalten eine Substanz (Eritadenin), welche die Cholesterinaufnahme durch das Körpergewebe fördert und damit den Cholesteringehalt im Blut senkt. In Japan zeigte sich bei einem Experiment mit Versuchspersonen, die sich freiwillig zu dieser Untersuchung gemeldet hatten, daß ein Verzehr von neunzig Gramm frischen Shiitake pro Tag ausreichte, den Blutcholesterinspiegel binnen einer Woche um 12 Prozent zu senken und darüber hinaus auch Erhöhungen entgegenzuwirken, die durch zusätzlich verabreichte Butter ausgelöst worden waren. Ebenso wirksam sind getrocknete Shiitake, die in allen orientalischen Läden erhältlich sind, aber auch frische, aus heimischer Zucht, sind dabei, den Markt zu erobern, da der delikate Pilz auch bei uns an Beliebtheit gewinnt.

Auch Chilipfeffer hat eine Cholesterin senkende Wirkung, wenngleich noch unbekannt ist, wie dies geschieht. Mutmaßungen zufolge unterbindet er die Cholesterinproduktion in der Leber. Diese Eigenschaft wird dem feurigen Bestandteil des roten Pfeffers, dem Capsaicin, zugeschrieben. Capsaicin ist ein höchstwirksames Lokalanästhetikum und kann darüber hinaus allgemein nutzbringend für Herz und Kreislauf sein. Je feuriger der Pfeffer schmeckt, desto mehr Capsaicin enthält er.

Mäßiger Alkoholkonsum bewirkt bei einer Art des »guten Cholesterins« eine Erhöhung der Blutwerte, aber diese Cholesterinart vermag keinerlei Schutz gegenüber Arteriosklerose zu bieten. (Mehr zum Thema »gutes« und »schlechtes« Cholesterin bei der Behandlung der nächsten Frage.) Im übrigen ist Alkohol eine starke Droge (siehe Kapitel 7), die ich normalerweise niemandem empfehle. Wozu ich hingegen rate, ist, zusätzlich Omega-3-Fettsäuren in Form von zwei oder drei Portionen ölhaltigen Fisches oder Leinsamenöls pro Woche in Ihren Speiseplan aufzunehmen. Es gibt norwegische Sardinen, die in ungesalzenem Sardinenöl konserviert sind. (Die üblicherweise angebotenen Sardinenkonserven haben einen extrem hohen Natriumgehalt.) Lassen Sie das Öl weitestgehend abtropfen (auf diese Weise ersparen Sie sich 200 Kalorien), und bereiten Sie den Fisch ganz nach Ihrem Gusto zu. Fischöle schützen in verschiedener Hinsicht vor Herzkrankheiten; sie können darüber hinaus zur Senkung des Gesamtcholesterinspiegels im Blut und insbesondere des Wertes der gefährlichsten Cholesterinfraktion beitragen.

Viele Personen versuchen, ihren Cholesterinspiegel durch Einnahme hoher Niazin-Dosen, Vitamin B_3, zu senken. Auf diesen Punkt werde ich in Kapitel 14 »Vitamine und Nährstoffergänzungen« eingehen. Bei Dosen, die sich als wirksam erweisen, hat Niazin mehr die Funktion eines Medikaments als die eines Vitamins und ist unstrittig mit Risiken verbunden.

Diätetische Maßnahmen, die es bei den meisten Personen ermöglichen werden, ihren Cholesterinspiegel auf ein risikofreies Niveau zu senken, lassen sich mit folgenden Grundregeln zusammenfassen:

1. Essen Sie weniger Fett, und zwar Fett jedweder Art.
2. Essen Sie insbesondere weniger Fette mit gesättigten Fettsäuren (statt dessen solche mit einfach ungesättigten Fettsäuren).
3. Essen Sie mehr Obst, Gemüse und Vollkornprodukte.
4. Nehmen Sie zusätzlich etwas Haferkleie in Ihren Ernährungsplan auf.
5. Essen Sie mehr Zwiebeln und Knoblauch, einen Teil davon roh.
6. Essen Sie regelmäßig ölhaltigen Fisch oder Leinsamenöl.
7. Essen Sie Shiitake-Pilze.
8. Essen Sie Chilipfeffer, wo immer möglich.
9. Verzichten Sie auf Kaffee, Tee, Cola und andere Koffeinquellen. (Siehe auch Kapitel 7 und 9 für weitere Informationen zu diesen Drogen.)

Die Begriffe »gutes« und »schlechtes« Cholesterin verwirren mich. Was bedeuten sie? Was ist zu cholesterinsenkenden Medikamenten zu sagen?

Cholesterin findet sich in vielschichtiger Form in allen Zellen des Körpers und wird von der Leber kontrolliert, die es dem Blut entziehen und in die Galle sekretieren kann. Als Verdauungshilfe bei Fetten wird Gallensäure in den Darm abgesondert. Im Gallensekret enthaltenes Cholesterin kann vom Darm wiederaufgenommen und so neuerlich dem Blutkreislauf zugeführt werden. Im Blut zirkuliert Cholesterin in Protein-Komplexen, sogenannten Lipoproteinen. (Die Vorsilbe *lipo-* bedeutet »Fett«.) Eine Art dieses Cholesterins, *l*ow *d*ensity *l*ipoproteins oder LDL, wird vielfach als »schlechtes

Cholesterin« bezeichnet, weil es die Arterienwände beschädigt. *H*igh *d*ensity *l*ipoproteins oder HDL ist demgegenüber die Bezeichnung für »gutes Cholesterin«. Hiervon werden einigen arterienschützende Eigenschaften zugeschrieben.

Zusätzlich zu Ihrem Gesamtcholesterinwert sollten Sie auch wissen, wie das entsprechende Verhältnis der LDL- und HDL-Werte zueinander ist. Der Gesamtcholesterinwert sollte unter 180 (Milligramm pro Deziliter Serum) liegen; höhere Werte können dann aber in Ordnung sein, wenn die HDL-Werte ungleich höher als die LDL-Werte sind. Sofern es Ihnen gelingt, Ihr Gesamtcholesterin auf ein ausreichend niedriges Niveau zu bringen – sagen wir, weniger als 140 –, dann brauchen Sie sich über das HDL/LDL-Verhältnis keine Sorgen zu machen. Bei einem ausreichend niedrigen Gesamtcholesterinspiegel werden keine Arterienschädigungen auftreten, nicht einmal dann, wenn die schützende Fraktion einen niedrigen Wert aufzeigt.

Erblich bedingt neigen manche, wenn auch wenige Menschen, völlig unabhängig von der zugeführten Nahrung zu einer hohen Cholesterinproduktion. In diesem Fall mag eine medikamentöse Behandlung zur Korrektur des Cholesterinspiegels erforderlich sein. Für die meisten von uns aber gilt, daß unsere Ernährung in entscheidendem Maße den Fett- und Cholesteringehalt unseres Blutes beeinflußt. So kann man in der Blutprobe einer Person, die gerade eine fettreiche Mahlzeit zu sich genommen hat, unter dem Mikroskop regelrechte Fettkügelchen erkennen. Selbst wenn die im letzten Kapitel beschriebenen Ernährungsrichtlinien nur eine Woche lang befolgt werden, wird dies bei den meisten Personen eine meßbare Senkung des Serumcholesterinspiegels bewirken.

Nur wenige Menschen können sich so glücklich schätzen, derart effizient arbeitende Lebersysteme geerbt zu haben, daß diese die Reinigung des Blutes von Fett und Cholesterin besorgen. Das sind dann diejenigen, die ein Leben lang Fleisch, Eier, Butter und Käse in rauhen Mengen essen können und dennoch niedrige Serumcholesterinspiegel und keinerlei Arterienkrankheiten haben. Den meisten von uns würde ein solches Verhalten schlecht bekommen. Die schädlichen Wirkungen mögen in jungen Jahren noch verborgen bleiben, mit zunehmendem Alter aber machen die auf hohe Blutcholesterinwerte zurückzuführenden Arterienschädigungen von selbst auf sich aufmerksam. Je eher Sie die ursächlichen, schädlichen Ernährungsmuster ändern, um so eher können Sie den Schaden abwenden und Ihr Krankheitsrisiko mindern.

Ich verschreibe nie cholesterinsenkende Medikamente. Sie sind teuer und können mit toxischen Wirkungen für die Leber verbunden sein. Darüber hinaus fehlen jedwede wissenschaftlichen Beweise für die Theorie, daß eine künstliche, medikamentöse Cholesterinsenkung das Risiko mindere, infolge eines Herzanfalles zu sterben. Demgegenüber *ist* jedoch erwiesen, daß Sie den Gesundheitszustand Ihrer Herzkranzgefäße mit einem Programm verbessern können, das, mit einer bewußten Änderung des Lebensstils, auch eine Umstellung der Ernährung miteinbezieht.

Muß ich mir wegen der Zusatzstoffe in den Lebensmitteln, die ich kaufe, Sorgen machen?

Ja, Sie müssen – und wegen einiger Zusatzstoffe mehr als wegen anderer. Wir können uns heute glücklich schätzen, daß die Lebensmittelhersteller gesetzlicherseits zur Angabe der Inhaltsstoffe ihrer Produkte verpflichtet sind, was wir weitestgehend dem von Verbrauchergruppen und -verbänden ausgeübten Druck zu verdanken haben. Von dieser Deklarationspflicht sind nur wenige Produkte, beispielsweise alkoholische Getränke, ausgenommen. Ich kann Sie nicht nachhaltig genug drängen, die Etiketten und Banderolen auf den von Ihnen gekauften Lebensmitteln zu lesen.

Die gefährlichsten und zugleich am leichtesten vermeidbaren Zusatzstoffe sind *Farbstoffe*. Bei den Chemikalien, die durch Lichtreflexion Farben erzeugen, handelt es sich um energetische Moleküle, von denen viele das Potential haben, auf die DNA einzuwirken und diese zu schädigen. Alles, was die DNA schädigt, kann Störungen unseres Immunsystems nach sich ziehen, unseren Alterungsprozeß beschleunigen und uns ein Stück weiter in Richtung einer Krebserkrankung bringen. Ich rate dringlich von dem Verzehr von Nahrungsmitteln ab, die Zusätze künstlicher Farben enthalten. Achten Sie bei den Inhaltsstoffen auf Angaben wie »Zusatz von Farbstoffen«, »Farbstoff Carotin«, »Farbstoff Zuckerkulör«, »mit natürlichen Farbstoffen« (wie β-Carotin) oder »mit Farbstoff E...« worauf dann irgendeine Zahl folgt (zum Beispiel E 102 für Tartrazin), wobei es sich jeweils um synthetische, in der Europäischen Gemeinschaft zugelassene Farbstoffe handelt.

Viele Lebensmittelfarbstoffe gelten zunächst jahrelang als unbedenklich, bis sie sich dann schließlich doch als krebsauslösend erweisen. Es gibt teilweise Abweichungen zwischen den Bestimmungen in den USA und der EG; so sind manche Farbstoffe innerhalb der EG zugelassen, während sie in den USA als gesundheitsschädigend gelten und verboten sind – oder umgekehrt. Lebensmittelfarben werden zum Vorteil der Hersteller verwendet, nicht zum gesundheitlichen Nutzen der Verbraucher. Wenn Sie selbst zu Hause kochen oder bakken, fügen Sie den Gerichten oder dem Teig keine Farbstoffe zu (das hoffe ich zumindest), also gibt es keinen Grund, diese mit den Lebensmitteln, die Sie kaufen, zu essen. Versuchen Sie, Ihren Kindern zu vermitteln, daß grell gefärbte Knabbereien absonderlich und eher ungesund als lecker sind. Kurz: Kaufen oder essen Sie keine Nahrungsmittel mit künstlichen Farbstoffzusätzen. Eine Regel, die wohl leicht zu befolgen sein dürfte.

Manche Lebensmittel enthalten natürliche Farbstoffe pflanzlichen Ursprungs, gegen deren Verwendung ich keine Bedenken habe. Zu den gebräuchlichsten, von den rötlichen Samen einer tropischen Pflanze gewonnenen Farbstoffen gehört Annatto. Die Verwendung von Annatto ist in der lateinamerikanischen Küche weitverbreitet, es gibt Reis und Broten ihren gelben Ton; üblich ist auch der Zusatz zu Käse und Butter, um ihnen ihre gelbe bis tiefgelbe Farbe zu geben. (In der Bundesrepublik dürfte das β-Carotin in dieser Hinsicht eine Spitzenreiterrolle haben – d. Ü.). Der aus der roten Bete gewonnene rote Farbstoff und ein grüner aus Chlorella (Süßwasseralge) oder Karamel und Carotin aus Möhren sind ebenfalls unbedenklich.

Eine weitere Gruppe sind die *Konservierungsmittel.* Über die Zweckmäßigkeit von Konservierungsstoffen in Nahrungsmitteln läßt sich streiten; es *können* Gründe dafür angeführt werden, die dafür sprechen. Es handelt sich hierbei um natürliche oder synthetische Chemikalien, die Oxidationsreaktionen entgegenwirken, so verhindern, daß Fette schnell ranzig werden und durch ihre keimhemmende Wirkung unsere Nahrung vor Bakterien- und Schimmelpilzbefall schützen. Ich esse lieber Nahrungsmittel ohne Konservierungsstoffe, hätte ich aber zwischen einem ranzigen Produkt und einem mit Konservierungsstoffen zu wählen, würde ich mich ohne jedes Zögern für das letztere entscheiden. Nachfolgend ein Kurzüberblick über die allgemein gebräuchlichsten Konservierungsmittel.

Zitronensäure und Ascorbinsäure (Vitamin C) sind zwei natürliche Antioxidantien, die vielen Nahrungsmitteln zugesetzt werden. Beide sind absolut unbedenklich. Demgegenüber kann den synthetisch hergestellten Antioxidantien BHA (Butylhydroxianosol) oder BHT (Butylhydroxytoluen), die bei vielen Fertiggerichten angezeigt werden, nicht unbedingt die gleiche Unbedenklichkeit bescheinigt werden. Sie können von anderen Substanzen ausgelöste kanzerogene Zellveränderungen beschleunigen.

Bei einigen Gewürzgurkenmarken wird Alum, ein Aluminiumderivat, zur Steigerung der Festigkeit verwendet. Aluminium hat in der menschlichen Nahrung nichts zu suchen und kann gesundheitsschädigend sein. Bei vielen Antazida (Medikamentengruppe zur Neutralisierung der Magensäure) handelt es sich um Aluminium-Verbindungen, das heißt, sie enthalten Aluminiumsalze als aktive Bestandteile, und Personen, die diese Arzneimittel einnehmen, erhalten wesentlich höhere Dosen dieses Metalls, als sich aus dem Verzehr von Gewürzgurken oder dem Kochen in Aluminiumtöpfen ergeben könnten. (Mehr Informationen über Kochgeschirr finden Sie auf S. 100). Diesen Typus von Antazida sollten Sie unbedingt meiden und auch bei Gewürzgurken nach alum-freien

Marken Ausschau halten. Backpulver ist eine weitere mögliche Aluminiumquelle; in Reformhäusern können Sie mit Sicherheit Marken finden, in denen es nicht enthalten ist.

Nitrite, zumeist Pökelfleisch zugesetzt, sind als solche nicht krebserzeugend, sie bilden aber im Zusammenwirken mit Proteinstoffwechselprodukten im Verdauungstrakt sehr leicht hochpotente krebserzeugende Substanzen, die sogenannten Nitrosamine. Diese Reaktion wird durch Vitamin C blockiert. Wenn Sie also irgendwelche nitrithaltigen Nahrungsmittel gegessen haben, nehmen Sie parallel dazu etwas Vitamin C ein (Angaben zur Dosierung finden Sie auf den Seiten 280f). Allgemein ist es ratsam, Bratwürstchen, Würstchen, Frühstücksfleisch und andere Produkte, die Natriumnitrit oder andere Nitrite enthalten, zu meiden – darüber hinaus zeichnen sich diese Produkte durch einen hohen Anteil an gesättigten Fettsäuren und Salz sowie dichte tierische Proteine aus. Die vorgenannten Chemikalien finden sich auch in geräuchertem Fisch. Nitrate, die normalerweise zusammen mit Nitriten zugesetzt werden, bilden keine Nitrosamine, können im Körper aber in Nitrite umgewandelt werden.

Besorgniserregender als Konservierungsmittel sind künstliche *Süßungsmittel.* Saccharin, bekannt als Krebserzeuger, sollte gemieden werden. Cyclamat, vor einigen Jahren wegen seiner mutmaßlichen krebserzeugenden Wirkung in den USA aus dem Verkehr gezogen, soll, so die Bestrebungen, nun auch hier wieder für den Lebensmittelgebrauch zugelassen werden. (Nicht zugelassen ist es gegenwärtig, neben den USA, in Japan, England und Frankreich – d. Ü.) Cyclamat schmeckt besser als Saccharin, bewirkt aber bei manchen Personen Durchfall. Auch auf Cyclamat sollte verzichtet werden. In jüngerer Zeit hat Aspartam (NutraSweet) enorm an Beliebtheit gewonnen. Herstellerseits wird der Süßstoff als ein Geschenk der Natur dargestellt; die zwei Aminosäuren, aus denen er besteht, kommen zwar in der Natur vor, Aspartam als solches aber nicht. Wie alle künstlichen Süßstoffe hat auch Aspartam einen eigentümlichen Geschmack. Da ich eine Reihe von Patienten, größtenteils Frauen, kenne, die infolge der Verwendung dieser Substanz über Kopfschmerzen klagen, betrachte ich sie nicht als ungiftig. Frauen machen Aspartam ebenfalls für eine Verschlimmerung von PMS (prämenstruelles Syndrom) verantwortlich. Ich denke, daß Sie sich mit einer mäßigen Verwendung von Zucker besserstehen als mit dem regelmäßigen Verzehr irgendwelcher künstlichen Süßungsmittel.

Ein natürlicher Süßstoff, der allerdings für manche Personen mit Problemen verbunden sein kann, ist Sorbit, das aus den Früchten der Eberesche gewonnen wird. Sorbit schmeckt süß, wird jedoch nicht leicht vom Magen-Darm-Trakt absorbiert, ist somit also nicht leicht verdaulich. Es ist ein gebräuchlicher Inhaltsstoff von zuckerlosen Kaugummis und Bonbons. Ein übermäßiger Verzehr kann leicht zu Durchfall führen. Personen, die unter chronischen Darmstörungen oder Colitis ulcerosa (Entzündung des Dickdarms) leiden, sollten Sorbit meiden.

Mononatriumglutamat, ein in der orientalischen Küche seit langem bekannter natürlicher Stoff, wird bei vielen Lebensmitteln als »*Geschmacksverstärker*« verwendet. Es ist eine unnütze zusätzliche Natriumquelle und löst darüber hinaus zahlreiche allergische Reaktionen aus, angefangen von Nasenverstopfung, Kopfschmerzen bis hin zu Vollbilderscheinungen der sogenannten »China-Restaurant-Krankheit« mit den typischen Symptomen Hitzewallungen, Schweißausbrüche, Herzklopfen, hämmernder Kopfschmerz und andere alarmierende Anzeichen. Verzichten Sie auf Mononatriumglutamat, kaufen Sie keine Produkte, in denen es enthalten ist, und in China-Restaurants sollten Sie darauf bestehen, daß Ihr Essen ohne diesen Zusatz zubereitet wird.

Es ist schwierig, Produktbeschreibungen zu verstehen, in denen eine lange Liste chemischer Inhaltsstoffe angeführt ist. Eine gute Standardregel ist, einfach jene Produkte zu meiden, deren chemische Zutaten über die Ihnen bekannten hinausgehen. Natürlich sind manche chemischen Stoffe recht harmlos. So wird zum Beispiel bei vielen kommerziellen Backwaren unter der Zutatenangabe Ammonium-Bicarbonat angezeigt. Es handelt sich hierbei um ein Backpulver, das sich in Ammoniak und Kohlendioxid aufspaltet, beides Gase, die während des Backvorgangs entweichen. Weitere unbedenkliche Zusatzstoffe sind beispielsweise Apfelsäure, Fumarsäure, Milchsäure, Lezithin, Xanthan und Guarana, Calciumchlorid, Monocalciumphosphat und Monokaliumphosphat.

Je mehr der Verbraucher auf giftige Inhaltsstoffe in seinen Nahrungsmitteln achtet, um so eher werden die Hersteller aus Eigennutz reagieren und ihre Produkte von diesen Schadstoffen bereinigen. Beständig wächst die Zahl der Waren, die mit dem Prädikat »ohne künstliche Konservierungsstoffe« oder »ohne künstliche Zusatzstoffe« versehen sind. Ein gutes Zeichen. Wenn Sie eine Zutatenbeschreibung nicht verstehen oder die Banderole kaum ausreichend scheint, daß der Hersteller seiner Anzeigepflicht Genüge tun und alle chemischen Inhaltsstoffe aufführen kann, dann sollten Sie das betreffende Produkt im Regal stehenlassen.

Sie sagen mir, ich soll mehr Obst und Gemüse essen. Was ist aber mit den Pestizidrückständen? Gibt es hier Anlaß zur Sorge?

Mit einem Wort, ja. Als ich unlängst einen Freund auf seiner Farm im Süden Minnesotas besuchte, machte ich auf dem Heimweg bei der Niederlassung einer örtlichen landwirtschaftlichen Genossenschaftshandelskette halt, um einige Waren abzuholen, die meine Gastgeber dort bestellt hatten. Der überwiegende Teil des Warenangebotes bestand aus Medikamenten, Pflanzenschutzmitteln und anderen Giftstoffen. Die Frage der Unbedenklichkeit bzw. des Schädlichkeitspotentials vieler der heute in der Landwirtschaft großflächig eingesetzten Chemikalien ist seit langem Gegenstand heftiger Auseinandersetzungen. Einvernehmen dürfte allerdings zumindest dahingehend bestehen, daß sie wohl kaum unserer Gesundheit förderlich sind. Die entscheidende Frage ist nur, wie schädlich sie sind.

Eine Möglichkeit, die Aufnahme dieser Gifte zu reduzieren, ist, einen Teil oder einen Großteil Ihrer Nahrungsmittel aus dem Eigenanbau zu beziehen. Auf wenig Raum können Sie erstaunliche Mengen selbst erzeugen, und wenn Kästen und ähnliche Behältnisse zum Pflanzen benutzt werden, können selbst Besitzer von Apartmentwohnungen einen Teil des Gemüses für den Eigenbedarf selbst ziehen. Im übrigen ist Gartenarbeit, so denke ich, eine in vielerlei Hinsicht gesunde Beschäftigung. Es ist eine sowohl physisch als auch geistige Herausforderung und dazu angetan, auf wundervolle Weise emotionale Spannungen verschwinden zu lassen. Nicht zuletzt ist sie auch eine Quelle großer Befriedigung, dann nämlich, wenn Sie die Früchte Ihrer Arbeit ernten können. Gartenarbeit ist etwas, das ich vielen Patienten nahelege, die mich wegen medizinischer Probleme aufsuchen.

Wenn Sie nicht die Möglichkeit haben, Ihre Nahrungsmittel selbst anzubauen, dann können Sie diese zumindest dort einkaufen, wo Ihnen Produkte ohne Pestizidrückstände angeboten werden. Mangels einer gesetzlichen einheitlichen Regelung der Kennzeichnung biologischer Produkte sieht sich der Verbraucher mit einem begrifflichen Verwirrspiel konfrontiert: Die Kürzel »bio« und »öko« wie auch die Worte »Natur« oder »rückstandskontrolliert« sind werbewirksam; mitunter wird gar der Begriff »aus biologischem Anbau« strapaziert, wobei sich die wohlklingenden Worte auf den Verpackungen oftmals als leere Worthülsen erweisen. So ergaben Untersuchungen in der Bundesrepublik, daß nur rund 60 Prozent der vermeintlichen Bioware aus ökologischem Anbau stammt und ein erheblicher Teil der Einkäufe auf Pseudo-Bio-Produkte entfällt (Quelle: *natur* 1/1990). Auch hier kann nur Druck von seiten der Verbraucher Abhilfe schaffen.

Da der Kauf von pestizidfreiem Obst und Gemüse oft mit Mehraufwand und Mehrkosten verbunden ist, sollte man wenigstens wissen, welche Produkte am ehesten belastet sind. Am bedenklichsten sind meines Erachtens Brokkoli, Kartoffeln, Tomaten, Sellerie, Erdbeeren, Weintrauben, Zuchtchampignons und Weizenmehl. Sofern Sie diese Nahrungsmittel häufig essen, sollten diese Produkte möglichst aus biologischem Anbau bezogen werden. Ansonsten ist es ratsam, den Konsum einzuschränken.

Obst- und Gemüseprodukte sollten, wann immer möglich,

geschält werden. Beim Kochen oder Backen nur ungespritzte Orangen-, Zitronen- und Limonenschalen verwenden. Bei Kohl, Kopfsalat und ähnlichem stets die äußeren Blätter entfernen. Ebenso sollten Sie alle Produkte gründlich waschen, wenngleich ich nicht davon überzeugt bin, daß Waschen eine nennenswerte Abhilfe schafft, nicht einmal, wenn Sie zusätzlich Seife verwenden. Manche Spritzmittel werden als »innertherapeutische Pflanzenschutzmittel« ausgebracht, hierunter sind jene zu verstehen, die über die Pflanzenwurzeln aus dem Boden aufgenommen und über das ganze Pflanzengewebe verteilt werden. Da hilft dann auch kein Schälen und Waschen mehr.

Die Wachsschicht, mit der manche Obst- und Gemüsesorte (Äpfel, Gurken, Paprika) umgeben ist, enthält oft Fungizide (pilztötende Pflanzenschutzmittel), eine Gefahrenquelle, auf die wir nicht einmal mit einem Warnhinweis aufmerksam gemacht werden müssen. Diese Chemikalien sind giftig und lassen sich, außer durch Schälen, nicht entfernen, was aber zum Beispiel bei Paprika nicht möglich ist, zumal, wenn Sie diese roh essen möchten.

Jahrelang beharrte die Landwirtschaft darauf, sie könne ohne den Einsatz dieser toxischen Chemikalien keine guten Produkte liefern, und daß der biologische Anbau zwar im Bereich der Hausgärten funktionieren mag, im kommerziellen Rahmen aber nicht praktikabel sei. Jetzt aber, nach wiederholten Skandalen in Zusammenhang mit bestimmten Pflanzenschutzmitteln, der wachsenden Verärgerung und Besorgnis unter den Verbrauchern, der offensichtlichen Expansion des Marktes von pestizidfreiem Obst und Gemüse und dem widerwillig eingeräumten Geständnis, daß der weitverbreitete Einsatz von Pestiziden uns explizit an den Punkt gebracht hat, an dem sich die Bekämpfung vieler Insektenarten schwieriger gestaltet, jetzt entdecken auch zunehmend Landwirte, daß die Methoden der biologischen Landwirtschaft sehr wohl funktionieren. Diesen Trend können Sie unterstützen, indem Sie sich Verbraucherinitiativen oder entsprechend orientierten Aktions- und Interessengruppen anschließen und dafür sorgen, daß Ihrer Forderung nach einer unbedenklichen Nahrungsmittelherstellung Nachdruck verliehen wird. Sinnvoll ist es ebenfalls, sich für eine umfassende Kennzeichnungspflicht aller Nahrungsmittel und aller Chemikalien einzusetzen, die bei den von uns gekauften Lebensmitteln, vom Anbau bis zum Ladentisch, verwendet wurden.

Was ist zum Thema ›Strahlenkonservierung von Lebensmitteln‹ zu sagen?

Die Lebensmittelbestrahlung ist eine neue Konservierungsmethode, die gegenwärtig in etwa 35 Staaten für bestimmte Lebensmittel zugelassen ist. Hierbei werden Lebensmittel mit hochenergetischen Strahlen bombardiert, die die DNA zerstören und jene Organismen abtöten, die für die Verderblichkeit der Waren verantwortlich sind. Die Bestrahlung bewirkt darüber hinaus chemische Veränderungen bei den so behandelten Lebensmitteln, Veränderungen, die schädlich sein können oder nicht. Die Strahlenkonservierung mag weniger gefährlich als manche anderen chemischen Konservierungsmethoden sein, was mir aber nicht behagt, ist die Art und Weise, wie sie der Öffentlichkeit ohne ausreichende Untersuchung möglicher Risiken untergeschoben wird. Das mindeste wäre, bestrahlte Lebensmittel als solche auszuzeichnen und nicht nur mit irgendwelchen harmlos wirkenden Symbolen zu versehen oder dem irreführenden Zusatz »Zu Ihrem Schutz picowellenbestrahlt«, sondern mit einer klaren Aussage wie »Dieses Produkt wurde bestrahlt, um es vor Verderblichkeit zu schützen«.

Bestrebungen der bundesdeutschen Lebensmittelindustrie, Lebensmittel mit ionisierenden Strahlen, Hochfrequenz- oder Mikrowellenverfahren zu behandeln, sind bisher am Druck von Verbraucherinitiativen und politischen Gruppierungen gescheitert, so daß die Strahlenbehandlung von Lebensmitteln für das Inverkehrbringen von entsprechend behandelten Lebensmitteln in der Bundesrepublik verboten ist. Das Verbotsprinzip gilt allerdings nicht für den Export. Da mögliche Verfahren zur Identifizierung strahlenbehandelter

Lebensmittel erst in der Erprobung und großflächige Kontrollen, insbesondere im Hinblick auf den Import, nicht in Aussicht sind, dürften wir alle, trotz bundesdeutschem Verbot, von dem Problem betroffen sein. Unterstützen Sie Initiativen, die auf eine einheitliche Regelung und einen Verzicht auf die Strahlenbehandlung von Lebensmitteln hinarbeiten.

Ich bekomme allmählich das Gefühl, daß es durchaus bedenklich sein kann, auswärts zu essen. Soll ich nicht mehr in Restaurants essen? Was tue ich, wenn ich zu Freunden oder Bekannten zum Essen eingeladen werde?

Restaurant-Essen enthält für gewöhnlich zu viele Kalorien, zuviel Fett, zu viele ungesättigte Fettsäuren, zuviel Salz und zuviel Protein. Da ich genauso gerne wie jeder andere Mensch zum Essen ausgehe, habe ich nach Möglichkeiten gesucht, den mit einem Restaurantbesuch verbundenen Einbruch in mein Ernährungsprogramm in Grenzen zu halten. Das ist gar nicht einmal so schwer, denn immer mehr Restaurants gehen dazu über, auf ihren Speisekarten auch gesunde Gerichte anzubieten. Nicht selten werden, beispielsweise, Vorspeisen als »gesund für das Herz« angepriesen, und für so manches Gericht wird mit dem Hinweis auf einen niedrigen Fettgehalt sowie geringen Anteilen an gesättigten Fettsäuren und Cholesterin geworben. Die meisten Restaurants, die etwas auf sich halten, werden sich glücklich schätzen, bei entsprechender Vorbestellung, Ihre Sonderwünsche zu erfüllen.

Ihre Wünsche werden dann einfacher zu erfüllen sein, wenn Sie bei der Wahl des Restaurants darauf achten, was wo speziell angeboten wird. Gebratenen oder gegrillten Fisch ohne Zusatz von Butter oder Öl werden Sie, zum Beispiel, am ehesten in Fischspezialitätenrestaurants finden. In italienischen Restaurants wird es kein Problem sein, Pasta mit Tomatensauce und mit Öl und Essig angerichteten Salat zu bekommen. Die griechische Küche und die Küche des Nahen Ostens bietet eine ganze Reihe ausgezeichneter Vorspeisen und Salate. In einem Steak House können Sie normalerweise immer eine gebackene Kartoffel und Salat bestellen. China-Restaurants sind immer darauf eingerichtet, gedünstetes Gemüse oder vegetarische Nudelgerichte zu servieren, auch wenn diese nicht auf der Speisekarte angeboten werden. Restaurants mit Salat-Spezialitäten bieten sich an, wenn Sie ein Salat- und Gemüsefan sind; bei Ihrer Wahl sollten Sie allerdings auf Mayonnaise-Beilagen und schwere Sahne-Salat-Dressings verzichten. In den meisten Städten gibt es inzwischen natürlich auch vegetarische und Naturkost-Restaurants, das allein ist aber noch keine Garantie, daß Sie auch fettarme Gerichte bestellen können.

Welche Art von Restaurant Sie auch immer wählen, es gibt ein paar einfache Maßnahmen, mit denen Sie sich schützen können:

- Verzichten Sie auf große Mengen Weißbrot.
- Verzichten Sie bei Ihrem Brot auf einen Butteraufstrich.
- Meiden Sie Creme-Suppen.
- Lassen Sie sich Dressings stets separat zum Salat servieren, und verwenden Sie, wenn möglich, nur sparsam etwas Öl und Essig.
- Bestellen Sie einfache Vorspeisen wie Huhn und Fisch, möglichst gebraten oder gebacken (verlangen Sie, daß das Huhn vor der Zubereitung gehäutet wird).
- Verlangen Sie, daß die Speisen ohne Zusatz von Butter oder Öl zubereitet werden.
- Verlangen Sie, daß fette Saucen und Garnierungen jeweils separat serviert werden.
- Meiden Sie fritierte Speisen.
- Meiden Sie fettreiche Desserts.
- Zögern Sie nicht, die Bedienung um Hilfestellung bei Ihrer Bestellung zu bitten oder zu fragen, ob die Küche auch Gerichte entsprechend Ihren Sonderwünschen zubereiten kann.

Damit wird Ihrem Eßvergnügen in Restaurants nicht im mindesten Abbruch getan. Selbst an einer gelegentlichen Eßorgie werden Sie keinen Schaden nehmen; wenn Sie aber oft auswärts essen, werden Sie selbst Wert darauf legen, solche Restaurants und Nahrungsmittel zu wählen, die Ihrer Gesundheit nicht abträglich sind. Sobald Sie jedoch beginnen, Ihre Ernährung in der im letzten Kapitel vorgeschlagenen Form umzustellen, so versichere ich Ihnen, wird es sich von selbst ergeben, daß Sie Ihren Gefallen an vielen der üblicherweise angebotenen Restaurantspeisen verlieren, und sogar, daß Sie mit Erstaunen registrieren werden, was die meisten Personen in Ihrer Umgebung konsumieren.

Wenn Sie bei Freunden, Bekannten oder anderweitig privat zum Essen eingeladen sind, ist es absolut in Ordnung, Ihre Gastgeber im voraus wissen zu lassen, was Sie essen und was nicht. Im übrigen können Sie auch einige der zuvor im Hinblick auf Ihren Restaurantbesuch genannten Maßnahmen ergreifen, insbesondere was Butter, Saucen, Salat-Dressings und Desserts angeht.

Was tue ich, wenn ich auf Reisen bin?

Hier gelten die gleichen Vorsichtsmaßnahmen. Nehmen Sie Ihr Essen von zu Hause mit, wenn möglich; seien Sie umsichtig bei der Wahl Ihrer Restaurants, bestellen Sie mit Bedacht, und haben Sie keine Angst, nach der Art der Speisen zu fragen, die Sie mögen.

Die Qualität des in Flugzeugen angebotenen Essens ist schlecht und wird zusehends schlechter. Versorgen Sie sich auf Flugreisen, wenn möglich, selbst. Die meisten Fluggesellschaften erfüllen aber auch Sonderwünsche und bieten spezielle Gerichte an, vorausgesetzt, diese werden im voraus bestellt – beispielsweise Obstteller mit frischen Früchten (oft gut), vegetarische Gerichte (manchmal gut) oder cholesterinarme Speisen.

Viele Hotels, die vorrangig von Geschäftsreisenden in Anspruch genommen werden, haben Restaurants, in denen eine Auswahl gesunder Menüs angeboten wird. Suchen Sie nach guten italienischen und Fisch-Restaurants. Erkundigen Sie sich vor Ort (in Bioläden) nach nahe gelegenen vegetarischen und Naturkost-Restaurants.

Was gebe ich meinen Kindern zu essen? Sie werden nach all den Dingen fragen, von denen Sie mir sagen, daß ich sie meiden soll.

Vergessen Sie nicht, daß eine gesunde Nahrung auch delikat und für das Auge, die Nase und den Gaumen verlockend sein kann. Eßgewohnheiten entwickeln sich früh im Leben. Wenn Sie in einer Familie aufwachsen, in der Hamburger, Würstchen, Pommes frites, Kartoffelchips und Milchshakes die Spitzenreiter in Sachen Eßgenuß sind, dann werden Sie allerdings später in Ihrem Leben eine harte Zeit haben angesichts der Forderung, Ihre diesbezüglichen Assoziationen zu ändern.

Wenn Sie selbst glauben, daß es ein Kampf sein wird, Ihre Kinder zu einem gesünderen Essen zu bewegen, dann wird es wohl auch so sein. Bemühen Sie sich als erstes, die Unsitte zu vermeiden, den Nachtisch zur Bestechung zu benutzen: Iß dein Gemüse, oder du bekommt kein Eis. Ein Weg, Kinder zu bewegen, gesunde Speisen zu essen, ist, daß Sie ihnen klarmachen, daß sonst nichts mehr auf den Tisch kommt. Bleibt die Wahl zwischen einem guten, gesunden Essen und nichts, werden Kinder es schnell lernen, das zu essen, was ihnen vorgesetzt wird, und es zu genießen.

In dem Zuge, wie Sie es lernen, Ihren Geschmack zu ändern, und eine Vorliebe für gesunde Nahrung entwickeln, können Sie mit beispielhaftem Vorangehen anderen helfen, das gleiche zu tun. Der beste Ausgangspunkt für diese Multiplikatorfunktion ist Ihre Familie. Als Motivation und zur Erweiterung Ihres eigenen Wissensstandes gibt es eine Reihe guter und empfehlenswerter Bücher, sowohl allgemein thematisch weiterführende als auch spezielle Kochbücher. Überdies hoffe ich, daß Sie meine Rezeptvorschlage ausprobieren, um sich davon zu überzeugen, daß man herrliche Gerichte zubereiten kann, ohne dabei auf ungesunde Zutaten zurückzugreifen.

Was sind die Vor- und Nachteile verschiedener Koch- und Garmethoden, einschließlich Mikrowelle?

Die meisten Berufsköche bevorzugen Gasherde aufgrund des Vorteils, daß sich hiermit die Temperatur rasch regeln läßt. Der Nachteil von Gasherden ist, daß sie eine nicht zu unterschätzende Quelle für Innenraumbelastungen sind, so daß Personen mit umweltbedingten Empfindlichkeiten und Atemwegsproblemen Gas meiden sollten. Gasherde mit Dauerflamme verschwenden eine Menge Energie; Geräte mit elektrischer Funkenzündung sind wesentlich besser. Elektroherde sind sauberer als Gas, aber definitiv langsamer. Das Kochen erfordert mehr Konzentration und Geschick, um ihre langsame Reaktion auf Temperaturveränderungen gegebenenfalls aufzufangen und auszugleichen.

Mikrowellenherde sind zum Auftauen und Aufwärmen und zum Garen einfacher einzelner Gerichte sehr bequem. Aber ungeachtet was die Befürworter sagen, bringen sie bei vielen Nahrungsmitteln nicht die gleichen guten Ergebnisse wie konventionelle Methoden. Mikrowellenstrahlung ist nicht zu verwechseln mit ionisierender Strahlung, bei der die Elektronen aus den Elektronenringen der Atome abgespalten werden, so radioaktive Teilchen erzeugend, welche die DNA und damit unser Immunsystem schädigen und bösartige Zellveränderungen hervorrufen können. Bei den Nahrungsmitteln selbst werden keine gesundheitsschädigenden Veränderungen bewirkt, aber menschliches Gewebe, das hohen Dosen dieser Strahlung ausgesetzt wird, kann zum Kochen gebracht werden, und niedrige Dosen können ausreichen, um Störungen hochempfindlicher Kontrollsysteme unseres Körpers auszulösen. Wir wissen, daß Zellwachstum und -entwicklung von schwachen elektrischen Strömen und elektromagnetischen Feldern gesteuert werden. Mikrowellen können dieses Wachstum und diese Entwicklung negativ beeinflussen.

Die Hauptgefahr von Mikrowellenherden ist deshalb, daß diese Energie an undichten Stellen entweicht und so an die Umgebung abgegeben wird. Es gibt zwar Mikrowellendetektoren, die gar nicht einmal teuer sind, um das Gerät auf solche Schwachstellen zu kontrollieren, sie arbeiten aber nicht zuverlässig. Die gleiche Funktion erfüllt eine Leuchtstoffröhre, mit der Sie, diese in Händen haltend, die Front des eingeschalteten Herdes absuchen können. Leuchtet die Röhre auf oder flackert sie, dann treten Mikrowellen aus. Im allgemeinen haben Mikrowellenherde, wenn sie nicht irgendwie äußerlich beschädigt wurden, keine undichten Stellen. Sollten Sie aber einen solchen Verdacht haben, lassen Sie Ihren Herd auf jeden Fall von einem Fachmann überprüfen. Benutzen Sie keinen undichten Herd. Lassen Sie ihn reparieren, oder tauschen Sie ihn aus.

In diesem Zusammenhang möchte ich Ihnen auch ein paar Hinweise zu Kochgeschirr und dessen Gebrauch geben. Ich rate von Aluminiumtöpfen ab, weil Aluminium mit säurehaltigen Nahrungsmitteln reagiert und so vom Körper absorbiert wird. Bei Eisenkochtöpfen geschieht das gleiche, nur mit dem Unterschied, daß Eisen, im Gegensatz zu Aluminium, ein Nährstoff ist, den wir brauchen. Im allgemeinen benötigen weder Männer noch Frauen im Klimakterium zusätzliches Eisen, wohl aber Vegetarier beiderlei Geschlechts, da bei einer typischen Ernährungsweise Fleisch die Hauptquelle für Eisen ist. Als Vegetarier oder Halbvegetarier sollten Sie einen Teil Ihres Essens, aber nicht alles, in Eisentöpfen kochen. Dies zu beachten ist wichtig, denn es kann auch zu einer Überversorgung mit Eisen, verbunden mit gravierenden gesundheitlichen Folgen kommen (siehe Kapitel 14 »Vitamine und Nährstoffergänzungen«).

Persönlich bevorzuge ich Kochgeschirr, das unbedenklich, praktisch und zu angemessenem Preis erhältlich ist: rostfreie Stahltöpfe und -pfannen mit Kupfer- oder Aluminiumböden, die für eine verbesserte Hitzeleitfähigkeit sorgen. Rostfreier Stahl ist ein relativ schlechter Wärmeleiter. Die in den Böden verarbeiteten Metalle kommen nicht mit den Nahrungsmitteln in Kontakt.

Ich spreche mich nachdrücklich gegen Fritieren aus. Diese Gartechnik beschert uns zum einen Speisen mit übermäßig viel Fett, und zum anderen, wie bereits im vorherigen Kapitel erklärt, werden dabei leicht ungesunde chemische Veränderungen der Fette bewirkt. Von fritierten Speisen sollten Sie weitestgehend wegkommen. Kurzgebratenes ist in Ordnung, wenn Sie nur wenig Öl verwenden. Eine Technik, die ich mag, ist das Dünsten: Geben Sie eine winzige Menge Öl in eine heiße Bratpfanne, fügen Sie das, zum Beispiel, geschnittene oder gehackte Gemüse hinzu, schnell umrühren, würzen und etwas Wasser hinzugeben und mit dem Deckel fest verschließen. So lange garen lassen, bis das Gemüse knackig-zart ist, dann leicht aufdecken und beliebig viel von der verbliebenen Flüssigkeit abkochen lassen.

Dämpfen ist eine ausgezeichnete Garmethode, die wenig Energie erfordert und die Vollwertigkeit der Lebensmittel am wenigsten beeinträchtigt. Eine Methode, die sich für viele Nahrungsmittel, Gemüse und Fisch, selbst Brote, eignet.

Das herkömmliche Kochen ist eine schnelle Garmethode, die bei weniger zarten Gemüsearten mitunter dem Dämpfen vorzuziehen ist, beispielsweise im Falle von Maiskolben, Kartoffeln und roter Bete. Wenn Sie zartes Gemüse (Erbsen, Zucchini oder grüne Bohnen) kochen und die Kochflüssigkeit abgießen, geht ein Teil der Nährstoffe verloren.

Beim Braten und Backen wird eine Menge Energie verbraucht, am Ende stehen aber schmackhafte Ergebnisse. Dies sind gesunde Gartechniken, vorausgesetzt, Sie beachten gewisse Regeln. Die erste, dem Brat- oder Backgut kein zusätzliches Fett hinzufügen. Die zweite, ein übermäßiges Bräunen der Speisen vermeiden, weil Nahrungsmittel, wenn sie braun oder schwarz geworden sind, als krebserzeugend betrachtet werden müssen. Manche Experten sind von dieser Gefahr so sehr überzeugt, daß sie mit ihren Empfehlungen sogar soweit gehen, daß man dunkle Krusten an Broten abschneiden soll. Eine dritte Vorsichtsmaßnahme ist, nicht den durch Garen bei hohen Temperaturen von fett- und eiweißhaltigen Nahrungsmitteln abgegebenen Dampf einzuatmen. Auch dieser ist krebserzeugend.

Das Grillen mit Holzkohle ist mit Gefahren verbunden. Hierbei entstehen krebserregende Dämpfe, und in den äußeren Schichten des Grillgutes, vor allem bei Fleisch oder fleischhaltigen Produkten, werden zusätzlich ungesunde chemische Veränderungen bewirkt, wenn es so lange auf dem Grill bleibt, bis es dunkel ist. Wenn Sie grillen, sollten Sie es sich zur Gewohnheit machen, die äußerste Schicht abzuschneiden.

Wie schädlich ist Salz?

Wenngleich es für einige Personen sehr schädlich ist, ist davon auszugehen, daß es den meisten von uns nicht schadet. Das Hauptproblem in Zusammenhang mit Salz ist das Natrium, insbesondere Natrium-Ion, welches für die Steuerung vieler Körperfunktionen benötigt wird, so unter anderem für die Weiterleitung von Nervenimpulsen, den Herzschlag oder die Steuerung der Flüssigkeitsmenge im Kreislaufsystem. Zur Deckung unseres Natriumbedarfs ist nicht viel Salz erforderlich. Etwa ein Gramm pro Tag, ein viertel Teelöffel, ist ausreichend, aber die meisten von uns nehmen täglich ein Vielfaches dieser Menge auf.

Fleischfresser beziehen ihr Natrium aus dem Blut und Gewebe ihrer Beutetiere. Pflanzenfresser wie Wild und Kühe offenbaren eine regelrechte Sucht nach Salz und legen weite Strecken zurück, um Lecksteine und salzhaltige Quellen zu finden. Die Sucht des Menschen nach Salz geht möglicherweise nur bis zu den Anfängen des Ackerbaus zurück. Einige Stammesvölker, die sich in der Hauptsache von erbeutetem Wild ernähren, kennen kein Salz und suchen nicht danach.

Als der Mensch erst einmal angefangen hatte, seine Speisen mit Salz zu würzen, kam er nicht nur sehr schnell auf den Geschmack, sondern entwickelte, in einem gewissen Sinne, eine Abhängigkeit. Salz wurde zu etwas Kostbarem, oftmals als ein magisches Geschenk der Erde oder des Meeres betrachtet. Die wirtschaftliche Bedeutung von Salz in der Geschichte des Menschen mag man an dem Wort *Salär* ablesen, woraus sich später der Begriff des Gehaltes oder Lohnes ableitete, was ursprünglich die den römischen Soldaten und Beamten zugemessene Salzmenge war.

Was die Beliebtheit von Salz in Medizinerkreisen angeht,

so war es in diesem Jahrhundert mal »in« und mal »out«. Gegenwärtig wird ihm zur Last gelegt, Bluthochdruck (Hypertonie) mit seinen Folgekrankheiten – Herzinfarkt, Herz- und Nierenversagen, Flüssigkeitsretention (Ödem, Aufgeschwemmtsein) und Kopfschmerzen – zu verursachen oder zu verschlimmern. So werden Herz-, Nieren- und Hypertonie-Patienten von Ärzten oft auf salzarme Diäten gesetzt; in Sanatorien und Kurheimen werden salzarme Gerichte serviert; ungesalzene Chips und Cracker sind inzwischen in Supermärkten aufgetaucht, und allgemein wird der Begriff »natriumarm« oft als werbewirksamer Appell an gesundheitsbewußte Verbraucher verwendet. Vielleicht ist unsere ganze Sorge, zum Teil wenigstens, so etwas wie eine moderne Vision jener Faszination, die die Menschheit dem Salz als einer besonderen, magischen und kraftvollen Substanz seit eh und je entgegenbringt.

Bei einigen von uns – vielleicht trifft dies sogar auf 20 Prozent der Bevölkerung zu – liegt, mit unterschiedlichem Schweregrad, eine Salzempfindlichkeit vor. Bei den Betroffenen bewirkt Salz, daß Flüssigkeit im Körper zurückgehalten wird, mit der Folge, daß sich die zirkulierende Flüssigkeitsmenge erhöht, was eine zusätzliche Arbeitsbelastung für Herz und Nieren bedeutet. Flüssigkeitsretention kann zu Kopfschmerzen und vor allem bei Frauen zu einem offensichtlichen Aufgeschwemmtsein des Körpers führen. Personen, bei denen eine Herzinsuffizienz oder Nierenkrankheiten vorliegen, können einen Teil der Anforderungen an die Förderleistung dieser Organe reduzieren, indem sie ihre Natriumzufuhr einschränken.

In Japan, wo der Natriumkonsum sehr hoch ist, gehört der Gehirnschlag zu den führenden Todesursachen. Einen gewissen Schutz gegenüber ihrer suchtartigen Liebe zu Salz erhalten die Japaner aber möglicherweise durch ihre ähnlich leidenschaftlich ausgeprägte Liebe zu Heißwasserbädern. Überschüssiges Natrium kann der Körper sowohl über Schweiß als auch den Urin ausscheiden, und Heißwasserbäder fördern das Schwitzen. Trotz der Verbindung von Salz und Gehirnschlag, die sich im Falle Japans aufdrängt, glaube ich nicht an die Stichhaltigkeit der Behauptung, daß Salz Bluthochdruck, Schlaganfälle oder Herz- und Nierenversagen verursacht. Salz ist bei den meisten Patienten, die diese Probleme haben, nicht die Ursache, und ob sich allein durch eine eingeschränkte Natriumzufuhr nennenswerte Verbesserungen erzielen lassen, ist durchaus fraglich.

Insgesamt dürfte das proportionale Verhältnis von Natrium zu Kalium in der aufgenommenen Nahrung wichtiger sein als der rein mengenmäßige Natriumkonsum (siehe Kapitel 14); auch kann ein Calcium-Mangel manche Personen anfälliger für Probleme machen, die sich aus einer natriumreichen Ernährung ergeben. Wie auch immer, die bloße Behauptung, Salzessen sei schädlich, wäre eine übertriebene Simplifizierung. Nichtsdestotrotz empfehle ich Ihnen, weniger Salz zu essen, besonders wenn bei Ihnen eine familiäre Veranlagung zu Hypertonie, Herzkrankheiten oder Infarkt oder eine Salzempfindlichkeit vorliegt.

Es ist noch nicht lange her, da stand Salz noch in einem besseren Ruf; seitens der Ärzte wurde uns nahegelegt, bei heißem Wetter Salztabletten zu nehmen, vor allem dann, wenn wir viel schwitzen oder uns körperlich betätigen. Heute ist dieses Rezept mehr oder weniger aus der Mode gekommen. Es ist in der Tat höchst selten erforderlich, zusätzliches Salz zuzuführen, da der Körper sehr effizient mit seinem Natrium haushält und dafür sorgt, daß nicht zuviel über Schweiß und Urin verlorengeht. Dennoch wäre es möglicherweise ratsam, wenn Sie denn unbedingt in der Mittagshitze eines heißen Sommertages Tennis spielen oder laufen müssen, ein wenig Salz zu nehmen, insbesondere, wenn Sie eine Muskelschwäche registrieren.

Da es sich bei der Liebe zu salziger Nahrung um eine erlernte geschmackliche Vorliebe handelt, steht einem Umlernen nichts im Wege. Es ist wesentlich einfacher, Ihren Geschmack auf einen reduzierten Natriumpegel einzustellen, als Ihre Neigung zu Fett und Zucker zu verändern. Beginnen Sie, indem Sie erst einmal solche Produkte weglassen, bei denen das Salz offensichtlich ist: Brezel, Kartoffel- und andere Chips, Salznüsse und ähnliches. Machen Sie es sich als nächstes zur Regel, Essen, das auf dem Tisch ist, nicht nachzusalzen. Schließlich fangen Sie an, die Menge Salz, die Sie beim Kochen verwenden, einzuschränken und Ihren Verzehr von salzhaltigen Produkten wie Oliven, Gewürzgurken, Konservenfisch und geräucherten Fisch sowie vielen Käsesorten zu mäßigen.

Am Ende des Umlernprozesses zu Ihrer kulturell bedingten Vorliebe für Salz werden Sie mit Erstaunen entdecken, daß Nahrungsmittel, die Sie früher aßen, Ihnen jetzt viel zu salzig erscheinen. Dieser Wandel wird Ihnen im übrigen helfen, von zahlreichen Fertig- und Restaurantgerichten wegzukommen, die aus anderen Gründen als ihrem hohen Natriumgehalt ungesund sind. Im Laufe der Zeit wird das von Ihnen gekochte Essen Ihren Gästen dann teilweise als zu salzarm vorkommen. Belassen Sie ihnen die Möglichkeit, ihr Essen am Tisch mit Salz oder Sojasauce nachzuwürzen.

Sojasaucen mit reduziertem Natriumgehalt werden in Reformhäusern und auch in manchen Supermärkten angeboten. Erhältlich sind ebenfalls sogenannte »lite«-Salze mit jeweils hälftigen Natriumchlorid- und Kaliumchloridanteilen. Wenn Sie hiervon die gleiche Menge wie bei regulärem Salz verwenden, so halbieren Sie Ihre Natriumzufuhr. Achten Sie auf die Etiketten! Denn diese Produkte enthalten oftmals eine Fülle von Zusatzstoffen, darunter unerwünschte Aluminiumverbindungen, die ein Zusammenklumpen verhindern sollen. Ihr »lite«-Salz können Sie ohne Zusatzstoffe selbst herstellen, indem Sie reines Kaliumchlorid in der Drogerie oder Apotheke kaufen, dieses zermahlen und zu gleichen Anteilen mit reinem Salz mischen.

Reines Salz zu finden, ist heute gar nicht so einfach. Achten Sie auf die Warenbeschreibung, um sicherzugehen, daß Sie mit Ihrem Salz wirklich nur Natriumchlorid kaufen. Ich rate nicht zu jodiertem Salz. Manche Personen ziehen Meersalz dem üblichen, aus der Erde gewonnenen Salz vor; Meersalz, das nicht gründlich gereinigt ist, kann jedoch mit Schadstoffen belastet sein. Vor mir steht ein teures französisches Meersalz, auf der Packung heißt es: »Das klare Blaue aus dem Mittelmeer, funkelndes Weiß, das durch Sonne und Meeresbrisen entstanden und durch das Wasser des Mittelmeers reingewaschen ist.« In der Vergangenheit mag das Mittelmeer einmal klar und blau gewesen sein, aber heute ist es grau und verschmutzt. Reines Salz erhalten Sie in Drogerien und Reformhäusern sowie in den entsprechend spezialisierten Abteilungen mancher Supermärkte. Sie müssen nur stets auf die Etiketten achten, damit Sie wissen, was Sie kaufen.

Was sagen Sie zum Thema Trinken bei den Mahlzeiten?

Ich gehe davon aus, daß Sie von Wasser, von Mineralwasser, Quellwasser oder ähnlichem und nicht von Alkohol oder Koffein (Tee, Kaffee, Cola) sprechen. Bei den letzteren handelt es sich um Drogen, nicht einfach um Getränke; mehr darüber in Kapitel 7 »Gewohnheiten«. Auch Fruchtsäfte und die meisten Sodas betrachte ich nicht als einfache Getränke, weil sie derart hochgradige Zuckerquellen sind. Einfache Getränke sind Wasser, Mineralwasser, koffeinfreie Kräutertees oder mit Extrakten oder kleinen Zugaben von Fruchtsaft geschmacksverbessertes Mineralwasser.

Oft höre und lese ich, man solle Trinken während der Mahlzeit vermeiden, weil das Wasser die Verdauungssäfte durch ›Verwässern‹ in ihrer Effizienz beeinträchtige. Das entspricht mitnichten den Tatsachen. Wasser kann frei und ungehindert in den Magen hinein- und wieder hinausgelangen, während die Nahrung und die Verdauungsenzyme zurückgehalten werden. Wenn Sie während einer Mahlzeit oder unmittelbar danach trinken möchten, so tun Sie das. (Weitere Informationen über Wasser siehe Kapitel 3.)

Was ist an Nachtschattengewächsen problematisch? Ich habe gehört, sie sollen gefährlich sein.

Tomaten, Kartoffeln, Pfeffersträucher (roter und grüner, Chilipfeffer), Paprika und Auberginen gehören zur Familie der Nachtschattengewächse, einer Pflanzengruppe, der ebenfalls Tabak und einige andere hochgiftige Pflanzen wie die

Tollkirsche, Bilsenkraut, Alraune und Stechapfel zugerechnet werden. Einige dieser gefährlichen Pflanzen haben im Schamanismus und in der europäischen wie auch amerikanischen Hexerei eine lange Tradition. Den genießbaren Mitgliedern dieser Familie wurde immer wieder mit Argwohn und Vorbehalten begegnet, insbesondere wenn sie, bis dahin unbekannt, neu in Kulturen eingeführt wurden. So dachten die Europäer, beispielsweise, daß Kartoffeln giftig seien, als diese erstmals aus Peru importiert wurden, und tatsächlich *sind*, mit Ausnahme der Knolle, alle Teile der Pflanze giftig. Ähnlich bei den Tomaten, die aus Amerika kamen; selbst als die Europäer diese allmählich als Nahrungsmittel akzeptierten, waren sie noch lange der Überzeugung, sie müßten aus Sicherheitsgründen gekocht werden. Noch Anfang des 19. Jahrhunderts glaubten die meisten Amerikaner und Europäer, daß rohe Tomaten tödlich seien.

Abergläubische Ängste in Verbindung mit Gemüsesorten, die der Familie der Nachtschattengewächse angehören, haben bis heute überlebt, wobei die Gefahren nunmehr medizinisch begründet werden. Die Anhänger der makrobiotischen Ernährung meiden Tomaten, Kartoffeln, Pfeffer, Paprika und Auberginen, weil sie ungesund seien, ebenso warnen einige Mediziner, daß sich Patienten mit Arthritis davon fernhalten sollen. Bei einem kleinen Prozentsatz der an Arthritis Leidenden liegt tatsächlich eine Empfindlichkeit gegenüber Nachtschattengewächsen vor, und diese Patienten werden davon profitieren, wenn sie sämtliche Nahrungsmittel aus dieser Kategorie eliminieren. Sofern bei Ihnen keine spezifische Allergie oder Empfindlichkeit gegenüber diesen Produkten vorliegt, gibt es keinen Grund, sie zu meiden oder sie als gefährlich zu betrachten (abgesehen von den Pestiziden, die sie möglicherweise enthalten).

Seit ich denken kann, kämpfe ich mit meinem Gewicht. Ich habe es mit zahlreichen Diäten versucht, aber ohne dauerhaften Erfolg. Welchen Rat geben Sie Personen, die gerne abnehmen möchten?

Mein Rat läßt sich in zwei Worten zusammenfassen: weniger essen. Das ist das ganze Geheimnis des Abnehmens; ein anderes gibt es nicht. Obwohl diese Aussage so einfach und unmißverständlich ist, ist wohl dennoch kein Ende der Flut an Büchern, Diätplänen, Kliniken und Produkten abzusehen, die irgendwelche anderen Wege versprechen.

Es gibt keine Wunderdiät, bei der Sie Pfunde abschütteln, aber gleichzeitig all die Dinge weiteressen können, die Sie mögen. Es gibt keine Nahrungsmittel mit »negativen Kalorien«, die auf wundersame Weise Fett verbrennen, ebenso keine Ergänzungen, die Ihren Stoffwechsel in dieser Hinsicht beschleunigen.

Das Abnehmen ist zu einer wahren Besessenheit in unserer überernährten Gesellschaft geworden, und Personen mit Übergewicht ernten allenthalben Mißbilligung. Nicht nur, daß sie sich anhören müssen, ihre überschüssigen Pfunde gefährdeten ihre Gesundheit, sie müssen auch mit dem mächtigen Einfluß der Unterhaltungs- und Modeindustrie fertig werden, die den meisten von uns erfolgreich suggeriert hat, daß Schönheit und sexuelle Anziehungskraft mit magersüchtigem Dünnsein gleichzusetzen sind. Diese Einstellung nährt viele Ängste und Unbehagen bei jenen, die diesen unerreichbaren Standards mit ihren Körpermaßen nicht gerecht werden; und da nun einmal Überessen eine übliche Reaktion auf Angst und Unsicherheit ist, schließt sich der Teufelskreis, das Fett wird fetter.

Zu anderen Zeiten und in anderen Kulturen sah das Bild des Idealkörpers anders aus; große, runde Formen waren das Symbol für Schönheit. Unsere kulturellen Vorurteile gegenüber Fettleibigkeit haben teilweise wohl auch zu einem verzerrten medizinischen Denken beigetragen. So braucht ein wenig Übergewicht überhaupt nicht ungesund zu sein, denn Fett ist unsere Energiereserve, und Individuen, die davon ein wenig haben, können besser gerüstet sein, den mit einer schweren oder chronischen Krankheit oder mit Streß verbundenen Anforderungen standzuhalten. Wenn Sie allerdings mehr als nur ein wenig übergewichtig sind, sagen wir, mehr als 20 Prozent über Ihrem Idealgewicht liegen, dann sind Sie in der Tat möglicherweise erhöhten Risiken ausgesetzt, an Herz- und Kreislaufkrankheiten (Herzprobleme, Bluthochdruck), Diabetes, Gallensteinen, irgendeiner Art von Krebs oder Osteoarthritis zu erkranken.

Die Physiologie des Essens wird durch ein Kontrollzentrum im Gehirnstamm gesteuert, das wie ein Thermostat für Hunger fungiert. Der Sollwertpunkt dieses Kontrollzentrums bestimmt, wie oft und wie viel wir essen. Bei vielen von uns scheint dieser Punkt falsch zu liegen, mit dem Ergebnis, daß wir weit über unser Kaloriensoll hinausgehen. Dies mag genetisch begründet sein. Viele unserer Vorfahren überlebten dank ihrer Fähigkeit, daß sie, wenn es Nahrung gab, essen und Kalorien in höchst effizienter Weise speichern konnten. Der in unserem Hungerzentrum festgelegte Punkt läge richtig in einer Welt, in der Nahrung nur periodisch (»Festessen oder Hungersnot«) oder einen Großteil der Zeit in unzureichenden Mengen verfügbar ist. In einer Welt des dauerhaften und in verlockender Vielfalt gegebenen Nahrungsmittelüberschusses stellt er jedoch ein Problem dar.

Ich kenne nur zwei Möglichkeiten, wie man diesen Punkt im Hungerzentrum des Gehirns verändern kann. Die erste ist die Einnahme stimulierender Drogen: Koffein, Kokain, Amphetamine oder Nikotin beispielsweise. Alle diese Drogen fördern einen Gewichtsverlust, indem sie den Hunger und das Interesse an Nahrungsmitteln mindern und den Stoffwechsel erhöhen; diese Folgen sind das Ergebnis der Art und Weise, wie diese Drogen auf das Gehirn einwirken. Das mag sich gut anhören, aber der Preis ist hoch: die bei regelmäßigem Genuß mit Sicherheit auftretende Abhängigkeit und eine Fülle psychischer und medizinischer Probleme in deren Schlepptau. Viele Menschen nehmen diese Route in der Annahme, sie sei die Antwort auf ihre Gebete für die Kontrollierbarkeit ihres Überessens und ihres Gewichtes. Das ist sie nicht. Sie werden letzten Endes nicht umhinkommen, sich dieser Drogen wieder zu entwöhnen, und parallel dazu werden Sie im Nu all das, was Sie an Gewicht abgenommen haben, wieder zunehmen.

Die zweite Möglichkeit, diesen Sollwertpunkt zu verändern, ist, durch regelmäßige aerobe Übungen Ihr Pensum an körperlicher Bewegung zu erhöhen. Hierdurch werden nicht nur Kalorien verbrannt, im Laufe der Zeit kann auch die Regulierung des Hungers durch das Gehirn verändert werden. Da die Effekte aerober Übungen, bei richtiger Anwendung (siehe Kapitel 5), sämtlich positiv sind, empfehle ich sie oft Personen, die gerne abnehmen möchten. Aber auch Übungen alleine werden Ihnen nicht helfen, wenn Sie die Kardinalregel nicht befolgen: weniger essen. Angesichts der Tatsache, daß Fett die dichteste Kalorienquelle ist (neun Kalorien pro Gramm im Vergleich zu fünf Kalorien pro Gramm für beides, Kohlenhydrate und Protein), ist der einfachste Weg, weniger zu essen, der, weniger Fett zu essen. Wenn Sie neben aeroben Übungen anfangen, Ihren Fettkonsum zu reduzieren, werden Sie auch Gewicht verlieren. Solange Sie an einer fettarmen Ernährung und an Ihren Übungen festhalten, werden Sie nicht wieder zunehmen. Dieses Programm hat nicht den Vorzug, daß man damit rasch Pfunde verliert. Aber, je allmählicher sich Ihr Gewichtsverlust vollzieht, desto größer sind die Chancen, daß Sie Ihr Wunschgewicht auch halten, wenn Sie es einmal erreicht haben.

Fallen Sie bitte nicht auf Schlankheitskuren à la Fettdiät, Schnell-Diät, Reine-Eiweiß-und-Kohlenhydrate-Diät, auf Wunderpillen und -pulver oder andere Maschen herein. Auch wenn Sie damit Gewicht verlieren, Sie werden alles wieder zunehmen. Lesen Sie den Abschnitt über Eßsucht in Kapitel 7.

Können Sie einige Beispiele für fettarme Rezepte und Möglichkeiten aufzeigen, wie man Rezepte verändert, um sie gesünder zu machen?

Auf diese Frage habe ich gewartet. Von Zeit zu Zeit veranstalte ich Workshops zu Ernährungsfragen, im Rahmen derer die Teilnehmer selbst Gerichte zusammenstellen und zubereiten. Nachfolgend nun einige Rezepte aus einem solchen Workshop.

Linsensuppe

1 Pfund grüne (normale) Linsen gründlich auf Unreinheiten, Steinchen, Schmutz und ähnliches absuchen. Gut in kaltem Wasser waschen. In einen ausreichend großen Topf geben, so daß die Linsen noch mit gut 15 cm kaltem Wasser bedeckt sind. ⅓ Lorbeerblatt zugeben. Zum Kochen bringen, abschäumen, Temperatur senken und langsam, bei leicht geöffnetem Deckel, kochen lassen, bis die Linsen zart sind, etwa 45–60 Minuten. 3 große Möhren, geschält und in Scheiben geschnitten, zugeben, ebenso 2 Sellerieknollen, in Scheiben geschnitten, und 1 große Zwiebel, halbiert und dünn in Scheiben geschnitten. Bei leicht geöffnetem Deckel so lange weiterkochen lassen, bis die Möhren zart sind, ca. 20–30 Minuten. 2 Eßlöffel Olivenöl, Salz und Pfeffer zum Abschmecken sowie 2 Tassen zerkleinerte und zerdrückte Tomaten oder Tomatenpüree hinzugeben. Bei leicht geöffnetem Deckel leicht weiterkochen lassen, bis die Linsen sehr weich und cremig werden, mindestens 1 weitere Stunde. Gelegentlich umrühren und gegebenenfalls kochendes Wasser hinzufügen, um ein Anbrennen zu vermeiden. Je nach Geschmack zusätzlich Pfeffer zusammen mit etwas Essig (Rotwein-, Apfelwein- oder Balsamessig) zufügen. Vor dem Servieren das Lorbeerblatt herausnehmen.

Miso-Suppe

In einem großen Topf 2 Eßlöffel Canola-Öl erhitzen. 3 Scheiben Ingwerwurzel und 1 große Zwiebel, fein geschnitten, hinzugeben; bei mittlerer Temperatur 5 Minuten sautieren.

2 Möhren, geschält und in dünne Scheiben geschnitten, 2 Sellerieknollen, in dünne Scheiben geschnitten, und 4 Tassen grob gehackten Weißkohl hinzugeben. Gut umrühren. 5 Tassen Wasser hinzufügen, schnell zum Kochen bringen, dann die Temperatur zurückstellen und bei geschlossenem Topf leicht weiterkochen lassen, bis die Möhren eben zart sind, etwa 10 Minuten. Topf von der Platte nehmen. 4 Eßlöffel Miso (dunkel oder hell, in Naturkostläden erhältlich) in eine Schüssel geben und mit ein wenig entnommener Brühe zu einer weichen Paste verrühren. Die Paste mit etwas zusätzlicher Brühe verdünnen, dann der Suppe beigeben. Einige Minuten ziehen lassen. In einer Schüssel mit gehackten rohen Schalotten servieren. Bei Belieben können Sie die Ingwerscheiben vor dem Servieren herausnehmen und das Ganze mit einigen Tropfen Sesamöl (aus geröstetem Sesam) abschmekken.

Suppe aus schwarzen Bohnen

1 Pfund schwarze Bohnen gründlich nach Unreinheiten, Schmutz, Steinchen und ähnlichem absuchen. Gut waschen, dann 8 Stunden in reichlich kaltem Wasser einweichen. ⅓ Lorbeerblatt zugeben und die Bohnen zum Kochen bringen. Abschäumen, Temperatur zurückstellen und bei leicht geöffnetem Deckel kochen lassen, bis die Bohnen zart sind, etwa 1 Stunde. 1 große, in Scheiben geschnittene Zwiebel hinzugeben und etwa eine weitere Stunde kochen lassen, bis die Zwiebel anfängt, sich aufzulösen. Mit Salz abschmecken und einige feingehackte Knoblauchzehen unterrühren. Gegebenenfalls etwas kochendes Wasser zugeben, dann weiterkochen lassen, bis die Bohnen sehr weich sind und anfangen, flüssig zu werden, etwa 1–2 Stunden weitere Kochzeit. Das Lorbeerblatt entnehmen und die Platte abstellen. Bohnen mit dem Mixer oder schöpflöffelweise mit der Küchenmaschine pürieren. 2 Teelöffel gemahlene Senfkörner und 2 Tassen trockenen Sherry (Sherry nicht kochen) unterrühren. Mit Gewürzen abschmecken. Kurz aufwärmen und servieren; nach Belieben garnieren.

Grüner Bohnen-Salat

1 Pfund frische grüne Bohnen putzen und schneiden. In gut kochendem Wasser oder bis die Bohnen knackig-zart sind, kochen. In ein Sieb abgießen, mit kaltem Wasser abschrecken und gut abtropfen lassen. Mit 1 Eßlöffel feingehackter Ingwerknolle und folgender Sauce anrichten: 4 Teelöffel Senfpulver mit 1 Eßlöffel kaltem Wasser zu einer weichen Paste verrühren; 2 Teelöffel Zucker, 2 Eßlöffel natriumarme Sojasauce, 3 Eßlöffel Apfelweinessig und 2 Teelöffel Sesamöl (aus geröstetem Sesam, dunkel) zufügen.

Kartoffelsalat

Rote Kartoffeln aus biologischem Anbau, ungeschält, solange kochen, bis Sie leicht mit einem scharfen Messer hineinstechen können. In der Zwischenzeit folgende Sauce vorbereiten: in ein ½ l-Glas mit Schraubverschluß ½ Tasse guten Senf, ½ Tasse trockenen weißen Vermouth, ½ Tasse weißen Weinessig, 4 Eßlöffel extra virgin Olivenöl und Salz und Pfeffer zum Abschmecken geben. Gut schütteln. Kartoffeln abgießen, soweit abkühlen lassen, daß Sie sie anfassen und abpellen können; in dicke Scheiben schneiden und in eine große Schüssel geben. Die Sauce darübergießen, solange sie noch warm sind; gut unterheben. Gehackte rohe Zwiebel, geschnittenen Sellerie, Kapern, feingeschnittene frische Petersilie, gehackten frischen Dill und, je nach Geschmack, andere Gemüsearten (rote Paprika, Rettich, Radieschen) zufügen. Mit Gewürzen abschmecken. Abkühlen lassen. Der Salat schmeckt am besten, wenn er 24 Stunden im Kühlschrank war. Gedünstete frische Bohnen (etwa ½ Pfund) eignen sich als Beilage, die sich schnell zubereiten läßt.

Fettarme Salat-Dressings

Vinaigrette: Mit dem Mixer ¼ Tasse Apfelsaft, ¼ Tasse Apfelweinessig, 2 Eßlöffel frischen Zitronensaft, 2 Eßlöffel Wasser, 2 Eßlöffel gehackte Zwiebel, 1–2 zerdrückte Knoblauchzehen, etwas Rosmarin und Thymian, ½ Teelöffel Oregano, ½ Teelöffel Senfpulver, ½ Teelöffel Paprika und

½ geröstete rote Paprikaschote oder Piment aus dem Glas gut verrühren und über Nacht kaltstellen.

Sesam: Mit dem Mixer ¼ Tasse geröstete Sesamkörner (Sesamkörner in einer trockenen Pfanne bei mittlerer Hitze und fortwährendem Rühren leicht rösten), ¼ Tasse geschnittene, gedämpfte Zucchini, 4–6 Eßlöffel Wasser, 2–3 Eßlöffel frischen Zitronensaft, 2 Teelöffel Sojasauce, 2 Eßlöffel frische Petersilie und eine Knoblauchzehe, zerdrückt, gut verrühren, bis sich eine dickflüssige Masse ergibt.

Tomaten: 1 kleine Dose (180 g) Tomatenpaste, 1 ganze geröstete rote Paprikaschote oder Piment aus dem Glas, 2 Eßlöffel Rotweinessig, 2 Eßlöffel Wasser, je nach Geschmack zerdrückten Knoblauch und 1 Teelöffel getrocknetes Basilikum gut mit dem Mixer verrühren.

Creme: 180 g Tofu (abgetropft), 2 Eßlöffel frischen Zitronensaft, 1 Eßlöffel Canola-Öl, ½ Teelöffel Salz, ¼ Teelöffel Pfeffer, 1 Eßlöffel frisch gehackte Petersilie, 1 Knoblauchzehe (zerdrückt) und 1 ½ Eßlöffel Apfelweinessig gut mit dem Mixer verrühren. Geeignet als Grundlage für ein Blauschimmelkäse-Dressing, Pasta-Salat- oder Krautsalat-Dressing oder als Dip. Experimentieren Sie im Hinblick auf Verwendungs- und auch zusätzliche Würzmöglichkeiten mit Kräutern.

(Versuchen Sie diese Dressings bei Pell- oder gebackenen Kartoffeln anstelle der üblichen Butter oder Sauerrahmcreme.)

Pasta-Salat mit Spinat-Pesto

1 Pfund Pasta (Zite, Rigatoni, Muscheln oder Spiralen) nach Anweisung kochen. Abgießen, mit kaltem Wasser kühlen, abtropfen lassen, in eine große Schüssel geben und beliebige Mengen geschnittenen Sellerie, gewürfelte rote und grüne Paprika, geraspelte Möhren, gehackte Schalotten, gehackte Radieschen, gehackte Gewürzgurken oder Oliven, oder was auch immer Ihnen zusagt, dazugeben. Mit Spinat-Pesto-Sauce übergießen.

Spinat-Pesto-Sauce: 2 Pfund frischen Spinat waschen und entstielen. Die Spinatblätter in einen großen rostfreien Edelstahltopf geben und ohne zusätzliches Wasser bei mittlerer Hitze und geschlossenem Topf kochen, bis der Spinat anfängt zu dampfen. Deckel leicht öffnen und den Spinat im Topf schütteln, bis alle Blätter gewellt und leuchtend grün sind. Nicht zu lange kochen. Überschüssiges Wasser abgießen, dann den Spinat in die Küchenmaschine geben und mit 1 Tasse frischem Basilikum, 2 Eßlöffel extra virgin Ölivenöl, 5 oder mehr Knoblauchzehen (zerdrückt) , 2 Eßlöffeln Pinienkernen (wahlweise) und Salz zum Abschmecken gut pürieren. Je nach Wunsch ein wenig Parmesankäse hinzufügen.

Pasta mit Gemüse

½ Tasse getrocknete Tomaten in kochendem Wasser einweichen, bis sie weich sind (10 Minuten), abtropfen lassen, in Streifen schneiden. Anschließend 1 Pfund Pasta (Muscheln, Spiralen, Rigatoni usw.) zum Kochen aufsetzen. Während die Pasta kocht, das Gemüse vorbereiten. Nehmen Sie Kohl, Krauskohl, Mangoldgemüse, Artischockenblätter oder auch eine Mischung von allem – Gesamtmenge etwa 1 Pfund. Stiele und Mittelrippen entfernen und das Gemüse grob hacken. 1 große Zwiebel halbieren und in dünne Scheiben schneiden. Bereitstellen: ½ Teelöffel roten Pfeffer (oder mehr, je nach Geschmack), 1 Eßlöffel getrocknetes Basilikum, 2 Eßlöffel Kapern, 2–4 Knoblauchzehen (geschält und zerdrückt). 2 Eßlöffel Olivenöl in einer Pfanne erhitzen, Zwiebel und roten Pfeffer hinzugeben. Bei mittlerer Hitze sautieren, gegebenenfalls ein wenig Wasser zufügen, um ein Anbrennen zu verhindern. Sobald die Zwiebeln leicht braun werden, die Tomaten und das gehackte Gemüse in die Pfanne geben, gut rühren. Knoblauch und Basilikum hinzufügen und solange rühren, bis das Gemüse weich und leuchtend grün geworden ist. Die Kapern mit einer kleinen Menge ihrer eigenen Flüssigkeit zugeben. Die Pasta abtropfen lassen und das Gemüse darunter mischen. Mit etwas geriebenem Parmesan bestreuen, wenn Sie mögen.

Kascha mit Gemüse

Eine Handvoll getrocknete Shiitake-Pilze in heißem Wasser einweichen, bis sie weich sind. Abtropfen lassen und die Einweichflüssigkeit aufheben. Stiele entfernen und Pilze kleinschneiden. Falls die Buchweizengrütze (Kascha) nicht geröstet ist, diese in einer trockenen Pfanne bei mittlerer Hitze und ständigem Rühren kurz rösten. 1 Tasse geröstete Grütze in 3 Tassen kochendes Wasser (einschließlich der Einweichflüssigkeit von den Pilzen) geben, die Temperatur zurückstellen und 1 große Möhre (geschält und in Scheiben geschnitten), 1 mittelgroße Zwiebel (grob gehackt) und die kleingeschnittenen Pilze hinzugeben. Bei geschlossenem Deckel solange sieden lassen, bis die Flüssigkeit absorbiert ist. Mit Salz oder Sojasauce abschmecken.

Cilantro-Sauce für Pasta

4 Bund Cilantro (frisches Koriandergrün) waschen, putzen und entstielen. Kleinschneiden. 1 Eßlöffel Canola-Öl in einer kleinen Pfanne erhitzen. Von einer frischgeschälten und feingehackten Ingwerknolle 1 Eßlöffel hineingeben und 1 Minute sautieren. Cilantro hinzufügen und dünsten, bis dieser hellgrün ist. Temperatur zurückstellen. 2 Teelöffel Zucker, ¼ Tasse natriumarme Sojasauce und ein wenig Wasser hinzufügen. Unter ständigem Rühren eine Minute lang weiterkochen, dann vom Herd nehmen und über gekochte, abgetropfte Pasta geben.

Gebackener Spaghetti-Kürbis

1 ganzen Spaghetti-Kürbis in einen großen Topf mit Wasser geben (soviel Wasser, daß der Kürbis im Topf schwimmt). Zum Kochen bringen, Temperatur zurückstellen und bei geschlossenem Deckel 50 Minuten lang langsam kochen lassen. Sollten Sie keinen ausreichend großen Kochtopf für den ganzen Kürbis haben, so können Sie ihn auch backen. Schneiden Sie ihn in diesem Fall einmal der Länge nach durch, und legen Sie die beiden Hälften, mit der Schnittfläche nach unten, auf ein Backblech, welches Sie bis zu einer Höhe von etwa 1 cm

mit Wasser gefüllt haben. Das Blech mit Folie abdecken und bei ca. 180 °C etwa 45 Minuten, bis das Fruchtfleisch zart ist, im Backofen backen.

Während der Kürbis kocht, 2 große Möhren schälen und kleinschneiden sowie 2 Sellerieknollen, 1 große Zwiebel, 1 Paprikaschote (rot, grün oder von beidem). In einer Pfanne 2 Eßlöffel Olivenöl erhitzen und die Zwiebel, Möhren und ein wenig Wasser hinzugeben, um ein Anbrennen zu verhindern. Bei mittlerer Hitze 5 Minuten sautieren. Das restliche Gemüse mit etwas rotem Pfeffer würzen und gegebenenfalls ein wenig Salz hinzugeben. Etwa 10 Minuten unter häufigem Rühren sautieren, bis das Gemüse knackig-zart ist. Eine große Dose Tomatenmark (800 g) zufügen, mit Basilikum und Oregano abschmecken und das Ganze mit etwas Gewürzmischung bestreuen. 2–5 Knoblauchzehen zerdrücken und hinzugeben, und alles 15 Minuten in der offenen Pfanne schmoren lassen. Derweil ¾ Pfund halbfetten Mozzarella reiben und ½ Tasse geriebenen Parmesan-Käse bereitstellen.

Nehmen Sie den Kürbis aus dem Topf oder Backofen, und lassen Sie ihn soweit abkühlen, daß Sie ihn anfassen können. Sofern Sie ihn gekocht haben, halbieren Sie ihn jetzt der Länge nach, anschließend mit einem Löffel die Kerne entfernen und überschüssigen Saft aus dem Fruchtfleisch drücken. Das Fruchtfleisch von der Schale lösen und mit einem Kartoffelstampfer oder großen Löffel zerkleinern. Den Kürbis mit dem übrigen Gemüse gut vermischen und die Hälfte der gesamten Menge auf einem großen Backblech verteilen, die Hälfte des geriebenen Käses darüber streuen, restliches Kürbis-Gemüse darüber schichten und abschließend den restlichen Käse gleichmäßig über das Ganze verteilen. 30 Minuten backen oder bis der Käse zerlaufen und leicht gebräunt ist. Vor dem Servieren 5–10 Minuten abkühlen lassen.

Chili-Bohnen

1 Pfund Anasazi-Bohnen nach Verunreinigungen, Schmutz oder Steinchen absuchen, gründlich waschen und in reichlich Wasser 8 Stunden einweichen. Das Wasser abgießen. Bohnen

abspülen und in einem Topf mit kaltem Wasser, das die Bohnen gut bedecken sollte, zum Kochen bringen. Abschäumen, Temperatur zurückstellen und bei leicht geöffnetem Deckel langsam weiterkochen lassen, bis die Bohnen weich sind, etwa 1 Stunde. 1 geschnittene Zwiebel und 1 Teelöffel roten Chilipfeffer hinzugeben. Weiter kochen lassen, bis die Zwiebel weich ist. In der Zwischenzeit 2 Eßlöffel Olivenöl in einer Pfanne erhitzen. 2 geschnittene Zwiebeln, 2 Möhren (geschnitten) und ein anderes beliebiges Gemüse (z. B. ½ Pfund Pilze oder zwei kleingeschnittene Paprika) hinzufügen. Bei mittlerer Hitze sautieren (gegebenenfalls ein wenig Wasser hinzugeben), bis das Gemüse knackig weich ist. Mit Salz, 1 gehäuften Teelöffel Kreuzkümmel, 1 Teelöffel Oregano, 5 oder mehr Knoblauchzehen (zerdrückt), rotem Chili und ½ Teelöffel Gewürzmischung würzen. 5 Minuten weiterschmoren lassen, dann das Ganze zusammen mit einer großen Dose Tomatenmark (800 g) zu den Bohnen geben. Mindestens noch eine weitere Stunde leicht weiterkochen lassen, bis die Bohnen beginnen, sich zu verflüssigen. Mit Gewürzen abschmecken, bei Belieben ein wenig Essig (Apfelwein- oder Rotweinessig) und Tabasco, sofern Sie es scharf mögen, hinzufügen.

Rosa Linsen-Curry

1 Pfund rosa Linsen nach Unreinheiten, Schmutz oder Steinchen absuchen, in kaltem Wasser waschen und mit reichlich Wasser, so daß sie gut bedeckt sind, in einen Topf füllen. Zum Kochen bringen, Temperatur zurückstellen und bei leicht geöffnetem Deckel solange weiterkochen, bis die Linsen zu einem dickflüssigen Brei geworden sind; Kochzeit etwa 1 Stunde. In der Zwischenzeit 1 Eßlöffel Canola-Öl in einer Pfanne erhitzen und zusammen mit etwas Wasser 2–3 Tassen kleingeschnittenes Gemüse (Zwiebeln, Möhren, Sellerie, Kohl, oder was auch immer Sie mögen) hineingeben. Bei geschlossenem Deckel schmoren, bis das Gemüse knackig weich ist. Zum Würzen Currypulver (oder Ihre eigene Mischung indischer Gewürze), 2–4 Knoblauchzehen (zerdrückt), 1 Eßlöffel Ingwerwurzel (gehackt) und Salz

oder Sojasauce hinzufügen. Schmoren, bis das Gemüse zart ist, dann zu den Linsen geben. Mit Gewürzen abschmecken und 10 weitere Minuten leicht kochen. Mit Reis servieren.

Mais-Brot

Backofen auf 220 °C vorheizen. In einer großen Schüssel miteinander vermischen: 2 Tassen Maismehl (Vollkorn-, aus biologischem Anbau), 2 Tassen ungebleichtes Weißmehl, ½ Teelöffel Salz, 4 Teelöffel Backpulver (aluminiumfrei), ⅓–½ Tasse Fruktose (in Reformhäusern und Spezialabteilungen der Supermärkte erhältlich). 2½ Tassen kochendes Wasser, in die 2 Eßlöffel Canola-Öl eingerührt wurden, zu der Mischung geben und das Ganze langsam miteinander verrühren. Gegebenenfalls noch etwas heißes Wasser hinzufügen, so daß ein kompakter Teig entsteht, den Sie dann mit einem Löffel in eine heiße gußeiserne Pfanne oder gußeisernen Bräter füllen. (Pfanne oder Bräter vorher erhitzen und leicht einfetten.) Der Teig sollte beim Kontakt mit der Backform brutzeln. Backzeit: 30 Minuten.

Apfel-Haferkleie Muffins

Backofen auf ca. 160 °C vorheizen. Muffin-Formen leicht einfetten. 2 große grüne Äpfel schälen, das Kerngehäuse entfernen, Äpfel in kleine Würfel schneiden. In einer zweiten Schüssel 2 Tassen Vollkornweizenmehl, 1 Tasse ungebleichtes Weißmehl, 1¼ Tassen Haferkleie, 2½ Teelöffel Natriumbikarbonat, 1 Teelöffel Zimt und ½ Teelöffel Muskatnuß miteinander vermischen. 1 Dose (ca. 340 g) reines Apfelsaftkonzentrat, die gewürfelten Äpfel und ausreichend Wasser (etwa 1 Tasse), so daß ein leichter Teig entsteht, hinzufügen. Alles vorsichtig miteinander vermischen. Den Teig auf 12 Muffin-Formen verteilen und backen, bis er leicht gebräunt ist. Backzeit: 25–30 Minuten. Die Muffins aus den Formen nehmen, noch während sie heiß sind.

Kakao-Bananen »Eis«-Dessert

4 *sehr* reife Bananen schälen und mit 4 gehäuften Teelöffeln reinem, ungesüßtem Kakaopulver mit dem Mixer oder der Küchenmaschine pürieren. 1 Teelöffel reines Vanille-Extrakt hinzugeben und, je nach Geschmack, einige Eßlöffel Rum oder Ahornsirup. Schlagen, bis es sehr weich ist. In Dessertschalen füllen und im Gefrierfach leicht gefrieren lassen.

Probieren Sie diese Rezepte bitte, und lassen Sie Ihre Phantasie spielen, diese nach eigenem Gutdünken abzuwandeln. Sie sind das Ergebnis meiner Experimentierfreudigkeit in meiner Küche, und Sie sollten sie als Ausgangspunkt für Ihre eigenen Experimente nutzen.

Literatur zum Weiterlesen

Interessant und empfehlenswert ist das Buch von Jean Carper »Nahrung ist die beste Medizin«, Düsseldorf 1989, über Erkenntnisse im Hinblick auf die Heilstoffe in unseren Lebensmitteln. Die Informationen sind präzise und fundiert.

Kapitel 3
Was sollte man trinken?

Zu meinen Erhebungen, wenn ich mich nach der Lebensführung eines Patienten erkundige, gehört auch die Frage: »Trinken Sie Wasser?« Bei vielen lautet die Antwort: »Nicht soviel wie ich sollte«, was ich dann kurzerhand mit »NISWIS« in meinen Unterlagen vermerke. Die so antworten, wissen zumindest, daß sie Wasser trinken sollten.

Ich kenne kein besseres Getränk als gutes Wasser. Ebenso unübertrefflich ist der Genuß, wenn man bei heißem Wetter seinen Durst mit kaltem, reinem Wasser stillt. Vielleicht weiß ich diesen Genuß auch deshalb so besonders zu schätzen, weil Tucson, wo ich lebe, am Rande der Gila-Wüste liegt, wo es sehr heiße und sehr trockene Witterungsperioden geben kann. Ich erinnere mich lebhaft an so viele Male, wenn ich nach einer Sommerwanderung nach Hause komme und ein Glas köstliches Wasser nach dem anderen trinke, was ich als absolute Wohltat empfinde. Gleichermaßen kann ich meine helle Freude daran finden, an einem heißen Tag in einen Gebirgsfluß einzutauchen und das eisige Wasser über mich und in mich hineinströmen zu lassen.

Muß ich Ihnen wirklich sagen, warum das Trinken reichlicher Mengen guten Wassers für Ihre Gesundheit ebenso wichtig ist wie eine angemessene Ernährung? In wenigen Worten: Zu den wichtigsten Komponenten des körpereigenen Selbstheilungssystems gehört die Reinigung oder Filtration des Blutes, eine Aufgabe, die, neben dem Mechanismus der Schweißabsonderung, im wesentlichen von den Nieren erledigt wird. Unsere Nieren sind derart effiziente, kompakte und wundervolle Filter, daß Dialyseapparate, auf die Patienten mit Nierenversagen angewiesen sind, ihnen bei weitem nicht das Wasser reichen können. Herz, Blut und Nieren stellen in der Gesamtheit eine Funktionseinheit dar, die sich ständig selbst reinigt und von giftigen Rückständen des Stoffwechsels sowie Abbauprodukten von Schadstoffen befreit, die auf diese oder jene Weise in unseren Körper gelangen. *Dieses Reinigungssystem kann nur dann effizient funktionieren, wenn die ihm zugeführte Wassermenge für den Abtransport eben dieser Rückstände ausreicht.* Dehydration (Flüssigkeitsmangel) ist die größte Gefahr für diesen Blutreinigungsmechanismus und der häufigste Belastungsfaktor für die Nieren. Viele Menschen leben ständig in einem Zustand einer schwach bis mittelstark ausgeprägten Dehydration, weil sie schlicht vergessen haben, Flüssigkeit zu sich zu nehmen, oder auch, weil sie Getränke konsumieren, die für diese Filter mehr eine Belastung als eine Hilfe darstellen.

Unmittelbare Probleme aus ungenügendem Wassertrinken können sich bei Personen ergeben, die an Fieber, Infektionen, Durchfall, Harnproblemen (einschließlich Blasen- und Prostatainfektionen) oder Asthma leiden; des weiteren bei solchen, die Medikamente oder Drogen einnehmen, und ebenso jeder, der körperlich anstrengende Arbeiten verrichtet oder Sport treibt, insbesondere bei heißen Temperaturen. Für den Rest von uns gilt, daß wir zwar nicht unmittelbar in Mitleidenschaft gezogen werden, indem wir aber verhindern, daß unser Blutreinigungssystem optimal funktioniert, erhöhen wir unser potentielles Krankheitsrisiko.

Wieviel Wasser sollte man trinken? In dem Sanatorium, in dem ich einst arbeitete, erinnerten allenthalben Hinweisschilder die Patienten daran, acht Glas Wasser pro Tag, also fast zwei Liter, zu trinken. Jemandem, der nicht gerne trinkt, mag diese Verordnung als nicht zu bewältigen erscheinen. Ich denke, Sie sollten sich nicht zwingen, diese Menge Wasser hinunterzubekommen, aber dennoch versuchen, sechs bis acht Glas Flüssigkeit am Tag zu trinken, die weitestgehend aus Wasser besteht. Viele der allgemein am häufigsten konsumierten Getränke richten mehr Schaden an, als daß sie nutzen. Alkohol ist ein Diuretikum und ein Harnreizstoff; er behindert ein uns bei der Wasserretention behilfliches Hypophysenhormon und beschleunigt so den Flüssigkeitsverlust. Koffeinierte Getränke (Kaffee, Tee, Cola) sind ebenfalls Diuretika und Harnreizstoffe. Fruchtsäfte stellen konzentrierte Zuckerquellen dar, und Zucker sollten wir weder in Mengen noch häufig aufnehmen. Milch ist ein Proteinlieferant, der für die Nieren eher eine Belastung als eine Hilfe sein kann, zumal wenn die übrige Diät bereits reich an Proteinen ist.

Sollte reines Wasser Ihnen nicht zusagen, versuchen Sie Ihr Trinkkontingent mit heißen oder eiskalten koffeinfreien Tees oder Mineralwasser (mit oder ohne Geschmack, aber ungezuckert) oder Sprudel mit ein *wenig* Fruchtsaft zu erfüllen. Sofern Ihnen ein ganzes Glas als zuviel erscheint oder bewirkt, daß Sie sich aufgebläht fühlen, so versuchen Sie, häufiger kleinere Mengen zu trinken. Sie sollten tagsüber stets, ob zu Hause, im Auto oder Büro, etwas Trinkbares griffbereit haben. Ob Sie während der Mahlzeiten oder zwischen den Mahlzeiten trinken, macht keinen Unterschied. Konzentrieren Sie sich nicht so sehr auf die Anzahl der Gläser, die Sie schaffen, achten Sie vielmehr darauf, häufig zu trinken und die Menge bei heißem Wetter oder bei körperlichen Anstrengungen, bei denen Sie viel schwitzen, zu erhöhen. Ebenso müssen Sie, wenn Sie krank sind, stets mehr Wasser trinken.

Eine Möglichkeit, wie Sie feststellen können, ob Sie tatsächlich mehr trinken, ist, auf die ausgeschiedene Urinmenge zu achten. Sie müßten merklich häufiger zur Toilette gehen, was Sie aber nicht als lästig, sondern als ein Zeichen ansehen sollten, daß Sie etwas für Ihre Blutreinigung tun. Des weiteren dürfte bei einem gesteigerten Wasserkonsum die Farbe des Urins heller werden. Kleine Mengen dunklen Urins bedeuten, daß Sie nicht genügend trinken.

Ich wünschte, ich könnte dieses Kapitel hier abschließen, nachdem ich Sie einfach daran erinnert habe, mehr Wasser zu trinken und sich vor einem Flüssigkeitsmangel und so Ihre Nieren vor einer Überbelastung zu schützen. Das

Ganze hat jedoch einen großen Haken. Ich drängte darauf, mehr *gutes* Wasser zu trinken, und das wird zunehmend zu einer kostbaren Rarität.

Während der letzten zwanzig Jahre wurde eine Fülle von Erkenntnissen und Beweisen hinsichtlich der gesundheitlichen Gefahren gewonnen, die mit einem Großteil des Wassers, das wir trinken, verbunden sind – ob dieses nun aus Flaschen kommt oder aus Leitungen, die an Trinkwasserbrunnen oder Wasserreservoirs angeschlossen sind oder aus Flüssen und Seen gespeist werden. Es ist noch nicht allzulange her, als auf verseuchtes Trinkwasser zurückzuführende Infektionskrankheiten gang und gäbe waren, und in vielen Teilen der Welt ist dies immer noch so. Bei uns haben Sicherheitsvorkehrungen bei der Trinkwasserversorgung zwar die Gefahren derartiger Erkrankungen weitestgehend ausgeschlossen, sie haben es aber nicht vermocht, uns vor Belastungen mit toxischen Chemikalien zu bewahren. Die Zahl der in unserem Trinkwasser enthaltenen Chemikalien ist gewaltig, und sie wächst weiter. Einige stammen aus natürlichen Quellen, die meisten finden ihren Weg jedoch über die Landwirtschaft oder Industrie. Industrieabfälle, die in Flüsse und Seen eingeleitet werden, tauchen oft genauso in unserem Trinkwasser wieder auf wie Abwässer von Bergwerken und Sickerwässer aus leckenden Chemie- oder Öltanks sowie Müllhalden und -deponien. Abgelagerter Giftmüll oder Giftstoffe, die auf dem Boden verteilt werden, können über das Erdreich bis ins Grundwasser und die großen Wasseradern durchsikkern, die viele unserer Trinkwasserreservoirs speisen. Eine Vielzahl der Chemikalien, Medikamente und Giftstoffe, die in der Landwirtschaft verwendet werden, gelangt direkt oder indirekt – über tierische Exkremente – ins Grundwasser. Saurer Regen, das Produkt industrieller Schadstoffe, die an die Atmosphäre abgegeben werden, besorgt eine schnelle Kontamination der Oberflächengewässer, die Verseuchung des Grundwassers vollzieht sich etwas langsamer. Und schließlich birgt unser Trinkwasser noch die Schadstofffracht toxischer Metalle, die sich aus den Wasserrohren lösen können.

Bei der Trinkwasseraufbereitung konzentrieren sich die Wasserwerke nach wie vor in erster Linie auf das Desinfizieren und ignorieren dabei weitestgehend das Potential der chemischen Verseuchung. Selbst die allgemein übliche Desinfizierungsmethode – die Chlorierung – ist überholt und wahrscheinlich gefährlich, da Chlor ein hochgiftiges Gas ist, bei dem toxische Abbauprodukte, die sogenannten Trihalogenmethane (THM), entstehen. Von Trihalogenmethanen ist bekannt, daß sie krebsauslösend und erbgutverändernd wirken. Alternativ zur Desinfektion mit Chlor existiert eine qualitativ bessere Technologie, die mit Ozon arbeitet. Ozon ist eine aggressive Form des Sauerstoffs, die zu Zerstörungen organischer Verbindungen führt und nicht nur den Vorteil hat, daß der unangenehme Chlorgeschmack fehlt, sondern auch billiger in der Anwendung ist. Dessenungeachtet, angesichts der hohen Umstellungskosten in den Kläranlagen, stößt die Ozon-Technologie bei den Wasserwerkern auf wenig Gegenliebe. Ähnlich ist der Widerstand bei einem anderen neuen Wasseraufbereitungsverfahren, dem sogenannten »Strippen«, das in verschiedenen Varianten bekannt ist, als Freier Regenfall, Rieselung, Kaskaden-, Wellbahn-, Propeller- oder Druckbelüftung. All diese Verfahren arbeiten nach dem gleichen Prinzip, nämlich, das zu reinigende Wasser wird durch Luftkanäle geleitet, und durch hohen Luftdruck werden nicht gebundene organische Bestandteile, die für einen Großteil der verschmutzungsbedingten Toxizität unseres Trinkwassers verantwortlich sind, abgeschieden.

Verschärfungen der Trinkwasser-Aufbereitungs-Verordnung, des gesetzlichen Regelwerkes zur Sicherung der Qualität unseres Trinkwassers, sind seit jeher auf politischen Druck von Bürgerseite zurückzuführen. Die heutigen Gesetze sind weder weitreichend genug, noch ist ihr Vollzug in letzter Konsequenz gesichert, »dank« des mächtigen Einflusses, den die Industrielobby immer wieder geltend machen kann. Langfristig ist eine Lösung des Problems nur denkbar, wenn sich mehr Menschen engagieren und sich an politischen Aktionen beteiligen, die auf die Sicherung und Bereitstellung gesundheitlich unbedenklichen Trinkwassers abzielen.

Bis das erreicht ist, bleibt nur die Wahl, sich allgemein über die mit unserem Trinkwasser verbundenen Gefahren und entsprechende Schutzmöglichkeiten zu informieren. Als erstes wären Chlor und Blei zu nennen, die zu den bedenklichsten Belastungsquellen gehören. Chlor ist einer der wenigen Schadstoffe, die man riechen und schmecken kann. Es ist mir unbegreiflich, wie Menschen sich mit diesem Geschmack arrangieren können, da ich jedoch mit dem Leitungswasser in Philadelphia großgeworden bin, eine Stadt, die für ihr schlechtschmeckendes, stark chloriertes Wasser bekannt ist, müßte ich es eigentlich verstehen: Es ist eine Frage der Gewöhnung. Wer aber an reines, sauberes Trinkwasser gewöhnt ist, der wird sich mit in welchem Maße auch immer chloriertem Wasser nicht abfinden können.

Es gibt zwei einfache Methoden, wie Sie den Chlorgehalt Ihres Trinkwassers reduzieren können. Die erste ist, Wasser mehrere Stunden in einem Krug oder offenen Behältnis stehen zu lassen; bei Chlor handelt es sich um einen flüchtigen Stoff, der langsam in die Luft entweichen wird. Die zweite, Wasser in einer offenen Küchenmaschine oder mit einem Mixer mehrere Minuten zu quirlen. Das ist die Küchenversion des »Strippens«. Sollte Ihr Leitungswasser chloriert sein, wäre es möglicherweise ratsamer, etwas anderes zu trinken oder sich einen Wasserfilter anzuschaffen, der das Gas samt seiner Abbauprodukte herausfiltert, statt zu versuchen, die Konzentration dieser schädlichen Chemikalie in Ihrem Trinkwasser zu reduzieren. (Auf Wasserfilter werde ich etwas später näher eingehen.) Die Alternative wäre, Flaschenwasser zu kaufen, aber auch das ist mit einer ganzen Palette anderer Probleme verbunden.

Zum einen ist Flaschenwasser unverhältnismäßig teuer. Es macht keinen Sinn, soviel Geld auszugeben – ein Wasserfilter wird sich schnell bezahlt machen. Zum anderen gibt es keine Gewähr, daß es sich bei Flaschenwasser um ein qualitativ gutes Trinkwasser handelt. »Mineralwasser« unterliegt nicht der Trinkwasserverordnung. Mißtrauen ist auch bei »Quellwasser« angebracht: Aus wessen Quelle kommt es? Und welche Gewähr haben Sie, daß es nicht in bedenklichem Maße mit Schadstoffen belastet ist? Da inzwischen bei uns sowohl Oberflächenwasser als auch Grundwasser weitestgehend mit gefährlichen organischen Molekülen kontaminiert *sind* – was gleichermaßen für ländliche wie auch für städtische Gebiete zutrifft –, ist Quellwasser kein Sicherheitsprädikat, es sei denn, der Abfüller kann mit einer Analyse aufwarten, die Ängste zerstreut.

Bei einem Großteil des Tafelwassers handelt es sich einfach um Leitungswasser, das vor der Abfüllung einen Reinigungsprozeß durchlaufen hat. Es werden unterschiedliche Verfahren angewandt, die erfolgreicher oder weniger erfolgreich die einzelnen Schadstoffe dem Wasser entziehen. Eine Schadstoffquelle, die oftmals übersehen wird, sind die Behältnisse selbst. Zum einen stellt sich die Frage, unter welchen sanitären Voraussetzungen und Bedingungen die Abfüllung erfolgt. Zum anderen kann das Wasser aus den in den Supermärkten angebotenen Plastikflaschen nach Kunststoff schmecken, was eine Verunreinigung mit Kunststoffmolekülen bedeutet.

Flaschenwasser sollte frei von Chlor und Natrium sein und gut schmecken. Die Zeitschrift *natur* veröffentlichte im März 1987 die Untersuchungsergebnisse von 240 verschiedenen Mineralwassermarken; wenn Sie vorhaben, regelmäßig Flaschenwasser zu kaufen, sollten Sie sich diese Ergebnisse in einer Bibliothek anschauen. Kaufen Sie kein Wasser von einem Abfüller, der Ihnen die Analysedaten in bezug auf chemische Belastungen, Schwermetallgehalt, Natriumgehalt sowie Abbauprodukte infolge von Chlorierung vorenthält, sofern Chlor zur Desinfektion eingesetzt wurde. Kaufen Sie kein Wasser von einem Abfüller, der Ihnen die Angaben über die Wasserquelle und das angewandte Reinigungsverfahren schuldig bleibt.

Blei ist das in Trinkwasser am häufigsten vorkommende Schwermetall. Die Hauptquelle für diese toxische Substanz sind Bleirohre. Das chemische Zeichen für Blei ist Pb, vom Lateinischen *plumbum* abgeleitet. Der Wasserhahn in der Küche wurde früher üblicherweise durch Bleirohre gespeist, und selbst wenn es sich um Kupfer- oder verzinkte Leitungen handelte, wurden die Verbindungsstücke stets mit Blei stabilisiert. Besonders gefährlich ist Blei für Embryos und Kleinkinder. Blei behindert das normale Wachstum, schädigt das Nervensystem, mindert die geistige Entwicklung und kann zu schwerwiegenden Entwicklungshemmungen und zum Tod führen. Bei Erwachsenen kann Blei Hypertonie (Bluthochdruck) und eine Schädigung verschiedener Organe hervorrufen. Kleine Mengen Blei können genügen, um Probleme zu verursachen. Wenn Ihr Trinkwasser mehr als 10 ppb [parts per billion (= 0,01 Mikrogramm)]* enthält, so gelangen bereits gesundheitsgefährdende Mengen dieses Metalls in Ihr Blut. In der Bundesrepublik dürfen zwar schon seit längerem keine Bleirohre mehr installiert werden, ein Problemfeld sind jedoch die Bleileitungen in alten Häusern. Sie sollten sich erkundigen, aus welchem Material Ihre Wasserleitungen sind, und Ihr Trinkwasser auf seinen Bleigehalt hin untersuchen lassen. Alternativ können Sie sich auch einfach einen Wasserfilter kaufen, der dem Wasser Blei, Kupfer und andere Metalle entzieht.

Wieviel Metall von den Rohren und Verbindungsstücken abgegeben wird, hängt sowohl von der Korrosionsfähigkeit des Leitungswassers als auch davon ab, wie heiß es ist und wie lange es mit den Rohren in Verbindung war – sprich, in den Rohren gestanden hat. Die Korrosionsfähigkeit des Wassers variiert je nach der Art seiner chemischen Zusammensetzung – wie säure- oder laugehaltig es ist und wieviele Mineralstoffe es enthält. Je weniger das Wasser mit Mineralstoffen gesättigt ist, um so aufnahmefähiger und um so korrosiver ist es. Ironischerweise erweist sich gereinigtes Wasser bei Metalleitungen manchmal als korrosiver als verunreinigtes Wasser, weil es mehr gelöste Metallpartikel aufnehmen kann. Also in jedem Fall ein Argument, das für die Installation eines Wasserfilters in Form eines Hahnanschlusses spricht.

Ich empfehle, *stets* zwei Vorsichtsmaßnahmen zu treffen, um das Risiko einer möglichen Aufnahme von Blei und ande-

* Zum Vergleich: der Grenzwert für Blei beträgt in der Bundesrepublik 40 Mikrogramm! – d. Ü.

rer Schadstoffe mit dem Trinkwasser zu reduzieren. Erstens, lassen Sie morgens und abends wie überhaupt längere Zeit abgestandenes Wasser drei bis fünf Minuten ablaufen, ehe Sie Wasser zum Trinken oder Kochen entnehmen. So fließt zumindest das Wasser ab, das einen intensiven Kontakt mit den Rohrleitungen hatte. Zweitens, entnehmen Sie Wasser zum Trinken oder Kochen niemals aus der Warmwasserleitung, auch dann nicht, wenn Sie es zum Tee- oder Pastakochen verwenden möchten. Heißes Wasser entzieht den Rohren wesentlich eher Verunreinigungen als kaltes Wasser, und es hat überdies längere Zeit in den Leitungen oder in einem Boiler gestanden, der innen möglicherweise auch nicht sonderlich sauber ist. Wasser aus Warmwasserleitungen ist für den menschlichen Verzehr ungeeignet, aus welchem Material die Leitungen auch immer beschaffen sein mögen.

Mit wachsender Sorge der Öffentlichkeit hinsichtlich der Genießbarkeit von Trinkwasser hat die Flaschenwasserindustrie einen Boom erlebt. Gegenwärtig sind die Wasserfilterhersteller dabei, ebenfalls das große Geschäft zu machen. Ich rate vielen meiner Patienten zur Anschaffung eines Wasserfilters, und ich verwende auch selbst einen, nachdrücklich möchte ich Ihnen aber nahelegen, daß Sie sich vor einem Kauf eingehend informieren. Die Geräte weisen große Unterschiede im Hinblick auf Qualität, Wirksamkeit und Preis auf, und die Versprechungen der Verkäufer sind vielfach recht fragwürdig. (Das *Öko-Test*-Magazin veröffentlichte im März 1988 einen Vergleichstest von Wasserfiltern – wie sie funktionieren, was sie versprechen, und was sie halten.) Vor einer solchen Anschaffung sollten Sie Ihr Trinkwasser aber vielleicht untersuchen lassen, um festzustellen, welche Schadstoffe es enthält und ob Sie überhaupt einen Wasserfilter benötigen. Bei einer mutmaßlichen bakteriellen Verseuchung sind die Wasserwirtschafts- oder Gesundheitsämter verpflichtet, kostenlose Untersuchungen durchzuführen; das ist aber nicht der Bereich, der den meisten von uns Sorge bereiten wird. Zur Ermittlung chemischer Schadstoffe werden Sie sich an ein privates Untersuchungslabor wenden müssen (da die staatlichen Stellen, die zwar über die Daten verfügen, nicht auskunftspflichtig sind). Derartige Untersuchungen sind teuer, und Untersuchungen auf einige der weitverbreiteten Schadstoffe können sich bereits auf mehrere hundert Mark belaufen. (Siehe auch Anhang.)

Sie sollten unbedingt über die verschiedenen Arten der im Handel befindlichen Wasserfilter informiert sein, was sie kosten und wie sie gewartet werden müssen. Besonders zu beachten ist, wie oft die Filter oder Filterpatronen ausgewechselt werden müssen, was diese Ersatzfilter kosten und ob Sie den Austausch selbst vornehmen können. Wünschenswert wäre, daß das Modell des »Strippens« für den Hausgebrauch im Kleinformat weiterentwickelt würde; die Verwendung dieses Verfahrens ist derzeit weitestgehend auf den kommerziellen Einsatz beschränkt. Es ist eine ausgezeichnete Methode, das Wasser von flüchtigen organischen Stoffen, den üblichen chemischen Verunreinigungen durch industrielle Rückstände zu befreien. Viele dieser Stoffe sind toxisch und DNA-schädigend. Mit diesem Verfahren werden dem Trinkwasser zwar keine Schwermetalle und Keime entzogen, aber in der Kombination mit anderen Filter- und Desinfektionssystemen wäre es eine Lösung, die sich für einen großflächigeren Einsatz im Rahmen der öffentlichen Trinkwasserversorgung anbietet.

Für den Hausgebrauch sind heute vier Wasserfiltersysteme erhältlich. Das älteste und gleichzeitig eines der sichersten ist die Wasserdampfdestillation, ein einfaches Verfahren, das vor mehr als hundert Jahren erfunden wurde und allgemein in chemischen Laboratorien zur Gewinnung reinen Wassers für Experimentierzwecke verwendet wird. Bei der Wasserdampfdestillation wird Wasser zum Kochen gebracht, der Dampf über ein Glas- oder Metallrohr zu einem Kondensator geleitet, wo er gekühlt und das Kondensat aufgefangen wird. Einige Verunreinigungen lassen sich mit dieser Methode nicht beseitigen, weil sie zusammen mit dem Wasser in den Dampf überkochen, aber die meisten bleiben im Boiler. Wasserdampfdestilliertes Wasser ist sehr sauber; dieses Verfahren hat im Hausgebrauch jedoch verschiedene Nachteile. Es wird Strom verbraucht; das abgegebene reine Wasser ist sehr heiß, und alle flüchtigen Gase, darunter auch Sauerstoff, werden beseitigt, wodurch das Wasser einen faden Geschmack erhält. Darüber hinaus geht der Wassergewinnungsprozeß vergleichsweise langsam vonstatten. Ich habe mein Destillationsgerät gut weggepackt, nachdem der ganze Dampf allmählich bewirkt hatte, daß die Farbe von der Küchendecke abblätterte.

Am weitesten verbreitet sind die Aktivkohlefiltersysteme. Diese Geräte enthalten eine Säule mit speziell präparierten, kleinen, porösen Holzkohlekugeln. Fließt das Wasser durch diese Säule, so bleiben die Schadstoffmoleküle an den porösen Oberflächen der Holzkohle haften. Mit dieser Methode können Chlor sowie alle organischen Schadstoffmoleküle, auch Trihalogenmethane, zurückgehalten werden. Aktivkohlefilter befreien das Wasser von schlechtem Geruch und Geschmack sowie von Farben, aber nicht von Schwermetallen oder mineralischen Verunreinigungen wie Arsen und Salze. Die Filter arbeiten schnell und effektiv; sie werfen allerdings zwei Probleme auf. Zum einen funktionieren sie nur so lange einwandfrei, bis die Holzkohle mit Schadstoffen gesättigt ist. Wird der Filter nicht rechtzeitig ausgewechselt, trinkt man kontaminiertes Wasser. Sie sollten sich informieren, wie oft der Aktivkohlefilter zu wechseln ist und wie problematisch und teuer das ist. Zum anderen, da sich die organischen Schadstoffe im Filter anreichern, sind sie ein idealer Nährboden für Bakterien. Sofern das Gerät längere Zeit nicht im Gebrauch war, bedeutet dies, daß die Bakterien bei neuerlicher Benutzung in Ihr Trinkwasser geschwemmt werden. Sie können das Problem minimieren, wenn auch nicht gänzlich ausschalten, indem Sie eine Zeitlang Wasser durch den Filter durchlaufen lassen, das Sie nicht weiterverwenden, um so den Filter zu spülen. Statt der reinen Aktivkohle können Sie auch versilberte Aktivkohlefilter kaufen. Hierbei wurde die Aktivkohle mit einer metallischen Silberimprägnierung versehen, die den Bakterienwuchs verhindern soll. Silber-Aktivkohlefilter sind teurer und haben den Nachteil, daß sie Ihr Trinkwasser mit gesundheitsschädlichen Mengen von Silber belasten.

Es gibt tragbare Aktivkohlefilter-Tischgeräte, die man in Restaurants und Hotels und auf Reisen mitnehmen kann. Ein Glas Wasser ist im Nu fertig, und sie sind eine großartige Lösung für das Chlorproblem und andere fauligen Geschmacksstoffe im Wasser, das allenthalben außer Haus serviert wird. Erhältlich sind auch Aktivkohlefilter, die Sie in Ihren Hausanschluß einbauen lassen können. Sie arbeiten sicher, weil aktivkohlegefiltertes Wasser nicht korrosiv im Hinblick auf die Rohrleitungen ist. Ebenso gibt es Vorrichtungen für Ihre Dusche. Lachen Sie nicht, während einer Dusche verflüchtigen sich viele organische Schadstoffe, von denen Sie große Mengen einatmen können, abhängig von der Qualität Ihres Wassers, der Konzeption Ihrer Dusche und wieviel Zeit Sie darunter verbringen. Für Personen, die an gravierenden chemischen und umweltbedingten Empfindlichkeiten oder mysteriösen chronischen Krankheiten leiden, mag Duschen mit gefiltertem Wasser vorteilhaft sein.

Das dritte Wasserfiltersystem, die Umkehr-Osmose, ist neueren Datums. Ich verwende ein solches Gerät derzeit zu Hause, nachdem ich meine Destillationsvorrichtung außer Betrieb gesetzt habe. Bei diesem Prinzip wird Wasser mittels Wasserdruck durch eine halbdurchlässige (semipermeable) Membran geschickt, die ausschließlich kleine Wassermoleküle, nicht aber Schadstoffmoleküle passieren können. Bei diesem Verfahren wird von einer »Umkehr«-Osmose gesprochen, da bei der normalen Osmose reineres Wasser durch die Membran fließen würde, um verunreinigtes Wasser zu verdünnen. Der Wasserdruck auf der Einlaßseite verhindert dies, indem er das Wasser durch die Membran drückt und so eine höhere Schadstoffkonzentration zurückläßt. Diese Schadstofffracht wird zusammen mit dem Abwasser abgeleitet. Wichtig für ein ordnungsgemäßes Funktionieren ist ein ausreichender Wasserdruck, der für die große Abwassermenge verantwortlich ist, die, im Vergleich zur Reinwasserausbeute, bei den Umkehr-Osmosegeräten anfällt.

Die Umkehr-Osmose vermag das Trinkwasser effektiv von toxischen Metallen und Mineralstoffen wie auch organischen Molekülen zu befreien. Anders als bei der Destillation wird das Wasser nicht entgast. Bakterien können die Membran nicht passieren, und weil so im Filter für sie kein Nährboden angereichert wird, können sie auch nicht wachsen. Nun die Nachteile:

1. Abhängig von der Art der Membran und dem Wasserdruck in Ihrem Haus kann der Filtervorgang langsam vonstatten gehen;
2. sie haben einen hohen Wasserverbrauch (10 bis 25 Liter pro Liter Reinwasser – d. Ü.), was in bezug auf Ihre Wasserquelle und Ihre Wasserkosten ein Problem darstellen kann;
3. mit der Umkehr-Osmose behandeltes Wasser weist eine starke Korrosionsfähigkeit gegenüber Metallrohren auf, so daß dieses System stets als Hahnanschluß und nie direkt am Hausanschluß installiert werden sollte.

Manchmal werde ich gefragt, ob vollkommen entmineralisiertes Wasser, wie es bei der Destillation und der Umkehr-Osmose entsteht, nicht gesundheitsbedenklich ist. Ich denke, das so gewonnene Wasser ist absolut in Ordnung. Schließlich ist Wasser nicht Ihre Mineralstoffquelle. Mineralstoffe beziehen Sie aus Nahrungsmitteln, vor allem, indem Sie eine Vielzahl von Gemüse und Gemüseprodukten essen. Die Meinung, destilliertes Wasser entziehe dem Körper Mineralstoffe, entspricht mitnichten den Tatsachen. Der Körper ist nicht mit einem Metallrohr vergleichbar; er hat zahllose Wege, die verschiedenen Mineralstoffe, die er benötigt, zu absorbieren, zu transportieren und sie zu binden. Ein Punkt, der bei entmineralisiertem Wasser Anlaß zu Bedenken geben könnte, ist der Mangel an Fluorid. Sofern Sie in Ländern leben, in denen die Fluoridierung von Trinkwasser üblich ist (z. B. in den USA und Chile; in der Bundesrepublik ist sie seit Jahren heftig umstritten, Vorstöße, die Trinkwasserfluoridierung gesetzlich sanktioniert einzuführen, sind bisher gescheitert – d. Ü.), und Sie steigen auf entmineralisiertes Trinkwasser um, so erhalten Ihre Kinder nicht die Fluoride, die sie für das Wachstum kräftiger Zähne benötigen. In diesem Fall sollten Sie Ihren Zahnarzt oder Ihre Zahnärztin entsprechend informieren, so daß er oder sie Ergänzungs-Fluoride verschreiben kann.

Das letzte Wasserfiltersystem wird als Ionenaustauschverfahren bezeichnet. (Je nach Gerätetyp wird zwischen Anionenaustauscher und Kationenaustauscher unterschieden; in der Folge ist von Kationenaustauschern die Rede – d. Ü.) Ionenaustauscher sind als Wasserenthärter vor allem in solchen Gegenden beliebt, wo man infolge gelöster Mineralstoffe, insbesondere Calcium- und Magnesiumbestandteilen, mit »hartem« Wasser zu kämpfen hat. Calcium und Magnesium sind gesundheitlich unbedenklich, dennoch haben viele Personen eine Abneigung gegenüber hartem Wasser, weil es Ablagerungen hinterläßt und Seifen nicht optimal wirksam werden können. Ein Großteil der Flaschenwässer wird ebenfalls per Ionenaustauscher gereinigt. Die Methode ist einfach. Wasser fließt durch einen Filter, der geladene Teilchen (Ione) im Wasser gegen geladene Teilchen im Filter austauscht. Im allgemeinen wird bei diesen Geräten gewöhnliches Salz verwendet, wobei Natrium- und Chlorid-Ionen gegen die Schadstoff-Ionen des durchlaufenden Wassers ausgetauscht werden. Dieses System befreit das Wasser sehr gut von toxischen Metallen und Mineralstoffen, wobei diese allerdings durch Natrium ersetzt werden, was für einen Großteil der Bevölkerung mit gesundheitlichen Gefahren verbunden sein kann (siehe Abschnitt über Salz, S. 102 ff, und den Abschnitt über Natrium, S. 102 ff). Sofern das Natrium dem Wasser nicht neuerlich mit einem weiteren Verfahren entzogen wird, kann sich dieser Typ von Wasserfilter als schädlich erweisen. Wasser aus Ionenaustauschersystemen kann zudem gegenüber Haushaltsrohrleitungen korrosionsfähig sein, was, im Falle eines Einbaus am Hausanschluß, einen höheren Kupfer-, Eisen- und Bleigehalt im Trinkwasser bedeutet. Und schließlich gelingt es den Ionenaustauschern nicht so effizient wie anderen Systemen, die leidigen organischen Moleküle zu entfernen. Kurz, ich empfehle diesen Typ nicht für den Hausgebrauch. Es mag angenehm sein, mit weichem Wasser zu duschen und die Kleider zu waschen, wenn Sie aber einen Wasserenthärter installieren, sollten Sie darauf achten, daß Sie über ihn nicht auch Ihr Trinkwasser beziehen. Beim Kauf von Flaschenwasser, welches mit Ionenaustauschern gereinigt wurde, sollten Sie sichergehen, daß dieses natriumfrei ist, und darüber hinaus anhand der Analysedaten überprüfen, ob auch Untersuchungen im Hinblick auf organische Verunreinigungen gemacht wurden.

Sofern Sie zum Kreis der Camper oder Rucksacktouristen gehören, wissen Sie wahrscheinlich, daß die meisten Oberflächengewässer, auch wenn sie sauber und rein aussehen, krank machen können. Das verbreitetste Problem in diesem Zusammenhang sind Protozoen, ein parasitärer Krankheitserreger, *Giardia lamblia*. Eine Lamblien-Infektion kann zu Magenschmerzen und erheblichen Darmbeschwerden, einhergehend mit Schwächegefühlen und einem allgemeinen Unwohlsein führen. Bei der Behandlung müssen normalerweise Antibiotika, die diesem Krankheitserreger entgegenwirken, verabreicht werden. Der Erreger wird von Tieren, insbesondere von Bibern, übertragen. Es ist frustrierend, wenn man sich schon einmal in einer herrlich verwilderten Landschaft aufhält und sich dann über die Verträglichkeit des Wassers in den Bächen und Flüssen sorgen muß, aber als jemand, der sich während eines Aufenthaltes in Ecuador einmal eine Lamblien-Infektion zugezogen hatte, bin ich darauf bedacht, Sicherheitsvorkehrungen zu treffen. In Geschäften, die auf Camping und Rucksacktourismus spezialisiert sind, sind Handpumpenfilter erhältlich, die der Verwendung von Jodtabletten oder abgekochtem Wasser allemal vorzuziehen sind. Mittels Pumpe wird das Wasser durch einen Filter befördert, der Bakterien und Protozoen mechanisch abscheidet. Sie sind mitunter auch imstande, einige chemische und mineralische Verunreinigungen zu entfernen.

Und Sie hatten geglaubt, es gäbe eine einfache Antwort auf die Frage: Was sollte man trinken?«

Literatur zum Weiterlesen

In der Zeitschrift *natur*, Heft 3/1987, wurden 240 verschiedene Mineralwassermarken untersucht und entsprechende Empfehlungen gegeben.

Im *Öko-Test*-Magazin, Heft 3/1988, wurden die Testergebnisse von handelsüblichen Wasserfiltern, wie sie funktionieren, was die Hersteller versprechen und was die Geräte halten, veröffentlicht.

Kapitel 4
Luft und Atmen

Wenn ich mir die Luft in unseren Städten betrachte, die schmutziger und schmutziger wird, frage ich mich, ob wir zusammen mit unserem Flaschenwasser nicht bald auch Flaschenluft einkaufen werden, und ich überlege, ob eine Aktienbeteiligung bei Luftfilterherstellern nicht lohnenswert wäre. Die Welt kennt seit jeher Luftverschmutzungen natürlichen Ursprungs – ausgehend von Vulkanen, Waldbränden, Sandstürmen. Neu aber sind, genau wie im Falle des Wassers, die menschengemachten Verschmutzungen, so daß die giftigen Emissionen der Industrieanlagen und die Autoabgase heute das Hauptproblem darstellen. Wir verfügen über die Technologie, diese Emissionen zu reduzieren oder auszuschalten; aber, ohne Zwang ist die Industrie nicht willens, sie anzuwenden, und die gesetzlichen Rahmenbedingungen, die für die Reinerhaltung der Luft sorgen sollen, sind seit jeher zu lasch. Die Maßnahmen, die schließlich ergriffen wurden, kamen zu spät, als daß sie die Situation noch retten könnten. Wir haben das Problem verdichtet durch die weltweite Vernichtung der Waldbestände: Bäume schützen uns und die Atmosphäre, indem sie viele giftige Gase aufnehmen und reinen Sauerstoff abgeben.

Verschmutzte Luft ist nicht nur häßlich, sie ist eine erhebliche Bedrohung für die Gesundheit. Sie erhöht das Risiko, an Atemwegserkrankungen aller Art zu erkranken, sie schwächt unser Immunsystem und macht uns insgesamt anfälliger gegenüber Krebs. Sollten Umweltwissenschaftler mit einigen ihrer apokalyptischen Prognosen recht behalten, dann ist durch die Schädigung der schützenden Ozonschicht um die Erde und die Zerstörung jenes empfindlichen Gleichgewichtes der Elemente, welche die klimatischen Bedingungen auf dieser Erde bestimmen, die Gesundheit und das Wohlergehen des ganzen Planeten bedroht.

Eine der Grundvoraussetzungen für eine gute Gesundheit ist saubere Luft zum Atmen. Leider lassen sich bei dem Problem der Luftverschmutzung nicht so leicht Auswege wie im Falle der Wasserverschmutzung finden. Die einzige Antwort auf Luftverschmutzung ist eine rigide Umweltpolitik und eine strenge Gesetzgebung, aber die Öffentlichkeit wiegt sich angesichts dieses Problems allenthalben in Gleichgültigkeit, und die Regierung hat seit jeher mit der Industrie paktiert und sich arrangiert. So meinte Ronald Reagan, unser so beliebter Präsident a. D., doch tatsächlich, der saure Regen werde mehr durch die Bäume als durch die Industrie erzeugt.

Meines Erachtens ist es nicht ratsam, ständig in städtischen Gebieten mit einer starken Luftverschmutzung zu leben und zu arbeiten. Suchen Sie nach Wegen und Möglichkeiten, in saubere Gegenden zu ziehen oder wenigstens häufig aus den belasteten Gebieten zu fliehen. Denkbar sind auch einige Veränderungen, die Sie zu Hause vornehmen können, um das Problem der Verschmutzung zu reduzieren. Im Handel sind einige gute Luftreiniger erhältlich, die Sie in einem Raum in Ihrer Wohnung aufstellen können, um sich auf diese Weise eine Zone mit sauberer Luft zu schaffen. Die angebotenen Geräte weisen starke Unterschiede sowohl in ihrer Wirksamkeit als auch Konzeption auf, so daß es ratsam ist, sich vor dem Kauf eines Gerätes eingehend zu informieren. (Die Untersuchungsergebnisse der Reinigungswirkung verschiedener Luftreiniger veröffentlichte das Magazin *Öko-Test* in seiner Ausgabe vom Oktober 1986 – d. Ü.) Sofern Sie mit einem Raucher zusammenleben, in starkem Maße allergisch gegenüber Pollen, Staub oder anderen Inhalationssubstanzen sind oder in einem smoganfälligen oder gar smogbelasteten Gebiet wohnen, würde ich Ihnen die Anschaffung eines Luftreinigers empfehlen.

Gerade wenn die Außenluft schlecht ist, sollten Sie alles

tun, um die Luft in Ihrer Wohnung so sauber wie möglich zu halten. Die Verschmutzung der Innenraumluft wird im allgemeinen durch Gasabsonderungen (Öfen, Heißwassergeräte), Luftverbesserer, Aerosolsprays, Mottenkugeln oder -pulver, gelagerte Farben und Lösungsmittel, Gartenchemikalien und Pestiziden, Parfümflaschen und Haushaltsreiniger, Rauch, chlorierte und andere lösliche Schadstoffe aus dem Duschwasser, natürlichem Radon-Gasvorkommen aus der Erde und durch Formaldehyd verursacht, das als Baustoff in Preßspanmöbeln eingesetzt wird und ausdünstet.

Es gibt gute Bücher zum Thema ›Belastung von Innenräumen‹, die detaillierter auf das Gesamtproblem eingehen und Ratschläge bieten, was Sie dagegen tun können. Für jedes nur denkbare, problematische Haushaltsprodukt gibt es ungiftige Alternativen, und aus diesen Büchern erfahren Sie, wie Sie diese finden oder selbst herstellen können. Weitere Informationen über Chemikalien im Haushalt finden Sie darüber hinaus in Kapitel 11, »Wie ich Krebs vorbeuge«.

Einmal angenommen, Sie haben jetzt für saubere Luft in Ihrer Wohnung gesorgt und gerade ist ein schweres Gewitter über Ihre Stadt hinweggefegt, das die Luft gründlich elektrisch und mechanisch gereinigt hat. Wenn Sie nun nach draußen gehen, können Sie den entfernten Horizont kristallklar erkennen. Die Luft ist herrlich, frisch und sauber. Alles, was Sie jetzt tun müssen, ist, sie einzuatmen. Würden Sie glauben, daß die meisten Menschen nicht wissen, wie sie atmen müssen? Oder zumindest, daß sie nicht wissen, wie sie atmen müssen, um die nährenden, gesundheitsfördernden Eigenschaften des Atemvorganges voll nutzen zu können? Dem ist so, und aus diesem Grund möchte ich jetzt nicht länger über die Luft sprechen, sondern Ihnen das erzählen, was ich über das Atmen weiß, und wie man besser atmen kann.

Leider, so muß ich sagen, wurden mir derartige Kenntnisse nicht während meines Medizinstudiums vermittelt. Dort lernte ich etwas über die Erkrankungen der Atemwege, aber ich lernte nichts über das Atmen als Brücke zwischen Geist und Körper, als Verbindung zwischen dem Bewußtsein und Unterbewußtsein, als die Bewegung des Geistes in der Materie. Unser Atem ist der Hauptschlüssel zu Gesundheit und Wohlbefinden, eine Funktion, von der wir lernen können, sie im Sinne eines besseren körperlichen, seelischen und geistigen Wohlseins zu steuern und weiterzuentwickeln. Das ist keine Erfindung von mir. Eine Vielzahl von Lehren, die aus so unterschiedlichen Traditionen wie Yoga, den asiatischen Kampfsportarten, der Religion der Ureinwohner Amerikas, der natürlichen Geburt und der osteopathischen Medizin kommen, sehen alle im Atmen die wichtigste Lebensfunktion.

In vielen Sprachen sind die Worte für *Geist* und *Geburt* identisch – in Sanskrit *prana*, im Hebräischen *ruach*, im Griechischen *pneuma*, im Lateinischen *spiritus*. Die Indianer Amerikas glauben, wie andere auch, daß das Leben mit dem ersten Atemzug in den Körper eintritt, nicht im Augenblick der Geburt oder der Zeugung. In diesem Sinne ist das Dasein des Embryos und des Neugeborenen auf ein vegetatives Leben beschränkt, ein Leben, das nicht mit Geist erfüllt ist, bis der Atemzyklus beginnt.

Was ich über die Atmung weiß, ist das Ergebnis meiner eigenen Erfahrungen, meines Lesens, der Beschäftigung mit Yoga, der Arbeit mit Patienten und der gemeinsamen Zeit, die ich mit Praktikern verbracht habe, die dem Atmen eine Schlüsselfunktion beimessen. Zu den interessantesten Persönlichkeiten aus dieser letzten Gruppe gehört der inzwischen im Ruhestand lebende Osteopath Dr. Robert Fulford, der vielleicht in seiner Arbeit erfolgreichste Kliniker und Heiler, dem ich je begegnet bin. Er war achtzig, als ich ihn das erstemal kennenlernte, und praktizierte noch, obwohl er von Ohio nach Arizona umgezogen war, um sich aus dem Berufsleben zurückzuziehen. Er war aber so gut, daß die Leute ihm nicht die Ruhe für seinen Ruhestand gaben und die Nachfrage nach seinen Diensten zu groß war.

Anders als die meisten osteopathischen Ärzte heute praktizierte Bob Fulford in der Tradition des Erfinders der Osteopathie (»Knochenbehandlung«), Andrew Taylor Still (1828–1917). (Siehe *Heilung und Selbstheilung*, Kapitel 11.) Bei der Behandlung einer Vielzahl von Krankheiten stützte er sich ausschließlich auf die Manipulationstherapie und verzichtete völlig auf die Gabe von Medikamenten und die Anwendung diagnostischer Testverfahren. Nach seinem kurzen Ruhestand arbeitete Fulford in erster Linie mit Kindern und Kleinkindern, weil er der Meinung war, daß so seine Energien über Veränderungen, die er in dieser Altersgruppe bewirken könnte, weitergegeben würden.

Dr. Fulford ging von dem Prinzip aus, daß die Atmung die Schlüsselfunktion des Organismus ist und daß Einschränkungen in der Atmung zu Fehlfunktionen und Krankheiten führen. Er achtete nicht nur auf die Bewegungen des Brustkorbs und des Zwerchfells, sondern auch auf subtile Bewegungen im Zentralnervensystem, die von den meisten Medizinern oder Osteopathen nicht erkannt werden. Diese Pulsierungen des Gehirns und der mit ihm verbundenen Strukturen sind eine weitere Form der Atmung, der vielleicht grundlegendste Rhythmus des Lebens. Ein geübter Arzt kann sie sowohl durch die Schädelknochen als auch am Kreuzbein, am anderen Ende der Wirbelsäule, fühlen. Bob Fulford war einer der führenden Kapazitäten auf dem Gebiet der kranial-sakralen Osteopathie (= vom Schädel bis zum Kreuzbein). Er hat sich schließlich aus seiner Praxis zurückgezogen, lehrt diese Methode aber weiterhin.

Während seiner Praxis hatte er vor allem große Erfolge bei solchen Problemen zu verbuchen, für die die meisten Ärzte keine Lösung fanden. So heilte er, zum Beispiel, regelmäßig kleine Kinder von immer wiederkehrenden Mittelohrentzündungen (Otitis media), indem er, um es mit seinen eigenen Worten zu sagen, »ihr Atmen befreite und ihr Kreuzbein löste«, so daß dieses sich wieder in den normalen Rhythmus der Atembewegung einpassen konnte. Das gelang ihm mit Hilfe einer leichten, manuell vorgenommenen Manipulation und einem Vibrationsinstrument, dem sogenannten »Perkussionshammer«. Oft reichte eine einzige Behandlung, um einen regelrechten Kreislauf von Mittelohrentzündungen und den damit zuvor jeweils verbundenen massiven Dosen von Antibiotika und Antihistaminika zur Eindämmung der Schwellung zu beenden. Das wiederholte Auftreten der Mittelohrentzündungen erklärte Fulford mit einem Flüssigkeitsstau im Bereich des Mittelohrs, der durch eine eingeschränkte Atmung verursacht werde, da mit den Atembewegungen auch mechanisch der Kreislauf der Lymphflüssigkeiten gepumpt wird. Erfolgt diese Bewegung nur eingeschränkt, staut sich die Flüssigkeit im Ohr und bietet den Bakterien einen idealen Nährboden. Man kann alle Bakterien vernichten, die man vernichten möchte, meinte Fulford, wenn aber das der Krankheit zugrundeliegende Problem, die eingeschränkte Atmung, nicht korrigiert wird, dann wird sie immer wieder auftreten.

Ich schickte einmal einen Patienten mit einem schwierigen Problem zu ihm. Der Mann war Mitte Dreißig und litt seit drei Jahren unter immer schlimmer werdenden Darmbeschwerden: ständig Durchfall, oft mit Blut und Schleim vermischt, Magenkrämpfe, Überempfindlichkeiten gegenüber Nahrungsmitteln und Gewichtsverlust. Der Patient, der einen Teil des Jahres in Mexiko arbeitete, war immer wieder auf mögliche Krankheitserreger und Infektionen im Darmbereich behandelt worden, entsprechende Untersuchungsergebnisse hatten sich am Ende aber als negativ erwiesen, und es zeichnete sich immer deutlicher das Bild einer chronischen Entzündung im unteren Darmbereich ab: Colitis ulcerosa oder etwas ähnliches. Als erstes überwies ich ihn an einen Magen-Darm-Spezialisten, der eine teure und übergründliche Generaluntersuchung durchführte, die als Höhepunkt sogar eine Wirbelsäulenbiopsie mit einschloß. Am Ende der ganzen Prozedur zog der Magen-Darm-Spezialist das Fazit, daß er es hier mit einem »faszinierenden und mysteriösen« Fall zu tun habe. Seiner Diagnose zufolge müsse wohl eine schwerwiegende chronische Entzündung des Dickdarms vorliegen, er sei aber außerstande, diese, ohne weitere vorherigen Untersuchungen konkret als Colitis ulcerosa zu bezeichnen.

Das war der Punkt, an dem ich den Patienten zu Fulford schickte. Die Krankengeschichte des jungen Mannes wies eine lange Liste von sportbedingten Verletzungen und Verwundungen auf. Mir war aufgefallen, daß er gewohnheitsmäßig durch den Mund atmete. Fulford bewertete ihn als einen kritischen Fall; er sagte ihm, daß seine Atmung infolge der zurückliegenden Verletzungen völlig aus der Bahn geraten sei, und daß sie in der von ihm praktizierten Form sein Nervensystem nicht ernähren könne. Eine Konsequenz sei eine Fehlfunktion des Vagus-Nervs, der das Verdauungssystem kontrolliert. Er stellte seine Diagnose nach nur wenigen Minuten, die er den Patienten beobachtet, seine Arme und Beine bewegt, seinen Schädel abgetastet und ihm mehrere Fragen zur Geschichte seiner Verletzungen gestellt hatte. Mittels einer zwanzigminütigen kranial-sakralen Manipulation, mit der die normale Atmungsfunktion und die kraniale Bewegung wiederhergestellt werden sollten, war die Behandlung abgeschlossen.

Sechs Stunden nach der Behandlung hatte der Patient zum erstenmal nach sechs Monaten keinen Durchfall mehr. Er trat nie wieder auf, und der Patient nahm in der Folge all das an Gewicht wieder zu, was er verloren hatte. Er atmete nicht mehr durch den Mund. Ich versuchte, ein Treffen mit dem Patienten, Dr. Fulford, dem Magen-Darm-Spezialisten und mir zu arrangieren, um den Fall zu diskutieren; obwohl der Magen-Darm-Spezialist sich am Telefon interessiert gezeigt hatte, erschien er aber nicht.

Derartige Resultate motivierten mich schließlich, mein Interesse am Atmen weiterzuverfolgen und anzufangen, meinen Patienten beizubringen, wie sie es besser machen konnten. Das Atmen ist in verschiedener Hinsicht mit Besonderheiten behaftet. Es ist die einzige Funktion, die wir sowohl bewußt als auch unbewußt vollbringen können. Das Atmen kann ein absolut freiwilliger Akt wie auch ein völlig unfreiwilliger Vorgang sein, was sich aus dem Umstand erklärt, daß sie von zwei Nervensträngen kontrolliert wird, einer dem animalen Nervensystem und der andere dem vegetativen (autonomen) Nervensystem zugehörend. Der Atem ist die Brücke zwischen diesen beiden Systemen.

Eine Fülle von Krankheiten ist auf eine unausgewogene Funktion des autonomen Nervensystems zurückzuführen. Ist der Tonus dieses Systems nicht in Ordnung, so kann dies Unregelmäßigkeiten des Herzrhythmus, Bluthochdruck,

Kreislaufstörungen, Magen- und Darmbeschwerden, Harn- und sexuelle Probleme und anderes hervorrufen, da alle lebenswichtigen Funktionen vom autonomen Nervensystem gesteuert werden. Mit unserem Bewußtsein haben wir keinen direkten Zugang zu diesem System. Seine Aktivitäten erfahren wir als etwas Unfreiwilliges, was wir nicht mit einem gewöhnlichen Willensakt beeinflussen können. Von seiten der Ärzte werden Störungen des autonomen Nervensystems mit starken Medikamenten behandelt, die mitunter helfen oder auch nicht. Es spricht vieles dafür, daß Sie mit Ihrer Atmung den Tonus Ihres autonomen Nervensystems ändern und viele jener »unfreiwilligen« Funktionen beeinflussen können. Diese Annahme wird durch zahlreiche Beweise, beispielsweise aus Indien, belegt, wo Anhänger der Yoga-Lehre diese Form der Kontrolle oftmals beherrschen. Erste Voraussetzung hierfür ist, die Steuerung der Atmung zu lernen. Auch wenn Sie kein Yogi werden möchten, wird es Ihnen aber dennoch möglicherweise als erstrebenswert erscheinen, ohne die Einnahme von Medikamenten Ihr Herz beruhigen, Ihren Blutdruck senken oder Ihrem Verdauungssystem helfen zu können. Mit einfachen Atemtechniken können Sie diese Fähigkeiten erwerben. Nachfolgend finden Sie einige Anleitungen hierzu.

Jenseits des Einflusses auf das autonome Nervensystem besteht eine direkte Verbindung zwischen unserer Atmung und unserer psychischen Verfassung und unseren Stimmungen. Beobachten Sie jemanden, der wütend, ängstlich oder anderweitig aufgebracht ist, und Sie werden feststellen, daß diese Person schnell, flach, laut und unregelmäßig atmet. Sie können nicht aufgeregt sein, solange Ihre Atmung langsam, tief, ruhig und regelmäßig ist. Sie können nicht immer durch einen Willensakt emotional Ihre Mitte finden, Sie können sich aber sehr wohl Ihres animalen (freiwilligen) Nervensystems bedienen, um langsam, tief, ruhig und regelmäßig zu atmen, und der Rest wird sich von selbst ergeben.

Versuchen Sie, Ihre Augen ein paar Minuten zu schließen und Ihre Atmung in diese Richtung zu lenken. Halten Sie Ihren Rücken gerade. Beginnen Sie mit einem tiefen, hörbaren Seufzer, dann atmen Sie ruhig ein und achten darauf, wie langsam und ruhig und regelmäßig Sie atmen können und sich dennoch wohl fühlen, ohne daß dabei ein Gefühl aufkommt, Sie könnten nicht genug Luft bekommen. Tun Sie dies wenigstens acht Atemzüge lang, dann öffnen Sie die Augen und atmen normal weiter. Das ist eine einfache, aber effektive Übung. Machen Sie sie wann immer möglich. In Kapitel 6 werden Sie eine andere Atemübung, speziell als Gegenmittel gegen Angst, Streß und Aufregung, finden.

Als nächstes achten Sie auf Ihr Ausatmen. Wenn Sie beobachten, wie andere Personen atmen, werden Sie feststellen, daß die meisten wohl mit einem gewissen Nachdruck einatmen, dieser Nachdruck aber beim Ausatmen fehlt. Das Ausatmen erfolgt für gewöhnlich passiv und beansprucht weniger Zeit als das Einatmen. Sofern auch Sie so atmen, befördern Sie nicht einmal annähernd soviel Luft in Ihre Lungen hinein und wieder heraus, wie Sie könnten. Je mehr Luft Sie befördern, desto gesünder werden Sie sein, weil das Funktionieren aller Körpersysteme von der Zufuhr von Sauerstoff und der Beseitigung von Kohlendioxyd abhängt. Um mehr Luft in Ihre Lungen zu bekommen, konzentrieren Sie sich darauf, mehr Luft aus ihnen herauszubekommen, indem Sie auf den Vorgang des Ausatmens achten.

Am Ende eines normalen Ausatmens versuchen Sie, noch mehr Luft herauszudrücken. Hierzu werden Sie Ihre Zwischenrippenmuskeln beanspruchen müssen, und Sie werden die Anstrengung spüren, wenn diese den Brustkorb zusammendrücken. Versuchen Sie, genauso lange oder sogar ein wenig länger auszuatmen als Sie einatmen. Wann immer Sie daran denken, üben Sie diese Technik, das Ausatmen zu verlängern und Ihre Zwischenrippenmuskeln zu entwickeln.

Wenn Ihnen jemals die »Luft ausgegangen ist« – der Atemrhythmus also infolge einer Verletzung aussetzte, und seien es nur wenige Sekunden gewesen, oder wenn Sie jemals infolge eines Unfalls bewußtlos waren, oder wenn Ihre Geburt schwierig war und Sie nicht unmittelbar nach Verlassen des Mutterleibes atmeten, können bei Ihnen Einschränkungen in der Atmung vorliegen, die in Ihre Nerven und Muskeln einprogrammiert sind. Das ist die Art der Probleme, die Dr. Fulford identifizierte und behandelte. Die beste mir bekannte Behandlung bei einer eingeschränkten Atmung ist die Manipulation durch einen auf die kranial-sakrale Technik spezialisierten Osteopathen, aber auch andere Arten der Körperarbeit können hilfreich sein. Ebenso wirksam können, zum Beispiel, Rolfing und Feldenkrais, zwei sehr unterschiedliche Anwendungssysteme, die Atemmuster zum Besseren verändern (siehe Anhang). Das gleiche gilt für Yoga.

Aerobe Übungen sind ein ausgezeichnetes Mittel zur Stärkung des Atmungssystems. Einer der vielen Gründe, warum sie regelmäßig gemacht werden sollten, ist zum einen, daß hierdurch die Atmung beansprucht und in Gang gehalten und die Konditionsstärke jener Nerven und Muskeln gefördert wird, die sie kontrollieren. Sofern Sie sich ein aerobes Übungsprogramm verordnen, darauf achten, langsamer, tiefer, ruhiger und regelmäßiger zu atmen und sich um ein ausgedehnteres Ausatmen bemühen, sind Sie auf dem richtigen Weg zu einem besseren Atmen. Komplizierte Atemübungen, wie sie etwa von einigen Yoga-Lehrern vermittelt werden, sind nicht notwendig. Die Atemkontrolle, wie sie im Yoga praktiziert wird, *pranayama*, sollte, als Teil eines allgemeinen Programmes der körperlichen und geistigen Entwicklung und Reinigung, nur unter fachlicher Aufsicht erfolgen. Aus dem Gesamtzusammenhang herausgerissen, können derartige Übungen gefährlich sein, insbesondere für die geistige und psychische Gesundheit. Bei meiner medizinischen Arbeit greife ich zwar auf einige *pranayama*-Prinzipien zurück, wie etwa die Atemübung zur Entspannung in Kapitel 6 aus dem Yoga kommt, aber ich versichere Ihnen, wenn Sie das als Rahmenrichtlinien verwenden, was ich beschrieben habe, dann sind Sie für eine gesundheitsfördernde Atempraxis im Alltag gerüstet.

Zu den interessanten Einsichten des *pranayama* gehört die, daß Atmen das wahrnehmbare grundlegende Element von Lebenskraft ist. Je intensiver wir atmen, um so mehr Energie können wir konzentrieren und um so größer ist unsere Vitalität. Auch hier veranschaulicht sich wiederum das mystische

Verständnis, daß Atem gleich Geist oder Lebenskraft ist. Die Worte *mystisch* oder *Mysterium* sind von einem griechischen Wort abgeleitet, welches »geheime Riten« oder Einweihung in der Allgemeinheit verborgenen Wissens bedeutet. Ein Mysterium kann man erfahren, es läßt sich aber weder anderen noch sich selbst gegenüber in Worte fassen. Man erfährt es, begreift es aber nicht.

In diesem Sinne ist der Atem ein Mysterium. Genau in der Mitte unseres Seins ist eine rhythmische Bewegung, ein zyklisch ablaufendes Ausdehnen und Zusammenziehen, sowohl in unserem Körper als auch außerhalb von ihm, das sowohl in unserem Geist als auch in unserem Körper ist, sowohl in unserem Bewußtsein als auch außerhalb dessen. Atem ist der Grundstoff des Lebens, und überall im Universum können wir das gleiche rhythmische Muster des Ausdehnens und Zusammenziehens beobachten, ob es dabei um die sich abwechselnden Zyklen von Tag und Nacht, von Wachen und Schlafen, von Ebbe und Flut oder das saisonale Wachsen und Verwelken der Pflanzen geht. Diese Pendelbewegung zwischen zwei Phasen existiert auf jeder Ebene des Daseins, selbst bis hin zum Maßstab des sichtbaren Universums insgesamt, das sich gegenwärtig ausdehnt, aber in irgendeinem Punkt sich wieder auf den ursprünglichen, unvorstellbaren Punkt zusammenziehen wird, der alles und nichts ist, nur die Vollendung eines kosmischen Atemzuges.

Die Atmung ist ein natürliches Element der Meditation. Indem Sie sich auf Ihren Atem konzentrieren, verändern Sie Ihren Bewußtseinszustand. Sie beginnen, sich zu entspannen und von der gewöhnlichen Bewußtheit zu lösen. Bei vielen Meditationsformen ist die Konzentration auf den Atem die wichtigste Technik. Aus den buddhistischen und Yoga-Traditionen sind zahlreiche Beispiele bekannt, wo Personen einen Zustand der Erleuchtung erreichten, indem sie nichts anderes taten, als auf das Heben und Senken ihres Atems zu achten. Mit dieser Form der Meditation kann man versuchen, jenen dimensionslosen Punkt zwischen dem Einhauchen des Atems und dem Aushauchen zu erreichen und einen Anflug von Erleuchtung zu erheischen. Sie können den Punkt erreichen, an dem Sie die Realität selbst als eine ewige Pendelbewegung zwischen Sein und Nichtsein verstehen. All das ist möglich durch die Erfahrung des Atems, jenes Mysteriums, welches sich unmittelbar vor unserer Nase entfaltet und uns mit dem Rhythmus des Universums verbindet.

Wenn Sie heute zehn Sekunden mehr als gestern Ihr Atmen bewußt wahrgenommen haben, dann haben Sie einen meßbaren Schritt in Richtung Erleuchtung getan, Ihr Bewußtsein erweitert, die Kommunikation zwischen Ihrem Geist und Ihrem Körper vorangetrieben, Sie sind etwas ganzheitlicher geworden und haben so Ihre Gesundheit verbessert. Ich weise, wenn ich über Ernährung und körperliche Bewegung schreibe, stets darauf hin, daß diese Faktoren zwar wichtig, aber nicht die einzigen gesundheitlichen Determinanten sind. Ich kenne Personen, die sich ausgezeichnet ernähren und gewissenhaft Sport betreiben, aber nicht gesund sind, und ich kenne einige gesunde Personen, die sich schlecht ernähren und nichts für ihre körperliche Fitneß tun. Ich kenne aber keine gesunden Personen, die nicht gut atmen. Aus diesem Grund dränge ich darauf, daß Sie die Informationen dieses Kapitels verinnerlichen und sie im praktischen Alltag anwenden.

Literatur zum Weiterlesen

Es gibt nicht sehr viele Bücher über das Atmen. Empfehlenswert ist »Natürliches Atmen – Intensiver und gesünder leben. Atemübungen helfen heilen«, Landsberg 1987.

Kapitel 5
Ein Leitfaden zur körperlichen Bewegung für diejenigen, die damit absolut nichts im Sinn haben

»Ich hasse Sport oder Gymnastik.« Wie viele Male habe ich diese Worte von Patienten oder anderen gehört. Wie viele Male habe ich sie selbst gesagt. Heute, da Fitneß ›in‹ ist, hört man sie seltener. Auf den Straßen der Städte tummeln sich Jogger und Radfahrer, Heilbäder und Fitneßcenter erleben einen nie geahnten Zulauf, und völlig neue Berufssparten haben sich aufgetan, Physiologen, Sportmediziner, Fitneßberater und Aerobic-Lehrer. Nichtsdestotrotz treffe ich immer wieder auf Personen, die der Meinung sind, Sport sei nur etwas für Athleten, und ebenso viele, die Sport auf eine Art und Weise betreiben, die eher dazu angetan ist, ihnen zu schaden, als ihre Gesundheit zu fördern. Darüber hinaus lese und höre ich immer wieder verwirrende, widersprüchliche und wenig hilfreiche Informationen zu diesem Thema.

Lassen Sie mich von vornherein sagen, daß ich sehr an die nutzbringenden Effekte von *sensibel, gemäßigt betriebenem* Sport glaube. Ich frage jeden, der meinen ärztlichen Rat sucht, nach seinen sportlichen Gepflogenheiten, und ich dränge oft darauf, in diesem Bereich etwas zu ändern, und zwar für gewöhnlich dahingehend, daß der Betreffende mehr Zeit in seine körperlichen Aktivitäten investiert. In diesem Kapitel werde ich Ihnen sagen, warum körperliche Bewegung so wichtig ist und wie man diesem Thema in der Praxis gerecht wird. Ich gebe Ihnen diesen Rat als jemand, der aus eigener Erfahrung nur allzugut weiß, wie es ist, wenn man sportliche Aktivitäten haßt, und der heute, wenn er einmal einen Tag ohne auskommen mußte, das Gefühl hat, etwas sei nicht in Ordnung. Zudem habe ich einmal in einem Sanatorium gearbeitet, habe Gespräche mit vielen Fitneßexperten geführt und hatte in meiner Praxis mit vielen Sportverletzungen zu tun – Verletzungen, die sich Personen infolge falscher sportlicher Betätigungen zugezogen hatten.

Die Vorstellung, »Sport zu treiben«, wäre unseren Vorfahren absurd erschienen. Seit Menschengedenken erforderte die Mühsal des bloßen Überlebens ein Maß an körperlicher Anstrengung, daß Ruhe und Erholung der Inbegriff höchsten Luxus schlechthin waren. Nur selten war es Menschen vergönnt, soviel zu sitzen, daß sie als Ausgleich über ihre Arbeit im Alltag hinaus Sport treiben mußten. Aber in der modernen, industrialisierten Welt muß die Menschheit mehrheitlich weder jagen noch fischen, noch auf den Feldern arbeiten, um sich zu ernähren. Es sind keine langen Fußwege mehr erforderlich, um von einem Ort zum anderen zu gelangen. Noch müssen wir Bäume fällen, um Unterkünfte zu bauen und Feuer zu machen. Die meisten von uns sitzen während der Arbeit, wir sitzen, während wir reisen und sitzen während unserer Freizeit. Das tägliche oder wöchentliche Sportpensum ist eine typisch moderne Erfindung.

Die Medien werden nicht müde, in unserer Gesellschaft einen Mangel an körperlicher Fitneß zu beklagen, Fitneßstandards seien zu lasch, und Kindern fehle es erst recht an jeder Kondition. Der Begriff *Fitneß* bezieht sich auf Anpassung. Jemand, der fit ist, hat sich gut an seine Umgebung angepaßt und ist in der Lage, auf deren wechselnde Anforderungen zu reagieren. Heute reicht die Fitneß vieler Menschen, die körperlich inaktiv sind, gerade noch, um den minimalen Anforderungen ihrer bequemen, herausforderungslosen Umgebung gerecht zu werden. Konkret, sofern Ihre Energie und Ihr Muskeltonus noch ausreichen, um gelegentlich ein paar Treppen zu steigen, am Wochenende den Rasen zu mähen, mit dem Hund spazierenzugehen und sich zu bücken, um die Spülmaschine zu öffnen, wiegen Sie sich möglicherweise in dem Glauben, es gäbe weder einen Grund noch die Notwendigkeit, irgendein Sport- oder Gymnastikprogramm in Angriff zu nehmen. Oft höre ich dieses Argument.

Das Problem ist, daß unser Körper sich unter Umweltbedingungen entwickelte, die höchste Anforderungen an ihn stellten, und er beim heutigen Stand der Evolution noch immer so konzipiert ist, daß er beansprucht werden möchte. Wird dem nicht Rechnung getragen, setzt zwangsläufig ein verfrühter Verfall ein. Viele unserer typischen Zivilisationskrankheiten sind das Ergebnis einer Unterbeanspruchung des Körpers. Ohne jeden Zweifel hat das Ausmaß von Herz- und Arterienerkrankungen ebensoviel mit einem Mangel an aeroben Übungen wie mit ungesunden Ernährungsweisen zu tun. Ungenügende aerobe Aktivitäten schaffen zudem auch die Voraussetzungen für Muskelskelettbeschwerden, Magen- und Darmprobleme, Nerven- und psychische Krankheiten und vieles andere mehr.

Die überwiegende Mehrzahl der Personen, die irgendwann mit einem Sportprogramm anfangen, gibt schnell wieder auf. Fitneßcenter verdienen durch den Verkauf langjähriger Mitgliedschaften eine Menge Geld an Männern und Frauen, die etwas für ihre Figur und ihre Kondition tun wollen. Auch hier werden die Einrichtungen nach einigen Monaten mehrheitlich nicht mehr genutzt. Andere schaffen sich teure Ausrüstungen an – Heimtrainer, Rudergeräte, Gewichte und ähnliches –, nur um in der Garage oder sonstwo als Staubfänger zu dienen, nachdem der erste Anflug der Begeisterung vorbei ist.

Die zu beobachtenden Verhaltensmuster sind die gleichen wie bei Schlankheitskuren. Ein Idealgewicht läßt sich aber weder mittels Fastenkur, etwa in Form der neuesten Fett-Diät, noch durch die Mitgliedschaft in einem Diät-Club, noch per vermeintlich Wunder wirkenden Pillen oder Säften erreichen. Das einzige realistische Rezept ist eine dauerhafte Änderung des Eßverhaltens, eine gute und einfühlsame Ernährungsweise, die man den Rest seines Lebens beibehalten kann. Das gleiche gilt für körperliche Fitneß. Auch hier können Verbesserungen nur erzielt werden, wenn sinnvolle und einfühlsame Übungen integraler Bestandteil des Alltags und fortan ein Leben lang beibehalten werden.

Sportphysiologen neigen, vielleicht weil ihr Arbeitsfeld

noch so neu und ständig neuen Entwicklungen ausgesetzt ist, dazu, das Thema unnütz zu komplizieren. So unterscheiden einige zwischen sechs und mehr verschiedenen Grundübungen, die ihres Erachtens alle präzise in einem Routineprogramm enthalten sein müssen. In Wirklichkeit genügt es, für den Anfang zwischen zwei Übungsarten zu unterscheiden – zwischen aeroben und nicht-aeroben Übungen. Unter aeroben Übungen sind alle Aktivitäten zu verstehen, die Herzschlag und Atemfrequenz steigern, solche also, die körperlicher Arbeit gleichkommen und außer Puste und ins Schwitzen bringen. Aerobe Übungen beschränken sich nicht auf sogenannte Aerobic-Übungen, die etwa in Kursen angeboten werden. Aerobic ist nur eine Form aller möglichen aeroben Übungen, die sich auf zahlreiche Sparten erstrecken wie Laufen, einige Formen des Gehens, Radfahren, Schwimmen, Skilanglauf, Seilspringen, Tanzen und Treppensteigen.

Aerobe Übungen sind ein Konditionstraining für unser Herz, unsere Arterien und unser Atemsystem. Sie erhöhen unsere Widerstandskräfte und unser allgemeines Fitneßniveau. Sie fördern die Reinigung des Blutes, indem sie den Kreislauf und die Schweißabsonderung anregen. Sie vermitteln ein Gefühl der Kraft und des Wohlbefindens, was sich zum Teil durch den Umstand erklärt, daß hierbei Endorphine, jene opiatähnlichen Moleküle im Gehirn freigesetzt werden, die uns ›high‹, glücklich und insgesamt toleranter gegenüber negativen Einflüssen machen. Sie steigern die Sauerstoffzufuhr zu allen Organen, so daß diese effizienter arbeiten können. Sie verbrennen Kalorien, mit dem Ergebnis, daß ein Teil des Schadens, den wir durch zuviel Essen anrichten, wieder wettgemacht wird. Sie stärken das Immunsystem, reduzieren Streß, senken den Serum-Cholesterinspiegel, stabilisieren das Nervensystem. Es sind jene Art von Übungen, auf die sich die meisten von uns als erstes konzentrieren sollten. Wer wollte all diese positiven Effekte ausschlagen?

Dennoch ist da ein Teil in uns, der Widerstand leistet, die ganze Idee von körperlicher Bewegung sogar haßt. Es ist jenes faule Ich, die Trägheit in uns, die uns sagt, daß wir weder Sport treiben müssen noch Zeit dafür haben. Der einzige

Weg, mit dieser Stimme fertig zu werden, ist, ihr keine Beachtung zu schenken. Auf sie zu hören, bedeutet unweigerlich, die eigenen Anstrengungen zu sabotieren. Ein praktischer Tip: Wenn Sie alte Gewohnheiten ablegen und neue entwickeln möchten, verbringen Sie Ihre Zeit mit solchen Personen, die die von Ihnen angestrebten Gewohnheiten haben. Die Wahl Ihrer Freunde und Bekannten beeinflußt in starkem Maße Ihr Verhalten. Sofern Sie Ihre Eßgewohnheiten ändern möchten, verbringen Sie mehr Zeit mit Menschen, die sich gesund ernähren. Möchten Sie etwas für Ihre körperliche Bewegung tun, schließen Sie sich solchen Menschen an, die regelmäßig Sport treiben und Freude daran haben.

Oft werde ich von Patienten gefragt: »Wieviel körperliche Bewegung brauche ich? Wie oft muß ich etwas tun?« Die einfachste Antwort ist, daß ein paar aerobe Übungen zur Tagesordnung gehören sollten, irgendwelche Aktivitäten, die Ihr Herz und Ihre Atmung in Gang und Ihren Körper ein wenig ins Schwitzen bringen. Das heißt nicht, daß Sie sich zu irgendeinem Kursus anmelden oder jeden Tag eine Stunde auf dem Heimtrainer verbringen müssen. Es heißt nur, daß Sie irgend etwas Anstrengendes tun oder Möglichkeiten finden, normal anfallende Beschäftigungen mit größerem Energieaufwand zu verrichten. Gartenarbeit und Hoffegen können aerobe Übungen sein, ebenso wie Sie aus Hausarbeiten und dem Gang zum Briefkasten eine aerobe Übung machen können. Entscheidend ist, wie Sie diese Tätigkeiten verrichten.

Um aus aeroben Übungen einen optimalen Nutzen für Ihr Herz-Kreislaufsystem zu ziehen, sollten diese regelmäßig und jeweils etwas länger als nur ein paar Minuten gemacht werden. Als Ziel empfehle ich, auf ein Pensum von dreißig Minuten, an wenigstens fünf Tagen in der Woche, hinzuarbeiten, in denen Sie sich in irgendeiner Form aerob betätigen. Wichtig ist die Häufigkeit; mit sportlichen Übungen von jeweils sechzig Minuten zwei- oder dreimal pro Woche werden Sie nicht die gleichen Resultate erzielen. Sie müssen nicht mit dem empfohlenen Richtwert beginnen, besonders dann nicht, wenn Sie zuvor keinerlei Sport betrieben haben. Jene Dauer und Häufigkeit sind einfach das Ziel, daß Sie nicht aus den

Augen verlieren, aber mit Ihrer eigenen Geschwindigkeit anstreben sollten. Erscheinen Ihnen dreißig Minuten als eine Menge Zeit, so denken Sie einmal darüber nach, wieviel Zeit Sie sitzend und inaktiv verbringen. Aerobe Übungen gehören zu den Schlüsselkomponenten eines vorbeugenden Gesundheitsprogramms. Dreißig Minuten an fünf Tagen in der Woche sind ein vernünftiges und maßvolles Rezept.

Ich habe die Erfahrung gemacht, wenn ich mich auf eine aerobe Übung beschränke, daß ich diese sehr schnell als lästig und langweilig empfinde und eher an meinem Programm festhalte, wenn ich es möglichst abwechslungsreich gestalte. Ich laufe und wandere gern, fahre gerne Rad, schwimme und tanze gern, ich mag Seilspringen und ebenso das Springen auf meinem Minitrampolin, also versuche ich, all diese Dinge miteinander zu kombinieren. Vielfalt schützt nicht nur vor Langeweile, sie fördert auch eine bessere Entwicklung Ihres Körpers. Genau wie eine abwechslungsreiche Ernährungsweise wichtig ist, um sowohl die Nährstoffe zu erhalten, die Sie benötigen, als auch eine übermäßige Zufuhr von überflüssigen Substanzen zu vermeiden, gewährleistet eine abwechslungsreiche ›aerobe Diät‹, daß Ihr Körper in jeder erforderlichen Hinsicht beansprucht und gleichzeitig das Risiko der Überbeanspruchung oder Verletzung einzelner Körperteile reduziert wird.

Viele Experten raten, man solle die »Ziel-Herzfrequenz« errechnen und bei aeroben Übungen häufig den Puls messen, um auf diese Weise sicherzustellen, daß das Herz-Kreislaufsystem auch tatsächlich angemessen beansprucht wird. Ich halte dies nicht für notwendig und denke sogar, daß es den Spaß an den Übungen beeinträchtigen kann. Fehlt aber die Freude an den Übungen oder läßt deren Erfolg allzulange auf sich warten, schwindet alsbald die Motivation, weiterhin daran festzuhalten.

Sofern nach einer aeroben Übung Ihr Herz nicht, wie nach einer schweren Arbeit, schneller schlägt und Ihr Atem schneller geht, haben Sie nicht die gebotene Energie in die Übung investiert. Brechen Sie demgegenüber zusammen und liegen, um Luft ringend, am Boden, so haben Sie es übertrieben. Ich denke, die meisten werden wohl das rechte Maß finden, ohne ihren Puls zu messen, auf Tabellen und Diagramme zurückgreifen und sich Gedanken über Erreichen oder Nichterreichen einer »Ziel-Herzfrequenz« zu machen.

Die größte Herausforderung ist, aerobe Übungen möglichst erfreulich und wenig langweilig zu gestalten. Gelingt Ihnen das nicht, ist es nicht unwahrscheinlich, daß Sie Ihr Programm bereits wieder fallenlassen, ehe es überhaupt so etwas wie eine Gewohnheit werden konnte. Ich möchte Ihnen einige Hinweise geben, wie es mir gelungen ist, mehr Spaß an meinen Übungen zu haben. So können Sie sich für den außerhäuslichen Übungsteil, zum Beispiel, eine interessante Umgebung aussuchen. Reizvolle Eindrücke während des Laufens, Gehens oder Radfahrens werden weitestgehend verhindern, daß Ihnen jene dreißig Minuten irgendwie stumpfsinnig erscheinen. Des weiteren können Sie sich Gesellschaft suchen. Wenn Sie Ihr Programm mit einem Freund absolvieren, wird die Zeit wesentlich schneller vergehen.

Bei Übungen zu Hause kann Musik für die nötige Abwechslung sorgen. Eine angenehme und anregende Geräuschkulisse kann in dieser Hinsicht genauso hilfreich wie eine optische Ablenkung sein, ganz abgesehen von dem zusätzlichen Vorteil, daß man die Bewegungen auf den Rhythmus abstimmen kann. Nichts spricht im übrigen dagegen, auch im Freien Ihren Walkman zu benutzen. So war ich bei mancher Literaturkassette derart von der Erzählung gefesselt, daß die dreißig Minuten wie im Flug vergingen und ich, ohne es zu merken, mein Pensum sogar überzog. Sofern Sie ein Trainingsgerät zu Hause haben, versuchen Sie, während Ihres Übungsprogramms zu lesen, fernzusehen, oder stellen Sie die Stereoanlage an. Ich weiß von einigen, die Fremdsprachen lernen und sich die entsprechenden Kassetten anhören, während sie auf ihrem Heimtrainer radeln.

Aber, wie sehr Sie sich auch bemühen, Ihre aeroben Übungen so zu gestalten, daß sie Ihnen Spaß machen, und was Experten Ihnen auch über die großartigen Wirkungen sagen, am Anfang werden Sie wohl stets einen gewissen Widerwillen zu überwinden haben. Es erfordert Zeit und Mühe, die Übungen zu einer Gewohnheit werden zu lassen. Die Einstiegsphase *ist* eine schwierige Phase, in der die Zeit vielleicht langsamer, als Ihnen lieb ist, vergeht. Hier muß man sich zum Durchhalten zwingen. Ein typischer Stolperstein ist, die Übungen an solchen Tagen fallenzulassen, an denen man sich müde und lustlos fühlt und glaubt, es fehle die nötige Energie. Ein Geheimnis, das all diejenigen kennen, die zu Gewohnheitssportlern geworden sind, ist, daß körperliche Anstrengung Energie erzeugt. Warten Sie nicht darauf, daß die Energie von selbst kommt, wenn Sie müde sind; erzeugen Sie Energie durch körperliche Anstrengung. Sie können sich selbst überzeugen, daß es funktioniert. Versuchen Sie es einfach.

Die innere Stimme, die sagt, Sie hätten keine Zeit für Übungen, lügt. Sobald Sie sich der Priorität der Übungen im Rahmen eines globalen vorbeugenden Gesundheitsprogrammes bewußt geworden sind, werden Sie diese Zeit erübrigen. Ein regelmäßiges Übungsprogramm wird nicht nur für ein gesteigertes Maß an Energie und Wohlbefinden, sondern auch dafür sorgen, daß Sie effizienter arbeiten und so Ihre Zeit besser nutzen und am Ende über ein Mehr an Freizeit verfügen. Ich verspreche Ihnen, daß Sie diese Anfangsphase schließlich überwinden und eine andere Beziehung zu Ihren aeroben Betätigungen entwickeln werden. Zuerst werden Sie sich nach den Übungen, später aber auch während Sie diese absolvieren, physisch und psychisch besser fühlen. Tage ohne Übungen werden Ihnen irgendwie als nicht ganz in Ordnung oder unvollständig erscheinen. Ab diesem Punkt wissen Sie, daß Ihre gute Gewohnheit allmählich feste Formen annimmt und damit die Gefahr schwindet, daß Sie Ihr Programm wieder fallenlassen.

Ich möchte nun auf die verschiedenen Formen von aeroben Übungen eingehen und aufzeigen, was ich jeweils als Vor- oder Nachteil betrachte.

GEHEN hat den großen Vorteil, daß hierfür keinerlei besonderes Geschick oder Training erforderlich ist. Jeder weiß, wie es gemacht wird, und die einzige erforderliche Ausrüstung sind ein gutes Paar Schuhe. Gehen kann man im Freien oder auch in Innenräumen (zum Beispiel in Einkaufszentren). Es ist die wahrscheinlich sicherste aller möglichen Übungsformen, mit dem geringsten Verletzungsrisiko.

Das Hauptproblem, Gehen als aerobe Grundübung zu praktizieren, ist jedoch, daß man dabei allzuleicht Gefahr läuft, es nicht mit einem genügenden Energieaufwand zu betreiben, so daß die nutzbringenden Effekte der Übung versagt bleiben. Aerobes Gehen kann weder sporadisch noch mit Unterbrechungen betrieben werden, und es erfordert etwas mehr Zeit als andere Optionen. Sie sollten in der Lage sein, etwa vier Kilometer in fünfundvierzig Minuten zu bewältigen. Sollte dieses Pensum nicht ausreichen, um Sie angemessen körperlich zu fordern, so müssen Sie schneller gehen, Etappen einlegen, die bergauf führen (langgezogene Steigungen sind am besten geeignet), oder Handgewichte tragen. (Verwenden Sie niemals Gewichte, die an den Handgelenken befestigt werden, diese können die Gelenke belasten und zu Verletzungen führen.)

Während des Gehens ist eine gute Haltung wichtig, und ein Mitschwingen der Arme, jeweils entgegengesetzt zur Beinbewegung, hilft, schwungvollere und größere Schritte zu machen. Sie können sich in Sportgeschäften hinsichtlich guter Wanderschuhe beraten lassen. Die richtigen Schuhe sind für aerobes Gehen genauso wichtig wie beim Laufen. Mit etwas Übung und wenn Sie Ihre Freude am Gehen finden, können Sie sich weltweit durchgeführten Wandertouren anschließen oder sich im Sportgehen versuchen, das im Rahmen von Wettbewerben durchgeführt und als spezielle Technik bei manchen Fitneß-Clubs unterrichtet wird.

LAUFEN ist in unserer Gesellschaft seit einigen Jahren äußerst beliebt. Keine Straße, auf der man nicht Läufer jeden Alters sieht, auch ich laufe selbst gerne. Der große Vorteil dieser Übungsform ist ihre Intensität. Laufen ist ein effizientes und schnelles Fitneßtraining, bei dem mehr Kalorien als bei irgendeiner anderen Aktivität verbrannt werden, so daß es auch für Personen attraktiv ist, die auf ihr Gewicht achten möchten. Aufgrund dieser Intensität werden bei vielen Personen Endorphine freigesetzt, die das typische Läufer-Hoch – von manchen als »Energie-Höhenflug« bezeichnet – bewirken. Das Läufer-Hoch ist – wie allgemein jedes aerobes Hoch – ein hervorragendes Antidepressivum.

Laufen ist mit einigen potentiell schwerwiegenden Nachteilen verbunden, die Sie berücksichtigen sollten, ehe Sie sich für ein regelmäßiges Laufprogramm entscheiden. Die Verletzungsgefahr ist größer als bei irgendeiner anderen der hier angeführten aeroben Übungen. Laufen traumatisiert den Körper, insbesondere die Fuß- und Kniegelenke, den Rücken wie auch die Nieren. Mit diversen Vorsichtsmaßnahmen läßt sich dieses Risiko allerdings reduzieren. Laufen Sie niemals auf Beton, sondern möglichst auf Aschenbahnen oder unbefestigten Wegen. Asphalt ist zwar ungefährlicher als Beton, aber dennoch ungeeigneter als unbefestigte Wege. Achten Sie auf gute Laufschuhe, die die Erschütterungen für die Gelenke im wesentlichen auffangen; kaufen Sie stets ein neues Paar, wenn die alten anfangen, ihre Paßform zu verlieren. Wichtig für Frauen ist, einen Sportbüstenhalter oder etwas Ähnliches zum Stützen der Brüste zu tragen. Vor jedem Lauf steht das Aufwärmen, nicht mittels Dehn- und Streckübungen, sondern durch bewußt langsames Laufen.

Das oberste Gebot: horchen Sie auf Ihren Körper. Sofern sich in irgendwelchen Gelenken Schmerzen entwickeln, hören Sie auf zu laufen, oder reduzieren Sie das Pensum, bis Sie die Ursache der Schmerzen festgestellt haben. Ich kenne viele Personen, die derartige Warnsignale ignorierten und heute infolge dauerhafter Schädigung der Wirbelsäule, der Hüft- und Kniegelenke überhaupt nicht mehr laufen können. Diese Vorsicht ist natürlich bei jeder Form der körperlichen Bewegung geboten. Aber gerade angesichts des hohen Verletzungsrisikos ist sie im Falle des Laufens von besonderer Relevanz.

Darüber hinaus scheint Laufen, verglichen mit anderen Sportarten, anfälliger für Mißbrauch zu sein, was sich möglicherweise durch die Belastungsintensität dieser Sportart und der damit verbundenen Folgewirkung auf das Endorphin-System erklärt. Es gibt viele abhängige Läufer, die Laufen als

Sucht betreiben, was bedeutet, daß es auf zwanghafte Weise ihr Leben beherrscht. Hindern irgendwelche Umstände sie am Laufen, können sie für ihr Umfeld schier unerträglich sein. Für andere ist Laufen eine Art der Selbstbestrafung. In Tucson sehe ich an den überheißen Mai- und Juni-Tagen oftmals Männer mittleren Alters, die mit einem todeskampfähnlichen Blick in der glühenden Mittagssonne durch die Straßen der Stadt laufen. Sie glauben wohl, daß mit dem Maß an Tortur auch der Nutzen aerober Leistungen steigt. Ich muß wohl nicht eigens erwähnen, daß ein solches Ansinnen absurd ist. Die extreme Belastung bei einer solchen Hitze kann den Körper, inbesondere das Herz-Kreislauf- und das Harnsystem, schädigen. Achten Sie unbedingt darauf, Ihren Flüssigkeitsverlust zu ersetzen, wenn Sie bei heißer Witterung laufen und viel schwitzen. Überdies sollten Sie starkbefahrene Straßen möglichst meiden. Sie nehmen große Mengen von Abgasen auf, zumal wenn Ihr Atem durch die aerobe Betätigung angeregt ist.

Jenseits der Möglichkeit, im Freien zu laufen, können Sie diesen Sport auch mittels Laufbändern betreiben. Fitneß-Clubs verfügen normalerweise über diese Geräte, sie werden aber auch für den Hausgebrauch angeboten. Bei vielen Geräten läßt sich die Geschwindigkeit und der Neigungswinkel regulieren und der jeweilige Leistungsgrad an einer Digitalanzeige ablesen. Durch die Nachgiebigkeit der Laufoberfläche ist die Verletzungsgefahr bei Laufbändern wesentlich reduziert. Ich selbst finde sie allerdings ziemlich langweilig, und wenn ich sie einmal nutze, muß ich immer wieder nach Möglichkeiten suchen, mich derweil selbst zu unterhalten.

SCHWIMMEN ist eine weitere populäre Sportart. Für die meisten ist es mit mehr Aufwand verbunden als Gehen oder Laufen, weil hierzu zum einen ein Schwimmbecken und zum anderen eine gewisse Geschicklichkeit erforderlich sind. Allerdings bietet diese Bewegungsform im Wasser verschiedene Vorteile im Vergleich zu anderen Sportarten. Wasser neutralisiert die Schwerkraft und ermöglicht es so, daß sich Gelenke und Muskeln frei bewegen können. So ist Schwimmen für

Personen mit Skelettmuskulaturproblemen wie Arthritis oder unfallbedingten Verletzungen die ideale Lösung. Durch das Gefühl der Freiheit, die Tragfähigkeit des Wassers und das rhythmische Atmen stellt sich bei vielen Personen ein höchst positiv veränderter Bewußtseinszustand ein. Anders als beim Gehen und Laufen werden beim Schwimmen sowohl der Oberkörper als auch der Unterkörper und damit die Muskulatur insgesamt ausgewogener beansprucht. Die Anforderungen an das Herz-Kreislaufsystem sind allerdings geringer als im Falle des Laufens.

Um Schwimmen wirklich im Sinne eines aeroben Trainings zu nutzen, müssen Sie auf eine gute Haltung im Wasser, eine effiziente Schwimmtechnik und auf einen auf die Bewegungen abgestimmten Atemrhythmus achten. Zur Verbesserung Ihrer Technik ist es vielleicht hilfreich, eine Zeitlang mit einem Schwimmlehrer zu arbeiten. Für aerobes Schwimmen bieten Freistil oder Kraulen die beste Technik. Mancherorts werden auch Wasser-Aerobic-Kurse veranstaltet, eine Kombination aus Schwimmen, Tanzbewegungen und Gymnastik, eine Variante, die erheblich interessanter als reines Bahnenschwimmen sein kann.

Die mit dem Schwimmen verbundenen Nachteile beziehen sich weitestgehend auf die Schwimmbecken. Sofern Sie nicht zu den Glücklichen zählen, die unter günstigen Klimaverhältnissen in der Nähe eines offenen Gewässers leben, welches sich zum Schwimmen anbietet, werden Sie größtenteils mit Schwimmbädern vorliebnehmen müssen. Diese Anlagen sind in der Regel nicht sonderlich motivierend und inspirierend, und das chlorinierte Wasser kann für Ihre Augen, Ihre Haut und Ihr Haar wie auch für Ihre Nasen- und Mundschleimhaut und die oberen Atemwege sehr schädlich sein. Sie sollten in jedem Fall gutsitzende Schwimmbrillen oder sogar Taucherbrillen mit einem Schnorchel tragen, Ausrüstungen, die Ihnen darüber hinaus zu einer besseren Haltung im Wasser verhelfen können. Ich rate von einem direkten Ohrenschutz in Form von Ohrenstöpseln ab. Haben Sie tatsächlich Wasser in die Ohren bekommen, so geben Sie beim Abtrocknen etwas Alkohol zum Einreiben hinein. Wenn Sie viel schwimmen, wäre es sicherlich vorteilhaft, ein geheiztes Schwimmbad zu finden. Das ist besonders für solche Personen wichtig, die an Arthritis oder irgendwelchen Verletzungen leiden, weil kaltes Wasser zur Verschlimmerung der Beschwerden führen kann. Eine weitere Vorsichtsmaßnahme: versuchen Sie, sich anzugewöhnen, während des Schwimmens Ihren Kopf zum Atmen sowohl nach rechts als auch nach links zu drehen oder eine Tauchermaske mit Schnorchel zu benutzen, so daß Sie Ihren Kopf überhaupt nicht drehen müssen. Halten Sie ihn nur nach einer Seite, können sich infolge der einseitigen Belastung der Muskeln Nacken- und Schulterprobleme ergeben.

RADFAHREN erfreut sich einer wachsenden Beliebtheit, und die vielversprechenden Aussichten völlig neuer Radkonzeptionen in naher Zukunft können bedeuten, daß mehr und mehr Personen diese mit Beinkraft betriebenen Vehikel als Sport- und Transportmittel nutzen werden. Sofern Radfahren als aerobes Training gedacht ist, muß es, genau wie das Gehen, mit einigem Energieaufwand betrieben werden. Das bedeutet auf gerader Strecke eine Geschwindigkeit von rund 25 km/h bzw. nie weniger als 15 km/h. Radfahren kann aufgrund des Geschwindigkeits- und Freiheitsgefühls eine äußerst belebende Erfahrung sein und Ihnen überdies den Zugang zu herrlichen Umgebungen verschaffen, die Ihr Sportprogramm zu einem freudigeren Erlebnis machen. Es ist außerdem eine Sportart, die von denjenigen bevorzugt wird, deren Knie weniger belastbar sind. Durch eine Stärkung der Kniemuskulatur, ohne dabei das Gelenk zu traumatisieren, bewirkt Radfahren eine erhöhte Stabilisierung und damit eine mindere Verletzungsgefahr in der Zukunft.

Der Hauptnachteil des Radfahrens ist die Notwendigkeit, daß Sie eine teure Ausrüstung kaufen müssen. Vor Ihrer Kaufentscheidung sollten Sie jedoch verschiedene Räder testen. Bei vielen Rennrädern wird die Bequemlichkeit einer Geschwindigkeit geopfert, die Sie niemals nutzen werden. Ich sitze wesentlich lieber aufrecht, als daß ich über den Lenker gebeugt in einer Haltung fahre, die meinen Nacken und meine Schultern belastet. Ein Rad muß von seiner Konzeption und Größe her auf Ihren Körper abgestimmt sein, andernfalls ergeben sich Probleme. Eine besondere Schwierigkeit sind Fahrradsitze. Unbequeme Sitze können Hautreizungen, ein Wundscheuern Ihres Gesäßes nach sich ziehen und infolge zu starken Drucks oder Quetschungen sogar zu Nervenverletzungen führen. Aber selbst mit dem richtigen Rad und Sitz kann die auf das Rückgrat einwirkende kreisende Bewegung zur Verschlimmerung von Prostata-Problemen bei Männern und Rückenbeschwerden im allgemeinen bei jemandem führen, der anfällig dafür ist.

Obwohl Radfahren unter physischen Aspekten wesentlich sicherer als Laufen ist, so kann es doch, abhängig davon, wo es betrieben wird, sehr gefährlich sein. Die Hauptgefahr geht sicherlich von Motorfahrzeugen aus, die im übrigen wohl auch nicht unwesentlich die Freude an Ihrem Ausflug beeinträchtigen können, wenn Sie ständig die Straße mit ihnen teilen müssen. Nicht nur, daß Sie sich weitestgehend auf die Autos konzentrieren müssen, statt die Landschaft genießen zu können, Sie müssen auch die Abgase einatmen. Regelmäßiges Radfahren ist dann wesentlich attraktiver, wenn Ihnen dafür Radwege oder kaum befahrene Straßen zur Verfügung stehen.

Radfahren im Freien mag mitunter nicht das ganze Jahr über möglich sein, demgegenüber läßt sich ein Heimtrainer in einem Fitneßcenter oder zu Hause uneingeschränkt nutzen. Diese werden in vielen verschiedenen Ausführungen angeboten, wobei einige ausgesprochen teuer und mit einer Fülle von computerisierten Spielereien ausgestattet sind. Der Heimtrainer ist eine gute aerobe Option für zu Hause, vorausgesetzt, Sie gehen bei Ihrem Kauf mit etwas Sorgfalt vor. Stellen Sie ihn versuchsweise vor Ihrem Fernseher auf, oder lesen Sie ein Buch, während Sie in die Pedale treten.

SKI-LANGLAUF ist in den Augen vieler Fitneßexperten die beste aerobe Sportart, da hierbei mehr Muskeln als bei anderen Aktivitäten und insbesondere in hocheffizienter Weise das Herz- und Kreislaufsystem beansprucht werden.

Das Risiko möglicher Folgeschäden für den Körper ist gering, und wenn Sie diese Sportart beherrschen, können Sie sehr viel Freude daraus gewinnen. Die Nachteile sind offensichtlich. Regelmäßig läßt sich Ski-Langlauf nur praktizieren, wenn Sie in einer entsprechenden Region wohnen, aber auch dann nur saisonal. Die meisten müssen, möglichst unter Anleitung eines Lehrers, das Skifahren lernen. Die erforderliche Ausrüstung muß gekauft und gepflegt werden.

Ski-Langlauf-Maschinen, sogenannte ExerSkier, stehen in vielen Fitneßzentren zur Verfügung und können gegebenenfalls auch zu Hause installiert werden. Sie sind in der Handhabung zwar etwas schwieriger als Heimtrainer, aber auch weniger langweilig und sorgen darüber hinaus für eine bessere Gesamtbeanspruchung des Körpers.

RUDERN weist ähnliche Vor- und Nachteile auf. Es ist ein großartiger Sport, wenn man die Zeit, die räumlichen Möglichkeiten und die Ausrüstung hat, aber nur wenige von uns werden es zu einer tragenden Säule ihres aeroben Programms machen können. Wahlweise bieten sich Rudermaschinen für die Heimbenutzung an. Angesichts der möglichen Überbelastung des Rückens bin ich hier jedoch vorsichtiger als bei anderen Geräten. Diese Gefahr ist bei einigen Modellen größer als bei anderen, und zwar bei solchen, die anstelle der Beinmuskulatur übermäßig die Arm- und Rückenmuskulatur beanspruchen. Es ist ratsam, die Nutzung einer Rudermaschine unter Anleitung eines Lehrers zu erlernen und auf jedes unliebsame Zeichen von seiten des Rückens zu achten.

TANZEN ist meines Erachtens eine der besten aeroben Übungen, die von Sportphysiologen oftmals außer acht gelassen wird. Tanzen dürfte mit dem meisten Spaß verbunden sein, abgesehen davon, daß es ein Tonikum für Seele und Geist wie auch für den Körper ist. Wenn Sie keine Rock-Musik mögen, versuchen Sie es mit Country Music, Standard- und Volkstänzen oder dem alten Square Dancing. Vielerorts gibt es Tanzclubs wie auch -kurse, wo Ihnen als Anfänger das erforderliche Geschick vermittelt wird. Tanzen kann eine gleichermaßen weitreichende aerobe Aktivität wie jede der bisher genannten sein, es ist nie langweilig und unstrittig gesundheitsfördernd. Zu den gesündesten alten Menschen, die ich kenne, gehören diejenigen, die regelmäßig tanzen. Da Tanzen normalerweise ein gesellschaftliches Ereignis ist, vergessen viele, daß man es sehr wohl auch alleine tun kann. Manchmal, an Schlechtwettertagen, lege ich eine meiner Lieblingsplatten auf und verschaffe mir mein aerobes Pensum, indem ich quer durch mein Wohnzimmer tanze, einige Minuten Seilspringen einlege, kurz auf meinem Mini-Trampolin springe und mit meinen Hunden herumbalge. Eine gute Zeit, die wir alle genießen.

AEROBIC-Kurse beinhalten für gewöhnlich eine Kombination von Dehn- und Streckübungen zum Aufwärmen, aeroben Bewegungen und Übungen zur Stärkung der Muskeln, die zu entsprechender Musik unter Anleitung eines Lehrers gemacht werden. Als Mitglied eines Fitneßclubs sind Sie mit diesen Kursen vertraut. Sie werden normalerweise mit unterschiedlichem Schweregrad, für Anfänger, fortgeschrittene Anfänger und Fortgeschrittene, angeboten. Aufgrund ihrer festen Strukturen und Organisation sind Aerobic-Kurse besonders für solche Personen geeignet, für die die eigene Motivation ansonsten ein Handicap darstellen kann.

Im Rahmen der regulären Aerobic-Kurse wird in der Regel eine Form von Springen und Laufen praktiziert, die zu Traumata der Gelenke führen kann. So bieten manche Clubs inzwischen »leichtes Aerobic« an, welches dahingehend modifiziert wurde, daß Erschütterungen vermieden werden. Für meinen Geschmack machen Aerobic-Kurse weniger Spaß als spontanes, freies Tanzen, ich erkenne aber den ausgesprochenen Nutzen, den sie für viele haben. Als Aerobic-Anfänger ist Vorsicht bei dem gewählten Schweregrad geboten. Denn einige der intensiveren Formen könnten Sie an den Rand der Erschöpfung bringen und eine Überstrapazierung Ihrer Muskeln nach sich ziehen.

SEILSPRINGEN ist eine weitere meiner Lieblingsbeschäftigungen. Obwohl es von Athleten seit langem als eine effiziente aerobe Konditionsübung genutzt wird, ist es nicht einmal annähernd so populär wie die meisten der hier genannten Sportarten. Diverse Vorteile sind offensichtlich, so etwa die absolut problemlose Transportmöglichkeit der Ausrüstung. Verglichen mit anderen Sportausrüstungen sind Springseile billig, und sie lassen sich überallhin mitnehmen. Ich nutze sie in Hotelzimmern und auf Parkplätzen, wenn ich unterwegs bin, in meiner wie auch anderer Leute Wohnung und im Freien. Mit etwas Übung hat der Rhythmus etwas Hypnotisches, was die Zeit schnell und ruhig vergehen und die Monotonie der Bewegung völlig vergessen läßt. Seilspringen ist eine hervorragende Übung zur Stärkung des Herz-Kreislaufsystems und der Arm- und Beinmuskulatur.

Es erfordert etwas Übung, bis man das Seilspringen beherrscht. Das ist dann erreicht, wenn man mit einem kleinen, gelenken tänzelnden Schritt (lieber einen Fuß nach dem anderen als beide gleichzeitig), ohne die Füße allzusehr anzuheben, einen steten Rhythmus einhalten kann. Haben Sie keine Lust, dreißig Minuten lang mit dem Seil zu springen, hier bieten sich Einlagen mit anderen Turnübungen an.

TREPPENSTEIGEN ist erstaunlich anstrengend, wenn es um mehr als die Bewältigung eines Stockwerks geht. Wenn Sie in der glücklichen Lage sind, im Hause Treppen zu haben, nutzen Sie diese oft. Steigen Sie Treppen wo immer möglich, statt Aufzüge und Rolltreppen zu benutzen. Zu den anforderungsintensivsten Sportgeräten gehören Mini-Rolltreppen oder Treppenmaschinen. Schauen Sie sich in Fitneßcentern danach um, und erwägen Sie, wenn sie Ihnen zusagt, eine Anschaffung für den Hausgebrauch. Selbst bei relativ langsamer Geschwindigkeit bin ich bei der Nutzung dieser Maschine schnell in Schweiß gebadet und muß mich während eines dreißigminütigen Steigens ganz schön anstrengen. Sollten Sie erhebliches Übergewicht haben, kommt diese Übung für Sie nicht in Frage. Sie kann eine übermäßige Belastung für Ihr Herz bedeuten und Ihre Gelenke traumatisieren.

Nachfolgend noch einige allgemeinere Hinweise und Vorsichtsmaßnahmen in Zusammenhang mit aeroben Übungen:

- Jede aerobe Übung ist besser als keine aerobe Übung. Ich wäre glücklich, wenn Sie auf einer regelmäßigen Basis auch nur wenige Minuten erübrigen würden; um jedoch alle zu Beginn dieses Kapitels erwähnten nutzbringenden Effekte erzielen zu können, sollten Sie solche Übungen kontinuierlich, im Durchschnitt etwa dreißig Minuten täglich, an fünf Tagen in der Woche, praktizieren.
- Halten Sie sich diesen Richtwert als Ziel vor Augen, auf das Sie langsam, mit Ihrer eigenen Geschwindigkeit, hinarbeiten, was dann besonders wichtig ist, wenn Sie sich bisher in keiner Form sportlich betätigt haben.
- Die von mir empfohlenen Werte sind ein *Durchschnittspensum*. Es ist kein Beinbruch, wenn Sie hier und da ein oder zwei Tage auslassen. Das können Sie später wieder aufholen. Ein schlechtes Gewissen, weil Sie Ihre Übungen unterlassen haben, schadet Ihnen wahrscheinlich mehr als das Unterlassen selbst.
- Über diese reinen Übungen hinaus sollten Sie nach Wegen und Möglichkeiten suchen, wie Sie Ihr tägliches Bewegungspensum erhöhen können – beispielsweise häufiger Treppen zu steigen, entfernter gelegene Parkplätze zu suchen, so daß Sie längere Wegstrecken zurücklegen müssen, und selbst mehr körperliche Arbeiten verrichten, statt diese an andere zu delegieren.
- Sofern Sie Ihr Sportprogramm mit anderen gemeinsam absolvieren, versuchen Sie, daraus keine Wettbewerbe zu machen. Konkurrenzdenken kann einen Teil der nutzbringenden Effekte der Übungen – vor allem im Hinblick auf Ihr Herz-Kreislauf- und Immunsystem und Ihre psychische Verfassung – zunichte machen. Sofern Sie ein solches Konkurrenzdenken nicht ausklammern können, absolvieren Sie Ihr Programm lieber alleine. (Siehe Kapitel 9 und 12 hinsichtlich weiterer Informationen, inwieweit Gedanken die Funktionen des Körpers beeinflussen können.)
- Typische Wettbewerbssportarten wie Tennis oder Handball sind kein Ersatz für die zuvor genannten aeroben Akti-

vitäten. Bei diesen Sportarten ist die eigentliche aerobe Betätigung auf ein fortwährendes ›stop-and-go‹ beschränkt, anstelle eines kontinuierlichen Bewegungsablaufes. Denn regelmäßige, kontinuierliche Anstrengungen stärken Ihr Herz-Kreislaufsystem am effektivsten.

- Ehe Sie in irgendeine aerobe Übung voll einsteigen, sollten Sie sich stets aufwärmen. Das beste Aufwärmen ist eine verlangsamte Version ebender Aktivität, die Sie angehen möchten. Das heißt, daß Sie mit langsamen Bewegungen gehen, laufen oder radfahren. Viele Sportler wärmen sich mit Dehn- und Streckübungen auf, diese sind zur Vorbereitung der Muskeln bei aeroben Übungen aber nicht gleichermaßen gut geeignet wie langsame Bewegungen.
- Am Ende einer Übung sollten Sie sich einige Minuten zum Abkühlen geben, indem Sie, wie eingangs zum Aufwärmen, die gleichen Bewegungen langsamer ablaufen lassen.
- Wenn Sie zuvor nie Sport betrieben haben, sollten Sie sich ärztlich untersuchen lassen, ehe Sie ein Übungsprogramm in Angriff nehmen. Sofern Sie unter Herzproblemen oder Bluthochdruck leiden oder familiär in dieser Hinsicht vorbelastet sind, wäre ein EKG (Elektrokardiogramm) möglicherweise ratsam.
- Achten Sie auf Ihren Körper! Hören Sie mit Ihren Übungen auf, sobald Sie irgendwelche ungewöhnlichen Schmerzen verspüren.
- Hören Sie sofort mit Ihren Übungen auf, wenn Sie Schwindelgefühle, Benommenheit, Brustschmerzen oder Atemschwierigkeiten bemerken oder gar ohnmächtig werden. Lassen Sie sich umgehend ärztlich untersuchen.
- Ihr Herzschlag und Ihre Atemfrequenz sollten innerhalb von fünf bis zehn Minuten nach Beendigung einer aeroben Übung wieder auf Normalniveau zurückgekehrt sein. Ist dies nicht der Fall, sollten Sie sich ärztlich untersuchen lassen.
- Treiben Sie keinen Sport, wenn Sie krank sind. Warten Sie, bis es Ihnen besser geht, dann nehmen Sie Ihre Übungen langsam wieder auf. Sorgen Sie sich nicht, daß Sie Ihre Fitneß verlieren, Sie werden sie sehr schnell wiedergewinnen.

Anstrengende Übungen bei Ausbruch einer Krankheit können bewirken, daß Sie länger krank sind.

Sobald aerobe Übungen Ihnen zu einer guten Gewohnheit geworden sind, können Sie Ihr Programm versuchsweise mit Einlagen aus dem vielfältigen Angebot der nicht-aeroben Übungen auflockern. Darunter versteht man zum Beispiel Dehn- und Streckübungen, Übungen zur Stärkung und zum Aufbau von Muskeln oder solche, die das Gleichgewicht, die Beweglichkeit, Behendigkeit oder das Koordinationsvermögen fördern. Ich habe diesen Bereich bewußt bis zum Schluß aufgehoben, so daß Sie sich zuerst an eine aerobe Routine heranarbeiten. Aerobe Übungen sind anstrengender, werden oft als weniger Spaß machend empfunden und fordern am Anfang wirkliche Entschlossenheit und Überwindungskraft, bis die nutzbringenden Effekte schließlich spürbar werden. Da fällt es oft leichter, mit Gewichten zu arbeiten, ein paar Bodenübungen zur Körperertüchtigung zu machen oder Yoga-Kurse zu besuchen, als ein dreißigminütiges Herz-Kreislauf-Training einzulegen. Aus diesem Grund dränge ich Sie, sich zuerst auf die aeroben Übungen zu konzentrieren.

DEHN-** und **STRECKÜBUNGEN sind ein völlig natürliches Konditionstraining für eine gesundheitsfördernde Stärkung der Muskulatur; darüber hinaus fördern sie die Lockerung und damit Geschmeidigkeit von Sehnen, Bändern und Gelenken, verändern die Dynamik des Nervensystems und tun einfach nur gut. Sie können eine Menge über die Notwendigkeit von Dehn- und Streckübungen lernen, wenn Sie Hunde und Katzen beobachten. Die meisten von uns strekken sich, wenn sie längere Zeit in der gleichen Haltung verbracht haben, und Gelehrte, die sich mit dem menschlichen Körper beschäftigt haben, vertreten die Auffassung, man solle sich regelmäßig in entgegengesetzter Richtung zu den Haltungen strecken, in denen man die meiste Zeit des Tages verbringt. Wenn wir also, beispielsweise, über einen Schreibtisch gebeugt arbeiten, sollten wir uns, nach Hause zurückgekehrt, ein paar Minuten hinsetzen und mit dem Kopf, dem Nacken und den Schultern nach hinten gebeugt verharren.

Unsere Muskeln enthalten Dehnungsrezeptoren, eine spezielle Gruppe von Zellen, die das Zentralnervensystem über ihren Spannungszustand informieren. Das erklärt möglicherweise, warum Dehn- und Streckübungen den Grad unserer Munterkeit und unsere Stimmungen zu verändern vermögen. Strecken tut gut, es ist jedoch eine Empfindung, die sowohl an positiv erfreuliche als auch negativ schmerzliche Erfahrungsgrenzen stößt. Obwohl einige formale Dehn- und Streckübungen, wie im Yoga, anfänglich schmerzhaft erscheinen mögen, so werden sich Ihre dahingehenden Empfindungen mit zunehmender Praxis aber sehr schnell ändern.

Strecken ist etwas so Natürliches, daß Sie, ohne viel Phantasie investieren zu müssen, Ihre eigenen Übungen entwikkeln können. Ziehen Sie den formalen Weg vor, so bieten sich Dehn- und Streckübungskurse, die in vielen Fitneßcentern und -schulen veranstaltet werden, oder auch Bücher mit entsprechenden Anleitungen an (darüber hinaus gehören einige Streckübungen im allgemeinen zum regulären Programm von Aerobic-Kursen). Ich empfehle Ihnen nachdrücklich, sich möglichst häufig zu strecken, besonders wenn Sie unter Muskelversteifungen leiden oder einen Großteil Ihrer Zeit sitzend oder in einer einseitigen Haltung verbringen.

YOGA tut für den Körper wesentlich mehr als nur die Muskeln zu dehnen, da dieses Dehnen jedoch das Haupterlebnis für die meisten Anfänger ist, möchte ich hier darauf eingehen. Diese alte indische Lehre zielt vor einem philosophisch-religiösen Hintergrund auf die Selbstfindung, das Einswerden mit dem Bewußtsein ab. Die körperliche Komponente, die sogenannte Hatha-Yoga, umfaßt eine Reihe von *Asanas* oder Körperstellungen. Daran denken die meisten von uns, wenn das Wort *Yoga* fällt, und es sind diese Haltungstechniken, die von den meisten Yoga-Lehrern im Westen vermittelt werden. In einem größeren Rahmen dienen die Yoga-Asanas der Konzentration und Meditation, weil sie den Körper und das Nervensystem beruhigen. Sie haben keinen Selbstzweck, weil die reine Anwendung, so geübt man darin auch sein mag, noch lange nicht bedeutet, daß man auch das höherliegende Ziel, die Beruhigung des Geistes, erreicht. Um Yoga zu lernen, kann man den autodidaktischen Weg anhand von Büchern wählen, einfacher ist es jedoch unter Anleitung eines Lehrers. In jeder Stadt werden Yoga-Kurse durchgeführt, ein Blick in die Zeitung oder ins Telefonbuch dürfte genügen. Sobald Sie die Grundlagen beherrschen, können Sie die Übungen, ohne ein festgelegtes zeitliches Pensum, alleine machen.

Obwohl Yoga normalerweise nur als eine sehr strukturierte Form nicht-aerober Dehn- und Streckübungen betrachtet wird, bietet es eine ganze Reihe von Vorteilen. Es ist eine ausgezeichnete Methode zur Stärkung der Muskeln und Harmonisierung aller Teile des Körpers. Es sorgt für eine verbesserte Beweglichkeit und ist besonders vorteilhaft für jeden, der unter chronischen Rückenschmerzen leidet. Jenseits der gesundheitsfördernden Effekte für die Muskulatur hat Yoga einen ausgesprochen positiven Einfluß auf das Nervensystem. Es bewirkt eine tiefe Entspannung und ist ein hochwirksamer Streßreduzierer. Aus diesem Grund werde ich in Kapitel 6, in Zusammenhang mit Entspannungstechniken, nochmals darauf zurückkommen. Yoga läßt sich in jeder Altersstufe lernen. Kinder, die damit anfangen, können problemlos das gleiche Geschick wie Erwachsene entwickeln. Für ältere Menschen ist es ein hervorragendes nicht-aerobes Konditionstraining, und für jeden eine herrliche Ergänzung der zuvor beschriebenen aeroben Übungen.

Ich kenne einige Fälle, wo sich Gelenkprobleme infolge überenthusiastischer Yoga-Anwendungen ergaben. Bestimmte Körperstellungen können den Nacken, die Knie und den unteren Rückenbereich belasten, wenn Sie diese mit zuviel Nachdruck ausüben oder zu lange halten, eine Gefahr, die dann besonders real ist, wenn Sie nicht mit allmählichen Steigerungen auf eine höhere Beweglichkeit hinarbeiten. Ein Mann, der von einem Aufenthalt bei einem Yoga-Meister in Indien zurückkehrte, berichtete, daß sein Lehrer ihn gewaltsam in schwierige Asanas gebeugt und sich mit seinem vollen Gewicht auf ihn gestützt hätte, um so die Belastung zu erhöhen, ja, sogar während er in einer Stellung verharrte, auf ihm herumgesprungen wäre. Nicht nur, daß diese Methoden ihm damals eine Menge Schmerzen bereiteten, noch lange Zeit, nachdem er Indien verlassen hatte, wurde er von noch ärgeren Schmerzen geplagt. Bei Yoga, wie bei jeder anderen Sportart, müssen Sie auf Ihren Körper hören. Sobald Sie merken, daß eine Stellung mit nachhaltigen Schmerzen verbunden ist, lassen Sie davon ab. Kürzlich sind einige ungewöhnliche Formen des Yoga im Westen aufgetaucht, die wesentlich dynamischer und anstrengender sind, als das Hatha-Yoga. Beim »Kundalini«- und »Ashtanga«-Yoga liegt die Betonung sowohl auf kraftvollen Bewegungen als auch auf schwierigen Stellungen. Sie haben eher eine stimulierende als eine entspannende Wirkung und sind beide für Anfänger nicht geeignet.

GEWICHTHEBEN und BODYBUILDING sind beides Muskeltrainingsmethoden, die mit Widerständen arbeiten und in der Vergangenheit die klassischen Betätigungsfelder von Gesundheits- und Fitneßclubs waren. Sehr viele Personen beschränken ihr sportliches Leistungsprogramm noch immer weitestgehend auf ein Gewichtstraining, welches sie entweder mit Maschinen oder freien Gewichten absolvieren, und noch immer empfehlen die meisten Fitneßexperten dies als Teil eines umfassenden Sportprogramms. Auch auf die Gefahr hin, daß diese Fachleute sich angegriffen fühlen, ich gehöre nicht zu denjenigen, die ein Gewichtstraining als gesundheitsfördernde Maßnahme befürworten. Es mag andere Gründe geben, es zu machen, ich versichere Ihnen aber, daß Sie auch eine optimale Gesundheit erlangen können, ohne jemals Eisen gestemmt zu haben.

Das physiologische Prinzip, wonach sich die Muskelmenge durch Gewichtheben erhöht, ist einfach: Jede Mehrbelastung eines Muskels bedingt, daß er an Umfang zunimmt; wird der Muskel nicht mehr beansprucht, nimmt er ab. Ein Beispiel, welches die schnelle Reaktionsfähigkeit des Körpers auf veränderte Anforderungen durch die Umgebung veranschaulicht. Zum Gewichtheben lassen sich meiner Erfahrung nach die meisten Personen durch die Vorstellung verleiten, daß Muskelpakete gleich Schönheit und Stärke bedeuten. Es ist ebenjenes Hauptmotiv des äußeren Erscheinungsbildes, das ich unklug finde. Einige der stärksten und fittesten Personen, die ich kenne, haben Körper, die denen eines Bodybuilders alles andere als ähnlich sehen, sie haben keine Muskelpakete und entsprechen auch nicht den Körperidealen wie sie in Gesundheits- und Fitneßclubs so sehr in Mode sind. Ich glaube nicht einmal, daß es unbedingt einen Zusammenhang zwischen diesem Aussehen und tatsächlicher Kraft, Fitneß und Gesundheit gibt.

Meines Erachtens sind die Körper vieler Gewichtheber eher interessant als schön. Oft ist der Oberkörper überproportional entwickelt, mit übermäßig breiten Schultern, dikken Oberarmen und überstark ausgeprägtem Brustkorb. Schlimmstenfalls opfert das Bodybuildung einem oberflächlichen Äußeren sogar die Gesundheit, indem ungesunde Ernährungsweisen (eiweißreiche Nahrungsmittel sowie Eiweiß- und Aminosäurenergänzungen) oder die Einnahme gefährlicher Drogen (Anabolika) propagiert und dabei die wirkliche Arbeit einer präventiven Gesundheitspflege vernachlässigt werden. Die Bodybuilder, die ich kenne, sind als Gruppe gesehen keineswegs gesünder als andere Personen, einige sind sogar weniger gesund infolge der Art und Weise, wie sie über ihren Körper denken und ihn behandeln.

Wenn ich mich einmal, was selten vorkommt, in einem Fitneßtrainingsraum aufhalte, probiere ich durchaus auch einmal kurz die Gewichtmaschinen aus und arbeite, je nach Lust und Laune, mit ein paar freien Gewichten. Vielleicht geht es Ihnen ähnlich. Sollten Sie sich allerdings von dieser Sportart angezogen fühlen, würde ich Sie bitten, Ihre Motive einmal sorgfältig zu prüfen. Entscheiden Sie sich dennoch für ein Gewichtheben auf regelmäßiger Basis, so seien Sie wenigstens vor solchen Lehrern auf der Hut, die Sie davon überzeugen wollen, Sie müßten sich eiweißreicher ernähren oder Eiweißpulver, Aminosäuren oder teure Kräuterergänzungen einnehmen, die vermeintlich ohne Nebenwirkungen, auf narliche Weise den Muskelbaueffekt der Steroide besorgen sollen.

Diese Art des Muskeltrainings mit Widerständen hat eine nutzbringende Wirkung, nämlich, daß sie die Knochendichte erhöht und somit ein wirksames Gegenmittel gegenüber hormonellen und stoffwechselbedingten Veränderungen bietet, die zu Calcium-Verlust und in der Folge zu Osteoporose führen können. Frauen entwickeln früher als Männer eine Anfälligkeit gegenüber dieser schweren Krankheit, aber Frauen, die im praktischen Alltag die gute Gewohnheit, Gewichte zu heben, beibehalten haben, sind wirksamer geschützt als andere. Das Gewichtheben ist nur eine Form von gewichtrelevanten Übungen; auch einige der zuvor genannten aeroben Aktivitäten wie Laufen, Tanzen und Anwendungen mit aeroben Geräten stärken die Knochen, darüber hinaus aber gleichzeitig Ihr Herz und Ihre Lunge.

TURNEN und GYMNASTIK sind die bekannten Formen der Körperertüchtigung, wie sie in Schulen, Kursen und beim Militär praktiziert werden; es handelt sich hierbei um Muskelkonditionsübungen, die ebenfalls, je nachdem, wie schnell oder wie lange sie gemacht werden, aerober Natur sein können. Zu den beliebtesten Varianten dürften wohl Liegestütze, dann Kniebeugen, Rumpfbeugen, Hampelmannübungen und ähnliche gehören. In Zusammenhang mit diesen Turnübungen gibt es ein praktisches Problem, daß nämlich die meisten von uns schlechte Erinnerungen damit verbinden: Irgendwer – ein Sportlehrer vielleicht oder ein Armeeleutnant – zwang uns dazu. Wenn wir heute aus freien Stücken wieder darauf zurückkommen, so tun wir das für gewöhnlich aus einer tugendhaften Anwandlung heraus, etwas für unsere Figur und unsere Fitneß tun zu müssen. Genau wie bei Schlankheitskuren ist das Scheitern derartiger Anstrengungen vorprogrammiert. Wenn Sie eine gute Beziehung zu Turn- und Gymnastikübungen haben, sollten Sie diese um jeden Preis weitermachen. Andernfalls sollten Sie versuchen, die gleichen nutzbringenden Effekte mit Dingen zu erzielen, die Ihnen mehr Spaß machen: Tanzen, Wandern oder Spielen.

MUSKELTRIMMEN, das »Fundament« bei Aerobic, soll den Muskeltonus erhöhen und für eine bessere Figur sorgen. Glauben Sie nicht jenen Versprechungen in Büchern und von

Lehrern, daß auf diese Weise schlaffe Körper wieder fest und Rundungen sowie »Zellulitis«, jene häßlichen Fettpolster verschwinden werden, mit denen eine schöne Person sich »unmöglich sehen lassen« kann. Wäre es doch bloß so, daß all diese Bein- und Bauchübungen derartige Wunder vollbrächten. Aber die Wahrheit sieht leider anders aus. Fettpolster verschwinden nur durch eine allmähliche Gewichtsabnahme infolge einer dauerhaft veränderten Ernährungsweise und einer generellen Beachtung aller in diesem Buch hervorgehobenen gesundheitsrelevanten Prinzipien. Dennoch kann diese Übungsform natürlich bewirken, daß Sie sich gut fühlen und Ihren Körper mehr lieben.

BAUCHÜBUNGEN fallen eigentlich unter Muskeltrimmen; ich führe sie aber dennoch als gesonderte Kategorie auf, weil sie der Vorbeugung von Beschwerden im unteren Rückenbereich dienen können. So können etwa Straffungsübungen – aus dem Liegen unter Anspannung der Bauchmuskulatur hochbeugen – gleichzeitig die das Rückgrat unterstützende Muskulatur stärken und harmonisieren. Manche Bodybuilder arbeiten auf eine brettähnliche Bauchmuskulatur hin. Es ist keineswegs gesund, wenn sich die Muskeln nicht entspannen können, da ein derartiger extremer Tonus Probleme im Bereich der Verdauungsorgane verursachen kann. Die Bauchmuskeln sollten zwar einen guten Tonus haben, aber dennoch weich und flexibel sein, ein Prinzip, das zu den Lerninhalten der meisten asiatischen Kampfsportarten gehört. Gemäßigte und einfühlsame Bauchübungen empfehle ich denjenigen, die Probleme mit dem Rücken, eine Bauchoperation oder mehrere Schwangerschaften hatten.

ASIATISCHE KAMPFSPORTARTEN, jene traditionellen Disziplinen Chinas, Koreas und Japans, sind inzwischen im Westen sehr beliebt geworden. Jenseits von Kampf und Verteidigung werden die Bedeutung von Beweglichkeit, Gleichgewicht und Koordination hervorgehoben. Einige Arten sind deutlich aggressiver als andere, beispielsweise Karate, und manche, wie Aikido, führen regelmäßig zu Verletzungen. Die einzige, die ich aus dem gesamten Spektrum als Teil eines Gesundheitsprogrammes empfehle, ist Tai ch'i. Bisweilen unter der Bezeichnung »Chinesisches Schattenboxen« bekannt, handelt es sich hierbei um eine Serie formal ablaufender fließender, graziöser und langsamer Bewegungen, die auf eine Harmonisierung des Energieflusses (ch'i) im Körper abzielen. In jeder chinesischen Stadt kann man morgens an Bushaltestellen Tausende von Menschen jeden Alters beobachten, die sich ihrem Tai ch'i hingeben, während sie auf den Bus warten. Ähnlich wie Yoga, ist Tai ch'i eine hervorragende Methode zur Streßreduzierung und Entspannung, und es fördert darüber hinaus die Beweglichkeit, das Gleichgewicht und eine positive Körperbewußtheit. Es ist schön für den Beobachter wie auch denjenigen, der es praktiziert, und es entbehrt all jene Probleme, die für die anderen Formen typisch sind.

Asiatische Kampfsportschulen präsentieren sich gerne als Lehranstalten spiritueller Disziplinen, welche das Bewußtsein heben sowie Gesundheit und Heilung fördern. Diejenigen, die die Kunst dieser Kampfsportarten beherrschen, so wird gesagt, laufen weniger als andere Gefahr, in Gewalttätigkeiten verwickelt zu werden. All das hört sich gut an, in der Praxis fördert aber diese Art von Kampfsporttraining oft ungesunde Einstellungen und Gefühlslagen, weil sie eine verstärkt latente Defensivhaltung fördern, wonach andere eher als potentielle Angreifer gesehen werden und die irrige Vorstellung, Gewalt sei die Lösung für Gewalt, leicht die Oberhand gewinnt. Sollten Sie sich von derartigen Sportarten angezogen fühlen, so wählen Sie Ihren Lehrer und Ihre Schule sorgfältig.

Genau wie Sie den Ablauf Ihres aeroben Übungsprogramms abwechslungsreich gestalten können und sich nicht auf eine Disziplin beschränken müssen, so können Sie Ihre Phantasie auch im Bereich des nicht-aeroben Konditionstrainings spielen lassen. So bietet sich zum Beispiel zur Verbesserung der Koordination, Beweglichkeit und des Gleichgewichtes Gehen, Laufen oder sogar Tanzen auf einem grobflächigen, unebenen Gelände als eine optimale Lösung an. Wenn Sie noch nie über Steine oder in Flußläufen spaziert sind, gehen Sie am Anfang vorsichtig und dann etwas mutiger vor. Ebenso effektiv können spielerische Beschäftigungen in der Brandung wie auch viele Ballspiele sein – vorausgesetzt, Sie lassen sich dabei nicht von irgendwelchen Konkurrenzgedanken gefangennehmen.

Ob aerob oder nicht-aerob, die Gewichtigkeit, die dem Spiel in Zusammenhang mit Sport zukommt, kann nicht überbetont werden. Sport sollte in erster Linie Spaß machen, nicht Qual bedeuten, und im Idealfall sollten Sie nicht merken, wie die Zeit vergeht. Wenn Sie immer nur die Minuten zählen, bis Sie aufhören können, dann macht Ihr Programm Ihnen keine Freude. Kleine Kinder ringen im Spiel stundenlang miteinander, entwickeln Kraft, Koordinationsvermögen und Behendigkeit, wobei sie sich ein herrlich aerobes Austoben verschaffen und alle Zeit dieser Welt haben. Schade, daß die Erwachsenen das nicht mehr tun. Ich versuche, Erwachsenen bewußt die ›Erlaubnis‹ für solcherlei Spiele zu geben und habe sogar schon Workshops zu wettbewerbsfreiem Ringen (also aus Spaß) veranstaltet. Es übertrifft bei weitem das wie intensiv auch immer betriebene Strampeln auf einem Heimtrainer. Versperren Sie sich nicht selbst den Weg, indem Sie sich in stumpfsinnige Routinen von Schulen und Clubs mit aufwendigen Ausrüstungen klemmen lassen. Nutzen Sie diese Einrichtungen, sofern Sie ihnen hilfreich sind, gute sportliche Gewohnheiten zu entwickeln, finden Sie aber auch Wege, Ihre Aktivitäten in einem kreativen und spielerischen Sinne, die Ressourcen Ihrer eigenen Umgebung nutzend, auszubauen.

Ehe ich mit diesem Thema schließe, möchte ich noch auf einige Probleme in Verbindung mit Sport hinweisen, die nur selten in unserer Fißneß-besessenen Ära diskutiert werden. Sport ist ebensowenig wie die Frage der Ernährung der einzige gesundheitsentscheidende Faktor. Es gibt Personen, die tatkräftig Sport treiben und infolge eines Herzanfalls tot umfallen. Andere sind außerstande, sich auszuruhen oder zu entspannen. Aggressive, konkurrenzorientierte Personen nähern sich dem Sport im allgemeinen wie sie sich ihrer Arbeit und ihrem sonstigen Leben nähern; ihr äußeres Erscheinungsbild mag tadellos sein, aber psychisch und geistig sind sie charakteristischerweise unterentwickelt.

Viele derjenigen, die in Sportschulen oder Gesundheitszentren laufen oder sich abarbeiten, entwickeln eine übersteigerte Abhängigkeit gegenüber dem Sport, der zur Voraussetzung für ihr Wohlbefinden wird. Ein wichtiger Aspekt von tatsächlicher Gesundheit ist die Bewußtheit, daß Sie sich ohne jedwede Form externer Hilfsmittel, einschließlich Aerobic oder Hanteln, vollständig und ganzheitlich fühlen können. Werden sportabhängige Personen mit Problemen konfrontiert, reagieren Sie häufig in der Form, daß sie noch intensiver Sport treiben (es sei denn, bei dem Problem handelt es sich um eine Verletzung, wodurch die betreffende Person dann wirklich in eine Zwickmühle geraten kann). Ich wünsche mir, daß Sie sich ein einfühlsames und in Maßen betriebenes Übungsprogramm zu eigen machen. Ich wünsche mir nicht, daß aus dieser Gewohnheit ein Zwang wird. Abhängigkeiten und Mißbrauch von Sport sind keine Seltenheit. Sie sind weder der Gesundheit noch dem Wohlbefinden förderlich.

Literatur zum Weiterlesen

Zwei gute Bücher von Richard Hittleman, »Yoga, das 28-Tage-Programm«, München, und »Yoga für totale Fitneß«, München.

Kapitel 6
Entspannung, Ruhe und Schlaf

Eine Frau, Anfang Fünfzig, kam ratsuchend wegen chronischer Verstopfung und Kreislaufproblemen zu mir, Symptomen, bei denen ich einen Zusammenhang mit ihrer offensichtlichen Angst vermutete. Im Rahmen des Fragenkomplexes hinsichtlich ihrer Stimmungs- und Gefühlslage fragte ich sie: »Haben Sie derzeit irgendwelchen ungewöhnlichen Streß?« Sie zögerte einen Moment, schaute mich dann an und sagte: »Nun, das *Leben* ist Streß.«

Dem stimme ich zu. Wir können den Streß nicht mehr aus unserem Leben ausschließen, als wir die Spannung aus unseren Muskeln ausschließen können. Würde die Muskelspannung auf Null sinken, fielen wir als eine formlose Masse zu Boden. Würde jeglicher Streß verschwinden, wären wir nicht am Leben. Streß ist ein integraler Bestandteil unserer Interaktionen mit unserer Umwelt, und solange er keine überwältigenden Ausmaße annimmt, sorgt er dafür, daß wir wachsen und uns entwickeln.

Es gibt ein paar Standardfragen, die ich bei der Ermittlung der Krankengeschichte stelle: »Betrachten Sie sich als einen nervösen Menschen? Sind Sie verspannt? Haben Sie Sorgen? Was tun Sie, um sich zu entspannen? Haben Sie jemals irgendein Entspannungstraining mitgemacht?« Die meisten Menschen sagen von sich, daß sie unter Streß stehen. Andere beschreiben sich als nach außen hin ruhig, aber im Innern voller Spannungen. Andere meinen, sie selbst hielten sich für entspannt, aber ihre Ehepartner und Freunde seien nicht dieser Ansicht. Manche schauen mich verständnislos an, wenn ich sie frage: »Was tun Sie, um sich zu entspannen?« Andere geben Antworten wie »Wein trinken« oder »fernsehen«. Es gibt bessere Wege.

Das Wort *Streß* hat seinen Ursprung in dem lateinischen Wort, von dem auch unser *strikt* abgeleitet ist, das ursprünglich »eng« oder »fest« bedeutete. Streß ist das Unbehagen oder Leid, welches von Kräften verursacht wird, die unsere Bewegungsfreiheit einschränken. Das läßt vermuten, daß die Quellen dieses Unbehagens in externen Bereichen zu suchen sind. Es sind äußere Kräfte, die uns das Leben schwer machen: ein anspruchsvoller Chef, ein unglücklicher Ehepartner, schwierige Kinder, der Berufsverkehr, Berge von Rechnungen, kriminalitätsbedingte Gefahren, politische Unruhen, Luftverschmutzung, das Krebsrisiko und so weiter und so fort.

Streß hat in Wirklichkeit jedoch zwei Seiten, die äußere und die innere. Das Leben ist voller Herausforderungen und Enttäuschungen, die fortwährend unser Wohlergehen bedrohen, um aber überleben, wachsen und uns voll entfalten zu können, müssen wir damit fertig werden. Genau wie Muskeln stärker werden und an Umfang zunehmen, wenn sie gegen Widerstände anarbeiten, so sorgt die Konfrontation mit den Schwierigkeiten, die das Leben für uns bereithält, für eine seelische und geistige Erweiterung. Ohne Schwierigkeiten gäbe es kein Wachstum.

Der von innen kommende Streß ist unsere Reaktion auf die Hindernisse und Rückschläge des Lebens. Reagieren wir in der Form, daß wir nervös, ängstlich, wütend oder depressiv werden, so sind diese Zustände mit Sicherheit dazu angetan, uns zu schaden. Internalisierter, nach innen verlagerter Streß hält den Geist in einem Zustand der Aufregung, bringt das Nervensystem aus dem Gleichgewicht, hat tiefgreifende Auswirkungen auf das Immunsystem und erzeugt jene vielfältigen streßbedingten Leiden, die in unserer Gesellschaft an der Tagesordnung sind. Natürlich liegt es nahe, externe »Stressoren« als die Ursache Ihrer Spannungen zu sehen, in Wirklichkeit können Sie aber wählen, inwieweit diese Ihr Leben beeinflussen, und Sie können es lernen, Ihre Reaktionen entsprechend zu verändern.

Unsere Gesellschaft ist übrigens nicht die einzige, die von streßbedingten Krankheiten geplagt wird. Eine meiner ehemaligen Studentinnen, heute eine Ärztin, verbrachte fast ein Jahr in einer ländlichen Region Kenias, in einem isoliert gelegenen Hospital, der einzigen medizinischen Einrichtung innerhalb eines riesigen Einzugsgebietes von Stammesvölkern, die ihren traditionellen Lebensweisen noch verhaftet waren. Sie war dorthin gegangen in der Erwartung, nun voll in eine exotische Welt der tropischen Medizin einsteigen und eine Menge über den Umgang mit der Schlafkrankheit, mit Parasiten, Schlangenbissen und dem Dschungelfieber lernen zu können. Statt dessen litten 90 Prozent der Patienten an Geschwüren, Bluthochdruck, Kopfschmerzen und anderen physischen Ausdrucksweisen von Angst und Nervosität. Die am meisten verschriebenen Medikamente waren Valium und Tagamet (gegen Magengeschwüre). Vielleicht war das einfache Leben unserer Vorfahren doch nicht so einfach.

Viele Jahre waren Valium, Tagamet und ähnliche Medikamente die weltweit am häufigsten verschriebenen Arzneien. Allein diese Tatsache veranschaulicht, wie wichtig es ist zu lernen, Streß zu neutralisieren oder auf eine Art und Weise zu kanalisieren, die Sie nicht krank werden läßt. Seit Ärzte und Patienten sich der Rolle, die Streß bei der Verursachung von Krankheiten spielt, bewußt geworden sind, ist Streßreduzierung zum großen Geschäft geworden. Inzwischen neigen wir dazu, Streß für jede Krankheit, die wir nicht verstehen oder deren Ursache wir nicht ermitteln, verantwortlich zu machen. Eine solche Haltung kann Ärzte zu falschen Diagnosen verleiten.

Vor einigen Jahren suchte mich ein Mann von Anfang Dreißig auf, seine einzige Beschwerde war eine geminderte sexuelle Potenz. Er hatte keine Freude mehr am Sex; seine Erektionsfähigkeit wie auch das Empfindungsvermögen seines Penis im Hinblick auf eine Reizempfänglichkeit waren eingeschränkt. Seit fast elf Jahren lebte er mit diesem Problem. Vorher war alles in Ordnung gewesen. Ansonsten war er bei hervorragender Gesundheit, er ernährte sich bewußt und ausgewogen, war ein Fitneß-Freak, mochte seine Arbeit, hatte aber aufgrund seiner sexuellen Schwierigkeiten Probleme mit Beziehungen. Er meinte, die Ursachen seien nicht psychologischer Natur. Im Laufe der Jahre hatte er verschiedene Ärzte aufgesucht, aber keiner von ihnen wußte eine Antwort. Alle rieten ihm, zu einem Psychiater zu gehen. Wegen des Verdachts auf eine Harnwegsinfektion hatte er so unter anderem auch einen Urologen aufgesucht, der eine Reihe von Untersuchungen anstellte, die aber sämtlich negativ verliefen. Dieser Arzt vertrat die Auffassung, sein Problem läge in seinem Kopf, sei streßbedingt, und riet ihm zu einer Psychotherapie. Der Patient suchte schließlich einen Psychologen auf, kam aber nach einigen Sitzungen zu dem Entschluß, das sei Zeitverschwendung. Seither hatte er resigniert und sich in sein Schicksal ergeben, »damit zu leben«.

Ich befragte ihn detailliert über seine Gewohnheiten, wie er sich ernährte, schlief, entspannte und Sport betrieb. Sport, vor allem das Fahren mit einem 10-Gang-Fahrrad, spielte in seinem Leben eine große Rolle. Fast jeden Tag legte er Strekken zwischen dreißig und fünfzig Kilometer zurück. Ich fragte ihn, seit wann er diese Form des Radfahrens praktiziere. Er dachte nach und antwortete: »Seit elf Jahren.« Das Problem dieses Patienten lag mitnichten in seinem Kopf. Ein Großteil des Problems lag in Wirklichkeit in einer Druckverletzung des perinealen Nervs, der für die Leitung der Nervenimpulse aus dem Penis verantwortlich ist. Harte Fahrradsattel können so stark auf diesen Nerv drücken, daß er einschläft. Ich kenne das Problem aus eigener Erfahrung, mir war das gleiche passiert, nachdem ich einige Tage mit meinem neuen 10-Gang-Rad auf einem unbequemen Sattel gefahren war. Als ich wußte, was dieses Kribbeln bedeutete, war es zu spät, und ich war eine Woche lang impotent, bis sich der Nerv erholt hatte. Wenn Sie einen Nerv elf Jahre lang eindrücken, ist es mit einer Woche Rekonvaleszenzzeit bei weitem nicht getan, eine Heilung ist aber möglich. Ich legte dem Patienten nahe, mit dem Radfahren aufzuhören und sich eine andere Sportart zu suchen oder sich einen geteilten Sitz zu kaufen, der nicht auf das Perineum, die Gegend zwischen After und äußeren Geschlechtsteilen, eindrückt. Über die Beseitigung der Ursache hinaus empfahl ich ihm noch die Einnahme von Vitamin B_6, um die durch Druckeinwirkung entstandene Nervenverletzung zu heilen.

Dieser Fall war natürlich durchaus untypisch. Denn wesentlich häufiger versuchen Ärzte, Probleme, die keine physischen Ursachen haben, mit physisch-wirksamen Methoden zu behandeln. Nach meinem Empfinden *ist* Streß bei vielen Patienten eine primäre Krankheitsursache und bei einer noch größeren Zahl ein verschlimmernder Faktor.

Es lohnt immer den Versuch, destruktive äußere Situationen zu verändern. Mitunter rate ich Patienten, sich eine andere Arbeitsstelle zu suchen, in eine andere Gegend des Landes umzuziehen oder aus einer schlechten Beziehung auszusteigen, wobei mir aber gleichzeitig bewußt ist, daß diese Veränderungen als solche den Betreffenden noch nicht jene Instrumente an die Hand geben, die eine bessere Bewältigung ihrer Probleme in der Zukunft gewährleisten. Aus diesem Grund mache ich darüber hinaus auch allen Patienten Vorschläge, wie sie sich entspannen und vor den schädlichen Auswirkungen von Streß schützen können. Fast jeder kann profitieren, der lernt, wie man sich entspannt.

Im Sinne dieser Zielsetzungen müssen Sie sich zwei allgemeine Fragen stellen:

1. was tue ich, das verhindert, daß ich mich entspanne? und
2. was tue ich nicht, das hilfreich sein könnte, daß ich mich entspanne?

Wir wollen mit der ersten Frage beginnen. Ohne sich dessen bewußt zu sein, werden viele Personen von Faktoren beeinflußt, die ihre Nervosität und innere Anspannung verstärken. Diese Hindernisse sollten beseitigt werden. Ich möchte vier der häufigsten Faktoren nennen.

KOFFEIN und andere STIMULIERENDE DROGEN aktivieren das sympathische Nervensystem, welches uns auf Notsituationen, auf »Kampf-oder-Flucht«-Reaktionen vorbereitet. Diese Drogen bewirken, daß wir unruhiger, nervöser und ängstlicher werden und behindern somit unsere Entspannung, unsere Ruhe und unseren Schlaf. Kaffee, Tee, Cola und Schokolade sind in unserer Kultur so selbstverständlich, daß den meisten Konsumenten mitnichten bewußt ist, daß es sich dabei um bewußtseinsverändernde Drogen handelt. Detaillierter werde ich im folgenden Kapitel, »Gewohnheiten«, darauf eingehen. Koffein ist in vielen Ladenprodukten wie auch in Medikamenten enthalten. Wenn Sie Ihren inneren Streßpegel reduzieren und sich intensiver entspannen und von äußeren Störfaktoren ablassen möchten, so bietet sich als Ausgangspunkt das Koffein an, das Sie in all seinen Formen aus Ihrem Leben eliminieren sollten. Kokain und Amphetamine (Geschwindigkeit) sind illegale Drogen mit ähnlichen Wirkungen. Ein legales Stimulans, auf das man achten sollte, ist Phenylpropanolamin (PPA), als Hauptbestandteil in freiverkäuflichen Schlankheitspillen und in vielen freiverkäuflichen Mitteln gegen Erkältungskrankheiten enthalten. Ein weiteres ist Ephedrin, das oftmals als krampflösendes Mittel in Arzneien enthalten ist. Einige der vorrangig in Reformhäusern und Drogerien erhältlichen Stärkungs-, Belebungs- und Schlankheitsmittel enthalten Pflanzenextrakte, in erster Linie Guarana (eine Koffeinquelle aus Südamerika), Matetee (dito) und Ma huang oder Chinesischen Ephedra (der Ephedrin-Lieferant). Aufgrund ihres Einwirkens auf das sympathische Nervensystem müssen all diese Stimulanzien, ob natürlicher oder synthetischer Herkunft, ob in Form von Tees oder Pillen, als Hindernisse der Entspannung gewertet werden.

GERÄUSCHE haben einen tiefgreifenden Einfluß auf das Nervensystem. Manche Geräuscharten erhöhen unser Erregungsniveau und bewirken, daß wir angespannt und nervös werden. Denken Sie nur an ein Sirenengeheul vor Ihrem Fenster oder einen lautstark ausgetragenen Streit, den Sie mitanhören. Welche Gefühle rufen solche Geräusche bei Ihnen hervor?

Musik hat eine ganz besondere Macht, unser Bewußtsein zu beeinflussen. Im Falle von Gruselfilmen ist es oft mehr die Musikkulisse als die Bilder selbst, die für Aufregung und Gänsehaut sorgt. Viele Gesellschaftskulturen haben diese Macht der Musik erkannt – mit dem Ergebnis, daß manche sie verboten haben, etwa die islamischen Fundamentalisten, während andere sich ihrer in Ritualen bedienen, die, wie im Voodoo, auf eine Bewußtseinsveränderung abzielen. Das Hauptinstrument des Schamanen ist eine Trommel. Bei dem richtigen Rhythmus ist der Betreffende in der Lage, seinen physischen Körper zu verlassen und in das Reich des Geistes zu reisen. In Bali werden Krieger mit Gong und Trommeln zu ekstatischen Gewaltausbrüchen getrieben. In afrikanischen Religionen ist das Trommeln eine hochentwickelte Kunst, mit der spektakuläre Bewußtseinsveränderungen, bis hin zu sexueller Erregung, Trance, einer Inbesitznahme durch Geister und sogar ein völliger Bewußtseinsverlust herbeigeführt werden können.

Daß einige dieser afrikanischen Rhythmen mit dem Jazz und Rock 'n' Roll auch in unserer Musik ihren Niederschlag gefunden haben, ist unbestritten. Ich habe nichts gegen diese Musik, wenn sie der Unterhaltung dient, ich habe aber Bedenken hinsichtlich ihres Effekts auf das menschliche Nervensystem, wenn sie als Geräuschkulisse verwendet und unbewußt aufgenommen wird. So ist es beispielsweise keine Seltenheit, wenn ich im Stadtverkehr anhalten muß, daß aus den Wagen neben mir aus voll aufgedrehten Lautsprechern aufregende Beatrhythmen zu mir herüber tönen. Fahrer wie Passanten tun so, als ob das alles ganz normal sei, nur ein bißchen Musik, um das Fahren interessanter zu machen. Dabei ist der Stadtverkehr für gewöhnlich bereits streßintensiv genug, ohne daß das Nervensystem durch stimulierende Rhythmen noch weiter aufgepeitscht werden müßte. Wenn ich an meinem Autoradio drehe, so wird von den meisten Sendern jene Art von Musik gespielt, die die innere Spannung erhöht und folglich der Entspannung im Wege steht. Aber nicht nur Rockmusik hat diesen Effekt. Ich habe in meinem Autoradio oft einen Sender mit klassischer Musik eingestellt. Manchmal, wenn mir der mißtönende Effekt irgendeiner dissonanten Komposition auf meinen Geist bewußt wird, schalte ich genervt ab. Die Gefahr hierbei ist, daß man leicht unbewußt irgendwelchen Klängen zuhört, die direkt und tiefgreifend auf das Nervensystem einwirken und Ruhe sowie eine innere

Zentrierung behindern. In gewisser Weise läßt sich die Frage, welche Klänge Sie auf Ihr Bewußtsein einwirken lassen und welche Sie ausschließen, mit der Wahl der Nahrungsmittel vergleichen. Es ist, wenn man so will, eine Frage der Ernährung, der geistigen Ernährung. Wenn Sie erregt, aufgeputscht, sexuell erregt oder für körperliche Gewalttätigkeiten aufgeheizt sein möchten, dann sollten Sie sich von den gemeinhin zugänglichen Klängen entsprechend berauschen lassen. Möchten Sie sich demgegenüber entspannen und die aufgrund von externen Belastungen entstandene Anspannung abbauen, dann sollten Sie sich das Leben, indem Sie sich diesen Einflüssen aussetzen, nicht unnötig schwer machen.

NACHRICHTEN können ebenso weitreichende Auswirkungen auf unsere geistige Verfassung haben. Die meisten Nachrichtensendungen erhöhen unsere Nervosität, geben uns neue Möglichkeiten, uns zu sorgen, und entsprechen so insgesamt ganz unserem Bedürfnis nach emotionaler Erregung. Viele Menschen sind abhängig von ihren Zeitungen oder Nachrichtenmagazinen oder den Nachrichtensendungen im Radio und Fernsehen. Genau wie eine Koffeinabhängigkeit ist auch eine Nachrichtenabhängigkeit ein Haupthindernis für die Entspannung.

Ist es wirklich notwendig, über irgendwelche Mordgeschichten in einer entfernten Stadt oder den letzten Fall von Ölverschmutzung oder den scheußlichen Anschlag von Terroristen Bescheid zu wissen? Aus meiner eigenen Erfahrung meine ich, daß ein Großteil der aufregendsten Nachrichten für unser Leben im Alltag ohne Belang ist und daß wir von einem Ereignis, das wichtig genug ist, um uns etwas anzugehen, noch zeitig genug erfahren. Während der Jahre, die ich zwecks Forschungen auf dem Gebiet von Pflanzen, Drogen und Medizin in Lateinamerika und Afrika verbrachte, war ich oft wochen- oder monatelang von den Nachrichten abgeschnitten. Wenn ich den Anschluß dann wieder gefunden hatte, stellte sich heraus, daß sich die Welt kaum verändert hatte. Alles, was ich versäumt hatte, war die Chance, mir Sorgen zu machen. Mark Twain entwarf seinerzeit einmal eine

Einheitstitelseite für Zeitungen, um diesen Punkt zu veranschaulichen. Die Leitartikel beschäftigten sich mit einer Revolution in Lateinamerika, der steigenden Kriminalität in der Stadt und Beteuerungen der Regierung, daß es der Wirtschaft gutgehe. Das war vor einhundert Jahren.

Sie sollten sich vor Augen halten, daß die Nachrichtenproduzenten bei der Auswahl der Veröffentlichung von Ereignissen nach »journalistischen Wertmaßstäben« vorgehen. Skandale und aufregende Stories, die Angst und Betroffenheit hinsichtlich zukünftiger Entwicklungen auslösen, sind allemal von größerem journalistischem Wert als andere. Sie sollten derartige Informationen nicht unbewußt und gewohnheitsmäßig absorbieren. Achten Sie in jedem Fall auf die damit verbundenen Auswirkungen auf Ihr psychisches und geistiges Gleichgewicht. Versuchen Sie einmal, mit Ihren Nachrichtengewohnheiten zu brechen und sich dann kraft Ihrer Wahlmöglichkeit selektiv und bewußt in Nachrichtensendungen einzuschalten.

AUFGEWÜHLTE GEMÜTER wühlen auch Ihr Gemüt auf. Im Bereich des Bewußtseins findet eine Art von Resonanz statt. In Gegenwart von ruhigen Personen, die ihre Mitte gefunden haben, schwindet Ihre innere Anspannung und Sie können, ohne selbst etwas dazu beigetragen zu haben, einen Teil Ihres Stresses loslassen. Entsprechend ist die Wirkung, wenn Sie mit Personen zusammen sind, die aufgeregt, wütend und nervös sind, automatisch werden Sie sich diesen Gemütslagen anpassen. Achten Sie darauf, wie Ihr Inneres auf die Menschen reagiert, mit denen Sie zusammen sind. Die Gesellschaft erregter Gemüter sollten Sie weitestgehend meiden.

Ich gehe davon aus, daß Sie die Dinge, die ein Entspannen behindern, gerne beseitigen möchten. Es gibt zahlreiche positive Ansätze, auf die Sie zur Reduzierung Ihres inneren Stresses zurückgreifen können. So nachfolgend eine Reihe von Beispielen, die Ihnen die Vielfalt Ihrer Wahlmöglichkeiten aufzeigen soll.

ATMEN hat, wie gesagt, einen starken Einfluß auf unseren Geist, unseren Körper und unsere Stimmungen. Allein der Umstand, wenn Sie sich auf Ihr Atmen konzentrieren, ohne es in irgendeiner Form verändern zu wollen, hat bereits eine entspannungsfördernde Wirkung. Es gibt eine Fülle negativer Dinge, auf die Sie sich konzentrieren können – auf Ihre Gedanken, zum Beispiel, die für einen Großteil von Ängsten, Schuldgefühlen und Unglücklichsein verantwortlich sind. Machen Sie es sich zur Gewohnheit, Ihr Bewußtsein auf Ihren Atem zu lenken, wann immer Sie merken, daß Sie negativen Gedankengrübeleien nachhängen.

Die effektivste Entspannungsmethode, die ich kenne, ist die bewußte Regulierung des Atems. Nachfolgend finden Sie eine Yoga-Atemübung, die ich den meisten meiner Patienten beibringe. Sie ist ausgesprochen einfach, erfordert kaum Zeit, keinerlei Ausrüstung und kann überall praktiziert werden.

Obwohl diese Übung sich in jeder Stellung machen läßt, schlage ich für den Anfang vor, daß Sie sich hierzu hinsetzen und den Rücken aufgerichtet halten. Legen Sie Ihre Zungenspitze an den Zahnfleischrand unmittelbar hinter Ihren oberen Vorderzähnen, und *halten Sie sie während der ganzen Übung dort.* Sie atmen durch den Mund, um die Zunge herum aus; wenn Sie mögen, können Sie Ihre Lippen dabei leicht spitzen.

Als erstes vollständig, mit einem Zischlaut, durch den Mund ausatmen.

Als nächstes den Mund schließen und langsam, während Sie gedanklich bis vier zählen, durch die Nase einatmen.

Den Atem anhalten, bis Sie bis sieben gezählt haben.

Dann vollständig, mit einem Zischlaut, während Sie bis acht zählen, durch den Mund ausatmen.

Das ist ein Atemzug. Nun nochmals einatmen und den Vorgang drei weitere Male, bis zu insgesamt vier Atemzügen, wiederholen.

Achten Sie darauf, daß Sie stets lautlos und ruhig durch die Nase einatmen und hörbar durch den Mund ausatmen. Ihre

Zungenspitze bleibt die ganze Zeit in der gleichen Position. Das Ausatmen dauert zweimal so lange wie das Einatmen. Die spezifische Zeit, die Sie für eine Phase aufwenden, ist nicht wichtig, wichtig ist das Verhältnis von 4 : 7 : 8. Sofern Sie Probleme mit dem Atemanhalten haben, beschleunigen Sie die Übung, behalten aber das Verhältnis von 4 : 7 : 8 für die drei Phasen bei. Mit etwas Übung werden Sie den Ablauf verlangsamen können und sich an ein zunehmend tieferes Ein- und Ausatmen gewöhnen.

Diese Übung ist ein natürlicher Tranquilizer für das Nervensystem. Anders als bei medikamentösen Beruhigungsmitteln, die bei Ersteinnahme oft effektiv sind, im Laufe der Zeit aber ihre Wirkung verlieren, greift diese Übung anfangs nur in subtiler Weise, gewinnt aber mit der Wiederholung und Praxis an Schlagkraft. Sie sollten sie wenigstens zweimal täglich machen. Sie können sie nicht zu oft machen. Allerdings sollten Sie sich während des ersten Monates auf jeweils vier Atemzüge pro Übung beschränken. Später können Sie, wenn Sie mögen, bis zu acht Atemzüge erhöhen. Sollten Sie sich bei Ihrer ersten Atemübung etwas benommen fühlen, seien Sie unbesorgt, das geht vorbei.

Nach vier solchen Atemzügen kann sich durchaus ein spontaner Bewußtseinswandel bemerkbar machen, etwa in Form eines Gefühls des Losgelöstseins oder des Leichtseins oder des Verträumtseins. Ein solcher Wandel ist wünschenswert und verstärkt sich mit der Wiederholung. Er ist ein Zeichen, daß Sie Ihr autonomes Nervensystem wirksam beeinflussen und Streß neutralisieren. Sobald Sie diese Technik durch tägliches Üben beherrschen, verfügen Sie über ein höchst zweckdienliches, jederzeit griffbereites Instrument. Verwenden Sie es, wann immer Sie etwas in Aufregung versetzt, und zwar ehe Sie reagieren. Verwenden Sie es, wann immer Ihnen innere Anspannungen bewußt werden. Greifen Sie als Hilfe zum Einschlafen darauf zurück. Ich kann diese Übung nicht hoch genug empfehlen. Jeder kann davon profitieren.

Oft werde ich gefragt, warum die Zunge in jener Stellung zu halten ist. Die Yoga-Lehre spricht von zwei »Nervensträngen« im menschlichen Körper, der eine positiv, elektrisch und solar, der andere negativ, magnetisch und lunar. Diese beginnen und enden jeweils an der Zungenspitze und dem Zahnfleischrand hinter den oberen Vorderzähnen. Mit der Herstellung des Kontaktes zwischen diesen Systemen soll ein Kreislauf geschlossen und somit die Energie des Atems darin gehalten und ein Verflüchtigen verhindert werden. Ich weiß nicht, ob es irgendeinen Zusammenhang zwischen diesen Ideen und den westlichen physiologischen Konzepten gibt, da aber die Yogis diese Übung seit Tausenden von Jahren praktizieren, erscheint es mir sinnvoll, sich präzise an ihre Anleitungen zu halten.

PROGRESSIVE RELAXATION ist ein Weg, sich von Muskelverspannungen zu befreien. Diese Technik wird häufig beim Yoga und in Turnkursen wie auch von verschiedenen Lehrern, von Massagetherapeuten bis zu Psychologen, unterrichtet und ist ebenso anhand von Selbsthilfe-Kassetten erlernbar. Sie existiert in vielen Variationen. Die meisten beginnen in der Form, daß man sich in einer bequemen Stellung auf den Rücken legt. Einige Male tief und langsam durchatmet und sich dann abwechselnd auf die verschiedenen Körperteile konzentriert, wobei man sich jeder Muskelverspannung bewußt wird und diese freiläßt. Eine Möglichkeit, wie diese fortschreitende Entspannungsmethode praktiziert werden kann, ist, zunächst bewußt einen Muskel anzuspannen und diesen dann zu entspannen. Sie können mit der Vorderseite des Körpers beginnen und die Muskeln der oberen Gesichtshälfte spannen und entspannen und so weiter fortschreitend über das Kinn, den Hals, die Brust, den vorderen Armbereich, den Bauch, die Ober- und Unterschenkel, die Füße, bis zu den Zehen vorgehen. Anschließend gehen Sie in gleicher Weise mit den rückwärtigen Körperpartien vor. Zum Schluß bleiben Sie ruhig, mit geschlossenen Augen liegen, konzentrieren sich auf Ihren Atem und genießen das Gefühl von Frieden und Freisein von Spannungen. Natürlich ist diese Technik auch eigenständig leicht erlernbar, es ist aber angenehm, den gesprochenen Anleitungen von jemandem mit einer beruhigenden Stimme folgen zu können. Sie können die Progressive Relaxation in Ihre Tagesroutine integrieren und Möglichkeiten finden, diese in der praktischen Anwendung flexibler zu gestalten. Wenn Sie beispielsweise eine sitzende Stellung wählen, läßt sie sich auch an Ihrem Arbeitsplatz anwenden.

SPORT kann entspannend sein, und ich weiß, daß er für viele Menschen die Hauptmethode zur Streßreduzierung ist. Ein Grund, warum ich regelmäßige aerobe Übungen empfehle, ist deren beruhigendes Einwirken auf unser Gefühlsleben. Das ist der langfristige Nutzen, aber Sport, sowohl aerober als auch nicht-aerober, kann auch in akuten Situationen greifen. Wenn Sie über andere, sich selbst oder die Welt im allgemeinen wütend oder aufgebracht sind, wird ein schneller Spaziergang oder ein kurzer Lauf oder Gewichtheben von einer halben Stunde Ihnen oftmals wieder zu einer guten Stimmung verhelfen. In diesem Fall wird Sport zu einer symptomatischen Behandlung herangezogen. Er verbrennt überschüssige Energie, hilft aber nicht, Ihnen zu zeigen, wie Sie Streß anders verarbeiten können. Deshalb empfehle ich ihn nicht als eine allein anzuwendende Entspannungsmethode. Wann immer jemand auf meine Frage: »Was tun Sie, um sich zu entspannen?« mit »Sport treiben« antwortet, dränge ich den Betreffenden, auch darüber hinausgehende Techniken zu lernen: Atmen, Visualisierung oder Yoga, zum Beispiel.

YOGA ist, wie bereits ausgeführt, sowohl eine hervorragende Entspannungs- als auch eine ausgezeichnete nichtaerobe Körpertrainingsmethode. Es ist die ideale Ergänzung zu aeroben Übungen. Yoga erfordert die Hingabe zu einem formalen Programm und laßt sich, zumindest für Anfänger, am besten unter Anleitung eines Lehrers praktizieren.

MASSAGE und KÖRPERARBEIT können wundervoll entspannend sein. Um ein Optimum an nutzbringenden Effekten zu erzielen, müssen Sie völlig passiv sein und sich den Händen eines geschickten Therapeuten überlassen. Es gibt zahlreiche Beweise, daß die Verfassung von Psyche und Nervensystem sich im Zustand der Muskulatur widerspiegeln und ebenso, daß die Körperarbeit eine Route ins Unbewußtsein darstellt. Einige Massagetechniken sind entspannender als andere. Zu den besten hier geeigneten gehört die Trager-Arbeit, ein System, das den Massierten mit schnellen aufeinanderfolgenden, flexiblen Bewegungen in einen träumerischen veränderten Bewußtseinszustand wiegt (siehe Anhang).

Genau wie Sport ist die Massage mehr eine symptomatische als eine Form der Behandlung, die dauerhaft Änderungen bewirkt. Ein weiterer Einschränkungsfaktor ist die Praktikabilität, da nur wenige von uns in der Lage sind, täglich einen Massagetherapeuten aufzusuchen, die meisten von uns aber jeden Tag über Entspannungsfertigkeiten verfügen müssen.

VISUALISIERUNG und IMAGINATION sind Techniken, im Rahmen derer man sich auf Bilder konzentriert, die man vor seinem geistigen Auge entstehen läßt. Wir alle beschäftigen uns von Zeit zu Zeit mit Bildern, die in unserem Innern liegen, vor allem, wenn wir Tagträumen oder sexuellen Phantasien nachhängen, aber nur wenige von uns haben es gelernt, ihre Vorstellungskraft soweit zu entwikkeln, um deren Potential zu einer positiven Beeinflussung unserer Psyche und unseres Körpers nutzen zu können. Die Visualisierung und Imagination bedienen sich der Verbindung zwischen dem für das Sehvermögen zuständigen Gehirnteil und dem autonomen Nervensystem. Ist dieser Teil des Gehirns (die Sehrinde im hinteren Bereich des Kopfes) nicht besetzt, also mittels Eingaben durch das Auge nicht in Anspruch genommen, läßt es sich, wie es scheint, zur Beeinflussung der physischen wie psychischen Verfassung nutzen. Darüber hinaus gibt es auf der ganzen Welt viele Personen, die an die Kraft von Bildern vor unserem geistigen Auge im Sinne einer konkreten Beeinflussung realer Erfahrungen glauben und daß ein verschärftes Imaginationsvermögen die Fähigkeit erhöht, unser Schicksal kontrollieren zu können. Ob Sie nun daran glauben oder nicht, Sie können mit solchen

Bildern experimentieren, um deren entspannungsförderndes Potential auszuprobieren.

Man kann diese Technik mit Hilfe von Büchern, Kassetten oder auch entsprechend spezialisierten Lehrern, zumeist Psychologen und Hypnotherapeuten, lernen. Möglicherweise ist Ihnen bereits bekannt, daß die Visualisierung als begleitende Maßnahme bei der Behandlung von Krebs und anderen schweren Krankheiten verwendet wird. In manchen Fällen können wirksame Heilungen ausgelöst werden, was, so wird vermutet, auf die positive Beeinflussung des Nerven-, endokrinen und Immunsystems zurückzuführen ist. Der Individualität eines jeden Rechnung tragend, sollten die verwendeten Bilder sinnvollerweise der eigenen Phantasie des Patienten entsprungen sein, so daß die Funktion des Therapeuten in dieser Hinsicht darauf beschränkt ist, dem Patienten zu helfen, die für ihn richtigen Bilder zu finden.

Zur Entspannung und Streßreduzierung ist es absolut in Ordnung, für den Anfang den in Büchern oder von Kassetten vorgegebenen Imaginationsübungen zu folgen, solange Sie sich damit wohl fühlen. Oder rufen Sie sich einfach eine Szene aus der Vergangenheit in Erinnerung, wo Sie besonders glücklich waren, sich sicher fühlten und Ihre Mitte gefunden hatten. Schließen Sie die Augen, und atmen Sie einige Male tief durch, dann versetzen Sie sich geistig in dieses Bild zurück. Versuchen Sie, das Bild möglichst klar und deutlich entstehen zu lassen und auch die Umgebung entsprechend zu hören, zu fühlen und zu riechen. Die Frage der Zeit, wie lange Sie sich darauf konzentrieren, ist weniger wichtig als die Frage der Regelmäßigkeit. Wenn Sie täglich ein paar Minuten für die Visualisierung einlegen, werden Sie größeren Nutzen daraus ziehen können, als wenn Sie ab und an eine ganze Stunde dafür erübrigen.

Der günstigste Zeitpunkt für diese Übungen sind die Übergangsphasen zwischen Schlaf und Aufwachen. Versuchen Sie sich einfach kurz vor dem Einschlafen und kurz nach dem Aufwachen auf Ihr friedliches Bild zu konzentrieren. Während dieser Phasen kann das Bild leichter in Ihr Unterbewußtsein dringen und so Ihr Nervensystem und Ihren

Körper entspannen. Selbstverständlich können Sie die Übungen auch tagsüber anwenden, insbesondere, wenn äußere Streßfaktoren Sie herunterholen und Ihnen innere Anspannungen bewußt werden.

BIOFEEDBACK bedient sich technologischer Mittel, um das Erlernen von Entspannungstechniken zu beschleunigen. Die Idee ist clever und einfach: Wenn Sie es lernen, über Sinneswahrnehmungen eine Bewußtheit hinsichtlich autonomer Funktionen zu entwickeln, können Sie auch lernen, diese zu verändern. Die übliche Biofeedbackpraxis sieht so aus, daß Temperatursensoren an die Finger angeschlossen werden und die Hauttemperatur mittels hörbarem Signal, normalerweise einem Piepton, angezeigt wird: je schneller die Abfolge der Pieptöne, desto höher die Temperatur. Ihre Aufgabe ist es dann, über eine Erhöhung Ihrer Hauttemperatur, diese Abfolge der Signaltöne zu beschleunigen. Über den Ton erhalten Ihre Ohren und Ihr Gehirn die Rückkoppelung, das Feedback, von einer Körperfunktion, die normalerweise unbewußt erfolgt und sich der willentlichen Steuerung entzieht. Die Hauttemperatur ist Indikator des Blutflusses in den Händen, der von der Größe der kleinen Arterien bestimmt wird. Die Steuerung der Durchblutung obliegt dem autonomen Nervensystem, indem es bewirkt, daß sich Arterien zusammenziehen (der sympathische Einfluß) oder ausdehnen (der parasympathische Einfluß). Zur Erhöhung der Körpertemperatur muß das sympathische Nervensystem entspannt werden.

Würde ich Ihnen sagen, Sie sollten Ihr sympathisches Nervensystem entspannen oder die Durchblutung Ihrer Hände intensivieren, wüßten Sie mit Sicherheit nicht, wo Sie ansetzen sollten, da Ihr Bewußtsein keine Einwirkungsmöglichkeiten auf diese Funktionen hat; aber bei der gerade beschriebenen Biofeedback-Anwendung werden Sie sehr schnell entdecken, daß Sie die Abfolge der Signaltöne sehr wohl beeinflussen und beschleunigen können. Ihnen wird nicht bewußt, was Sie im einzelnen tun. Über die Gefühle, die sich bei Ihnen einstellen, wenn Sie die richtige Region entspannen, und der Verstärkung, die Sie aufgrund der schnelleren Signaltöne erfahren, werden Sie es schon bald lernen, sich zunehmend besser zu entspannen. Diese Art des Lernens ist interessant und macht Spaß.

Der Lohn, diese Entspannungsreaktion erfolgreich zu beherrschen, geht weit über warme Finger hinaus (wenngleich diesen Personen schon genügen würde, die unter kalten Händen und Beschwerden wie der Raynaud-Krankheit leiden, wo durch einen übermäßigen sympathischen Tonus bei Kälteexposition der Hände schwerwiegende Spasmen in den Arterien ausgelöst werden). Gelingt es, das Gleichgewicht des autonomen Nervensystems dahingehend zu verändern, daß der sympathische Teil seine Dominanz verliert, so hat dies weitreichende Auswirkungen auf den ganzen Körper, bis hin zu einer Verlangsamung des Herzschlages, Senkung des Blutdrucks oder verbesserter Verdauungsfunktion.

Andere Biofeedback-Anwendungen arbeiten auf der Grundlage von Muskelspannung (etwa im Falle von Spannungskopfschmerzen oder Bruxismus – dem autonom gesteuerten Zähneknirschen vor allem während der Nacht) oder Gehirnwellen. Die Anwendungsmöglichkeiten dieser Methode sind vielfältig, begrenzt werden sie meistenteils durch das eingeschränkte Vorstellungsvermögen von praktizierenden Therapeuten und der mangelnden Bereitschaft zu Experimenten während der entsprechenden Ausbildungszeit. Sobald Sie ein Gefühl für ebenjenen Zustand entwickeln, den Sie erreichen möchten, hat Ihre Arbeit erst begonnen. Jetzt müssen Sie nach Hause gehen und ihn ohne maschinelle Hilfestellung erzeugen. Sofern Sie diese Übungen nicht auf regelmäßiger Basis machen, haben Sie Ihre Zeit und Ihr Geld verschwendet, denn der wesentliche Punkt bei dieser Methode ist, das Gelernte in Ihr tägliches Leben zu integrieren. Ideal wäre ein Pensum von fünfzehn bis zwanzig Minuten täglich, das Sie vorzugsweise nach einigen Minuten Progressiver Relaxation, Visualisierung oder Meditation als Vorbereitung auf die Übung einlegen sollten.

Biofeedback funktioniert am besten bei Personen, deren Spannungen sich in körperlichen Beschwerden äußern und die eine Vorliebe für Maschinen mit irgendwelchen Knöpfen, Leuchtanzeigen und Signaltönen haben. Ich empfehle diese Methode oft Personen, die unter Migräne, erhöhtem Blutdruck, Herzrhythmusstörungen, Geschwüren, chronischen Darmproblemen, der Raynaud-Krankheit und Bruxismus leiden. Ebenso empfehle ich sie solchen Personen, die das Gefühl haben, sie benötigten Hilfe von außen, um zu lernen, ihre Nervosität und ihren inneren Streß abzubauen, und daran zweifeln, das auf sich alleine gestellt zu schaffen. Wenn Sie Biofeedback praktizieren, schaffen Sie aber genau das sehr wohl aus sich heraus, und sich dessen bewußt zu werden, macht bei dem Ganzen einen Großteil des Spaßes aus. Das Gehirnwellen-Biofeedback, mancherorts inzwischen in spezialisierten Zentren verfügbar, ist eine hochwirksame Technik zur Veränderung des Bewußtseinszustandes, Intensivierung von Meditationsübungen und Überwindung psychosomatischer Probleme.

Ein typisches Biofeedback-Trainingsprogramm umfaßt zehn Sitzungen von jeweils einer Stunde pro Woche. Hinweise auf Biofeedback-Therapeuten finden Sie möglicherweise in den Gelben Seiten Ihres Telefonbuches oder bei Psychologischen Beratungsstellen. Erkundigen Sie sich eingehend, und beginnen Sie keine Therapie bei jemandem, dem es offenkundig an Interesse an Ihrer Person mangelt. Denn manche Therapeuten schenken individuellen Bedürfnissen kaum Beachtung und arbeiten mechanisch. Einige Krankenversicherungen übernehmen die Kosten einer Biofeedback-Anwendung, insbesondere wenn sie von einem Arzt verschrieben wurde. Ich empfehle Biofeedback-Geräte nicht für den Hausgebrauch, zumindest nicht ohne ein vorheriges Training mit einem Therapeuten.

MEDITATION ist gesteuerte Konzentration. Der Meditierende lernt, seine volle Aufmerksamkeit und Konzentration auf ein Objekt zu lenken: den Atem, einen Satz oder ein Wort, das ruhig wiederholt wird, eine inspirierende Textstelle aus dem Gedächtnis, ein Bild vor dem geistigen Auge. Wissenschaftler konnten die spontan wirksam werdenden nutzbringenden Effekte in Form von gesenktem Blutdruck, geminderter Herz- und Atemfrequenz, intensivierter Durchblutung und anderen meßbaren Zeichen einer Entspannungsreaktion dokumentieren.

Meditationslehrer empfehlen normalerweise, höhere Ziele als die bloße Entspannung anzustreben. Sie versprechen, daß die Meditation imstande sei, ein erregtes Gemüt zu beruhigen, die Voraussetzungen für eine optimale physische und psychische Gesundheit zu schaffen, unser Gefühl des Getrenntseins, die gängige Wurzel von Ängsten und Leid, zu überwinden und zu einer Einheit des Bewußtseins zu führen, indem sie uns mit unserem höheren Ich und einem höheren Bewußtsein in Verbindung bringt. Durch die Meditation werde der Geist umstrukturiert, so daß es uns ermöglicht werde, unser volles menschliches Potential zu erreichen. Sie gestehen aber, daß dies eine harte und langwierige Arbeit sei. Buddhisten vergleichen den ungeübten Geist mit einem betrunkenen Affen, der von einer Biene gestochen wurde – ein wildes, widerspenstiges Ungetüm, die Quelle all unseres Unglücklichseins.

Ich glaube an dieses Potential der Meditation und meditiere selbst, ich empfehle sie aber nicht jedem, der nach Wegen der Entspannung sucht. Zunächst einmal sind bei vielen die Voraussetzungen für Meditationen nicht gegeben. Hier müssen im Vorfeld Ernährungsgewohnheiten verbessert, ein angemessenes körperliches Bewegungsprogramm entwickelt und adäquate Atemtechniken erlernt werden. Einige Personen kommen mit einfacheren Entspannungstechniken, die mit weniger Anstrengung unmittelbare Ergebnisse zeitigen, besser zurecht, wie beispielsweise im Falle der zuvor beschriebenen Atemübung. Bei anderen ist Meditation mit negativen Assoziationen als einer Religion, insbesondere einer östlichen Religion, mit Vorstellungen von Yogis auf Nagelbetten und raffgierigen Gurus behaftet, die in den Westen kommen, um hier ihre Anhänger auszunehmen.

Das Spektrum der Meditation ist in Wirklichkeit genauso vielfältig wie das des Sportes. Einige Meditationsübungen sind religiöser Natur, andere nicht. Manche sind kompliziert, andere nicht. Wenn Sie es mit der Meditation versuchen möchten, erkundigen Sie sich, und wählen Sie sich eine Variante aus, die Ihnen behagt und zusagt und keinen Konflikt zu Ihren Ansichten und Glaubensansätzen darstellt. Für alle Meditationsformen gilt, daß sie regelmäßig, täglich und über eine lange Zeitspanne praktiziert werden müssen, ehe die tiefgreifenden positiven Effekte sichtbar werden.

Es gibt eine Reihe von Wegen, das Meditieren zu lernen. Eine Möglichkeit ist der autodidaktische Weg anhand von Büchern und Kassetten; am Schluß dieses Kapitels finden Sie einige Buchempfehlungen. Oder Sie melden sich zu Meditationskursen an, die von diversen Einrichtungen oder Yoga-Schulen angeboten werden; des weiteren können Sie an Meditationswochenenden teilnehmen, die in Gruppen veranstaltet werden. Wie immer Sie eine Methode erlernen, nach dem Lernen kommt die praktische Anwendung.

Man kann in jeder Stellung meditieren, zumeist wird aber eine Sitzstellung mit gestreckter Wirbelsäule empfohlen. Sofern Sie auf dem Boden keine für Sie bequeme Stellung finden können, können sie auch einen Stuhl verwenden. Ebenso können Ihnen feste Kissen, Hocker, Bänke oder Polster als Meditationshilfe dienen. Versuchen Sie, *jeden* Tag zwanzig bis dreißig Minuten zu meditieren, das ist eine angemessene Zeitspanne. Der beste Zeitpunkt für mich ist, es morgens als erstes zu tun. Habe ich diese Chance verpaßt und mich erst einmal von Aktivitäten des Tages gefangennehmen lassen, dann ist es unwahrscheinlich, daß ich es noch nachhole. Am Ende des Tages bin ich für gewöhnlich zu müde zum Sitzen, wenn ich mich jedoch auch nur zu einer kurzen Meditation vor dem Zubettgehen zwinge, so tut das ebenfalls gut.

Viele Anfänger glauben, die Meditation ziele auf das völlige Ausschalten der Gedanken ab. Das ist ein Ding der Unmöglichkeit. Es geht vielmehr darum zu lernen, die Aufmerksamkeit von der endlosen Kette assoziativer Gedanken zu ziehen, die den Geist durchströmen, und die Aufmerksamkeit stattdessen auf den Meditationsgegenstand zu konzentrieren. Wann immer Sie merken, daß Sie abgeschweift sind – zu Bildern, Erlebnissen, Gedanken übers Essen oder ähnliches –, bringen Sie Ihre Aufmerksamkeit sanft zu dem von Ihnen gewählten Gegenstand zurück. Die ermüdende Arbeit der Meditation besteht einfach in diesem unentwegten Hinterherlaufen und dem Zurückbringen der Aufmerksamkeit.

Wenn Sie einen Eindruck gewinnen möchten, wie herausfordernd diese Arbeit ist, schlage ich Ihnen vor, es einmal mit dem Atemzählen, einer täuschend einfachen Technik aus der Zen-Meditation zu versuchen. Setzen Sie sich in einer bequemen Stellung mit gestreckter Wirbelsäule und leicht nach vorne gebeugtem Kopf hin. Langsam die Augen schließen und einige Male tief durchatmen. Den Atem dann, ohne ihn beeinflussen zu wollen, auf natürliche Weise kommen lassen. Im Idealfall ist er ruhig und langsam, Tiefe und Rhythmus können jedoch variieren. Um die Übung zu beginnen, zählen Sie im Geiste »eins«, während Sie ausatmen. Beim nächsten Ausatmen zählen Sie »zwei« und so weiter, bis »fünf«. Dann beginnen Sie wieder von vorne, mit »eins« beim nächsten Ausatmen. Nie weiter als »fünf« und nur bei jedem Ausatmen zählen. Sie sind mit Ihrer Aufmerksamkeit abgeschweift, wenn Sie merken, daß Sie schon bei »acht«, »zwölf« oder gar bei »neunzehn« angelangt sind. Versuchen Sie, diese Form der Meditation zehn Minuten lang zu praktizieren.

Für psychisch Kranke ist es nicht unbedingt ratsam, ohne Aufsicht zu meditieren. Ansonsten eignet sich die Meditation für jeden, er bereit ist, sich einer Disziplin hinzugeben, die ein Körpertraining wie ein Kinderspiel aussehen läßt. Buddhistische Lehrer würden übrigens sagen, daß wir alle psychisch krank sind, und daß die Meditation die einzige und alleinige Heilung für unser Krank-Sein ist.

Die Benutzung eines ***MANTRA*** ist eine Methode, die sich auf das fortwährende geistige Wiederholen von Silben, Worten oder Sätzen stützt, mit dem Ziel, so die Einheit des Bewußtseins zu fördern und negativen psychischen Verfassungen entgegenzuwirken. Ein *Mantra* ist ein Wort aus dem Sanskrit, und die Technik erfreut sich vor allem im Hinduismus, Yoga und Buddhismus und inzwischen auch in vielen westlichen Traditionen großer Beliebtheit. Die Wiederholung verbaler Formeln ist ein Weg, den denkenden Geist zu konzentrieren und dem schädigenden Einfluß für Psyche und Körper entgegenzuwirken, der durch angst-, erregung- und ein Unglücklichsein auslösende Gedanken entsteht. Einen Teil der nutzbringenden Effekte können Sie bereits erzielen, indem Sie irgend etwas wiederholen: »Frieden, Frieden, Frieden, Frieden...« oder »Der Himmel ist blau, der Himmel ist blau...« oder »Mit jedem Tag fühle ich mich in jeder Hinsicht besser und besser.« Wenn Sie einen heiligen Namen oder eine spirituelle Formel aus einer religiösen Tradition wählen, profitieren Sie möglicherweise zusätzlich von der besonderen Kraft dieser Worte und dem Bewußtseinsfeld, das durch das millionenfache Wiederholen von seiten anderer geschaffen wurde.

In Indien ist es durchaus Usus, daß ein Guru einem Schüler ein individuelles Mantra gibt, das einzig von dieser Person verwendet und niemand anderem offenbart wird, aber auch einigen sehr bekannten Mantras wird eine große transformative Kraft auf das Bewußtsein zugesprochen. Nachfolgend einige Beispiele:

Rama, Rama, Rama, Rama (eine Hindu-Bezeichnung für Gott);
Om mani padme hum (die buddhistische Formel, die sich auf den »Juwel im Lotos des Herzens«, ein Symbol der Erleuchtung bezieht);
Herr Jesus Christus, Sohn Gottes, sei uns gnädig... (das Jesus-Gebet aus der östlichen orthodoxen Tradition);
Heilige Maria, voll der Gnaden... (das römisch-katholische Gebet);
Allah, Allah, Allah, Allah (die moslemische Bezeichnung für Gott);
Shema Yisroel, adonai elohenu, adonai ehod... (jüdisch: Höre, o Israel, der Herr unseres Gottes, der Herr ist Einer!).

Das Wiederholen eines Mantras ist eine für den Geist bequeme Konzentrationsübung. Darüber hinaus ist diese

Technik schlicht überall praktizierbar, sie erfordert weder ein Training noch irgendwelche Ausrüstung, läßt sich in allen, wie auch immer gearteten Situationen anwenden, mit der Einschränkung, daß man während gefahrvoller Aktivitäten, die eine ungeteilte Aufmerksamkeit verlangen, vorsichtig sein sollte. Die Nutzung eines Mantras ist insbesondere hilfreich für Personen mit einem unruhigen Gemüt, deren turbulente Gedanken ein Entspannen, Konzentrieren und Einschlafen verhindern. Ich lege Ihnen nahe, es einmal auszuprobieren.

HYPNOTHERAPIE, die moderne Bezeichnung für Hypnose, unterlag während der letzten hundert Jahre immer wieder Wechselbädern, was ihre Beliebtheit angeht. Gegenwärtig wird sie als sinnvolle Methode zur Entspannung, Schmerzkontrolle und dem Umgang mit Gewohnheiten wie Rauchen und Eßsucht akzeptiert. Trance und Suggestion, zur Einflußnahme auf das Unterbewußtsein und in der Folge auf die Regulationssysteme des Körpers, ließen sich in Wirklichkeit in einem weitaus größeren Rahmen bei der Behandlung von Krankheiten nutzen, aber nur wenige Hypnotherapeuten sind bereit, sich auch an interessante körperliche Leiden zu wagen. Die meisten beschränken sich auf die Kontrolle von Schmerzen, Streß und Gewohnheiten.

Hypnotherapeuten versetzen Sie nicht in einen Trancezustand. Sie arrangieren lediglich die Umstände so, daß sich die Wahrscheinlichkeit erhöht, daß Sie in einen Trancezustand gleiten, der Teil des normalen Repertoires des menschlichen Bewußtseins ist. Bei etwa 20 Prozent der Bevölkerung liegt eine hohe Trance-Bereitschaft vor; diese Personen fallen im allgemeinen in eine tiefe Hypnose und können sich anschließend nicht mehr an die Erfahrung erinnern. Bei weiteren 20 Prozent ist eine ausgesprochen geringe Trance-Empfänglichkeit gegeben, was bedeutet, daß sie auf Hypnotherapie möglicherweise überhaupt nicht ansprechen. Der Rest fällt irgendwo zwischen diese Extreme.

Ich möchte betonen, daß der hypnotische Zustand Teil Ihres eigenen Potentials ist, weil viele Menschen fürchten, die

Kontrolle an einen Hypnotiseur zu verlieren und zu Dingen veranlaßt zu werden, die sie in einem Normalzustand niemals tun würden. Ähnlich kommt diese Angst in der Yoga-Philosophie zum Ausdruck, wenn es da heißt, Hypnose sei gefährlich, weil sie den Geist schwäche. Ich schicke oft Patienten zu Hypnotherapeuten, klopfe sie aber vorher stets dahingehend ab, ob sie keine Ängste vor einem Kontrollverlust haben, die eine erfolgreiche Therapie verhindern würden. Auch dränge ich jeden, sich erst dann auf diese Arbeit einzulassen, wenn er sich bei dem Therapeuten absolut wohl fühlt. Abschließend weise ich, genau wie beim Biofeedback, darauf hin, daß die Umsetzung des Programms in Form von regelmäßigen Übungen in der Folge an ihnen ist. Hierzu werden pro Tag fünfzehn bis zwanzig Minuten beansprucht zur Reproduzierung des Gefühls und Konzentration auf die in den Sitzungen mit dem Therapeuten erlernten Bilder. Im Idealfall erhalten Sie über die Hypnotherapie eine Vorstellung darüber, wie man sich fühlt, wenn man entspannt und offen ist, und darüber hinaus das Instrument, diesen Zustand immer wieder allein, auf sich gestellt, entstehen zu lassen.

Die Hypnotherapie ist eine gute Wahl für diejenigen, die keine Vorstellung haben, was es heißt, entspannt zu sein, und ebenso für Personen mit streßbedingten Gesundheitsproblemen. In einigen hypnotherapeutischen Sitzungen können Sie überdies die Anwendungsmöglichkeiten der Visualisierung erlernen und einen Einstieg in die Meditation finden.

DROGEN und MEDIKAMENTE sind für viele der Weg, Entspannung zu suchen, aber weder was die Frage der Unbedenklichkeit noch der Effizienz angeht, reichen sie an die zuvor beschriebenen Methoden heran. Alkohol ist in diesem Sinne die weitverbreitetste Droge; denken Sie nur einmal, wie viele Menschen am Ende eines Arbeitstages trinken, um sich zu entspannen. Im nächsten Kapitel werde ich eingehender über Alkohol, seine Toxizität und die vielen Gründe sprechen, warum man ihn nicht regelmäßig oder unmäßig konsumieren sollte. Die regelmäßige Verwendung als Mittel zur Entspannung birgt die Gefahr einer potentiellen Abhängigkeit in sich.

Millionen von Rezepten werden von Ärzten für Tranquilizer ausgestellt. Ähnlich wie Alkohol greifen die meisten dieser Beruhigungsmittel in mentale Funktionen ein und sind mit enormen Abhängigkeitsrisiken verbunden. Bei den am häufigsten verwendeten handelt es sich um Benzodiazepine, eine Familie, die so bekannte Mitglieder wie Diazepam (Valium), Chlordiazepoxid (Librium), Alprazolam (Xanax) und Lorazapam (Ativan) umfaßt. Meines Erachtens sind all diese Medikamente gefährlich. Weder die meisten Ärzte, die sie verschreiben, noch die meisten der Patienten, die sie einnehmen, verstehen wirklich deren Folgewirkungen oder ermessen deren Gefahrenpotential. Die Benzodiazepine-Sucht gehört zu den Medikamenten-Abhängigkeiten, die sich am schwierigsten behandeln lassen.

Ich verordne diese Tranquilizer nie, empfehle aber gegebenenfalls ein paar natürliche Substanzen. So haben beispielsweise Grüne Minze- und Kamilletees eine leicht entspannende Wirkung. Hiervon können Sie soviel Sie möchten trinken. Ein stärkeres Mittel ist die Passionsblume, *Passiflora incarnata*, eine im Süden der Vereinigten Staaten beheimatete Pflanze. Passionsblumentinkturen sind in Reformhäusern und Apotheken erhältlich. Eine angemessene Dosierung ist ein Tropfenzähler voll zusammen mit etwas Wasser, je nach Bedarf, bis zu viermal täglich einzunehmen. Mitunter werden auch Kapseln dieser gefriergetrockneten Pflanze angeboten; nehmen Sie davon ein bis zwei einmal bis viermal täglich, je nach Bedarf. Die Passionsblume ist kein Beruhigungsmittel.

Denken Sie stets daran, daß entspannende Substanzen kein Ersatz für die in diesem Kapitel beschriebenen Techniken sind. Sie können als Entspannungshilfe darauf zurückgreifen, das entbindet Sie aber nicht von der Aufgabe, lernen zu müssen, wie Sie die Effekte äußerer Streßeinwirkungen neutralisieren können.

Es dürfte auf der Hand liegen, daß ein angemessenes Maß an Ruhe und Schlaf ebenfalls Grundvoraussetzungen für eine optimale Gesundheit sind. Viele Menschen ruhen sich nicht einmal im Urlaub aus. Sie schleppen ihre Sorgen und Aufregungen ständig mit sich herum. Auch das verdeutlicht wiederum die Notwendigkeit, sich analog der hier aufgezeigten Methoden ein Entspannungstraining zu eigen zu machen. Der Yoga-Lehre zufolge ist der traumlose Schlaf der höchste Bewußtseinszustand, nur ist uns dieser nicht bewußt. Im übrigen gibt es keineswegs gesicherte Erkenntnisse, warum wir überhaupt schlafen müssen. Die Vorstellung, daß der Körper sich während des Schlafes regeneriert, ist keineswegs ein medizinisches Faktum.

Viele meiner Patienten klagen über einen schlechten Schlaf. Fast immer sind die Ursachen innere Spannungen. Ein erregter und aufgewühlter Geist läßt Sie schwerlich in einen erholsamen Schlaf hinüberdriften und wird Sie außerdem aufwekken, ehe Sie ausreichend geschlafen haben. In der ärztlichen Praxis werden eine Fülle von Medikamenten gegen Schlaflosigkeit verschrieben, und auch hierbei handelt es sich ausnahmslos um Beruhigungsmittel, die eine mehr oder weniger enge Beziehung zu Alkohol haben, sämtlich abhängig machen und bei regelmäßiger Einnahme unterschiedslos gefährlich sind. Triazolam (Halcion) wird von den Benzodiazepinen am häufigsten als Beruhigungsmittel verwendet. Wann immer möglich, bemühe ich mich, daß Patienten wieder davon loskommen. Die Einnahme dieser Medikamente ist nur im Falle einer kurzfristigen Verwendung gerechtfertigt, wenn Schlafstörungen aufgrund eines externen Traumas eingetreten sind, etwa bei einem Todesfall in der Familie oder bei flugbedingten Zeitverschiebungen. Von einer regelmäßigen Verwendung, die über ein paar Nächte hinausgeht, ist abzuraten. In Teil IV dieses Buches finden Sie unter dem Abschnitt »Schlaflosigkeit« eine Reihe von natürlichen, schlaffördernden Hilfsmitteln. Diese Mittel können aber nur dann wirken, wenn die vorliegenden Spannungen auch mit praktisch angewandten Streßreduzierungstechniken an der Wurzel gepackt werden.

Literatur zum Weiterlesen

Joan Borysenko, »Gesundheit ist lernbar. Das klinisch getestete Programm zur Steigerung der Abwehrkräfte des Körpers und zur Förderung der Selbstheilungskraft«, München, 1989.

Carl Simonton, Stephanie Matthews-Simonton, James Creighton, »Wieder gesund werden. Eine Anleitung zur Aktivierung der Selbstheilungskräfte für Krebspatienten und ihre Angehörigen«, Reinbek, 1982.

Lawrence LeShan, »Meditation als Lebenshilfe«, Bergisch Gladbach.

Eknatz Easwaran, »Mantra, Hilfe durch die Kraft des Wortes«, Freiburg, 1986.

Kapitel 7
Gewohnheiten

»Sucht«, »Abhängigkeit«, »Sucht-Persönlichkeit« – allesamt Begriffe, die zum Alltagsvokabular gehören. In jeder Stadt werden Therapien nach dem Muster des Zwölf-Schritte-Programms der Anonymen Alkoholiker für Personen angeboten, die zwanghaft Kokain, Betäubungsmittel oder Marihuana verwenden, zwanghaft essen, spielen, einkaufen, die sich zwanghaft verlieben oder deren Sexualität zwanghafte Züge hat. Man könnte meinen, wir seien eine Nation von Süchtigen. Wir leben in der Tat auf einem Planeten der Süchtigen, da Sucht ein grundlegendes menschliches Problem ist, das alle Männer und Frauen in dieser oder jener Weise erfahren. Die These von der »Sucht-Persönlichkeit« lehne ich ab, sofern sich diese Typifizierung nicht auf jeden Menschen bezieht. Der einzige Grund, warum die Universalität dieses Problems nicht erkannt wird, ist, daß einige Formen suchtspezifischer Verhaltensweisen wie beispielsweise Geldverdienen, Kaffeetrinken, Sich-Verlieben, Sport und zwanghaftes Arbeiten gesellschaftlich akzeptiert und somit, den Normen entsprechend, nicht einmal mehr registriert werden.

Sucht ist weder ein psychologisches noch ein pharmakologisches Problem und läßt sich weder mit den Methoden der Psychologie noch Pharmakologie lösen. Sucht ist von der Wurzel her ein spirituelles Problem, das äußere Zeichen eines fehlgeleiteten Strebens nach Ganzheit, nach innerer Vollständigkeit und Befriedigung.

Warum glauben wir, daß wir noch irgend etwas brauchen, um froh und zufrieden sein zu können: ein weiteres Stück

Pizza, ein Stückchen Schokolade, eine Zigarette, einen Drink, etwas »Gras«, einen Liebhaber, etwas, das wir besitzen können? Wie kommt es, daß die Objekte unserer Sucht eine solche Macht über uns gewinnen können, daß wir angesichts ihrer jeden Widerstand und jede Willenskraft verlieren? Gibt es einen Weg, uns auch ohne den Griff nach äußeren Quellen der Befriedigung vollständig und ganzheitlich zu fühlen? Das sind harte Fragen. Am Ende dieses Kapitels werde ich versuchen, sie zu beantworten.

Da die Wurzeln der Sucht unser So-sein als Menschen derart tief durchdringen, ist es nicht leicht, suchtartige Verhaltensweisen zu ändern. Für manche mag es eine lebenslange Aufgabe sein. Auch wenn es nicht leicht ist, unsere suchtanfällige Natur zu ändern, so können wir doch zumindest versuchen, uns unserer Süchte bewußt zu werden und uns bemühen, diese in weniger schädliche Richtungen zu lenken. Denn Freisein von schädlichen Gewohnheiten ist eine Grundvoraussetzung für unser Wohlbefinden. Ein Zigarettensüchtiger, der beispielsweise mit dem Rauchen aufhört und eine Sportsucht entwickelt, ist zwar nicht minder ein Süchtiger, aber ein wesentlich gesünderer.

Viele der üblichsten und kaum wahrgenommenen Suchtformen sind unserer Gesundheit abträglich. Selbst Ärzte ignorieren diese Gewohnheiten oftmals und drängen ihre Patienten nicht, ihre Verhaltensmuster zu ändern, obwohl gerade hierdurch ein Großteil der Krankheiten vermieden werden könnte. Ich werde in diesem Kapitel auf drei Verhaltensformen eingehen, die Sie mit Blick auf eine optimale Gesundheit unter Kontrolle bringen müssen: zwanghaftes Essen, die suchtartige Verwendung legaler Drogen (Alkohol, Tabak und Koffein) und zwanghafter Sex.

Eßsucht

Zwanghafte Eßmuster lassen sich erheblich schwieriger ändern als Drogensucht. Sie stehen zwar nicht unter dem Zwang, Drogen zu nehmen, aber Sie müssen essen.

Die Erforschung und Behandlung von Eßstörungen ist derzeit ein hochaktuelles Thema der klinischen Medizin. Zu Zeiten meines Studiums gab es Bulimie (ein zyklischer Ablauf von Eßanfällen und nachherigem Erbrechen) so gut wie gar nicht. Heute ist sie so weit verbreitet, daß sie in manchen Kreisen (Studentinnen) praktisch als normale Verhaltensweise akzeptiert wird. Was ärztlicherseits unter »Eßstörungen« firmiert, ist in Wahrheit nur ein Ende jenes Spektrums von Schwierigkeiten, die Menschen mit dem Essen haben. Viele Personen, die ich kenne, und viele derjenigen, die als Patienten zu mir kommen, würden mitnichten als »unter Eßstörungen leidend« diagnostiziert werden, dennoch haben sie Probleme, ihre Nahrungsaufnahme auf das zu beschränken, was ihr Körper benötigt. Das Problem äußerst sich auf vielfältigste Weise.

Ein Mann, alleinstehend, Mitte Dreißig, kam zur Beratung in meine Praxis. Er war bei guter Gesundheit und wollte aus vorbeugender Sicht nur hören, wie ich seinen Lebensstil bewertete. Eine Besuchsform, die ich fördere und von der ich mir wünsche, daß sie häufiger, *vor* Eintritt des Krankheitsfalles, in Anspruch genommen würde. Dieser Mann arbeitete als Warenhändler in Chicago, ein schnellebiges, aufregendes und streßintensives Leben. Er ernährte sich ausgewogen, trieb ein ordentliches Maß an Sport, tat etwas für seine Entspannung und war keinen wesentlichen Gesundheitsrisiken ausgesetzt. Er meinte, einmal abgesehen von einer etwas seltsamen Gewohnheit, die ihm rätselhaft war und ihn sorgte, sei er mit sich und seinem Leben zufrieden.

An Tagen, an denen er auf dem Markt »voll daneben gehauen«, also beachtliche Verluste erwirtschaftet hatte oder sich anderweitig depressiv und unsicher fühlte, hielt er auf dem Nachhauseweg irgendwo an, um sich ein großes Steak, eine Flasche Wodka, Tomatensaft und gesalzene Kartoffelchips zu kaufen. In seinem Apartment angekommen, schnitt er das Steak in kleine Stücke, setzte sich in seinen Lieblingssessel und aß das ganze Fleisch, roh wie es war, mit einigen Schluck Wodka und Tomatensaft und einem Mundvoll Kartoffelchips zwischendurch. Er wußte, daß es »verrückt« war, aber dennoch half es ihm jedesmal wieder auf die Beine. Er sorgte sich aber, daß er sich damit schaden könne.

Ich sagte ihm, er brauche sich keine Sorgen zu machen, zumindest nicht in bezug auf mögliche körperliche Schädigungen. Ich rate nicht zum Verzehr von rohem Fleisch und Wodkatrinken, aber schließlich handelte es sich hierbei nur um einen gelegentlich vorkommenden Eßanfall, der völlig im Gegensatz zu seinen üblichen Gewohnheiten stand. Das eigentliche Problem war vielmehr, daß dieser Mann sich im Sinne der Selbsthilfe ins Essen flüchtete und einen zwanghaften Eßdrang verspürte, der ihm selbst befremdlich erschien. Ich drängte ihn, zu anderen Techniken zu greifen, um wieder zu sich selbst und seiner Mitte zu finden.

Eine Rechtsanwältin, Mitte Vierzig, erzählte mir, daß sie sich auf eine bestimmte Marke Vanille-Eis im Sinne der Selbsthilfe stützte, das sie in riesigen Mengen verzehrte, wenn sie Unbehagen verspürte. Sie aß dann nie weniger als einen Liter, oft waren es zwei und manchmal sogar vier Liter. Sie stopfte das Eis im Dunkeln in ihrer Speisekammer in sich hinein und konnte den Zustand, in dem sie sich dann befand, recht präzise beschreiben. Sie bezeichnete ihn als »regressiv« und »infantil« und sah darin das Zurückholen ihrer Kindheitserfahrungen an der Mutterbrust, das perfekte Gegenmittel für Ängste und Unsicherheiten, die von den Stürmen der Außenwelt hervorgerufen wurden. Häufige Eis-Eßanfälle schlagen wahrscheinlich negativer zu Buche als eine Mahlzeit, die gelegentlich aus rohem Fleisch und Wodka besteht, weil Eis mit jeder Menge gesättigter Fettsäuren, Zucker und Kalorien verbunden ist.

Manche Menschen können an keiner Bäckerei vorbeigehen, ohne irgendwelches Gebäck zu kaufen. Für andere ist ein Abend ohne Erdnüsse, Chips und Süßigkeiten undenkbar. Wiederum andere verwenden einen Großteil ihrer Zeit und Energie auf die Zubereitung und den Verzehr von Feinschmeckergerichten. Zwanghafte Esser ernähren nicht ihren Körper. Sie versuchen, ihre Seele zu nähren, eine Leere in ihrem Innern zu füllen, um sich vollständig und ganzheitlich zu fühlen. Das Essen ist leider nicht imstande, uns das zu geben.

Es vermag uns lediglich eine vorübergehende Befriedigung, Vergnügen und einen Genuß für die Sinne zu verschaffen. Wenn Sie sich voll darauf konzentrieren, kann das Essen zu einer optimalen Erfahrung werden, aber im Falle des suchtartigen Essens ist der Geist nicht einmal in der Lage, den Vorgang in den Mittelpunkt des Geschehens zu stellen. Er wartet normalerweise schon auf den nächsten Bissen oder denkt darüber nach, was als nächstes gegessen werden kann, so daß das Genüßliche der Erfahrung für Sinne in den Hintergrund und das Hineinstopfen in den Vordergrund tritt. Solche Muster zu ändern, ist sehr, sehr schwierig, vor allem in einer Kultur, in der das Essen glorifiziert und in einer endlos verlokkenden Vielfalt angeboten wird. Eßsucht ist hartnäckig und resistent gegenüber Therapien. Sie kann darüber hinaus eine nicht zu unterschätzende Gefahr für die Gesundheit bedeuten, zum einen, weil sie die Hauptursache von Fettleibigkeit ist, und zum anderen, weil sie im allgemeinen zu Nahrungsmitteln verleitet, die das Risiko von bestimmten Herzkrankheiten und Krebs erhöhen.

Ein Teil Ihres Essens ist suchtbedingt, es ist keine Antwort auf körperliche Bedürfnisse, sondern der Versuch, emotionale und geistige Gelüste zu befriedigen. Nachfolgend einige Vorschläge, wie Sie Ihre Gesundheit schützen können:

- Lesen Sie die Ratschläge zu Ernährungsfragen in den Kapiteln 1 und 2 nochmals durch. Versuchen Sie, sich auch daran zu halten, wenn Sie essen, obwohl Sie nicht hungrig sind und sich einem Eßanfall hingeben.
- Besonders bei zwanghaftem Essen gilt, daß Sie auf den Fettgehalt der Nahrungsmittel achten und ausschließlich fettarme Produkte (nicht mehr als 30 Prozent der Kalorien als Fett) essen sollten. Ein Eßanfall mit Fruchteis ist wesentlich gesünder als ein Gelage mit Milcheis.
- Konzentrieren Sie sich stets auf die Sinneserfahrung des Essens. Achten Sie auf den Geschmack, den Duft und die Textur der Nahrungsmittel, die Sie essen. Lassen Sie nicht zu, daß Ihr Geist bereits auf den nächsten Bissen wartet oder zu den als nächstes eßbaren Dingen abschweift.
- Halten Sie sich an ein gutes aerobes Sportprogramm: drei-

ßig Minuten pro Tag an wenigstens fünf Tagen in der Woche, um auch auf diese Weise überschüssige Kalorien zu verbrennen.

– Sofern Sie Ihre zwanghaften Eßmuster nicht unter Kontrolle bringen können, suchen Sie Hilfe. Schließen Sie sich den Overeaters Anonymous oder anderen entsprechend orientierten Aktionskreisen oder Selbsthilfegruppen an. Konsultieren Sie einen Experten oder Therapeuten auf diesem Gebiet. Versuchen Sie es mit Hypnotherapie. Verbringen Sie mehr Zeit mit Menschen, die eine gesündere Beziehung zum Essen haben. Vergessen Sie nicht, Sie sind nicht allein.

Abhängigkeit von legalen Drogen

ALKOHOL ist die stärkste und giftigste der gängigen psychoaktiven Substanzen. Es ist eine »harte« Droge, härter als Heroin, Kokain, LSD oder irgendeine der illegalen Drogen. Unsere Kultur fördert und wirbt für den Konsum von Alkohol, so daß der falsche Eindruck entsteht, Alkohol sei, im Vergleich zu den nicht gebilligten Drogen, minder gefährlich.

In gewissen Abständen werden immer wieder irgendwelche Forschungsberichte veröffentlicht, wonach der gemäßigte Konsum von Alkohol der Gesundheit förderlich sei. Bewußt oder unbewußt sind derlei Forschungen oftmals parteilich und lassen die gebotene Neutralität vermissen. So kam, beispielsweise, unlängst eine kanadische Studie zu dem Schluß, daß Personen, die ein bis zwei Biere am Tag trinken, weniger krank sind als solche, die dieser Gewohnheit nicht verhaftet sind. Die Studie wurde von der kanadischen Brauereiindustrie finanziert. Aber auch wenn diese Art von offensichtlich eigennütziger Einflußnahme nicht gegeben ist, so sind doch die Forscher selbst, wie die meisten Menschen in unserer Kultur, möglicherweise Alkoholkonsumenten. Konsumenten stehen unbewußt unter dem Drang, die von ihnen wahlweise genommenen Drogen zu legitimieren.

Die meisten der gesundheitlich nutzbringenden Effekte sind in Wahrheit Effekte, die positiv im Bereich der Entspannung zu verbuchen sind, denn die meisten Menschen trinken Alkohol zum Abbau von Ängsten und Spannungen. Diese positiven entspannungsfördernden Effekte können die direkten Auswirkungen von Alkohol, die toxischer Natur sind, allzuleicht überragen. Alkohol ist giftig für die Nerven- und Leberzellen und ist ein Reizstoff für den oberen Verdauungstrakt und das Harnwegssystem. Könnten gemäßigte Trinker es lernen, sich mit anderen Methoden zu entspannen, wären sie in einer noch besseren Verfassung.

Ich bin kein Nichttrinker. Gelegentlich trinke ich ein Bier, etwas japanischen Reiswein oder einen Schluck von irgend etwas Stärkerem, aber wirklich nur gelegentlich; ansonsten verwende ich Weine und Liköre weitestgehend beim Kochen, da ich die Wirkungen von Alkohol in meinem Kopf und Körper nicht mehr spüren mag. Wenn Patienten mir erzählen, daß sie in Maßen und gelegentlich trinken, so habe ich nichts dagegen einzuwenden; höre ich jedoch von einem Patienten, daß er jeden Tag oder in starkem Maße trinkt oder Trinken die Hauptmethode für ihn zum Abbau von Streß ist, so bekommt er mit Sicherheit meine Lektion über die gesundheitlichen Gefahren von Alkohol zu hören. Im Laufe der Zeit entwickelt sich allzuleicht eine physische wie auch psychische Abhängigkeit gegenüber Alkohol, so daß Sie ihn für Ihr subjektives Gefühl des Wohlbefindens brauchen. Das ist dann am wahrscheinlichsten, wenn Sie Alkohol zur Überwindung von Depressionen oder Kontrolle von Angst trinken, denn Alkohol wird Ihnen niemals sagen, wie Sie diesen Zustand ändern können, und in der Konsequenz werden Sie häufig trinken müssen, um Ihre Depression oder Angst in Schranken zu halten. Alkoholabhängigkeit verursacht schwerwiegende Krankheiten mit irreparablen Schädigungen von Leber und Nervensystem.

Die meisten Ärzte sind wohl in der Lage, eine vollausgeprägte Alkoholsucht zu erkennen und wissen auch, wohin sie diese Menschen verweisen, um Hilfe bei der Überwindung ihrer Sucht zu finden, aber nur wenige schenken den weniger ausgeprägten Formen einer Alkoholabhängigkeit Beachtung oder gehen auf die gesundheitlichen Folgen des so gesellschaftlich sanktionierten Trinkens ein. Meine Ratschläge hierzu:

- *Der beste Weg, wie Sie sich vor den Gefahren von Alkohol schützen, ist, ihn nicht jeden Tag zu verwenden.* Jeder, der mir sagt, er trinke stets Wein zum Abendessen oder jeden Tag ein Bier oder ein oder zwei Drinks nach der Arbeit, bekommt von mir stets den gleichen Rat zu hören: *Geben Sie sich zwei oder drei alkoholfreie Tage in der Woche.*
- Stützen Sie sich nicht auf Alkohol als Ihre Hauptentspannungsmethode. Lernen Sie, sich mit Ihren eigenen Ressourcen zu entspannen – Atemkontrolle, Yoga, Meditation oder irgendeine der anderen in Kapitel 6 beschriebenen Techniken.
- Verzichten Sie ganz auf Alkohol, wenn Sie an einer Leberkrankheit, an Harnlaßproblemen, Prostataproblemen, Geschwüren oder irgendwelchen anderen Problemen im oberen Verdauungstrakt (Speiseröhre, Magen, Zwölffingerdarm) oder an irgendeiner Nerven- oder psychischen Krankheit leiden.
- Trinken Sie niemals Akohol auf leeren Magen. Er ist ein hochgradiges Reizmittel für die Magenschleimhäute.
- Alkohol verbrennt die B-Vitamine, insbesondere Vitamin B_1 (Thiamin). An Tagen, an denen Sie Alkohol trinken, sollten Sie eine Vitamin B-Komplex-Ergänzung plus eine Extraration von Thiamin (100 Milligramm) einnehmen. Hierdurch schützen Sie Ihr Nervensystem, denn die bei Alkoholikern feststellbare Nervenschädigung ist teilweise auf einen Thiamin-Mangel zurückzuführen.
- Alkoholische Getränke, die von einer Deklarationspflicht auf dem Etikett ausgenommen sind, enthalten mitunter schädliche Zusatzstoffe. Weinen werden oft Sulfitkonservierungsstoffe (Schwefeldioxid bzw. die Salze der Schwefligen Säure – d. Ü.) oder andere Allergene zugesetzt, die in erheblichem Maße Asthma- und Migräneanfälle sowie verschiedene allergene Reaktionen beschleunigen können. Die besten Biere sind ausschließlich auf der Grundlage von

Gerstenmalz, Wasser, Hefe und Hopfen hergestellt, die meisten der auf dem Markt befindlichen enthalten aber darüber hinaus Dutzende anderer Inhaltsstoffe. Liköre sind vielfach mit künstlichen Farbstoffen gefärbt. Versuchen Sie bei alkoholischen Getränken möglichst Qualitätsmarken zu kaufen, die mit der Reinheit ihrer Zusammensetzung werben.

- Alkohol enthält Kalorien. Diese verhalten sich wie Kohlenhydratkalorien, deren Energie der Körper jedoch nicht speichern kann. Er muß sie sofort verbrennen. Das bedeutet, die Nahrungskalorien, die Sie gleichzeitig aufnehmen, enden eher als Fett, weil der Körper dazu neigen wird, diese zu speichern. Wenn Sie abnehmen möchten, wird ein Verzicht auf Alkohol Ihnen diese Aufgabe um einiges erleichtern.
- Sofern Sie feststellen, daß Sie Ihren Alkoholkonsum nicht kontrollieren können, suchen Sie bei den Anonymen Alkoholikern oder einem entsprechend spezialisierten Therapeuten Hilfe.

TABAK, in Form von Zigaretten, ist die suchterzeugendste Droge der Welt, ihre Suchtpotenz ist selbst stärker als im Falle von Heroin. Das erklärt sich durch zwei Faktoren: zum einen die pharmakologische Kraft des Nikotins, das zu den stärksten bekannten Stimulanzien gehört, und zum anderen die Wirksamkeit des Rauchens als Vorgang oder Methode der Drogenzufuhr. Über das Rauchen gelangen Drogen auf direkterem Wege als über intravenöse Injektionen ins Gehirn. Fast jeder, der Zigaretten raucht, ist süchtig, eine Sucht, die schwer zu durchbrechen ist. Zigarettensucht ist das größte Gesundheitsproblem in unserer Nation, da sie, allein genommen, die am ehesten vermeidbare Hauptkrankheitsursache ist. Rauchen stellt darüber hinaus in unserer Gesellschaft die schwerwiegendste Form des Drogenmißbrauchs dar, neben der der Mißbrauch illegaler Drogen sich in Bedeutungslosigkeit verliert. *Der beste Schutz gegen die schädlichen Folgen von Tabak ist, ihn nie zu verwenden.* Angesichts seiner hochgradig suchterzeugenden Wirkung ist es zu gefährlich, sich auf Experimente einzulassen.

Nicht jeder Zigarettensüchtige bekommt Lungenkrebs oder ein Emphysem. Zum einen verfügen manche über ein starkes, widerstandsfähiges Atemwegssystem, und zum anderen ist die individuelle Anfälligkeit gegenüber den schädlichen Folgewirkungen irgendwelcher Drogen von Person zu Person verschieden. Dennoch, Tabak schädigt viele Systeme des Körpers, und Atemwegserkrankungen sind nur ein mögliches Ergebnis einer entsprechenden Sucht. Zu den besonderen Risikogruppen gehören Diabetiker, Frauen, die Antibabypillen nehmen, Personen mit Herz- oder Kreislaufbeschwerden, Atemwegserkrankungen, Harnlaß- oder Prostataproblemen, Verdauungsstörungen, Bluthochdruck, Personen, die zu Anfallsleiden neigen, im Hinblick auf Herz- und Gefäßkrankheiten oder Krebs möglicherweise erblich belastet oder aus irgendeinem anderen Grund einem erhöhten Krebsrisiko ausgesetzt sind.

Durch passives Rauchen sind auch Nichtraucher einem gesundheitlichen Risiko ausgesetzt. Der von der Zigarette aufsteigende Rauch enthält mehr schädliche Inhaltsstoffe als der durch den Glimmstengel gefilterte, inhalierte Rauch. Sofern Sie mit Rauchern zusammen arbeiten oder leben müssen, schützen Sie sich mit einem guten Luftfilter, der die Raumluft von diesen Schadstoffen reinigt (siehe Kapitel 4). Schließen Sie sich darüber hinaus Initiativen an, die mit politischen Maßnahmen das Rauchen aus öffentlichen Räumlichkeiten, einschließlich Flugzeugen und Restaurants, verbannen, jegliche Werbung für Tabakprodukte verbieten und eine staatliche Subventionierung der Tabakindustrie unterbinden wollen.

Zu Beginn dieses Jahrhunderts wurde Zigarettenrauchen gesellschaftlich akzeptiert und als ein gesunder Weg zur Förderung des mentalen Aufgewecktseins, der Effizienz und Entspannung gefördert. Zu den Dingen, die das Rauchen attraktiv machen, gehört in der Tat ein temporäres, kurzes Freisein von inneren Spannungen. Aber zwanzig Minuten nach der letzten Zigarette kehrt die Spannung dann leider stärker als zuvor zurück, und das Gehirn verlangt nach einer weiteren Abhilfe. Abgesehen von diesem minimalen Nutzen vollbringt Tabak nichts Gutes. So gibt es denn auch niemanden, der mit den gesundheitlich nutzbringenden Effekten eines gemäßigten Rauchens argumentiert.

Nikotin verengt die Blutgefäße im ganzen Körper und beeinträchtigt die Zirkulation im Gehirn und in den Extremitäten. Es stimuliert die Herzfrequenz, erhöht den Blutdruck, wirkt auf das Verdauungssystem und reizt das Harnwegssystem. Nikotinsucht bedingt Tabak, aber Tabak enthält jenseits von Nikotin viele Substanzen, von denen wiederum viele schädlich sind. Tabakrauch gehört zu den reichhaltigsten der bekannten Quellen kanzerogener Agenzien.

Zigaretten mit niedrigem Teer- und niedrigem Nikotingehalt bieten keine großen Vorteile. Denn Raucher neigen dazu, hiervon mehr zu rauchen oder tiefer zu inhalieren, um das Gehirn mit der gewünschten Nikotinmenge versorgt zu halten. Pfeifen und Zigarren verursachen, sofern nicht inhaliert wird, weder Lungenkrebs noch ein Emphysem, sie erhöhen jedoch in gravierendem Maße das Risiko oraler Krebsformen. Das gleiche gilt für Tabak, der nicht geraucht wird, also Schnupftabak und Kautabak, wobei letzterer vor allem bei Teenagern und Baseballspielern beliebt ist.

Ich bin von den mit Tabak verbundenen Gesundheitsrisiken so sehr überzeugt, daß ich nicht bereit bin, Raucher als Patienten zu akzeptieren, es sei denn, diese sind fest entschlossen, alles daranzusetzen, um davon loszukommen. Es gibt viele Hilfsprogramme, die in dieser Hinsicht zur Verfügung stehen, von Akupunktur und Hypnotherapie bis zu Unterstützergruppen, aber nicht jedes dieser Angebote ist auch für jedermann geeignet. Die meisten, die das Rauchen erfolgreich aufgegeben haben, haben es nach einem oder mehreren fehlgeschlagenen Versuchen aus eigenen Stücken geschafft, und die meisten sind der Meinung, daß es besser ist, ganz aufzuhören (»die Radikalkur«), als zu versuchen, allmählich, durch Reduzieren davon loszukommen. Lassen Sie sich nicht entmutigen, wenn Sie rückfällig werden, was zählt, ist der Versuch. Denn jeder Versuch, das Rauchen aufzugeben, ergibt eine Haben-Buchung. Eines Tages wird Ihr Motivationskonto ausreichend für den nächsten Versuch aufgestockt sein, der dann gelingt.

– Machen Sie die Atemübung auf den Seiten 187ff. Sie wird Sie motivieren helfen, das Rauchen aufzugeben und mit Ihrer Sucht nach Zigaretten fertig zu werden.
– Wenn Sie rauchen oder irgendwann während der letzten zehn Jahre ein süchtiger Raucher waren, müssen Sie Beta-Karotin, 25000 Einheiten (was 15 Milligramm entspricht), pro Tag einnehmen. Beta-Karotin ist ein Vorläufer des Vitamin A und hat keine schädlichen Nebenwirkungen. Es fördert die Regenerierung des durch das Rauchen beeinträchtigten Gewebes der Atemwege und hilft so, vor Lungenkrebs zu schützen. Erzählen Sie bitte jedem Raucher, den Sie kennen, von Beta-Karotin und versuchen Sie, ihn zur Einnahme dieser Vitamin-Ergänzung zu überreden.
– Nie gleichzeitig rauchen und Alkohol trinken. Beide Substanzen erhöhen das Risiko von Mund-, Kehlkopf-, Speiseröhren- und Magenkrebs, aber das krebserregende Potential ist in der Kombination größer als in der Summe der Einzelkomponenten.

KAFFEE ist eine weitere starke Droge, die als solche unbewußt von Millionen verwendet wird. Es ist die stärkste, reizstoffreichste und zugleich suchterzeugendste aller koffeinhaltigen Quellen. Ich schätze, daß 80 Prozent aller Kaffeetrinker süchtig sind. Die Sucht ist physischer Natur, mit auffälligen Entzugserscheinungen, wenn der Konsum plötzlich unterbrochen wird. Typisch für Kaffeesucht sind im wesentlichen folgende Charakteristika:
– Täglicher Drogenkonsum, üblicherweise am Morgen. Es gibt keinen Tag ohne Kaffee. Die Menge ist kein entscheidender Faktor. Ich habe eine reale Sucht schon bei Personen festgestellt, die nur eine Tasse Kaffee am Tag tranken.
– Ohne seinen morgendlichen Kaffee ist der Kaffeesuchtige funktionsunfähig, geistig und körperlich träge, reizbar und außerstande, sich zu konzentrieren.
– Die Darmtätigkeit des Kaffeetrinkers ist abhängig vom Kaffee.
– Der Energiezyklus wird vom Kaffee kontrolliert: nach einem Energieschub zu Beginn des Tages setzt am späten

Nachmittag typischerweise eine Lethargie und Verlangsamung ein.

– Nach vierundzwanzig bis sechsunddreißig Stunden, in denen kein Kaffee getrunken wurde, machen sich erste Entzugserscheinungen bemerkbar: Lethargie, Reizbarkeit und hämmernde (gefäßbedingte) Kopfschmerzen, die sehr stark sein können. Möglicherweise treten Übelkeit und Erbrechen auf. Diese Symptome können sechsunddreißig bis zweiundsiebzig Stunden anhalten. Sie verschwinden rasch bei einer neuerlichen Koffeinzufuhr, in welcher Form diese auch immer erfolgen mag.

Da sich Kaffee in unserer Kultur eines so starken Zuspruchs erfreut und sein Konsum allenthalben gefördert wird, sind sich die meisten Kaffeesüchtigen mitnichten bewußt, daß sie eine Droge nehmen, geschweige denn, daß es sich hierbei um eine starke handelt, die viele Systeme des Körpers beeinflussen kann. Angesichts des Umstandes, daß viele Ärzte selbst kaffeesüchtig sind, verkennen sie diese Droge oft und räumen ihr nicht den Platz ein, an den sie gehört, oder betrachten sie nicht als mögliche Ursache medizinischer Probleme. Vor mir liegt eine Schrift der American Heart Association mit dem Titel »What Should I Put in My Coffee?« (»Was sollte ich in meinen Kaffee tun?«). Es wird ein Mann namens Larry beschrieben, der sich um seinen Cholesterinspiegel sorgt. Larry trinkt »4 bis 5 Tassen Kaffee am Tag und ergänzt jede Tasse mit einem Löffel Sahne oder Milch, was auch immer er gerade zur Hand hat«. In der Folge werden die mit Sahne verbundenen Gefahren beschrieben und Empfehlungen in Richtung von Milchersatzprodukten mit mehrfach ungesättigten Fettsäuren (und einer Fülle von Zusatzstoffen) gegeben. Es scheint, als sei diese Form der Sucht für die Amercan Heart Association etwas ziemlich Normales und nicht von medizinischem Interesse. Nichtsdestotrotz kann Kaffee aber zu einem erhöhten Cholesterinspiegel und einem erhöhten Risiko im Hinblick auf Herzkrankheiten beitragen.

In meinen Karteien finden sich zahlreiche aufsehenerregende Heilungserfolge bei langandauernden Beschwerden, Erfolge, die einzig dadurch erzielt wurden, daß ich Patienten bewegen konnte, auf Kaffee zu verzichten. Nachfolgend einige durchaus typische Beispiele.

Eine dreiunddreißigjährige Rechtsanwältin suchte mich aufgrund von Harndrangbeschwerden auf, unter denen sie seit zwölf Jahren litt. Sie mochte keine Ärzte und ließ mich gleich zu Beginn unseres Gesprächs wissen, daß es sie eine Menge Überwindung gekostet hatte, noch einen weiteren Arzt zu konsultieren. Ihr Problem hatte damit angefangen, daß sie oft und jeweils dringend Harn lassen mußte, ein Zustand, der sich zunehmend verschlimmerte. Sie suchte verschiedene Ärzte auf, aber keiner konnte irgend etwas feststellen, was nicht in Ordnung gewesen wäre. Nichtsdestoweniger, weil sie nichts anderes zu bieten hatten, verschrieben sie ihr Antibiotika und Mittel zur Blasenkontrolle. Zeigten sich keine Besserungen, wurde sie als schwierige, wehleidige Frau abgestempelt, deren Problem einzig in ihrem Kopf war. Verärgert kehrte sie dem Arzt den Rücken und versuchte, irgendwie zurechtzukommen, bis sich ihr Blasenproblem neuerlich verschlimmerte. Dann raffte sie sich auf, einen anderen Arzt aufzusuchen. Insgesamt hatte sie in zwölf Jahren zwanzig verschiedene Ärzte konsultiert und ausschließlich negative Erfahrungen gemacht.

Nach mehreren Jahren trat ein zusätzliches Symptom, Schmerzen während des Geschlechtsverkehrs, auf, das den Fortbestand ihrer Ehe gefährdete. Auch hier wurde keine Ursache festgestellt. Nachdem die Beschwerden anhielten, ließ sie sich zu einer Harnröhrenoperation überreden. Eine schmerzhafte und aufwendige Operation, die ihr nicht nur keine Linderung, sondern zwei weitere Probleme einbrachte. Als direkte Folge der Operation stellte sich eine Harninkontinenz (Harnlassen bei Husten oder Niesen) und ein Nachtröpfeln am Ende der Blasenentleerung ein. Als sie den Weg in meine Praxis fand, war sie voller Wut auf die Ärzteschaft.

Ich fragte sie als erstes, was sich vor zwölf Jahren, als all dies angefangen hatte, in ihrem Leben ereignet habe. Es stellte sich heraus, es war eine bedeutsame Phase. Zwecks College-Besuch hatte sie ihr Elternhaus verlassen und ein streßintensives Jurastudium angefangen. Ihr Umfeld und die Tagesroutine hatten sich völlig verändert. Sie aß unregelmäßig, begann bis spät in die Nacht aufzubleiben, um zu studieren, und sie begann Kaffee zu trinken. Ich horchte auf, als ich das hörte, und fragte sie detailliert nach ihren Kaffeegewohnheiten. Sie trank »nur« ein bis zwei Tassen gewöhnlichen Kaffees am Tag, was ihres Erachtens so gut wie nichts war. Seit sie damit angefangen hatte, war nicht ein Tag ohne Kaffee vergangen. Sie trank nicht mehr als zwei Tassen am Tag, denn, wenn sie es tat, zitterten ihre Hände, und sie bekam Durchfall. Diese Information reichte, um mir zu sagen, daß bei ihr eine Überempfindlichkeit gegenüber dieser Droge vorlag.

Zitternde Hände und Durchfall sind Symptome einer im Nerven- und Magen-Darm-System vorliegenden Kaffeevergiftung. Die Frau wußte nicht, daß das Harnwegssystem, vor allem bei Frauen, besonders betroffen ist. Ich sagte ihr, sie müsse völlig auf Kaffee verzichten, da es aber wahrscheinlich zu Entzugserscheinungen käme, sollte sie ein langes Wochenende von drei Tagen abwarten, um damit anzufangen. Sie müsse mit Kopfschmerzen rechnen und könne Aspirin oder ein anderes Schmerzmittel nehmen, das aber in keinem Fall Koffein enthalten dürfe. Darüber hinaus gab ich ihr ein Kräutermittel zur Unterstützung der Heilung der Harnwege und schlug ihr als Übergangshilfe Imaginationsübungen vor.

Als ich das nächste Mal mit der Patientin sprach, saß eine völlig andere Frau vor mir. Sie erzählte, die Entzugserscheinungen hätten drei volle Tage angehalten und mit einer Intensität, die sie überraschte. Seither waren alle Harnwegssymptome verschwunden und nicht wieder aufgetreten. Außerdem berichtete sie, daß ihre Nervosität um 90 Prozent zurückgegangen sei und ergänzte: »Ich wußte nicht einmal, daß ich nervös war.« Dann fragte sie: »Wieso waren zwanzig Ärzte in zwölf Jahren nicht in der Lage, mir zu sagen, daß Kaffee die Ursache meiner Probleme war?«

Ein weiterer Fall. Ein vierzigjähriger Mann, als Metallurge bei einem Hüttenbetrieb beschäftigt, kam über »schlimme Kopfschmerzen« klagend zu mir. Seit zwanzig Jahren litt er darunter, und sein Zustand hatte sich inzwischen so weit entwickelt, daß sie jeden Tag auftraten. Ein hämmernder

Schmerz, der sich nur noch mit Excedrin lindern ließ. Jedesmal, wenn Kopfschmerzen auftraten, was ein- bis zweimal täglich der Fall war, nahm er zwei Excedrin-Tabletten. Er trank auch ein bis zwei Tassen Kaffee am Tag. Die Ärzte hatten sich außerstande gesehen, ihm mit seinen Kopfschmerzen zu helfen und hatten ihm zu guter Letzt eine zur Ermittlung der Krankheitsursache vermeintlich unabdingbare eingehende neurologische Untersuchung in Aussicht gestellt.

Der hämmernde Schmerz gefäßbedingter Kopfschmerzen ist auf die Erweiterung kleiner Arterien im Kopf zurückzuführen. Koffein bewirkt ein Zusammenziehen der Arterien. (Es kann somit als sofort wirksames Mittel bei gefäßbedingten Kopfschmerzen verwendet werden, allerdings nur bei nichtsüchtigen Personen.) Sofern eine Koffeinsucht vorliegt, sind die Arterien permanent einer konstriktiven Kraft ausgesetzt und versuchen als Reaktion, gleichermaßen permanent, sich auszudehnen (was auch den gefäßbedingten Kopfschmerz als Hauptsymptom von Koffeinentzugserscheinungen erklärt). Jeder gefäßbedingte Kopfschmerz, der mit Excedrin, aber nicht mit Aspirin linderbar ist, muß als *koffeinverursacht* angesehen werden, weil es sich bei Excedrin um ein koffeinhaltiges Mittel handelt. Ich sagte dem Mann, daß er Koffein aus seinem Leben eliminieren müsse und gab ihm die üblichen Anweisungen, wie er mit dem Entzug fertig werden konnte (Ruhe, Ablenkung, Geduld, reines Aspirin gegen den Kopfschmerz).

Gleich am nächsten Wochenende machte er sich daran und rief mich anschließend an, um mir die Ergebnisse zu berichten. »Es war sensationell«, meinte er. »Ich glaube, ich hatte schließlich den Kopfschmerz, um den ich mich seit zwanzig Jahren bemüht hatte.« Eine wohl sehr präzise Ausdrucksweise. Seither waren bei ihm keine Kopfschmerzen mehr aufgetreten.

Noch ein Beispiel. Im Canyon Ranch Sanatorium hatte ich eine fünfzigjährige Frau zu behandeln, die »seit sechs Monaten unter Durchfall« litt. Der Durchfall war schmerzlos, und ein Zusammenhang mit ihrer Ernährung war nicht erkennbar. Sie hatte keine Auslandsreisen gemacht, meinte, sie sei keinen neuen oder ungewöhnlichen Belastungen ausgesetzt und habe, einmal abgesehen von einer wachsenden Sorge um ihre Gesundheit, auch keine anderen Symptome. Sie war bei ausgezeichneter Gesundheit, ernährte sich ausgewogen, trieb regelmäßig Sport und hatte, außer daß sie vier Tassen Kaffee am Tag trank, gute Gewohnheiten.

Nachdem sie zwei Wochen unter permanentem Durchfall gelitten hatte, suchte sie ihren Hausarzt auf, der ihr ein Mittel verschrieb, das nicht nur nicht half, sondern auch unangenehme Nebenwirkungen verursachte. Sie setzte die Medizin ab und ging zu einem Arzt, der auf naturheilkundlicher Basis praktizierte. Er wies sie an, keine Milch mehr zu trinken und auf Zucker zu verzichten und händigte ihr ein homöopathisches Mittel aus. Der Durchfall hielt an. Sie kehrte zu ihrem Hausarzt zurück, der eine Reihe von Untersuchungen anstellte. Obwohl keine Anomalien feststellbar waren, spekulierte er auf einen Parasiten und verabreichte ihr Flagyl, eine amöbenvernichtende Arznei. Der Durchfall blieb unverändert. Anschließend suchte sie einen Facharzt für Magen- und Darmleiden auf, der eine Vielzahl weiterer Tests, einschließlich einer Reihe von Röntgenaufnahmen des oberen und unteren Darmtraktes sowie eine Sigmoidoskopie machte. Sein Fazit, der Durchfall sei »nicht organisch bedingt«.

Während sie ihre Geschichte erzählte, ereiferte sie sich immer mehr. Schließlich fing sie an zu weinen, als sie sagte: »Und inzwischen denke ich, daß mein ganzer Verdauungstrakt wirklich durcheinander sein muß, denn seit vier Tagen leide ich unter *Verstopfung*.« Wieder wurde ich hellhörig. Im Sanatorium werden normalerweise keine koffeinhaltigen Getränke gereicht. »Trinken Sie Kaffee hier?« fragte ich. Nein, seit ihrer Ankunft hatte sie keinen bekommen. Hatte sie Kopfschmerzen gehabt? Ja, sie hatte in der Tat zwei Tage lang unter schrecklichen Kopfschmerzen gelitten, diese aber auf die ganzen Umstände zurückgeführt. Ich erklärte ihr, daß ihr Durchfall ein Symptom einer Kaffeevergiftung sei, und daß alles andere in Ordnung sei. Ohne diese Droge würde es eine Weile dauern, bis ihr Darm wieder zu seinem natürlichen Tonus zurückgefunden habe. Ich empfahl ihr, viel Wasser zu trinken und als Ballaststoff Psylliumsamenschalenpulver zu nehmen.

Ich könnte dieses Kapitel mit ähnlichen Geschichten chronischer Beschwerden füllen, die viel Leid für die Patienten und Ratlosigkeit auf seiten der Ärzte bedingten und sämtlich mit dem Ende des suchtartigen Kaffeekonsums verschwanden.

Nachfolgend einige Vorsichtsmaßnahmen zum Umgang mit dieser Substanz:

- Kaffee ist eine starke Droge. Wenn Sie Kaffee mögen und ihn gelegentlich als nützliches Stimulans verwenden, ohne daß sich dabei negative Nebenwirkungen einstellen, so spricht nichts dagegen, dies auch weiterhin zu tun. Bei täglichem Kaffeegenuß ist die Wahrscheinlichkeit groß, eine Sucht zu entwickeln.
- Sofern irgendeine der folgenden Bedingungen bei Ihnen gegeben ist, sollten Sie ganz auf Kaffee verzichten: Migräne, Zittern, Nervosität, Schlaflosigkeit, Herzrhythmusstörungen (Herzklopfen), Herzkranzgefäßkrankheiten oder eine entsprechende familiäre Vorbelastung, bei erhöhtem Serumcholesterin, Bluthochdruck, irgendwelchen Magen-Darmstörungen, Harnwegsproblemen, Prostataleiden, bindegewebsbedingten Brusterkrankungen, Prämenstruellem Syndrom (PMS), Spannungskopfschmerzen oder einer Neigung zu Anfallsleiden.
- Wenn es Anlaß gibt, Kaffee zu meiden, sollten Sie sich auch von entkoffeiniertem Kaffee fernhalten. Er ist nicht absolut harmlos. Über geringe Koffeinanteile hinaus enthält er andere, in Kaffeebohnen vorkommende aktive Substanzen, die ebenfalls Reizstoffe für das Nerven-, Magen-Darm-, Herz- und Gefäß- sowie das Harnwegssystem sein können. Dies trifft in jedem Fall für die mit Wasserdampf behandelten koffeinfreien Sorten und die nicht so unbedenklichen, mit Lösungsmitteln extrahierten Marken zu, die Rückstände toxischer Chemikalien aufweisen können.
- Verglichen mit einer Alkohol- und Tabaksucht ist eine Kaffeesucht leicht zu überwinden. Starten Sie Ihren Versuch jedoch erst, wenn Ihnen drei freie Tage, ohne Verant-

wortlichkeiten und Anforderungen an Ihre Zeit und Energie zur Verfügung stehen. Suchen Sie nach Möglichkeiten, wie Sie sich während dieser Zeit ablenken und es sich möglichst gutgehen lassen können. Stellen Sie sich aber darauf ein, daß Ihnen jede Energie fehlt und Sie für die Dauer von achtundvierzig bis zweiundsiebzig Stunden Kopfschmerzen haben. Nehmen Sie nichts Koffeinhaltiges zu sich.
- Sowohl in regulären Geschäften als auch in Reformhäusern wird sogenannter Kaffee-Ersatz angeboten. Kaffee-Ersatzstoffe werden durch Rösten natürlicher Pflanzenteile wie Körner, Wurzeln und andere unbedenkliche Bestandteile hergestellt. Es gibt große Unterschiede zwischen den einzelnen angebotenen Sorten. Sie müssen selbst ausprobieren oder auf einen koffeinfreien Kräutertee anstelle Ihres gewohnten Getränks zurückgreifen.

Andere KOFFEINHALTIGE GETRÄNKE sind beispielsweise Tee, Cola und andere Sodas sowie zwei exotische, aus Südamerika stammende Getränke, Matetee und Guarana.

Teesucht kommt in unserer Kultur selten, in einigen Teilen der Welt (Irland, Großbritannien und in manchen Teilen Asiens) aber durchaus häufig vor. Tee enthält zwar weniger Koffein als Kaffee, aber größere Anteile einer verwandten Droge, des sogenannten Theophyllin, welches in Reinform zur Behandlung von Asthma verwendet wird. Theophyllin zeitigt die gleichen Nebenwirkungen wie Stimulanzien im allgemeinen: Nervosität, Schlaflosigkeit, erhöhte Herzfrequenz und so weiter.

Tee enthält Gerbstoffe, die ihm, vor allem wenn man ihn lange ziehen läßt, einen bitteren, strengen Geschmack geben. Gerbstoffe reizen die Schleimhäute des oberen Verdauungstraktes, und in Zusammenhang mit einigen Bevölkerungsgruppen wird ihnen ein erhöhtes Vorkommen von Krebs im Bereich der Mundhöhle, der Speiseröhre und des Magens angelastet. Milch neutralisiert Gerbstoffe und schützt vor diesem Risiko. Sollten Sie mehr als zwei Tassen Tee am Tag trinken, so fügen Sie etwas Milch hinzu. Entkoffeinierter Tee ist weitestgehend harmlos und ein guter Ersatz für regulären.

Achten Sie jedoch darauf, daß es sich bei manchen kommerziellen »Kräutertees« in Wirklichkeit um aromatisierte, reguläre, koffeinhaltige Tees handelt. Lesen Sie das Etikett, um festzustellen, ob Sie ein koffeinfreies Produkt kaufen.

Die Sucht nach koffeinhaltigen – gezuckerten wie auch diätetischen – Softdrinks ist ein weitverbreitetes Phänomen, und manche Personen konsumieren diese in Mengen, die ausreichen, um all die nachteiligen Effekte dieser Droge zu erfahren. Colanüsse, aus Afrika kommend, sind ein Stimulans und eine Koffeinquelle. Zwar enthalten Cola-Getränke nur geringfügige Anteile von Colanüssen, dafür aber zusätzliches Koffein aus anderen Quellen. Bei Kindern ist mit diesen Getränken aufgrund ihres Zuckergehalts und ihres angenehmen Geschmacks besondere Vorsicht geboten. Wenn Sie auf Cola-Getränke nicht verzichten möchten, verwenden Sie möglichst koffeinfreie, es sei denn, Sie trinken gelegentlich, der belebenden Wirkung wegen. Vergessen Sie nicht, daß es sich bei Sodas um Drogen, nicht nur um »Softdrinks« handelt.

Maté und Guarana sind koffeinhaltige Pflanzen, die beispielsweise in Reformhäusern, Drogerien und Naturkostläden angeboten werden. Maté ist sowohl als Beutel- wie auch als loser Tee erhältlich. Guarana ist Bestandteil mancher Teemischungen und wird auch als Pulver, in loser oder in Kapselform, vertrieben. Beide werden irreführenderweise mitunter als koffeinfrei oder nicht-stimulierend ausgezeichnet.

SCHOKOLADE ist ein Sonderfall, da wir es hierbei sowohl mit einem Nahrungsmittel als auch einer Droge zu tun haben. Sie enthält nur geringe Mengen Koffein, weist aber hohe Anteile von Theobromin auf, einem engverwandten Stoff mit ähnlichen Wirkungen. Wenn von Schokolade die Rede ist, denken wir an Desserts und an den Genuß in Reinform, es handelt sich hierbei jedoch auch um eine stimmungsverändernde Substanz mit möglichen weitreichenden Effekten für Körper und Psyche und zweifelsfrei suchterzeugenden Eigenschaften. Theobromin kann nicht für alle Aspekte einer Schokoladensucht verantwortlich gemacht werden, da diese sich von anderen Formen der Abhängigkeit von Stimulanzien zu unterscheiden scheint. Bei den »Schokoholikern« überwiegt der Anteil der Frauen, und bei vielen tritt kurz vor Einsetzen der Menstruation ein besonders intensives Verlangen nach Schokolade auf. Frauen, die eine suchtartige Beziehung zu Schokolade entwickeln, verfallen im allgemeinen zyklisch auftretenden Eßanfällen, statt sie regelmäßig zu konsumieren, und oft wird der Effekt vergleichbar mit dem eines sofort wirksamen Antidepressivums beschrieben. Es gibt keinen Grund zu der Annahme, daß Theobromin bei Männern und Frauen unterschiedliche Wirkungen zeige.

Ich habe eine Zeitlang Fallbeispiele einer Schokoladensucht gesammelt. So nachfolgend zwei interessante Geschichten:

Eine 28jährige Schweizerin, die in den Vereinigten Staaten als Assistentin eines College-Präsidenten arbeitete, wollte mit mir ihre Eßgewohnheiten besprechen. Pro Tag aß sie ein bis zwei Pfund dunkle Schweizer Schokolade. An manchen Tagen war das alles, womit sie sich ernährte. Das war in ihren Augen ein »Gesundheitsessen«, und sie glaubte, ohne ihre Schokolade krank zu werden. Sie war Sportlerin, lief Ski und wanderte mit Begeisterung und war keineswegs fettleibig. Das Hauptproblem ihrer Sucht war, daß sie sich Sorgen hinsichtlich einer angemessenen Nährstoffzufuhr machte. Nie wäre sie auf die Idee gekommen, amerikanische Schokolade zu essen, und ihres Erachtens genügten auch nur einige schweizerische Marken ihren Ansprüchen, so daß es ihr gutging. Dieses Gutgehen-Müssen spielte bei ihr eine so gewichtige Rolle, daß sie, als sie nach Amerika zum Arbeiten übersiedelte, nur die Kleider, die sie am Leib trug, mitbrachte und ansonsten ihr Gepäck mit Schokolade füllte.

Eine dreiundfünfzigjährige Frau, bei der vor drei Jahren die Menopause eingetreten war, erzählte mir, sie sei nie, bis vor kurzem, als ihr Gynäkologe mit einer Hormonbehandlung bei ihr angefangen hatte, an Schokolade interessiert gewesen. Jeden Monat nahm sie drei Wochen lang Östrogen und dann zehn Tage lang Progesteron. Mit ihren eigenen Worten: »Während der Tage, an denen ich auf Progesteron gesetzt bin, befällt mich mitunter ein schier verrücktes Verlangen nach Schokolade, das so stark sein kann, daß ich mitten in der Nacht aufstehe und irgendwo hinfahre, um mir die Schokolade zu besorgen und die Sucht zu befriedigen. Nie ist mir jemals irgend etwas Ähnliches widerfahren. Ich ging schließlich zu dem Gynäkologen und fragte ihn, ob es irgendeine mögliche Verbindung zu dem Hormon geben könne. Er lachte mich aus, meinte, das sei lächerlich und gab mir das Gefühl, es war dumm, überhaupt gefragt zu haben.« Ich versicherte ihr, das sei keineswegs dumm gewesen, da ich die gleiche Geschichte schon einmal von einer anderen Frau gehört habe.

In Zusammenhang mit Schokolade wurden bislang kaum Forschungen veranlaßt. Deutsche Wissenschaftler warteten kürzlich mit der Erkenntnis auf, daß ein schokoladesuchendes Verhalten bei Ratten und Mäusen sich mit der Gabe von antinarkotischen Drogen blockieren ließ. Dieses Ergebnis läßt vermuten, daß das Endorphinsystem im Spiel ist. Ich denke, daß Schokolade eine ganze Reihe von stimmungswirksamen Substanzen enthält und daß es sich hierbei um eine komplexe Form der Sucht handelt. Allein aufgrund ihres hohen Fett- und Zuckergehaltes ist Schokolade bereits ein ideales Produkt für zwanghafte Esser, selbst wenn sie nicht über ihre anregenden Wirkungen verfügte.

Im Hinblick auf Schokolade empfehle ich folgendes:

- Verzichten Sie darauf, wenn Sie unter Migräne, bindegewebsbedingten Brusterkrankungen oder PMS leiden oder Stimmungsschwankungen unterliegen.
- Schokolade kann bei manchen Personen höchst anregend wirken. Achten Sie auf eine mögliche Einflußnahme auf Ihre Stimmungen, Energiezyklen und Schlafmuster.
- Schokolade ist kalorien- und fettreich. Berücksichtigen Sie die Folgen für Ihr gesamtes Ernährungsprogramm.
- Wenngleich Kakaobutter für Herz und Blutgefäße nicht gleichermaßen schädlich wie andere gesättigte Fettsäuren sein mag, so wird sie bei billigeren Schokoladenmarken doch oft durch ungesunde Fette wie Palm- und Kokosnußöl ersetzt. Achten Sie auf die Warenauszeichnung, um diese Produkte zu meiden.

- Reines Kakaopulver ist fettarm, zeichnet sich aber durch einen starken Schokoladengeschmack aus. Verwenden Sie es zur Herstellung fettarmer Schokoladendesserts, um Ihr Verlangen zu stillen.
- Einige Frauen, die ihre Schokoladeneßanfälle nicht unter Kontrolle bringen konnten, berichteten, daß Magnesiumergänzungen ihnen halfen. Versuchen Sie es mit einer Gabe von 300 Milligramm Magnesium zweimal täglich.
- Falls Schokolade Sie in eine gute Stimmung versetzt, versuchen Sie, sich damit für gutes Verhalten zu belohnen. Hochqualitative Schokolade bewußt und gelegentlich zu essen, ist ein gesunder Weg, einer Sucht zu begegnen.

Ganz allgemein gilt, daß Sie auf die Gesamtzufuhr an Koffein im Laufe eines Tages achten sollten. Berücksichtigen Sie in diesem Zusammenhang auch, daß Koffein Bestandteil vieler verschreibungspflichtiger und frei erhältlicher Arzneien ist. Wenn Sie auch solche Produkte nehmen und darüber hinaus Kaffee, Tee, Cola und Schokolade konsumieren, führen Sie sich von dieser Droge möglicherweise mehr zu als Sie glauben.

Sexuelle Abhängigkeiten

Zwanghafter Sex ist ein in unserer Gesellschaft unsichtbares Problem, da uns immer wieder suggeriert wird, ein möglichst häufiger Geschlechtsverkehr und Orgasmus seien gesund und erstrebenswert. So glauben denn manche an einem Sex-Mangel zu leiden, und sie beneiden diejenigen, die ein ausgesprochen intensives Sexualleben haben. So hängt in einigen unserer Subkulturen, ganz nach *Machismo*-Mentalität, der gesellschaftliche Status von Männern von der Zahl ihrer sexuellen Eroberungen und der Frequenz ihrer Ejakulationsfähigkeit ab. Angesichts dieser kulturellen Wertvorstellungen ist das Konzept, das von sexuellen Suchterscheinungen spricht, gelinde ausgedrückt, nicht gerade populär, und die wenigen Experten, die bisher den Vorstoß wagten, auf dieses Problem öffentlich aufmerksam zu machen, konnten bis dato kaum Erfolge verbuchen.

Genau wie Drogen und Nahrungsmittel, so hat auch Sex das Potential, drastische Bewußtseinsveränderungen zu bewirken. Der Orgasmus gewährt uns einen flüchtigen Einblick in eine höhere Realität, ein Gefühl des Verbundenseins, das über die Endlichkeit des Selbst hinausgeht. Auf einer sachlich-nüchternen Ebene vermag er uns vorübergehend von Streß und inneren Spannungen zu befreien. So nimmt es nicht wunder, wenn Personen eine zwanghafte Beziehung zur Sexualität entwickeln, auch hier wiederum in dem Bemühen, eine innere Leere zu füllen, um dann, je besessener sie danach streben, festzustellen, daß das Maß der vormals erlangten Befriedigung nachläßt.

Die Sexualität gehört zu den stärksten menschlichen Trieben und Faszinationen. Ein Großteil unserer Gedanken dreht sich um Sexualität, und dennoch ignorieren wir in unserem Leben völlig ihre wahre Natur und ihren optimalen Nutzen. So sehr wir uns auch um ein intellektuelles Verständnis ihrer Komplexität bemühen, letztendlich wird es immer Teilbereiche geben, die unserem Fassungsvermögen verschlossen bleiben. Aber, jenseits der mystischen Ebene stehen selbst in den praktischsten Bereichen nur wenig hilfreiche Informationen zur Verfügung. Der Mangel an guten Büchern oder Artikeln über Sexualität ist bemerkenswert. So mühen sich denn die meisten von uns redlich, ohne Hilfe mit diesem Trieb zurechtzukommen. Eltern, Lehrer und Religionslehrer tragen oftmals nur noch zusätzlich zu unserer Verwirrung bei. Vertrauenswürdige Anleitungen sind rar.

Wenn doch Sexualität etwas so Großartiges ist, was kann dann falsch daran sein, sich ihr fortwährend hinzugeben? Zunächst einmal gilt, daß jede Form der Sucht, so relativ harmlos sie auch sein mag, uns in unserer Freiheit einschränkt. Sie blockiert in sinnloser Weise einen Großteil unserer psychischen und physischen Energie und verhindert, daß wir das Leben in der Fülle seiner Vielschichtigkeit erfahren können. Darüber hinaus ist im Zeitalter von AIDS, in dem wir leben, die wachsende Gefahr von Sexualpraktiken mit mehreren, wechselnden Partnern nicht zu übersehen. Vordem wurden sexuell übertragbare Krankheiten mehr als Ärgernis oder

Mißstand denn als ernsthafte Bedrohung empfunden, aber diese Zeiten haben sich geändert. Selbst geringfügige Krankheitserscheinungen wie Kondylome im Genitalbereich können weitreichende Konsequenzen haben: erhöhtes Krebsrisiko im Genitalbereich und eine eingeschränkte Immunabwehr.

Was ist mit zwanghaftem »Safe Sex«? Oder zwanghafter Masturbation? Hierbei sind zwar Krankheitsübertragungen ausgeschlossen, aber dennoch bedeutet die Zwanghaftigkeit eine Einschränkung unserer Freiheit. Die Sexualität ist ein potentielles Tor, das aus der eingeschränkten Welt des Ego hinausführt. Sie kann ein Weg zum Aufbau enger Beziehungen mit anderen Menschen und dem höheren Ich sein. Eine sexuelle Sucht aber verhindert, daß dieses Potential genutzt wird. An die Stelle von Intimpartnern treten Sexualobjekte. Statt über die Grenzen des Egos hinauszuwachsen, verstärkt sich das Gefühl Ihres isolierten, abgeschotteten Ichs. Im nächsten Kapitel werde ich erklären, warum intime, enge Beziehungen, die über das Ich hinausgehen, unerläßlich für eine optimale Gesundheit sind. Zwanghafter Sex ist fraglos in dieser Hinsicht ein gewichtiges Hindernis und damit ebenso ein Handicap für die Gesundheit.

Die Abkehr von einer sexuellen Sucht gestaltet sich nicht leichter als die Abkehr von einer Eßsucht. Es sind Verhaltensweisen, die naturgemäß nur schwierig änderbar und angesichts der Werteverhaftungen unserer Gesellschaft um so problematischer zu überwinden sind.

Über sichere Sexualpraktiken (»Safe Sex«) finden Sie in Kapitel 11 einige spezifische Ratschläge. An dieser Stelle nur einige allgemeine Richtlinien zu sexuellen Verhaltensweisen:

- Gemäßigt häufige Sexualpraktiken sind möglicherweise lohnender als eine sehr häufige sexuelle Betätigung.
- Achten Sie auf das Ergebnis Ihrer sexuellen Praktiken. Fühlen Sie sich dadurch mehr oder weniger isoliert? Fühlen Sie sich mehr oder weniger mit anderen und Ihrem höheren Ich verbunden?
- Suchen Sie die Gesellschaft von Personen, die eine gesunde Sexualität zu haben scheinen.

– In vielen Städten werden Hilfsprogramme zur Überwindung sexueller Süchte angeboten.

Ich möchte dieses Kapitel mit einigen allgemeinen Gedanken zum Thema »Sucht« schließen. Wir alle kommen mit Wunden auf die Welt; sie werden uns in die Wiege gelegt, ganz gleich, in welcher Art von Familie wir aufwachsen oder in welcher Art von Gesellschaft wir leben. Ein Großteil unseres menschlichen Strebens ist ein Streben nach Heilung. Wir sehnen uns nach einem Gefühl der Ganzheitlichkeit und der Vollkommenheit und nach einem Ende unserer Sehn-Süchte. Meistenteils suchen wir außerhalb von uns selbst Befriedigung zu finden. Das ist die Wurzel der Sucht. Ironischerweise ist es aber dennoch so, welche Art der Befriedigung wir auch immer aus dem Essen, aus Drogen, Sexualität, Geld und anderen »Quellen« des Genusses und der Freude beziehen, wir gewinnen diese in Wirklichkeit aus unserem Innern. Wir projizieren unsere Macht auf externe Substanzen und Aktivitäten und lassen sie bewirken, daß wir uns vorübergehend besser fühlen. Eine seltsame Art der Magie. Um eines flüchtigen Gefühls der Ganzheit willen überlassen wir etwas anderem unsere Macht – um in der Folge zu leiden, dann nämlich, wenn ebenjene Objekte unseres Verlangens offenkundig Macht über uns gewonnen haben. Sucht ist nur heilbar, wenn wir uns dieses Prozesses bewußt werden, unsere eigene Macht wieder für uns reklamieren und uns eingestehen, daß da Wunden sind, die von unserem Innern her geheilt werden müssen. Leiden und Sehn-Süchte treiben uns zum Handeln, zwingen uns zur Selbsterkenntnis, dazu, uns mit unserem wahren Selbst zu identifizieren.

Literatur zum Weiterlesen

Anne Wilson Schaef, »Im Zeitalter der Sucht. Wege aus der Abhängigkeit«, Hamburg, 1989.

Melody Beattie, »Die Sucht gebraucht zu werden«, München, 1990.

Kapitel 8
Bindungen

Sie können sich keiner vollen Gesundheit erfreuen, wenn Sie ein isoliertes, abgeschottetes Dasein führen. Gesundheit ist Ganzheit, und Ganzheit bedingt Verbundenheit – zur Familie, zu Freunden, zum Stamm, zur Nation, zur Menschheit, zur Erde und zu einer höherstehenden Macht, welche Sie auch immer als den Schöpfer des Universums ansehen mögen.

Ein Großteil des menschlichen Leids und der menschlichen Krankheiten begründet sich durch Selbstzentriertheit, durch die Unfähigkeit, über die engen Grenzen der Welt des Ego hinauszugehen. So empfinden viele von uns, zum Beispiel, Veränderungen als belastend, und viele werden krank, wenn sie vor der Aufgabe stehen, mit tiefgreifenden Veränderungen wie dem Verlust des Partners, einem unfreiwilligen Umzug oder dem Bruch einer intimen Freundschaft fertig werden zu müssen. Warum sind Veränderungen so streßintensiv und mit Ängsten verbunden? Meines Erachtens erwächst die Angst vor Veränderungen der Angst vor dem Tod, weil Tod die wirklich große Veränderung ist. Sie ist für das Ego die ultimative, die am Ende aller Dinge stehende und endgültige Bedrohung, und es ist das Bewußtsein des Ego, das die Angst vor Veränderung erzeugt.

Ebenso wurzeln Depression, Wut, Einsamkeit und andere Gefühle, welche die Immunabwehr unterdrücken und das Nervensystem ins Ungleichgewicht bringen, in dem Selbstbild eines isolierten, getrennten Selbst. In der Medizin gibt es mannigfache Beweise, daß Personen, die nicht über enge Bindungen verfügen, häufiger erkranken, und daß die Anfälligkeit gegenüber einem Herzinfarkt damit korreliert, wie oft jemand die Worte *ich, mich* und *mir* unbewußt in Gesprächen verwendet.

In allen Religionen und geistigen Traditionen wird betont, wie wichtig es ist, das Bild des Getrenntseins zu überwinden und Einheit zu erfahren. Stellvertretend sei dieser kurze Abschnitt aus dem »Gesang des Erhabenen«, der Bhagavadgita der Hindus zitiert, der das Problem treffend umreißt:

> Frei muß er sich machen
> Vom Irrtum des »Ich« und des »Mein«...
> Wenn der Weise die Gunas
> Als einzige Vollzieher
> Jeglichen Wirkens erkennt,
> Und auch von Jenem weiß,
> Das alle Gunas weit übersteigt,
> Wird er Eines mit mir.
> Hat der Bewohner des Leibes
> Die Gunas überwunden,
> Die diesen Leib bewirken,
> Dann ist er frei
> Von Geburt und von Tod,
> Von Leid und Verfall
> Und wird unsterblich.

Was wir tun müssen, ist klar. Wie das zu bewerkstelligen ist, ist vielleicht nicht so klar, weil wir so sehr gewohnt sind, die Welt vom »Irrtum unseres Ich« aus zu betrachten und kaum Übung darin haben, diese Grenzen zu überschreiten. Ehe ich die Ausführungen über die Grundvoraussetzungen einer allgemeinen Gesundheit schließe, möchte ich Ihnen noch einige Möglichkeiten aufzeigen, die hilfreich sind, Egozentrik zu reduzieren.

1. Bindung mit der Natur und der Erde

Wenn Sie die Natur als eine feindliche Kraft, getrennt von Ihrem Ich, betrachten, werden Sie unnötig ängstlich und abgeschnitten von einer der größten Quellen geistiger Nahrung durchs Leben gehen. Ob Sie die Bindung zur Natur nun bei Wanderungen durch die Wildnis oder während einer Mittagspause in einem Stadtpark suchen, Sie können hie wie da Ihre Hektik ablegen, zur Ruhe kommen und ihre unendliche Vielfalt beobachten. Ich fühle mich mit Pflanzen besonders verbunden. Da ich Gartenarbeit liebe, sammele ich Ableger von wildwachsenden Kakteen und Blumen, so daß ich in und vor meinem Haus ganz ungewöhnliche wie auch nützliche Pflanzen habe. Sie bereichern mein Leben im Alltag, bereiten mir Freude und Wohlbehagen und erinnern mich daran, daß ich, was ich ansonsten auch von mir denken mag, auch ein Teil dieser Welt der Natur bin.

2. Bindung mit Tieren

Aus der Forschung wissen wir, daß Menschen, die mit Haustieren leben, weniger häufig krank sind als andere und schneller von schweren Krankheiten genesen. Bei Strafentlassenen, die Beziehungen zu Haustieren aufgebaut haben, sind geringere Rückfallquoten als bei anderen zu verzeichnen. Haustiere bedeuten Verantwortung. Sie erfordern ein gewisses Maß an Aufmerksamkeit und Pflege. Das, was sie als Gegenleistung an Belohnung geben, ist oftmals schier unermeßlich.

Ich habe selbst zwei Hündinnen, Rhodesian Ridgebacks (Abkömmlinge englischer Laufhunde – d. Ü.), Mutter und Tochter. Sie gehören zu meinem Leben, und ich kann mir nicht vorstellen, längere Zeit von ihnen getrennt zu sein. Oft bringen sie mich zum Lachen, manchmal machen sie mich wütend, aber immer sorgen sie dafür, daß ich mich nicht nur mit mir selbst beschäftige. Meine Bindung zu ihnen ist ganz besonderer Art, in Worten nur schwer zu fassen. Gelegentlich, wenn ich mich deprimiert oder von Problemen überwältigt fühle, lege ich eine Hunde-Psychotherapiesitzung ein, die ich nur jedem empfehlen kann. Auf mein Geheiß hin setzt sich die ältere Hündin, das Gesicht mir zugewandt, vor mich hin, und ich erzähle ihr all meine Probleme und was mich bewegt. Sie hört aufmerksam zu, und ihr Interaktionsvermögen ist nur unwesentlich geringer als das des Freudschen Psychoanalytikers, zu dem ich vor vielen Jahren gegangen war. Sie kostet weniger (ein Biskuit pro Sitzung) und gibt mir ihre bedingungslose Liebe, auch wenn ich die schrecklichsten Gedanken und Taten offenbare. Das ist wahre Freundschaft und Unterstützung. Nach nur fünfzehn Minuten Hunde-Psychotherapie sehen selbst die ärgsten Probleme nicht mehr so schlimm aus. Die Liebe zu einem Haustier und seine Pflege sind ein ausgezeichnetes Übungsfeld.

3. Bindung zur Familie

Ein befreundeter Anthropologe referierte einmal im Rahmen einer Vorlesung an der Harvard University über die Ureinwohner Amerikas. Im Auditorium saß einer ebenjener Ureinwohner, ein junger Mann. Auf die Gesellschaftsordnung eingehend, kam mein Freund immer wieder auf die »Groß-Familien« der Indianer zu sprechen. Irgendwann unterbrach der junge Indianer ihn und sagte: »Entschuldigen Sie, aber wir haben keine Großfamilien. Wir haben Familien. Sie haben Kleinfamilien.«

Die Kernfamilie unserer modernen Gesellschaft ist in der Tat eine Kleinfamilie. Der Mensch braucht und wünscht sich die intime Unterstützung einer wirklichen Familie. Es fällt schwer, jene »Großfamilien« anderer Kulturen nicht mit Wehmut, wenn nicht gar mit blankem Neid zu betrachten. Im Süden Arizonas, wo ich lebe, scheint uns die Bevölkerungsgruppe der Latinos in dieser Hinsicht um Meilen voraus zu sein. Man findet dort, zum Beispiel, keine Latinos in Pflege- oder Altersheimen, wo wir unsere alten Verwandten unterbringen, wenn wir sie nicht mehr pflegen und versorgen möchten. Bei den Latinos bleiben die alten Menschen, auch wenn sie schwach und gebrechlich sind, geachtete Mitglieder der Familie und leben zu Hause.

Eine Krankenschwester des Medical Center der Universitiy of Arizona, die einen meiner Kurse besuchte, erzählte mir, sie habe einige Jahre auf der Kinderintensivstation gearbeitet. Während dieser Zeit hatte sie bei zwölf Kindern geradezu wundersame Genesungen von eigentlich fatalen Kopfverletzungen erlebt. Sie waren in Unfälle mit Fahrrädern oder Motorrädern verwickelt gewesen, hatten im tiefsten Koma gelegen mit einer äußerst flachen EEG-Anzeige (Elektroenzephalogramm – zur Messung der Gehirnwellen) und waren von den Ärzten aufgegeben worden. Das für Organtransplantationen zuständige Ärzteteam war bereits zur Entnahme der Nieren und Herzen in Wartestellung. Sie erlebte, wie zwölf Kinder aus dieser extremen Verfassung heraus, zum Erstaunen ihrer Ärzte und zum Verdruß des Organtransplantationsteams, ihr volles Bewußtsein und Leben wiedererlangten. Am frappierendsten war für sie die Tatsache, daß all diese Kinder Latinos waren. Mit ihren eigenen Worten: »Ich habe noch nie erlebt, daß ein angloamerikanisches Kind von einer solchen Verletzung genesen ist. Und wissen Sie, worin der Unterschied besteht? Wenn ein Latino-Kind so im Koma liegt, ist die ganze Familie Tag und Nacht an seinem Bett, spricht mit ihm, betet für es und *liebt* es. Die angloamerikanischen Kinder sind in dieser Situation sämtlich auf sich allein gestellt, Kinder, die das Bewußtsein verloren haben, in den Betten einer Intensivstation, ganz allein.«

Wir sind nicht dafür geschaffen, ganz allein zu sein. Wir sind dafür geschaffen, Teile größerer Familien, Gruppen, Stämme zu sein. Finden Sie sich nicht mit der geschrumpften Kernfamilie ab. Erweitern Sie sie!

4. Bindung zur Gemeinschaft

Gemeinschaft heißt, für gemeinsame Zielsetzungen zusammen leben und arbeiten. Wir sind naturgemäß Gemeinschaftswesen und beziehen aus der Erfahrung der Zugehörigkeit zu einer Gruppe, die sich unter dem Dach einer gemeinsamen Zielsetzung zusammengefunden hat, eine große Befriedigung. Unsere Gesellschaft wird diesem Bedürfnis nur selten gerecht. Wir müssen also aktiv unseren Beitrag leisten, solche Gemeinschaften zu schaffen. Sie entstehen nicht von selbst. Eine Gemeinschaft läßt sich x-beliebig definieren. Das kann die Nachbarschaft, der Sportverein, die Umweltschutzinitiative, die Kirche, ein gesellschaftlicher Club sein. Was die Gemeinschaft funktionieren läßt, ist das, was Sie selbst einbringen und, umgekehrt, die Rolle, die Sie ihr in Ihrem Leben einräumen. Die von einer Gemeinschaft vermittelte Stärke und Geborgenheit ergibt sich aus dem Prinzip, daß das Ganze größer ist als die Summe der Einzelteile. Diese Art des Verbundenseins gibt uns die Kraft, unser Leben zu verbessern und die Welt zu einem besseren Ort zu machen.

5. Dienen

In vielen Religionen wird das Ideal des selbstlosen Dienens als ausgezeichnete Hilfe, den Käfig des Ichs zu durchbrechen und die eigene Persönlichkeit zu verändern, herausgestellt. Selbstloses Dienen heißt, anderen von sich geben, um ihnen zu helfen, ohne dabei auf Vergeltung zu spekulieren. Um dieser Forderung gerecht zu werden, müssen Sie nicht Dienst in einer Leprastation in Afrika tun, aber es erfordert schon etwas mehr, als nur einen Scheck für einen bevorzugten Wohlfahrtsverband auszuschreiben. Jeder Tag bietet zahllose Gelegenheiten, die Interessen eines anderen den eigenen voranzustellen, etwas Zeit und Energie aufzuwenden, und sei es durch bloße Anwesenheit, um das Leid anderer zu mindern oder ihr Glück zu erhöhen. Es geht hierbei nicht um irgendeine spirituelle Entlohnung, die Chancen, in den Himmel zu kommen, zu erhöhen oder innerhalb der Gemeinschaft Bewunderung zu erheischen. Diese Form des Dienens erfolgt in dem Bewußtsein, daß wir alle eins sind und daß das Glück eines jeden mit dem Glück aller verbunden ist. Je mehr Sie dieses wechselseitige Verbundensein aller Menschen erfahren, um so gesünder werden Sie sein.

6. Lieben

Lieben heißt, Bindung in ihrer höchsten, reinsten Form zu erfahren. Aber, wie sehr strapazieren wir das Wort *Liebe*, wie sehr verwechseln wir Liebe mit anderen Gefühlen, die uns in die Welt des Getrenntseins und der Fragmentierung zurückwerfen. Unlängst las ich einen recht ungewöhnlichen Zeitungsartikel über sexuelle Sucht. Darin war von dem so gängigen Trugschluß die Rede, wonach Sexualität allzugerne mit Liebe verwechselt wird, und der Autor kam zu dem meines Erachtens treffenden Schluß: »Sexualität ist nicht Romanze, Romanze ist nicht Liebe, und Liebe ist nicht Sexualität.«

Die Popsongs unserer Tage scheinen sich weitestgehend um Liebe zu drehen, nicht um Lieben im Sinne einer Bindung, sondern um die Freuden und Schmerzen einer romantischen Liebe, die etwas völlig anderes ist. Eine Romanze ist das aufregende Abenteuer, mit einem anderen Menschen eine Beziehung einzugehen, und das einmalige Hochgefühl, das mit den Anfängen einer solchen Beziehung verbunden ist. Sich-Verlieben oder Verliebtsein ist genauso sehr eine Droge wie jede andere, die geschluckt, geschnupft, geraucht oder gespritzt wird. Genau wie bei Drogen ist auch das Hoch im Falle des Sich-Verliebens keineswegs beständiger Natur. Irgendwann ist es *vorbei*, und der Schmerz am Ende ist genauso intensiv wie die Freude am Anfang. Das Weil'sche Gesetz der Romantischen Liebe besagt, daß

$$F + S = 0$$

ist, wobei F für die *F*reude der Anfänge einer romantischen Beziehung und S für den *S*chmerz des Endes steht. Mit anderen Worten, ganz gleich, welche Höhen Sie während der freudigen Phase der Romanze auch erklimmen, der darauffolgende Schmerz wird Sie stets wieder an Ihren Ausgangspunkt zurückbringen.

Unsere Kultur glorifiziert den F-Zustand und hat wenig zur Unausweichlichkeit oder Bedeutung des S zu sagen. Es gibt viele Personen, die, nach einem suchtartigen Muster, von einem Verliebtsein ins nächste fallen und nie die Lektion aus ihrer Erfahrung lernen.

Ein Buch zu diesem Thema, geschrieben von einem Jungschen Analytiker, kann ich nicht hoch genug empfehlen. Robert Johnsons »Traumvorstellung Liebe. Der Irrtum des Abendlandes« (Walter Verlag, Olten/Schweiz, 1985) greift auf den Mythos von Tristan und Isolde zur Veranschaulichung des Zustandes des Sich-Verliebens im Gegensatz zu Lieben zurück. Ein Kernpunkt seiner Ausführungen ist die These, daß Sich-Verlieben auf der Grundlage einer Projektion erfolgt. Wir projizieren auf die andere Person einen Teil unseres Selbst, ein idealisiertes Bild des perfekten Liebesobjektes, das wir in unserer Seele mit uns herumtragen. Verliebtsein ist in diesem Sinne ein mit Spiegeln bewerkstelligter Trick, weil die eigentliche Quelle unserer Freude innen, nicht außen ist. Wenn dieses projizierte magische Bild dann, früher oder später, unweigerlich zerbricht, so kennen wir alle den Schock und den Schmerz, der mit der Feststellung verbunden ist, daß die von uns ach so als liebenswert eingeschätzte Person in Wirklichkeit auch nur ein gewöhnlicher Mensch mit Fehlern und Makeln ist. Dann folgt der Schmerz über den Verlust dessen, was wir als die Quelle all unserer Glückseligkeit erachteten. Es ist die gleiche Art von Trick, die wir anwenden, um uns irrigerweise zu dem Glauben zu verleiten, Hochgefühle hätten wir irgendwelchen Drogen und Befriedigung unserem Essen zu verdanken.

Lieben ist kein Trick, und es hat kein Ende. Lieben bedeutet, den Kontakt zur Quelle der Liebe in sich selbst zu finden und sie, bedingungslos, ohne einen Gedanken an Vergeltung, nach außen hin auszustrahlen. Einen anderen Menschen lieben heißt, Bindung zu erfahren, diesen Menschen, so wie er ist, zu akzeptieren und ihm ohne irgendwelche Erwartungshaltungen Wärme und Licht zu geben. Diese Form der Liebe ist für den Gebenden wie für den Nehmenden ausgesprochen wohltuend, und sie vermag zu wandeln. (Um es mit den Worten des heiligen Franziskus zu sagen: »Herr, laß mich mehr danach trachten... zu lieben als Liebe zu finden.«) Viele von uns haben diese Art der Liebe nie erfahren. Wir haben weitestgehend eine an Bedingungen geknüpfte Liebe erhalten: Ich liebe dich, WENN... (wenn du mich liebst, wenn du dich so verhältst, wenn du auf Abstand bleibst, wenn du keine Schwierigkeiten machst, wenn du mir das Gefühl gibst, wichtig zu sein, usw., usw.) Das ist nicht der Weg einer wahren Liebe.

Lieben lernen erfordert Praxis und Zeit, insbesondere in einer Kultur, die in so hohem Maße der romantischen Liebe frönt. Wir wurden alle dazu erzogen zu glauben, daß, wenn wir Mr. Richtig oder Mrs. Ideal kennenlernen, die Glocken läuten, unsere Herzen springen, sich die Welt mit einem Male verändert und wir dann auf immerdar glücklich leben werden – auch wenn uns lebende Beispiele eines solchen Glücks noch nie begegnet sind.

In intimen Beziehungen, die funktionieren, wird der Zustand des Verliebtseins durch ein gegenseitiges Lieben abgelöst. Das ist jedoch nur dann möglich, wenn beide Partner reif und bereit sind, sich für ein gemeinsames Leben zu binden. Viele Menschen wissen heutzutage nicht, was sie tun sollen, wenn die Phase des Verliebtseins in den Partner vorbei ist; sie sehen damit alle Möglichkeiten zur Fortsetzung der Beziehung versperrt, was wohl gleichzeitig eine Erklärung für die derzeit hohen Scheidungsraten sein dürfte.

Wenn Sie sich der Tatsache bewußt werden, daß Sie in Ihrem Innern eine unerschöpfliche Quelle der Liebe haben, von der jeder und alles profitieren kann, so wird das Ihnen helfen, die bisher besten und stärksten Beziehungen Ihres Lebens einzugehen.

7. Berühren

Der Mensch hat das Bedürfnis zu berühren und berührt zu werden. Ein Großteil der Forschung über die Verhaltensweisen von Mensch und Tier zeigt, daß Individuen, denen Körperkontakt vorenthalten wird, sich durch Unsicherheit, mangelhafte Anpassung und eine gesteigerte Anfälligkeit gegenüber Krankheiten auszeichnen. Einige multikulturelle Forschungsarbeiten kamen zu dem Ergebnis, daß sexuell unterdrückte und körperkontaktarme Gesellschaften wesentlich eher zu Gewalttätigkeiten neigen. Unsere eigene Gesellschaft fällt leider auch in diese Kategorie.

Die Sexualität ist natürlich nur eine Form der Berührung. Ein Ausfluß der allgemeinen Verdrängung der Sexualität sind sicherlich die fehlgeleiteten Assoziationen, die wir mit dem Wort »Berühren« verbinden. Viele glauben, eine Berührung bedinge sexuelles Interesse oder Erwartungen, was uns entweder veranlaßt, sie zu meiden oder uns in sexuellen Begegnungen wiederzufinden, wenn wir uns in Wirklichkeit doch danach sehnten, in den Arm genommen und gestreichelt zu werden. Eine liebevolle Berührung ist eine wundervolle, wohltuende, heilsame Form der Bindung. Um sie nutzen zu können, müssen Sie lernen, sie von sexuellen Assoziationen zu befreien.

Wie kontaktarm wir in dieser Kultur sind, läßt sich wohl erst erkennen, wenn man sie verläßt und einige Zeit mit Menschen zusammen ist, die eine gesündere Einstellung zu gegenseitigem Berühren haben. Ich bereiste einige Jahre entlegene Regionen Lateinamerikas, um Informationen über Heilpflanzen und traditionelle Heilungsmethoden zu sammeln. Wann immer ich in Kolumbien am Amazonas in ein Indianerdorf kam, starrten die Menschen erstaunt auf meinen Glatzkopf und Bart und begannen, bar jeder Befangenheit, meinen Kopf zu streicheln und mit den Fingern in meinem Bart zu spielen. Ich erinnere mich noch an mein Unbehagen, das mich vor dreißig Jahren in Kambodscha stets beschlich, wenn Menschen, die ich gerade erst kennengelernt hatte, spontan, während wir nebeneinander hergingen und uns unterhielten, ihren Arm um meine Taille legten. Heute hätte ich keine Probleme mehr damit. Nun, ich umarme noch nicht alle meine Patienten, aber eine ganze Reihe von ihnen, und selbstverständlich umarme ich alle meine Freunde so oft wie möglich.

Die Berührung ist eine leicht herzustellende Form der Bindung, weil sie so guttut. Versuchen Sie, diese öfter wahrzunehmen.

8. Bindung zu einer höheren Macht

Ein Grund, warum die auf zwölf Schritten aufbauenden Suchttherapieprogramme funktionieren, ist, daß sie die Verbindung zu einer höherstehenden Macht fördern. Ich denke, es spielt keine Rolle, wie konkret Sie sich diese höhere Macht vorstellen; ausschlaggebend ist das subjektive Gefühl des Verbundenseins mit dieser Macht. Dabei kann es sich um den Gottvater des Alten Testaments, Jesus Christus, den Erleuchteten Buddha, den Großen Geist, die Göttin, das reine, ungeteilte Bewußtsein oder einfach das Mysterium handeln. Es steht Ihnen frei, wie Sie sich das Universum und Ihren Platz darin vorstellen. Personen, die sich selbst als Teil oder gestützt von etwas fühlen, das über ihnen steht, sind weniger ängstlich und gesünder als Menschen, die die Welt durch die Gitterstäbe ihres Ego-Käfigs und als etwas betrachten, dem sie getrennt, bindungslos gegenüberstehen.

Teil II

Spezifische Vorbeugemaßnahmen: Überlisten der Killer

Kapitel 9
Wie kann ich einen Herzanfall verhindern?

Herzkranzgefäßerkrankungen sind, vor allem bei Männern, in starkem Maße erblich bedingt. Sofern Sie ein Mann sind und es in Ihrer männlichen Blutsverwandtschaft (Vater, Großvater, Onkel, Brüder) Fälle von Herzattacken vor Erreichen des sechzigsten Lebensjahres gab, sind Sie in bezug auf Ihr Herz erblich vorbelastet. Sie können nichts dagegen tun, wohl aber darauf hinwirken, daß dieses genetische Potential nicht zum Tragen kommt. Erbanlagen sind nur ein Risikofaktor für Herzanfälle. Es gibt eine Reihe anderer Faktoren, die sämtlich mit dem Lebensstil zu tun haben. Sollte Ihr Lebensstil diese Risiken aufzeigen, so dränge ich Sie, in jedem Fall, ob eine familiäre Vorbelastung vorliegt oder nicht, entsprechende Änderungen vorzunehmen.

Sofern Sie eine Frau sind, schützen Ihre weiblichen Hormone Sie bis zum Erreichen der Menopause vor Herzkranzgefäßerkrankungen. In der Folge erhöht sich Ihr Risiko drastisch. Es läßt sich durch die Einnahme von synthetischem Östrogen und Progesteron reduzieren, es gibt jedoch triftige Argumente, die gegen die Verwendung dieser starken Substanzen sprechen (siehe S. 259f und 439ff). Ob Mann oder Frau, es lohnt, bereits in jungen Jahren mit dem Aufbau guter Eß-, Sport- und Entspannungsgewohnheiten zu beginnen, die die Koronararterien stärken und vor Schaden schützen.

Ein weiterer genetischer Faktor, der zu Herzkranzgefäßerkrankungen beitragen kann, ist Diabetes. Bei vorliegendem Diabetes entwickelt sich oftmals schneller Arteriosklerose, zusammen mit all den Problemen, die sich daraus ergeben, einschließlich frühzeitiger Herzanfälle. Wenn Sie Diabetiker/in sind, ist es um so wichtiger, daß Sie die Anweisungen in diesem Buch in bezug auf Ernährung, Sport und Reduzierung von Streß befolgen.

1. Auf einen niedrigen Serumcholesterinspiegel achten

Der wichtigste Indikator für einen potentiellen Herzanfall ist ein hoher Serumcholesterinspiegel, da er bewirkt, daß Cholesterin sich in den Wänden der Koronararterien ablagert, ein Zustand, der gemeinhin als Arteriosklerose bezeichnet wird. Aufgrund der bei diesem Prozeß eintretenden Verengung der Arterien und Behinderung des Blutflusses wird die Blutzufuhr zum Herzen reduziert und das Risiko einer potentiellen völligen Verstopfung infolge eines Blutgerinnsels erhöht. Derartige Blockierungen bewirken, daß ein Teil des Herzmuskels abstirbt, und das ist ein Herzanfall.

Die meisten Personen können ihr Serumcholesterin drastisch auf der Grundlage der in Kapitel 1 (vor allem im Abschnitt über die Fette, beginnend mit S. 38ff) und in Kapitel 2 (S. 80ff) aufgezeigten Vorschläge senken. Cholesterin-senkende Arzneien können mit toxischen Wirkungen verbunden sein und sollten meines Erachtens nur genommen werden, wenn andere Maßnahmen fehlschlagen oder Sie unter einer selten vorkommenden erblich bedingten Störung leiden, die, unabhängig von der Ernährung, einen hohen Cholesterinspiegel bewirkt. Selbst eine gemäßigte und fortgeschrittene Arteriosklerose kann ohne medikamentöse Behandlung zum Stillstand gebracht und unter strikter Befolgung der empfohlenen ernährungsspezifischen Veränderungen und der anderen in diesem Kapitel gegebenen Richtlinien geheilt werden.

2. Nicht rauchen

Tabaksucht hat in vielfältiger Weise Auswirkungen auf das Herz und die Arterien. Nikotin bewirkt ein Zusammenziehen der Arterien im ganzen Körper, beeinträchtigt die Blutzirkulation und erhöht den Blutdruck. Rauchen mindert die Fähigkeit des Blutes, Sauerstoff zu transportieren und kann die Gerinnung des Blutes fördern. Durch sein Einwirken auf das Nervensystem stimuliert Nikotin unmittelbar das Herz und erhöht damit die von ihm zu erbringende Leistung. Es stimuliert das sympathische Nervensystem, erhöht die Wahrscheinlichkeit von Herzrhythmusstörungen und Koronarkrämpfen, ein weiterer Faktor, der Herzattacken beschleunigen kann. Rauchen erhöht mit Sicherheit das Risiko von Herzkranzgefäßerkrankungen und Herzanfällen. Das gleiche gilt für passive Raucher, die, weil sie mit Rauchern zusammen leben und arbeiten, deren Rauch einatmen. Denken Sie daran, daß der von einer brennenden Zigarette aufsteigende Qualm mehr Giftstoffe als der durch den Filter inhalierte Rauch enthält.

3. Auf eine suchtartige Verwendung von Koffein verzichten

Eine Koffeinsucht ist für Herz und Arterien ungesund. Sie erhöht die vom Herzen zu erbringende Leistung, steigert den Tonus des sympathischen Nervensystems und die Tätigkeit der Nebennieren und erhöht das Risiko von Herzrhythmusstörungen. Sie behindert die Entspannung und kann zu einem erhöhten Serumcholesterinspiegel beitragen. Sofern Sie auf Koffein, insbesondere Kaffee, als Stimulans nicht verzichten möchten, verwenden Sie es bewußt, zielgerichtet und gelegentlich statt unbewußt und gewohnheitsmäßig.

4. Aerobe sportliche Übungen

Halten Sie sich an die Anleitung für aerobe Übungen in Kapitel 5. Eine aerobe Betätigung von durchschnittlich dreißig Minuten an fünf Tagen in der Woche wird die Leistungsfähigkeit des Herzens als Pumpe steigern, das gesamte arterielle System stärken, den Serumcholesterinspiegel senken, die Möglichkeit abnormaler Blutgerinnung reduzieren und das Gleichgewicht des autonomen Nervensystems (durch Risikominderung von Herzrhythmusstörungen und Koronarkrämpfen) unterstützen. Nicht zuletzt fördert diese Art des Konditionstrainings auch den Kollateralkreislauf (Blutgefäße, die neben dem Hauptgefäß das gleiche Versorgungsgebiet erreichen – d. Ü.) des Herzmuskels, so daß bei einer Unterbrechung einer Koronararterie die Blutversorgung über Umgehungsgefäße erfolgen kann. In diesem Fall geht, anders als bei einem sportlich untrainierten Herzen, weniger vom Herzmuskel verloren. Bei Personen mit einer guten aeroben Kondition ist, im Vergleich zu anderen, die Wahrscheinlichkeit größer, daß sie Herzanfälle überleben und sich vollends davon erholen.

5. Entspannungsübungen

Internalisierter, nach innen verkehrter Streß kann über vielfältige Mechanismen Herzanfälle beschleunigen, das Serumcholesterin und das Risiko einer Blutgerinnung erhöhen und eine übermäßige Beanspruchung der Nebennieren und des sympathischen Nervensystems bewirken, mit dem Ergebnis, daß die Arbeitsbelastung für das Herz erhöht und damit das Risiko von Herzrhythmusstörungen und Koronarkrämpfen forciert wird.

Der letzte Punkt bedarf einer zusätzlichen Erklärung. Wenn jemand infolge eines Herzanfalls stirbt, was innerhalb von Sekunden oder Minuten geschehen kann, dann tritt der Tod für gewöhnlich aufgrund eines Kammerflimmerns ein, ungeordnete, wogende Bewegungen der Herzkammern, die

die Sauerstoffzufuhr zum Gehirn unterbrechen. Was aber entscheidet, ob das durch eine Koronararterienunterbrechung bewirkte Absterben eines Teils des Herzmuskels derartige fatale Rhythmusstörungen für das ganze Herz auslöst? Der entscheidende Faktor ist offensichtlich der Zustand des autonomen Nervensystems zum Zeitpunkt der Unterbrechung. Insbesondere, wenn der sympathische Teil des autonomen Nervensystems dominiert, sensibilisiert er den Herzmuskel auf eine Weise, die ein Kammerflimmern wahrscheinlicher werden läßt. Jenem sympathischen Einfluß steht der parasympathische Teil des Nervensystems gegenüber, dessen entspannungsfördernder Einfluß bis hin zum Herzen reicht. Dominiert der parasympathische Teil des Nervensystems, so ist das Herz selbst dann vor einem Kammerflimmern geschützt, wenn die Unterbrechung größeren Ausmaßes und ein entsprechend großer Teil des Herzmuskels abgestorben ist.

Bei Autopsien gelingt es bei manchen infolge von Herzanfällen eingetretenen Todesfällen nicht, den vollständigen Verschluß einer Koronararterie nachzuweisen. Hier wird als Ursache ein Arterienkrampf vermutet, der in der Folge eine funktionelle Unterbrechung bewirkte. Derartige Katastrophen können auch durch eine Überaktivität des sympathischen Nervensystems und eine übermäßige Beanspruchung der Nebennieren ausgelöst werden. Wenn man es lernt, ein Dominieren des sympathischen Teils des Nervensystems und die Aktivität der Nebennieren mittels irgendeiner der in Kapitel 6 beschriebenen Methoden zu reduzieren, so kann dies das Herz vor schädlichen streßbedingten Folgen schützen. Entspannung mindert das Risiko von Herzanfällen sowie das Risiko, infolge eines Herzanfalls eines plötzlichen Todes zu sterben.

6. Auf Normalgewicht achten

Fettleibigkeit erhöht die Arbeitsbelastung für das Herz und hält die Betreffenden davon ab, sich sportlich zu betätigen und aerobe Übungen zu pflegen. Sie prädisponiert Erwachsene für Diabetes, ein Beschleunigungsfaktor bei fortschreitender Arteriosklerose. Halten Sie Ihr Körpergewicht im Rahmen einer Abweichung von 20 Prozent des für Ihr Geschlecht, Ihre Größe und Ihren Körper maßgebenden Idealgewichts.

7. Auf normalen Blutdruck achten

Bluthochdruck (Hypertonie) belastet das arterielle System, erhöht die Arbeitsbelastung für das Herz, beschleunigt möglicherweise die Entwicklung von Arteriosklerose und wird häufig mit einer erhöhten Aktivität des sympathischen Nervensystems und der Nebennieren in Verbindung gebracht. Die meisten Fälle einer schwach bis gemäßigt ausgeprägten Hypertonie lassen sich ohne medikamentöse Hilfe, mittels Veränderungen des Lebensstils, wie sie in diesem Kapitel vorgeschlagen wurden, regulieren. Auf die Behandlung von Hypertonie werde ich in Teil IV näher eingehen (S. 381 ff).

8. Das Blut »verdünnen«

Daß sich Blutgerinnsel an den Wandungen der Arterien bilden, die infolge von Arteriosklerose verengt und undurchlässiger geworden sind, ist die unmittelbare Ursache der meisten Herzanfälle. Der Prozeß wird dadurch eingeleitet, daß sich Blutplättchen zusammenklumpen. Bei Blut-»Verdünnern« handelt es sich um Substanzen, Medikamente, die dieser Gerinnungstendenz, also dem Zusammenklumpen der Plättchen, entgegenwirken.

Die bekannteste Substanz dieser Kategorie ist das Aspirin, und Sie haben zweifelsohne bereits Berichte über seinen Wert zur Vorbeugung von Herzanfällen gehört. Die Mediziner sind von der neuartigen Verwendungsform des alten Medikamentes so begeistert, daß die meisten Ärzte dazu übergegangen sind, bei Männern mittleren Alters auf die Einnahme einer Aspirin junior am Tag oder an jedem zweiten Tag zu drängen. Diese Therapie ist allerdings mit deutlichen Risiken verbunden. Wenn Sie willens sind, Ihre Eß-, Sport-, Entspannungs- und Beziehungsmuster zur übrigen Welt zu ändern, so wird der Nutzen größer als bei der Einnahme von Aspirin und überdies mit keinerlei Risiken verbunden sein. Aspirin würde ich nur solchen Personen empfehlen, die nicht bereit sind, die hier beschriebenen Veränderungen in bezug auf ihren Lebensstil vorzunehmen.

Zu den Gefahren, das Blut zu verdünnen, gehört logischerweise ein erhöhtes Blutungsrisiko und insbesondere ein erhöhtes Schlaganfallrisiko infolge einer Blutung im Gehirn. Viele Männer, die Aspirin zur Vorbeugung von Herzanfällen nehmen, berichten von Schwierigkeiten, wenn sie sich während des Rasierens schneiden, die Blutung zum Stoppen zu bringen. Ebenso dauert es bei jeder Schädigung eines Blutgefäßes im Körper länger, bis die Blutung zum Stillstand kommt. Ein Freund und Kollege von mir, ein Internist von Anfang Fünfzig, erlitt eine starke intrakranielle (im Schädel) Blutung, während er sich ansonsten einer ausgezeichneten Gesundheit erfreute. Er war ein begeisterter Jogger und ein Gesundheitsfanatiker, der sich sehr bewußt ernährte, meditierte und, abgesehen davon, daß er pro Tag ein Aspirin zur Vorbeugung eines Herzanfalls nahm, keinerlei Risikofaktoren für eine Blutung aufwies. Eine intrakranielle Blutung ist aus medizinischer Sicht ein absolut verhängnisvoller Zustand, der zu dauerhaften neurologischen Schädigungen führen kann.

Zudem ist Aspirin ein starkes Reizmittel für die Magenschleimhäute und sollte von Personen mit Geschwüren, Gastritis und anderen Störungen des oberen Darmtraktes gemieden werden. Seine Wirkweisen auf den übrigen Körper sind so vielfältiger und unterschiedlicher Natur, daß, sollte Aspirin, ohne die langjährige praktische Erprobung, als neues Medikament auf den Markt kommen, es wohl keine Chance hätte, auch nur für irgendeinen Zweck wie den der Schmerzlinderung von den Gesundheitsbehörden zugelassen zu werden.

Kurzum, ich empfehle Aspirin nicht zur Vorbeugung von Herzanfällen, es sei denn, für *Personen, die viele Risikofaktoren aufweisen und nicht bereit sind, die erforderlichen Veränderungen in ihrer Lebensführung vorzunehmen.*

Sie sollten wissen, daß es natürlichere, sicherere Methoden der Verdünnung des Blutes gibt. Eine ist beispielsweise, Omega-3-Fettsäuren aus ölhaltigem Fisch (siehe S. 51 ff) oder aus Leinsamenöl (S. 53) in Ihren Speiseplan einzubeziehen. Der Hauptnutzen von Omega-3-Fettsäuren für das Herz ist möglicherweise ihr Einfluß auf die Blutgerinnung und nicht so sehr auf das Serumcholesterin. Bisher sind die Forschungsergebnisse zu diesem Punkt nicht eindeutig, eindeutig ist jedoch, daß Bevölkerungsgruppen, die sich von Fisch mit diesen ungewöhnlichen Fettsäuren ernähren, eine unterdurchschnittlich niedrige Rate von Herzanfällen zu verzeichnen haben.

Darüber hinaus mindert der regelmäßige Verzehr von rohem Knoblauch und rohen Zwiebeln die Möglichkeit der Blutgerinnung und erhöht die Fähigkeit des Körpers, Blutgerinnsel aufzulösen. Wie dies im einzelnen geschieht, ist noch unbekannt.

Eine weitere mögliche präventive Maßnahme ist Vitamin E. Über seine antioxigenen Eigenschaften (siehe S. 279) hinaus ist Vitamin E ein natürlicher Blutverdünner. Für Erwachsene bis zum Alter von vierzig Jahren empfehle ich eine Tagesdosis von 400 IE (internationale Einheiten) und 800 IE für Personen von über vierzig Jahren. Wenn Sie Ihre Vitamin E-Kapsel bei einer Mahlzeit einnehmen, die einen gewissen Fettgehalt hat, wird das Vitamin besser vom Magen-Darmtrakt absorbiert, da Vitamin E zu den fettlöslichen Vitaminen gehört. Vergiftungserscheinungen infolge von Vitamin E habe ich noch nicht erlebt.

Zur Blutverdünnung geeignet ist ebenfalls ein chinesischer Pilz, Tree Ear, Wood Ear, *mo-er* oder Ear Fungus, alles unterschiedliche Bezeichnungen für den *Auricularia polytricha* (ein entfernter Verwandter des europäischen Judasohrs – d. Ü.), ein gallertartiger, dunkelbrauner Pilz, der auf Holz gezüchtet wird. Er ist ein gängiger Bestandteil in chinesischen Suppen oder Kurzgebratenem, ist knackig und fast geschmacklos. Bei chinesischen Kräuterheilkundigen gilt er schon seit langem als medizinisches Nahrungsmittel, seine koagulationshemmende Wirkung wurde jedoch erst kürzlich von einem Forscher an der University of Minnesota, und das auch nur per Zufall, entdeckt. Er stellte fest, daß seine eigenen Blutplättchen weniger zur Verklumpung neigten, wenn er ein bestimmtes chinesisches Gericht gegessen hatte – sodann konnte er die Veränderung auf ebendiesen Bestandteil zurückverfolgen. In jedem chinesischen Spezialitätenladen sind getrocknete Wood Ears erhältlich. Für die Zubereitung gießen Sie kochendes Wasser auf eine kleine Menge und lassen diese eine Zeitlang einweichen, bis sie weich sind, wobei sie sich im übrigen erheblich vergrößern. Dann abtropfen lassen, mögliche harte Teilchen entfernen, in Streifen oder Stücke schneiden und diese Ihrer Lieblingssuppe oder Kurzgebratenem zufügen. Ein Eßlöffel eingeweichter Pilze drei- oder viermal in der Woche entspricht den nutzbringenden Effekten einer regelmäßigen Aspirin-Gabe, ohne jedoch dem Risiko von Blutungen und ganz bestimmt entschieden weniger Reizstoffen für das Verdauungssystem ausgesetzt zu sein.

9. Das Herz öffnen

Auf der ganzen Welt wird das Herz mit Gefühlen assoziiert. Wir sprechen von Herzklopfen, Herzschmerzen, gebrochenen Herzen. Diese Verbindung wird nicht zufällig hergestellt. Das physische Herz reagiert in starkem Maße auf Gefühlsstürme, weil es so eng mit dem autonomen Nervensystem verbunden ist. Viele Forscher haben versucht, Persönlichkeitstypen zu identifizieren, die das höchste Risiko für Herzanfälle aufweisen. Die Bilder, die sich im Laufe dieser Forschungsarbeiten herauskristallisierten, verjüngen sich auf

Personen, die ständig unter Druck stehen, hektisch sind, unfähig sich zu entspannen, unfähig ihre Wut zu kontrollieren, bei Frustrationen zu Wutausbrüchen neigen und unfähig sind, Liebe in einer fürsorglichen Weise zu geben und zu empfangen.

In der Yoga-Lehre gehört die Herz-Region zu den sieben großen Zentren (*chakras*), die den Energiefluß im ganzen Körper regulieren. Das vierte oder Herz-Chakra ist an den gefühlsmäßigen Bindungen zu Mitmenschen und der Welt, die über das Selbst hinausgeht, beteiligt. Da die drei niedrigeren Chakras mit dem Überleben, der Sexualität und mit Kraft zu tun haben, ist das Herz-Chakra das erste der Zentren, die sich auf »höhere« Dinge beziehen, Altruismus beispielsweise, oder Liebe. Wird die Energie auf dieser Ebene blokkiert, weil es nicht gelingt, das Herz zu öffnen, kann sie das fünfte, sechste und siebte Chakra nicht erreichen, die für die höhere spirituelle Entwicklung zuständig sind. In diesem Sinne sind verschlossene Herzen und Herzanfälle ein Spiegelbild unseres Gefühlslebens und unserer Fähigkeit oder Unfähigkeit, mit unseren Gefühlen umzugehen.

Ich möchte diesen Punkt nicht unnötig strapazieren, möchte aber darauf drängen, auch emotionale Verschlossenheit als einen weiteren Risikofaktor für Herzanfälle zu sehen, ein Faktor, der sich, genau wie die Ernährung, ändern läßt. Man kann sicherlich lernen, Wut und Wutausbrüche zu kontrollieren. In dieser Hinsicht sind Meditations- und Atemübungen zwei hilfreiche Techniken. Sofern Sie sich Ihrer Gefühle insgesamt nicht bewußt sind oder sich außerstande sehen, diese auszudrücken, sollten Sie es vielleicht einmal mit einer Psychotherapie versuchen. Lesen Sie die Ratschläge in Kapitel 8, »Bindungen«, als Wegweiser, emotionale Verschlossenheiten zu überwinden, die die Entwicklung physischer Blockaden in den Koronararterien fördern können.

Kapitel 10
Wie kann ich einen Schlaganfall meiden?

Die offizielle Bezeichnung für Schlaganfall oder Hirnschlag, »zerebrovaskuläre Insuffizienz« oder »Apoplexie«, bedeutet, laienhaft ausgedrückt, daß sich im Gehirn ein gefäßbedingter Unfall ereignet hat. Im Falle des ersten Terminus handelt es sich um den Verschluß eines Blutgefäßes und beim zweiten um eine Blutung, beides bedeutet eine Unterbrechung der Blutversorgung in Teilbereichen des Gehirns und bewirkt das Absterben von Nervenzellen.

Ich kann mich in diesem Kapitel kurzfassen, da Sie das meiste dessen, was ich zu sagen habe, schon wissen. Schlaganfälle lassen sich auf ähnliche Weise wie Herzanfälle vermeiden: eine gezielt für das Herz gesunde Ernährungsweise, Sport, Entspannungsübungen, hohen Blutdruck meiden und nicht rauchen. Ich werde die bisherigen Informationen zwar noch um einige Einzelheiten ergänzen, aber ganz allgemein gilt, wenn Sie sich an die bislang in diesem Buch gegebenen präventiven Ratschläge halten, werden Sie Ihr Risiko, einen Hirnschlag zu erleiden, in hohem Maße reduzieren.

Schlaganfälle infolge von Hirnblutungen sind im Westen relativ selten. Auslösende Faktoren sind etwa genetisch bedingte Mißbildungen von Arterien im Gehirn, Bluthochdruck oder eine funktionelle Schädigung der Blutgerinnungsmechanismen. Man kann nichts gegen genetisch bedingte Arterienmißbildungen machen, aber sie kommen sehr selten vor. Bluthochdruck ist demgegenüber weit verbreitet, und hier gibt es eine ganze Reihe möglicher Gegenmaßnahmen (siehe Einleitung zu Hypertonie in Teil IV, S. 381 ff). Probleme mit der Blutgerinnung sind weitestgehend auf Medikamente (koagulationshemmende Mittel oder Blutverdünner), einschließlich Aspirin, zurückzuführen. Sofern Sie irgendeine blutverdünnende Arznei nehmen, ist es wichtig, in regelmäßigen Abständen Ihre Blutgerinnungszeit überprüfen zu lassen, um sicherzugehen, daß diese nicht gefährlich lang ist.

Es gibt zwei Arten verschlußbedingter Hirnschläge, abhängig davon, ob der Verschluß von einem lokal gebildeten Blutgerinnsel ausgelöst wurde (Thrombose) oder sich andernorts ein Gerinnsel bildete und bis zu dem Verschlußpunkt wanderte (eine Embolie). Am häufigsten treten thrombosebedingte Schlaganfälle auf, und die Ursache ist für gewöhnlich ebenjene Arteriosklerose, die auch die Koronararterien schädigt. Cholesterinablagerungen, die die Hauptarterien im Kopf und Hals verengen, und Kalkablagerungen, welche die Arterien undurchlässiger werden lassen, erhöhen die Wahrscheinlichkeit, daß sich Blutgerinnsel bilden. Verschließt ein Gerinnsel eine Arterie vollständig, kann dies ein Absterben von Gehirngewebe zur Folge haben. Zu den Risikofaktoren thrombosebedingter Schlaganfälle gehören Diabetes, ein hoher Serumcholesterinspiegel, mangelnde körperliche Bewegung, Rauchen und Bluthochdruck. Diese Liste dürfte Ihnen bekannt vorkommen. Alles, was die Gerinnungstendenz des Blutes erhöht, erhöht auch das Risiko. Das gilt beispielsweise sowohl für Zigaretten als auch für Antibabypillen, und für beides zusammen gilt dies sogar um so mehr. Frauen, die rauchen, sollten angesichts des Blutgerinnselrisikos keine Antibabypillen nehmen.

Ein emboliebedingter Schlaganfall ist im allgemeinen das Ergebnis eines Gerinnsels, das sich an einer Herzkammerwand gebildet, dann gelöst hat und zum Kopf hochgewandert ist, wo es sich festsetzte und, eine Arterie verschließend, die Blutversorgung des Gehirns unterbrach. Die zwei häufigsten Ursachen solcher gefährlicher Gerinnsel sind ein chronisches Vorhofflimmern und ein Herzanfall. Im Falle eines Vorhofflimmerns schlagen die oberen Herzkammern unregelmäßig. Dieser Zustand hat kaum Einfluß auf die Pumpfunktion des Herzens, und gäbe es die Gefahr einer Embolie nicht, könnten Sie ohne viel Aufhebens damit leben. Um dieses Risiko auszuschließen, verschreiben Ärzte Personen mit einem Vorhofflimmern im allgemeinen blutverdünnende Mittel. Die zwei häufigsten Ursachen eines Vorhofflimmerns sind rheumatische und koronare Herzkrankheiten. Sie wissen bereits, wie Sie koronaren Herzkrankheiten vorbeugen können. Rheumatisches Fieber ist eine Autoimmunstörung, die bei genetisch anfälligen Personen durch einen Streptokokkeninfekt ausgelöst wird und die Herzklappen schädigt; als Vorbeugemaßnahme empfiehlt sich die Gabe von Penizillin.

Die andere Hauptursache von Schlaganfällen infolge einer Embolie sind Herzanfälle, die die Innenwände der Herzkammmern schädigen. An den geschädigten Oberflächen dieser Wände können sich Gerinnsel bilden, dann lösen, zum Kopf wandern und sich festsetzen. Im vorhergehenden Kapitel erfuhren Sie, wie Sie einem Herzanfall vorbeugen können.

Ich sagte, ich würde mich kurzfassen, und das möchte ich auch. Ehe ich jedoch schließe, möchte ich nochmals betonen, daß Herz- und Blutgefäßkrankheiten, vor allem Herzkranzgefäßerkrankungen und Schlaganfälle, in unserer Gesellschaft zu den Hauptkillern gehören. Obwohl wir alle an irgend etwas sterben müssen, so müssen wir doch nicht vorzeitig aufgrund verschlossener, verkalkter und unelastischer Arterien sterben. Bei den meisten Herz- und Gefäßproblemen handelt es sich um Krankheiten der Lebensführung, nicht um ein unausweichliches Schicksal, und Sie können eine Menge zu Ihrer Risikominderung beitragen, wenn Sie Ihren Lebensstil in der auf diesen Seiten vorgeschlagenen Form verändern.

Kapitel 11
Wie ich Krebs vorbeuge

Krebs liegt oft in der Familie, was aber vererbt wird, ist die Prädisposition für die Krankheit, nicht der Krebs selbst. Um diese Prädisposition zum Tragen zu bringen, bedarf es jedoch noch weiterer Risikofaktoren. So liegt Darmkrebs, einer der Hauptkiller in unserer Gesellschaft, zwar manchmal in der Familie, er hängt darüber hinaus aber auch mit der Ernährung, insbesondere einer Ernährungsweise mit hohen Anteilen von Fett, tierischen Proteinen und raffinierter Stärke und einem Mangel an Gemüse und Fasern zusammen. Darmkrebs tritt meist in Form von Wucherungen auf – Polypen, die pilzartig aus den Darmwänden herauswachsen. Bei manchen Personen kommt es wiederholt zu solchen Wucherungen, bei anderen hingegen nie. Jüngste wissenschaftliche Untersuchungen lassen darauf schließen, daß dieses Entstehen von Polypen genetisch bedingt ist. Sofern Sie das Gen für die Polypbildung nicht geerbt haben, ist Ihr Risiko, jemals an Darmkrebs zu erkranken, möglicherweise gleich Null. Verfügen Sie jedoch über dieses Gen, kann die Tragweite Ihres Risikos von dem, was Sie essen, abhängen. Die Zellen des äußeren Polypengewebes sind unstabil und neigen dazu, sich bösartig zu entwickeln, wobei die bakterielle und chemische Umgebung des Darms diese Tendenz fördern oder verzögern kann. Die Darmchemie von Personen, die sich fettreich, proteinreich und faserarm ernähren, unterscheidet sich drastisch von der bei einer fettarmen, proteinarmen, aber faserreichen Ernährungsweise.

Ähnlich gibt es bei Brustkrebs familiäre Muster. Eine Frau, deren Mutter und Tante Brustkrebs hatten, trägt ein erhöhtes Krankheitsrisiko. Was in diesem Falle erblich ist, ist nicht bekannt, aber auch hier wiederum müssen Umweltfaktoren im Spiel sein.

Unabhängig, ob Sie männlichen oder weiblichen Geschlechts sind, wenn es Krebsfälle in Ihrer Familie gab oder gibt, sind Sie einem erhöhten Risiko ausgesetzt. Und, sofern diese Krebsfälle väterlicher- und mütterlicherseits auftraten, tragen Sie sogar ein noch höheres Risiko. Das heißt nicht, daß Sie an Krebs erkranken. Es heißt, daß Sie die Informationen dieses Kapitels beachten und als vorbeugende Maßnahmen umsetzen sollten.

1. Als Frau...

...sollten Sie sich der Tatsache bewußt sein, daß ein hoher Spiegel weiblicher Sexualhormone – Östrogen – im Blut die Entwicklung von Brustkrebs und Krebs im Bereich der Geschlechtsorgane begünstigt. Östrogen regt bei diesen Geweben die Zellteilung und -wucherung an. Sie können Ihren Östrogenspiegel und damit Ihr Risiko senken, wenn Sie vor Erreichen des 35. Lebensjahrs ein Kind bekommen, auf Ihr Normalgewicht achten, regelmäßig aerobe Sportübungen betreiben und sich fettarm, weitestgehend vegetarisch ernähren. Eine Ernährung, die reich an Fleisch, Geflügel und Molkereiprodukten ist, kann gefährlich sein, da diese Produkte oft Östrogenrückstände aus Hormongaben aufweisen, die in der Tierzucht zur Wachstumsförderung eingesetzt werden.

Unverkennbarere Östrogenquellen sind Antibabypillen und die Hormongaben während der Menopause. Die heute marktüblichen Antibabypillen sind sicherer als noch vor zehn Jahren. Dennoch verschreibe ich sie nie und halte Frauen, angesichts der toxischen Nebenwirkungen, oft zum Absetzen an. Denn jenseits dieser unmittelbaren Toxizität besteht die reale Gefahr eines erhöhten Krebsrisikos. Von einer oralen

Empfängnisverhütung rate ich ab, wenn Sie sich irgendeiner der nachfolgenden Gruppen zurechnen:

- Sofern eine familiäre Vorbelastung von Brustkrebs gegeben ist;
- Sofern (gutartige) bindegewebsbedingte Brustkrankheiten vorlagen oder -liegen;
- Wenn Sie Ihr erstes Kind erst nach Erreichen des fünfunddreißigsten Lebensjahres bekamen;
- Wenn Sie über fünfundvierzig sind und immer noch Ihre Menstruation haben;
- Wenn Sie infolge wechselnder Sexualpartner einem erhöhten Gebärmutterkrebsrisiko ausgesetzt sind.

Die Östrogenersatztherapie während der Menopause ist heute sicherer als noch vor wenigen Jahren. So sind die Dosen heute niedriger und sie werden mit Progesteron kombiniert, einem anderen weiblichen Hormon, das die stimulierenden Effekte von Östrogen kompensiert. Sowohl von seiten der Ärzte als auch der pharmazeutischen Industrie wird ein gewaltiger Druck auf Frauen ausgeübt, mit Einsetzen der Menopause diese Hormonkombination zu schlucken. Zum Umgang mit den Symptomen der Menopause gebe ich in Teil IV einige andere Ratschläge. Hier will ich mich darauf beschränken zu sagen, daß ich der festen Überzeugung bin, daß Sie *auf Östrogen-Ersatz insgesamt verzichten sollten, wenn Sie aus irgendeinem Grund ein erhöhtes Krebsrisiko tragen*, dazu zählt auch eine familiäre Vorbelastung mit Brustkrebs oder Krebs im Bereich der Geschlechtsorgane. Wenn Sie sich dennoch für die Östrogentherapie entscheiden, nehmen Sie niedrige Dosen (maximal 1.25 Milligramm pro Tag) und niemals ohne Progesteron, zumindest während eines Teils des Monatszyklus.

2. Sorgen Sie für eine gute allgemeine Gesundheit

Natürlich möchten Sie für eine gute allgemeine Gesundheit sorgen, diese ist aber um so wichtiger, wenn Sie einem erhöhten Krebsrisiko ausgesetzt sind. Wir kennen viele krebsfördernde Faktoren – bestimmte Strahlungen, Chemikalien, Viren, physische Reizstoffe, Gene und so weiter –, was wir aber nicht wissen, ist, wie sich diese Faktoren im einzelnen verhalten. Zumindest scheinen sie eines gemeinsam zu haben, nämlich, daß am Ende der Entwicklung die Mutation steht, eine irgendwie geartete dauerhafte, erbliche Veränderung der DNA, die eine Kolonie von Zellen entstehen läßt, die ihre Beziehung zum Rest des Körpers ignorieren, nicht plangemäß am Ende ihres normalen Aktivitätszyklus absterben und sich der allgemeinen Wachstumskontrolle entziehen. Die Forschung vermutet, daß Mutationen schlafende Tumorgene in unserer DNA aktivieren und regulative, uns vor Tumoren schützende Gene außer Gefecht setzen oder anderweitig in vielfältiger Weise Probleme verursachen.

Wichtig ist, daß Mutationen in der DNA, auch wenn sie das Entstehen bösartiger Zellen begünstigen, nicht automatisch Krebs bedeuten. Es ist davon auszugehen, daß sich angesichts der Zahl der Zellen in unserem Körper (300 Billionen), der Zahl derjenigen, die in jeder Sekunde an jedem einzelnen Tag absterben und ersetzt werden (10 Millionen!) und der Vielzahl der mutagenen Agenzien, die bekanntlich in unserem Körper und in der Umwelt existieren, ständig irgendwelche bösartigen Zelltransformationen vollziehen. Die meiste Zeit ignoriert und eliminiert der Körper diese abnormalen Zellen – eine der Funktionen des Immunsystems. Wenn eine solche Zelle überlebt und zu einem feststellbaren Tumor heranwächst, muß ein Mangel an Immunität vorliegen, ein Versagen des körpereigenen Abwehrsystems. Der beste Weg, wie Sie Ihre Immunabwehr intakt halten können, ist, für eine gute allgemeine Gesundheit zu sorgen.

3. Meiden Sie die Exposition gegenüber schädlicher Strahlung

Ionisierende Strahlung, jene Art der Strahlung, die energetisch genug ist, um Elektronen aus ihren Umlaufbahnen zu katapultieren, können die DNA schädigen und zu Krebs führende Mutationen auslösen. Zu dieser Kategorie gehören Röntgen- und atomare Strahlung, und beide sind sehr gefährlich. Sowohl Ärzte als auch Regierungsstellen haben sich schwer getan, die Gefahren von Strahlung zu erkennen. Dennoch versucht man immer wieder, uns zu versichern, daß es keinen Grund zur Sorge gebe, obwohl in Wirklichkeit dazu reichlich Anlaß besteht.

Vor knapp einhundert Jahren wurde die Radioaktivität entdeckt. Nicht nur, daß man die damit verbundenen Gefahren zunächst nicht erkannte, man versuchte, sie gesundheitlich zu nutzen. So konnte ich einmal (in einem Museum mit medizinischen Kuriositäten) ein Objekt etwa aus dem Jahre 1910 bestaunen: ein Gürtel, der um die Taille getragen wurde, mit zwei Beuteln, so angebracht, daß sie die Nierenregion bedeckten. Sie waren mit Radiumerz gefüllt und sollten mit einer »gesunden Strahlung« die Nierenfunktion verbessern.

Wenn Ihnen das unglaublich erscheint, bedenken Sie, daß in der Zeit, als ich in Philadelphia aufwuchs, in den Schuhgeschäften Röntgenbildschirme zur Anpassung neuer Schuhe gang und gäbe waren. Meine Freunde und ich ließen unsere Füße so lange wie möglich in dem Röntgenapparat, fasziniert von den Bildern unserer Knochen auf dem leuchtendgrünen Bildschirm. Zuerst durfte der Verkäufer sich alles anschauen, und dann mußten natürlich auch unsere Eltern noch einen prüfenden Blick darauf werfen. Das ist noch gar nicht lange her. Viele Personen begegnen medizinischen Röntgenstrahlen und radioaktiven Materialen noch heute mit ebenjener Sorglosigkeit, wie sie bei uns mit den Röntgenbildschirmen in Schuhgeschäften gegeben war.

Ionisierende Strahlung schädigt selektiv Zellen während ihres Teilungsprozesses. Die Gewebe mit den höchsten Zellteilungsraten sind die Haut und das Epithel, die oberste Schicht der inneren Organe sowie die Wandung aller Hohlorgane (wie der Darm) und Drüsengänge. Da die Oberflächen und Wandungen den Hauptstoß der Umweltbelastungen aufzufangen haben, müssen sie sich permanent selbst erneuern. Wenn Zellen sich teilen, wird ihre DNA aufgerollt, so daß deren genetische Information kopiert werden kann. In ihrem erweiterten Zustand ist die DNA höchst verwundbar, nicht nur durch Strahlung, sondern auch durch mutagene Chemikalien und willkürliche Unfälle, die sich während des Zellteilungsprozesses ereignen. So ist es nicht erstaunlich, daß die meisten Krebserkrankungen in Epithelzellen entstehen. Andere Körperteile, die sehr hohe Zellteilungsraten aufweisen, sind die Gewebe der Blutbildung und des Immunsystems, vor allem das Knochenmark. Auch sie sind höchst anfällig gegenüber einer Entwicklung von Krebs.

Strahlung ist also eine doppelte Bedrohung. Sie führt nicht nur zu Krebs, indem sie bösartige Zellveränderungen auslöst, sie schädigt auch das Immunsystem und schwächt so unsere Abwehrkräfte gegenüber Malignitäten. Dennoch kann es bei beiden Effekten lange dauern, bis sie sichtbar werden, wohl ein Grund, warum es so lange brauchte, bis festgestellt wurde, daß radioaktive Strahlung Krebs auslöst, und daß man mit den Gefahren zu selbstgefällig und sorglos umging. Es mag schwierig sein, gefährliche Strahlung zu meiden. Jenseits der offensichtlichen Bedrohung durch Atomwaffen und atomaren Abfall bergen viele industriell gefertigte Produkte Strahlenquellen in sich, von Rauchmeldern bis zu elektronischen Instrumenten. Die Verbraucher haben oft keine Ahnung, daß sie mit diesen Produkten auch Strahlung erhalten, da sie herstellerseits nicht gewarnt und die Informationen mitunter sogar zurückgehalten werden. Wieviele Menschen wissen schon, daß die von Zahnärzten zur Reparatur schadhafter Zähne verwendeten Porzellankronen oftmals radioaktive Mineralien enthalten, und das nur, um sie vom Aussehen her dem natürlichen Zahnschmelz ähnlicher zu machen. Diese Mineralien können das Epithelgewebe der Mundhöhle dermaßen mit Strahlung bombardieren, daß bösartige Veränderungsprozesse in Gang gesetzt werden. In den meisten Fällen bedarf es erst eines öffentlichen Aufschreis, ehe staatliche Stellen aktiv werden, denn die zum Schutz der öffentlichen Gesundheit eingesetzten Kontrollinstanzen bleiben, alle möglichen Rechte der Hersteller im Rahmen einer freien Marktwirtschaft vorschützend, erst einmal untätig. Jenseits von politischen Initiativen können Sie sich mit folgenden Maßnahmen schützen:

- *So etwas wie eine unbedenkliche Strahlendosis gibt es nicht.* Ihr Risiko einer genetischen Schädigung und Schädigung des Immunsystems korreliert mit der Gesamtstrahlenmenge, der Sie im Laufe Ihres Lebens ausgesetzt waren, und jede Menge, so klein sie auch sein mag, muß diesem kumulativen Wert und Risiko hinzugerechnet werden. *Glauben Sie niemals jemandem, der Ihnen weismachen will, die Strahlenmenge, der Sie aus irgendeiner Quelle ausgesetzt sind, sei zu gering, als daß sie eine Rolle spielen könne.*
- *Lassen Sie nicht zu, daß Sie von Ärzten oder Zahnärzten ohne triftigen Grund geröntgt werden.* Medizinische wie auch dentale Röntgenaufnahmen und Röntgenbildschirmuntersuchungen sind unschätzbare diagnostische Instrumente. Aber sie werden auch übermäßig eingesetzt. Radiologen verniedlichen oft die Gefahren und versäumen es, Patienten entsprechend zu informieren. Im Vergleich zu anderen Ärzten haben Radiologen eine nachweislich kürzere Lebenserwartung, und bei ihnen ist ein höheres strahlenbedingtes Krebsvorkommen zu verzeichnen. Eine fehlerhafte oder unzureichend abgeschirmte Röntgenanlage bedeutet für den Patienten und die unmittelbar Betroffenen ein erhöhtes Risiko.

Stimmen Sie keinen Röntgenaufnahmen zu, wenn der Arzt Ihnen deren Notwendigkeit nicht verständlich machen konnte. Geben Sie niemals Ihre Zustimmung, Röntgenaufnahmen aus rein rechtlichen oder versicherungstechnischen Gründen zu wiederholen. Lassen Sie Zahnärzte Ihre Zähne nicht einfach nur deshalb röntgen, weil sie den Wunsch äußern. Dentale Röntgenaufnahmen sind hilfreich für die Ursachenermittlung bei spezifischen Symptomen. Sofern es weder in der Vergangenheit Probleme gab, noch in der Gegenwart Symptome vorliegen, gibt es, bei einer überdies angemessenen vorbeugenden Zahnpflege, keinen Grund zu röntgen, es sei denn, in unregelmäßigen Abständen von etwa zwei Jahren. Insbesondere Chiropraktiker gehen mit Röntgenstrahlen oft unbekümmert zu Werke und machen unnötig lange und häufige Aufnahmen des Rückgrates. Es ist noch nicht lange her, da beliebten Dermatologen Akne noch mit Röntgenstrahlen zu behandeln. Unterwerfen Sie sich nicht ohne guten Grund einer Strahlentherapie.

Mammographien zur Früherkennung von Brustkrebs sind ein besonderer Fall. Die Vorteile für Frauen, die dem Risiko dieser Krankheit ausgesetzt sind, überwiegen möglicherweise die Gefahren, insbesondere dann, wenn das Gerät mit einer niedrigen Strahlendosis arbeitet (etwa 1 Rad oder 1000 Millirad). Stimmen Sie einer Mammographie nur zu, wenn Ihr Arzt oder der Technische Assitent Ihnen versichern kann, daß eine neue, mit niedriger Dosis arbeitende Technik zum Einsatz kommt, und Auskunft über die auf das Brustzentraum treffende Millirad-Strahlenmenge geben kann.

– *Leben Sie nicht in der Nähe einer natürlichen oder künstlichen Strahlenquelle.* Manche Orte auf der Erde weisen eine hohe Strahlung aus natürlichen Quellen auf, beispielsweise Uranvorkommen nahe der Oberfläche. An solchen Orten kann das Grundwasser aufgelöste radioaktive Mineralien enthalten. Das ist ein Grund, warum Sie sich einen Wasserfilter für den Hausgebrauch zulegen sollten, keinen mit Aktivkohlefilter, aber einen, der Schwermetalle und Mineralien entfernt (siehe Kapitel 3). Je höher der Ort liegt, an dem Sie wohnen, desto größer ist, mit abnehmender Atmosphäre, die sie absorbieren kann, Ihre Exposition gegenüber kosmischer Strahlung.

Für die meisten von uns aber sind die Gefahren aus künstlichen, menschengemachten Strahlenquellen größer als aus natürlichen. Leben Sie nicht in der Nähe eines Kernkraftwerkes oder eines nuklearen Endlagers oder von Erzabfällen einer Uranmine. Verlassen Sie Ihren Wohnort und das unmittelbare Einzugsgebiet, wenn es dort zu irgendwelchen Unfällen mit radioaktiven Materialien kam, und seien diese auch noch so geringfügig.

Und schließlich sollten Sie sich des Umstandes bewußt sein, daß Sprecher der Atomindustrie und Regierung stets bemüht sein werden, Ihre Furcht vor Gefahren aus diesen Strahlenquellen zu beschwichtigen. In den 1950er Jahren wurden Erzabfälle aus dem Uranabbau in Grand Junction, Colorado, und in anderen Städten in den Rocky Mountains in den Fundamenten von Häusern und Schulen verwendet. Zwanzig Jahre lang wurde diese Angelegenheit vor der Öffentlichkeit vertuscht, und noch immer wird behauptet, es gebe keinen Anlaß zur Sorge.

– *Setzen Sie sich auch nicht berufsbedingt radioaktiven Strahlen aus.* Sofern Sie im Uranabbau oder in einem Kernkraftwerk arbeiten, Radiologe oder Röntgenassistent sind, mit radioaktiven Materialien umzugehen haben oder irgendeine Arbeit verrichten, die Sie einer ionisierenden Strahlung aussetzt, tragen Sie ein erhöhtes Risiko, an Krebs zu erkranken. Sofern auch noch aus anderen Gründen erhöhte Risikofaktoren vorliegen (wie etwa eine familiäre Vorbelastung), sollten Sie versuchen, eine sicherere Arbeit zu finden.

Für den Fall, daß diese Möglichkeit ausgeschlossen ist oder es längere Zeit dauert, bis sie sich realisiert, sollten Sie unbedingt versuchen, die anderen Empfehlungen in diesem Kapitel zu befolgen. Wichtig ist, auch an Ihrem Arbeitsplatz den Grad der Exposition möglichst zu minimieren und sehr bewußt im Umgang mit Schutzkleidung, Sicherheitsmaßnahmen und Dekontaminationstechniken zu sein. Schenken Sie den Geräten, die Ihnen zur Überwachung Ihrer Strahlenexposition ausgehandigt werden, nicht allzuviel Glauben, sie arbeiten oft unpräzise.

– *Informieren Sie sich über die Strahlengefahren industrieller Produkte und treffen Sie entsprechende Sicherheitsvorkehrungen.* Radioaktive Materialien werden in vielen Produkten des täglichen Umgangs verwendet – etwa in Leuchtanzeigen von Instrumenten und Uhren, antistatischen Mitteln zur Reinigung von Schallplatten und phototechnischen Ausrüstungen, Rauchmeldern, in einigen Brillengläsern, in manchem Zahnersatz und in einigen Porzellankronen wie auch in manchen Porzellanwaren. Wenn Sie glauben, insgesamt einem geringen Krebsrisiko ausgesetzt zu sein, brauchen Sie sich über diese Strahlenquellen möglicherweise nicht zu sorgen. Ist Ihr Risiko hoch, sollten Sie überlegen, diese Dinge aus Ihrem Leben zu entfernen oder den Kontakt zumindest auf ein Minimum zu reduzieren.

- *Sofern Sie in einer Gegend mit einer problematischen Radonbelastung leben, stellen Sie sicher, daß Ihr Haus keine gefährlich hohen Werte aufweist.* Radon ist ein unsichtbares, geruchsloses, radioaktives Gas, ein natürliches Element, das aus dem Boden aufsteigt und über Risse und Rohre im Fundament in Häuser eindringen kann. Es ist, nach dem Rauchen, die zweite führende Ursache von Lungenkrebs, und es wird, Schätzungen zufolge, für etwa 20000 Todesfälle pro Jahr allein in den Vereinigten Staaten verantwortlich gemacht. Sowohl die Gesundheitsbehörden als auch die Regierung tun sich schwer, diese Gefahrenquelle einzugestehen, wohl auch teilweise, weil keine direkte Abhilfe möglich ist.

In den Vereinigten Staaten ist die Radonbelastung an der Ostküste der mittleren Atlantikstaaten sowie in bestimmten Regionen im Nordwesten, den Rocky Mountains, und im Südwesten am schlimmsten. (In der Bundesrepublik Deutschland hat das Bundesgesundheitsamt 1978 insgesamt 55000 Einzelmessungen über die natürliche radioaktive Belastung im Freien durchgeführt. Hohe Werte, die Erbschäden verursachen und Krebs auslösen können, wurden vor allem im Bayerischen Wald, im Rheinland und im Saarland ermittelt. Diese Untersuchung wurde vom Bundesministerium des Innern veröffentlicht. Quelle: »Die Lage der Nation«, Egmont R. Koch, Fritz Vahrenholt, Hamburg 1983 – d. Ü.) Um festzustellen, ob Radon in Ihrer Region ein Problem ist, können Sie sich beim Bundesministerium des Innern in Bonn oder beim Bundesgesundheitsamt in Berlin, möglicherweise auch bei den lokalen Gesundheitsämtern erkundigen. Sollte das der Fall sein, wäre es ratsam, Ihr Haus auf eine Radonbelastung hin untersuchen zu lassen. Wo Sie Messungen durchführen lassen können, erfahren Sie bei Umweltschutzverbänden oder der Katalyse Umweltgruppe e. V., Engelbertstr. 41, 5000 Köln 1, Tel. 0221/232923, oder auch beim Öko-Institut e. V. Binzengrün 34a, 7800 Freiburg, Tel. 0761/473031). Im Handel werden teilweise auch Geräte zur Selbstmessung von Radioaktivität angeboten, sie arbeiten jedoch nur bedingt präzise.

Sollten in Ihrer Wohnung hohe Radonwerte festgestellt werden, so ist möglicherweise die Installation eines Ventilationssystems angebracht, um die Belastung wenigstens etwas zu reduzieren. Erscheint Ihnen das als zu kompliziert oder zu teuer oder läßt sich das Ziel, den Radonwert zu senken, damit nicht erreichen, sollten Sie einen Umzug in Erwägung ziehen.

4. Schützen Sie Ihre Haut vor ultravioletter Strahlung (Bräunen)

Bei ultraviolettem Licht handelt es sich zwar nicht um eine ionisierende Strahlung, es schädigt aber die DNA der Hautzellen. Sofern Sie keine schwarze oder anderweitig stark pigmentierte Hautfarbe haben, kann die Strahlung der Sonne und von Sonnenlampen bei Ihnen Hautkrebs verursachen. (Ebenso kann sie den Alterungsprozeß der Haut beschleunigen.) Bräune ist nicht ein Zeichen von Gesundheit, sondern die Schutzreaktion der Haut, ebenjene Gefahren auf ein Minimum zu reduzieren. Bräune bedeutet, daß bestimmte Hautzellen aktiver werden und ein dunkles Pigment (Melanin) produzieren, das die UV-Strahlung absorbiert. Fälschlicherweise wird Sonnenbräune als ein Zeichen körperlichen Wohlergehens mit der Assoziation gesunder Freizeitaktivität interpretiert. Es sind jedoch Sport, frische Luft, Entspannung und Freude, welche die Gesundheit fördern, und nicht UV-Strahlen.

Natürlich tut der Aufenthalt im Freien an einem schönen

sonnigen Tag gut. Ich stimme nicht in den Chor jener Ärzte ein, die uns zu überzeugen suchen, *jedwede* Sonnenexposition sei schlecht. Ich beschränke mich darauf zu drängen, daß Sie sich des Gefahrenpotentials zu manchen Tageszeiten, zu manchen Zeitpunkten während des Jahres und an bestimmten Orten der Erde bewußt sind. Wenn die Sonne hoch am Himmel steht (während der Mittagszeit, nahe der Sommersonnenwende sowie in Äquatornähe) und in höheren Lagen, haben ihre Strahlen einen kürzeren Weg durch die Erdatmosphäre zurückzulegen, so daß weniger schädliche Wellenlängen ausgefiltert werden. Jemand, der eine helle Haut hat, muß sich unter solchen Bedingungen schützen. Rothaarige, hellhäutige Personen besitzen das geringste Maß an schützendem Pigment und sind somit dem größten Risiko ausgesetzt.

Der beste Schutz ist Kleidung, wozu auch ein weitkrempiger Hut zählt. Hochwertige Sonnenschutzmittel sind eine weitere Möglichkeit. Für unbedeckte Körperteile sollte stets ein Sonnenschutzmittel verwendet werden. Das gilt auch für Ihre Ohren, kahle Kopfstellen, die Wangenknochen und die Nase – jene Stellen, an denen Hautkrebs am häufigsten auftritt.

Auch wenn Sie schnell braun werden, müssen Sie sich bei einem Aufenthalt im Freien vor der Sonne schützen und auf eine allmählich zunehmende Bräune achten. Besondere Vorsicht ist am Strand, im oder am Wasser und in der Nähe anderer reflektierender Oberflächen wie auch in Hochlagen geboten, wo kalte Lufttemperaturen über die sengende Kraft der Sonne hinwegtäuschen können.

- *Meiden Sie Sonnenbänke.* Die Beliebtheit der Sonnenbänke verdeutlicht die allgemeine Ignoranz hinsichtlich dieses Problems. Die hier eingesetzte ultraviolette Strahlung ist keineswegs unbedenklich, ganz gleich, was in der Werbung hierzu gesagt wird. Die meisten Fälle von Hautkrebs sind auf ultraviolette Strahlung zurückzuführen. Weder auf Sonnenbänken noch anderswo sollten Sie sich ihr unnütz aussetzen.

5. Meiden Sie schädliche Chemikalien

Wir haben in den letzten Jahren so viel über krebserzeugende Chemikalien gehört, daß viele Menschen gar nicht mehr hinhören. Sie sind der Meldungen über Saccharin, Sassafras, Farbstoffe, Tabak, Dioxin, PCBs und all die anderen Stoffe auf der Liste der krebsverdächtigen Substanzen überdrüssig. So reagiert mancher nur noch achselzuckend: »Alles löst bei Labormäusen Krebs aus« oder »Warum soll ich mich über irgend etwas sorgen, dem ich ausgesetzt oder nicht ausgesetzt werde? Alles löst doch Krebs aus.«

Nein, nicht alles löst Krebs aus. Nur ein geringer Prozentsatz der bekannten Substanzen hat eine kanzerogene Wirkung, und viele sind spezifischen Chemikaliengruppen zuzuordnen. Bei jeder Chemikalie, die Mutationen verursachen kann, ist davon auszugehen, daß sie das Krebsrisiko erhöht. Da die DNA bei jeder Form des Lebens gleich ist, sind Wissenschaftler dazu übergegangen, das mutagene Potential von Chemikalien anhand von Bakterien zu testen. Die Reproduktionszyklen verlaufen bei Bakterien wesentlich schneller als bei Tieren, so daß Mutationen, ohne langjähriges Warten, ermittelt werden können. Leider waren auch bei einer Reihe der heute weitverbreiteten industriellen Chemikalien die entsprechenden Testergebnisse positiv.

Wahrscheinlich sind mehr Krebsfälle auf chemische Karzinogene als auf Strahlung zurückzuführen. Im Gegensatz zur Strahlung haben sie den Vorteil, unmittelbar identifizierbar und oftmals vermeidbar zu sein. Aber genau wie im Falle der Strahlung kann auch bei diesen Substanzen kein Expositionsgrad als unbedenklich betrachtet werden. Jede Exposition kann den Prozeß bösartiger Entwicklungen auslösen oder, sofern dieser bereits in Gang gesetzt wurde, ihn beschleunigen. Darüber hinaus bedeutet *jede* Exposition eine zusätzliche Belastung für das körpereigene Abwehrsystem. Der Zusammenbruch ebenjener Abwehrkräfte ist das entscheidende Moment bei der Entwicklung von Krebs.

Wenngleich vielfach noch nicht bekannt ist, auf welche Art und Weise Chemikalien im einzelnen Krebs entstehen lassen, so wissen wir doch von einigen Stoffen, daß sie direkt auf die DNA einwirken, Mutationen hervorrufen und bei den Zellen einen bösartigen Veränderungsprozeß in Gang setzen. In Steinkohlenteer und Tabakrauch sind viele dieser Stoffe enthalten. Ko-Karzinogene oder inkomplette Karzinogene sind selbst nicht krebserregend, wirken aber krebsfördernd, indem sie die Wirkung krebserregender Substanzen verstärken, wie beispielsweise Asbest.

Die Spezifizierung der Schädlichkeit dieser Substanzen ist im einzelnen auch wegen der langen Zeitspanne zwischen Exposition und einem ersten Anzeichen von Krebs so schwierig. Da beide Ereignisse fünf bis dreißig Jahre auseinanderliegen können, wird die Verbindung allzuleicht übersehen. Eine chemikalienbedingte Krebsentwicklung vollzieht sich in zwei Schritten: Als erstes erfolgt das Auslösen, die rapide Veränderung der DNA. Als zweites, in der Phase der Förderung, wird die genetische Veränderung (Mutation) begünstigt, so daß sie sich in bösartiger Form äußern kann. Eine solche Förderung setzt eine wiederholte Exposition gegenüber dem gleichen auslösenden Karzinogen oder irgendeinem Ko-Karzinogen voraus, das dessen Wirkweise verstärkt. Eine einmalige Exposition gegenüber einer karzinogenen Chemikalie wird ohne diese Förderung nicht zu Krebs führen, nicht einmal, wenn bereits Veränderungen der DNA vorliegen.

Einige Ratschläge zum Umgang mit gefährlichen Chemikalien:

- *Bei* allen *Chemikalien ist Vorsicht geboten.* Selbst wenn Chemikalien keine direkte krebsauslösende Wirkung haben, können sie doch indirekt, als zusätzlicher Streßfaktor, der das Immunsystem belastet, eine ausschlaggebende Rolle spielen. Die Hauptlast des Stoffwechsels und den Körper von unerwünschten Substanzen zu entgiften, trägt die Leber. Wenngleich sie nicht Teil des Immunsystems ist, so kommt ihr doch eine entscheidende Schutzfunktion zu. Ein Leberversagen, wie im Falle von Alkoholismus, bedingt eine erhöhte Anfälligkeit für mögliche Schädigungen der Organe des Immunsystems und eine Beeinträchtigung ihrer Funktion.

Das zwanzigste Jahrhundert, in dem wir leben, ist für unsere Leber mit argen Strapazen verbunden. Sie muß nicht nur mit all den natürlich vorkommenden Giften, sondern auch mit einer wachsenden und schier überwältigenden Flut künstlicher Stoffe fertig werden: Drogen und Medikamenten, Lebensmittelzusatzstoffen, Luft-, Wasser und Umweltverschmutzungen sowie den gefährlichen Chemikalien, denen man zu Hause und am Arbeitsplatz ausgesetzt ist. All diese Streßfaktoren können, über Jahre akkumuliert, in der Summe zu einer Beeinträchtigung der Abwehrkräfte gegenüber Krebs beitragen.

Wo immer möglich, sollten Sie die Exposition gegenüber Chemikalien reduzieren oder gänzlich meiden und, wo ein Kontakt unumgänglich ist, Sicherheitsmaßnahmen treffen. Achten Sie auf eine angemessene Kleidung, und schützen Sie Ihr Gesicht; nach einer gewissen Phase des Kontaktes saubere Luft atmen und baden, reichlich Wasser trinken und möglichst schwitzen, um so dem Körper zu helfen, Rückstände auszuscheiden (siehe S. 303f), darüber hinaus auf eine ausgewogene Ernährung und ein angemessenes Maß an Ruhe und Erholung achten.

– *Die Exposition gegenüber Pestiziden, Herbiziden und anderen Giftstoffen auf ein Minimum beschränken.* Das einzige unbedenkliche Insektizid ist Pyrethrum, welches von einer Pflanze aus der Familie der Korbblütler gewonnen wird. Ebenso gibt es einige pflanzliche Pestizide (Rotenon, Ryania), die für den Menschen und Säugetiere nur gering toxisch sind. Verwenden Sie keine industriellen Pestizide, die Arsen oder irgendwelche Chlorkohlenwasserstoffverbindungen enthalten. Verzichten Sie auf die Verwendung von Herbiziden (wie 2-,4-,5-T), welche möglicherweise mit Dioxinen belastet sind. Ratsam wäre, jegliche chemischen Pestizide und Herbizide zu meiden und deren Verwendung ganz allgemein in Ihrem Haus und auf Ihrem Grundstück zu unterbinden.

Sollten Sie denn aber unbedingt derlei Produkte verwenden müssen, so verzichten Sie wenigstens auf den Einsatz von Aerosolsprays, die aller Wahrscheinlichkeit karzinogene Stoffe enthalten, und greifen Sie statt dessen auf Produkte mit einer Pumpensprühvorrichtung zurück. Achten Sie darauf, daß Sie die Dämpfe nicht einatmen oder mit der Flüssigkeit direkt in Kontakt kommen. Ziehen Sie eine Gesichtsmaske und Schutzkleidung über, und nach Beendigung der Arbeit die Haut gründlich waschen.

- *Über die Gefahren von Haushaltsprodukten informieren und entsprechende Vorsichtsmaßnahmen ergreifen.* Krebserzeugende Chemikalien sind in Farben und Lösungsmitteln wie auch anderen Haushaltsprodukten, einschließlich Heimwerkerartikeln, enthalten. Überprüfen Sie die Warenauszeichnung aller Reinigungsmittel, um sicherzugehen, daß diese weder Benzol noch Tetrachlorkohlenwasserstoffe noch Perchloräthylen enthalten. Das gleiche gilt für Farben, Lacke und Abbeizmittel; hier ist besondere Vorsicht in bezug auf den Inhaltsstoff Methylchlorid geboten. Sofern Sie diese Produkte bereits in Ihrem Haushalt haben, nicht weiterverwenden, sondern entsorgen. Halten Sie Chemikalien generell weitestgehend aus Ihrem Haushalt fern.
- *Gewarnt sei vor Produkten mit Farbzusätzen.* Farbstoffe gehören ebenfalls zu den Chemikalien, die im Verdacht stehen, krebsauslösend zu sein. Auf die Gefahren von Lebensmittelzusatzstoffen habe ich bereits verwiesen (siehe S. 86f). Nur wenige Menschen kommen bei blauen, rosa, gelben oder grünen Pillen auf die Idee, daß diese nicht von selbst so geworden sind. Gefärbte Pillen, Kapseln oder flüssige Arzneimittel enthalten die gleichen suspekten chemischen Farbstoffe, die bei einer hohen Einnahmedosis ebenso zur Erhöhung Ihres Krebsrisikos beitragen. Farbstoffe werden ebenfalls in kosmetischen Produkten wie Shampoos, Lotionen und Make-up verwendet. Eine oberflächliche Anwendung ist zwar mit weniger Risiken verbunden, sie können aber dennoch durch die Haut absorbiert werden. Sowohl für die orale als auch für die oberflächliche Anwendung empfehle ich, den Gebrauch von künstlich eingefärbten Produkten allgemein auf ein Minimum zu beschränken.

- *Nicht in Regionen mit starken Industrieverschmutzungen wohnen.* Die Abluft von Industrieanlagen ist oft krebserzeugend, mit dem Ergebnis, daß Lungen- und andere Krebsarten in stark belasteten Regionen überdurchschnittlich häufig vorkommen. Als Zigarettenraucher vervielfacht sich Ihr Risiko, an Lungenkrebs zu erkranken, sogar noch, wenn Sie in einem Gebiet mit einer hohen Luftverschmutzung leben.

  Auch wenn Sie aus anderen Gründen einem Krebsrisiko ausgesetzt sind, meiden Sie es, in der Nähe von Ölraffinerien, Hüttenbetrieben, Chemiefabriken, Papiermühlen, Kohlekraftwerken, Giftmülldeponien oder anderen Quellen industrieller Verschmutzungen zu leben.

  Ebenso ist in industriell verschmutzten Regionen die Wahrscheinlichkeit hoch, daß das Trinkwasser mit krebserzeugenden Chemikalien belastet ist. Sollte ein Umzug nicht realisierbar sein, so suchen Sie sich zu schützen, indem Sie einen guten Luftfilter in Ihrer Wohnung installieren, Ihr Trinkwasser reinigen und die anderen in diesem Kapitel aufgezeigten Empfehlungen befolgen.
- *Nicht in einer chemisch gefährlichen Umgebung arbeiten.* Die Arbeit in einer Leder-, Gummi-, Farbstoff-, Kunststoff-, Textil-, Farben-, Metall-, Papierfabrik oder in einem Unternehmen, in dem Gifte oder andere Produkte hergestellt werden, die den Einsatz industrieller Chemikalien bedingen, kann mit einem erhöhten Krebsrisiko verbunden sein. Bergleute sind, ebenso wie Beschäftigte in holzverarbeitenden Betrieben, der Gefahr ausgesetzt, daß der Staub, den sie einatmen, krebserzeugende Stoffe enthält. Das Personal chemischer Reinigungen atmet die Dämpfe gefährlicher Lösungsmittel ein. Beschäftigte in der Landwirtschaft sind mit Pestiziden und Herbiziden konfrontiert. Und so weiter.

  Informieren Sie sich über die mit Ihrer Arbeit verbundenen Gefahrenquellen. (Es gibt eine Reihe fundierter Bücher zum Gefahrenpotential von Chemikalien; Auskunft erhalten Sie darüber hinaus bei der für Sie zuständigen Gewerkschaft.) Sollten Sie aus anderweitigen Gründen einem erhöhten Krebsrisiko ausgesetzt sein, empfiehlt sich ein Berufs- oder zumindest ein Wechsel der Arbeitsstelle. Sofern dies ausgeschlossen ist, sollten wenigstens alle erdenklichen Sicherheitsvorkehrungen getroffen werden, um Ihre berufsbedingte Exposition gegenüber Chemikalien auf ein Minimum zu reduzieren, und befolgen Sie die übrigen Ratschläge dieses Kapitels.

6. Nicht rauchen!

Tabakqualm ist, einzeln genommen, der wichtigste umweltbedingte Krebsauslöser. Er enthält eine Fülle von Karzinogenen und Ko-Karzinogenen wie auch radioaktiven Partikeln. Zigarettenrauchen ist *die* Hauptursache von Lungenkrebs, ein besonders tückischer Tumor, der mangels frühzeitiger Symptome keine Früherkennung zuläßt. Zum Zeitpunkt der Tumorentdeckung ist er meist bereits so weit fortgeschritten, daß die meisten Opfer, ob sie behandelt werden oder nicht, binnen weniger Jahre sterben. Parallel zum Anstieg des Zigarettenrauchens ist in diesem Jahrhundert auch ein drastischer Anstieg der Lungenkrebserkrankungen zu verzeichnen. Bei Männern wie Frauen zählt Lungenkrebs derzeit zu den führenden Killerkrankheiten. In den Vereinigten Staaten, so wird geschätzt, ist ein Fünftel aller lungenkrebsbedingten Todesfälle direkt auf das Zigarettenrauchen zurückzuführen.

Lungenkrebs ist natürlich nur eine medizinische Konsequenz des blauen Dunstes, der darüber hinaus auch Blasenkrebs und Gefäßkrankheiten auslösen kann. Als Nichtraucher sollten Sie sich des Umstandes bewußt sein, daß auch das Passivrauchen, ob zu Hause oder am Arbeitsplatz, mit einem erheblichen Risiko verbunden ist, was, je nachdem, etwa einem aktiven Rauchen von vier bis zwanzig Zigaretten entsprechen kann. Ebenso sollten Sie wissen, daß das gewohnheitsgemäße Rauchen irgendeiner Pflanze, wozu auch Marihuana zählt, eine Erhöhung des Lungenkrebsrisikos bedeuten kann. Mit Abstand ist Tabak als die besorgniserregendste Krankheitsursache zu sehen, sowohl aufgrund seiner so suchterzeugenden Wirkung als auch der Tatsache, daß er so viele Karzinogene freisetzt, und nicht zuletzt vor dem Hintergrund seines derart hohen Verbreitungsgrades, als legal unterstützte und kommerziell geförderte Droge.

7. Meiden Sie starken Alkoholkonsum

Starke Trinker sind einem höheren Risiko ausgesetzt, an Mund-, Kehlkopf-, Speiseröhren- und Magenkrebs zu erkranken, was möglicherweise auf die direkte Reizwirkung des Alkohols auf diese Gewebe zurückzuführen ist. Ebenso tragen starke Trinker ein erhöhtes Leberkrebserkrankungsrisilo. Für Tabakraucher verdichtet sich das Problem zusätzlich. Trinken Sie in Maßen, wenig oder überhaupt nicht. (Spezifische Empfehlungen zum Thema Alkohol finden Sie in Kapitel 7.)

8. Meiden Sie den Verzehr karzinogener Nahrungsmittel

Ein reichhaltiger Verzehr gesalzener, gepökelter oder geräucherter Nahrungsmittel, vor allem tierischen Ursprungs, können ein erhöhtes Krebsrisiko, insbesondere für den Magen-Darm-Trakt, bedeuten. Das heißt nicht, daß Sie auf Gepökeltes verzichten oder nicht gelegentlich eine Portion geräucherten Fisch genießen sollten. Der Punkt ist, sich dieser diätetischen Karzinogene bewußt zu sein und sie nicht in Unmaßen zu essen.

Das gleiche gilt für natürliche, in einigen Gemüsearten vorkommende Karzinogene. So rate ich beispielsweise von einem reichlichen Verzehr von Champignons, Sellerie, Erdnüssen oder Erdnußprodukten ab. Ebenso sollten Sie alle Lebensmittel meiden, die schimmelig geworden sind, vor allem Nüsse, Körner und Samen. Die hier auftretenden Schimmelpilze enthalten häufig Karzinogene.

Seine Rotfärbung hat konserviertes Fleisch (Schinken, Speck, Corned Beef usw.) dem Konservierungsstoff Nitrit zu verdanken, welches sich im Magen zu einer krebserzeugenden Substanz umwandeln kann. Ein Schutz gegen diesen Umwandlungsprozeß wie auch allgemein gegen krebswirksame Substanzen in unserer Nahrung bietet Vitamin C (siehe nachfolgend, S. 280 f). Über offener Flamme oder einem Holzkohlegrill angebranntes Fleisch und andere angebrannten Proteine wandeln sich zu krebserregenden Substanzen. Essen Sie kein schwarz angekohltes Fleisch, oder schneiden Sie zumindest die äußeren Schichten ab. Atmen Sie niemals den Qualm brennenden Fleisches oder brennenden Fettes ein. Sicherheitshalber sollten Sie in diesem Zusammenhang nochmals den Abschnitt über Fett in Kapitel 1 lesen, der eine Menge Informationen über die Gefahren mehrfach ungesättigter Fettsäuren in pflanzlichen Fetten und Ölen, das Problem der Ranzigkeit und fritierter Nahrungsmittel enthält. Zudem wäre es ratsam, nochmals den Abschnitt über Pestizidrückstände in unseren Nahrungsmitteln in Kapitel 2 durchzulesen (S. 91 ff).

9. Ernähren Sie sich gesund

Die in den Kapiteln 1 und 2 aufgezeigten Ratschläge hinsichtlich Ihrer Ernährung bieten einen bedeutsamen Schutz gegenüber Krebs. Indem Sie die Verwendung von Fett in jedweder Form reduzieren und von mehrfach ungesättigten Fettsäuren in pflanzlichen Ölen und Fetten auf ein Minimum begrenzen und den Verzehr tierischen Proteins einschränken und statt dessen zu einer ballaststoffreicheren sowie einer an Obst und Gemüse reicheren Ernährungsweise übergehen, dürfen Sie sicher sein, daß Sie sich an einen antikarzinogenen Diätplan halten.

10. Die Einnahme von Antioxidantien

In Zusammenhang mit den Ausführungen über die Gefahren mehrfach ungesättigter Fettsäuren in Kapitel 1 habe ich auch das Problem der Oxidation und der Entstehung gefährlicher chemischer Substanzen angesprochen. Die Rede ist von den sogenannten »freien Radikalen«, die hochgradig reaktiv und imstande sind, die DNA zu schädigen und Mutationen mit potentiell bösartigen Zellveränderungen auszulösen. Des weiteren kann leicht das Immunsystem mit seinem vielfältigen Zellteilungsprozeß in Mitleidenschaft gezogen werden. Gleichermaßen werden freie Radikale für manche alterungsspezifischen Veränderungen verantwortlich gemacht. Sie können auf vielschichtige Weise, nicht nur infolge der Degeneration von Fetten, entstehen – eine Grundvoraussetzung für das In-Gang-Setzen des Prozesses ist allerdings immer eine Oxidationsreaktion.

Die Theorie, derzufolge freie Radikale an der Verursachung von Krebs beteiligt sind – eine Theorie, nicht eine Tatsache, wie ich betonen möchte –, hat die Forschung bewegt, nach Neutralisierungsmöglichkeiten zu suchen. Der Körper hat in der Tat seine eigenen biochemischen Mechanismen, sich des Problems der freien Radikalen zu entledigen, nämlich, sie kurz nach ihrer Entstehung zu orten und, ehe sie weiteren Schaden anrichten können, zu zerstören. Ebendiese Selbsthilfefunktion können wir mit der Gabe natürlicher Substanzen, die als Antioxidantien wirken, unterstützen. So werden vorbeugend chemische Reaktionen gehemmt, aus denen freie Radikale entstehen können, und Mechanismen unterstützt, die dafür sorgen, daß bereits entstandene unschädlich gemacht werden. Zu den sichersten und wirksamsten Antioxidantien gehören wohlbekannte und in der menschlichen Ernährung unabdingbare Vitamine und Mineralstoffe. Das Thema ›Vitamine und Nährstoffergänzungen‹ werde ich in Kapitel 14 noch detaillierter behandeln, möchte Ihnen aber an dieser Stelle bereits eine Antioxidationskombination vorschlagen, die ich selbst nehme und Ihnen als Teil Ihres Krebsvorbeugeprogramms empfehle.

BETA-KAROTIN, der wasserlösliche Vorläufer des Vitamin A, hilft, über seine allgemein antioxigenen Eigenschaften hinaus, vor allem Lungenkrebs und Gebärmutterkrebs vorzubeugen. Anders als Vitamin A, welches fettlöslich ist und sich im Körper bis zu einem toxischen Niveau anreichern kann, ist die Einnahme von Beta-Karotin relativ unbedenklich. Ich empfehle die Gabe von 25000 IE pro Tag, es sei denn, Sie trinken jeden Tag Karottensaft oder verzehren ungewöhnlich große Mengen Mangos, Kürbisse oder andere karotinhaltige Nahrungsmittel. 25000 IE entsprechen 15 Milligramm oder dem Verzehr fünf großer Karotten am Tag. Entsprechend dosiertes Beta-Karotin ist in Kapselform in jeder Apotheke erhältlich. Über 50000 IE am Tag hinausgehende Dosierungen können zu einer orangefarbenen Pigmentierung der Haut führen, die als erstes in der Innenhandfläche erkennbar wird. Manche mögen diese farbliche Veränderung und assoziieren sie mit einer willkommenen Sonnenbräune. Für mich sieht die Haut orange aus. Aber, wie dem auch sei, die Färbung ist harmlos und verschwindet, sobald die Dosis reduziert wird. Beta-Karotin kann zu jeder Tageszeit eingenommen werden.

VITAMIN E ist das zweite Element der Antioxidationskombination. Ich empfehle die Einnahme von 400 IE am Tag für Personen von unter vierzig Jahren und 400 IE zweimal täglich für diejenigen, die älter als vierzig sind. Bei den meisten Vitamin E-Präparaten handelt es sich um D-Alphatocopherol; es gibt aber auch andere natürliche Quellen, die verwandte Tocopherole enthalten, welche seine Wirksamkeit erhöhen können. So empfehle ich, bei der Einnahme von Vitamin E auf »natürliche Tocopherol-Kombinationspräparate« zurückzugreifen, die sowohl 400 IE des D-Alpha-Moleküls als auch Anteile von D-Beta, D-Gamma und D-Delta enthalten. Zu einer besseren Aufnahme sollte Vitamin E bei den Mahlzeiten, die gewisse Fett- oder Ölanteile aufweisen, eingenommen werden.

VITAMIN C ist das dritte Antioxidans, ein zudem sehr wirkungsvolles, das aufgrund dieser Eigenschaft häufig als Lebensmittelkonservierungsstoff verwendet wird. Die von mir empfohlenen Dosen sind im Vergleich zu den üblicherweise vorgegebenen Dosierungen relativ hoch, reichen aber dennoch nicht annähernd an die Mengen heran, die von Anhängern Linus Paulings genommen werden, jenes Chemikers und Nobelpreisträgers, der den Megadosen-Einsatz von Vitamin C durchzusetzen versuchte.

Vitamin C muß über den Tag verteilt in mehreren Dosen genommen werden, um so seinen Gehalt im Blut auf einem Niveau zu halten. Die von mir empfohlene Mindestdosis liegt bei 1000 Milligramm (1 Gramm) zweimal täglich. Eine Zufuhr von 1000 Milligramm dreimal täglich wäre sogar noch besser, und bei einer ungesunden Ernährungsweise, die etwa reich an nitrithaltigen Nahrungsmitteln ist, oder einem aus anderen Gründen erhöhten Krebsrisiko, wäre es gar ratsam, 2000 Milligramm dreimal täglich zu nehmen.

Vitamin C ist selbst in sehr hohen Dosen unbedenklich; bei einer erhöhten Zufuhr können sich allerdings mitunter unliebsame Blähungen und in der Folge Durchfall einstellen. Bei solchen Anzeichen ist die Darmtoleranzschwelle des Vitamins erreicht. Dosieren Sie die Einnahme so, daß Sie unterhalb dieser Grenze bleiben. Sollten die von mir empfohlenen Mengen zu derartigen Problemen führen, so nehmen Sie häufiger kleinere Mengen, aber niemals auf leeren Magen.

Vitamin C wird normalerweise in Form von Ascorbinsäure verabreicht. Sie hat einen bitteren Geschmack und kann mitunter zu Magenverstimmungen und zu Schädigungen des Zahnschmelzes führen. Ich bevorzuge säurefreie Präparate. Ebenso sollten Sie Ascorbatnatrium meiden, schließlich möchten Sie keine zusätzliche Natriumquelle erschließen. Ascorbatkalzium ist wesentlich besser. Zwar schmeckt es etwas bitter und ist etwas teurer als Ascorbinsäure, hat aber dafür den Vorteil, daß es weder Ihren Zähnen noch Ihrem Magen zu schaffen macht und überdies Kalzium-Anteile enthält, die die meisten von uns gebrauchen können. Von größeren Vitamin C-Pillen und -Tabletten möchte ich abraten, da sie sich mitunter nicht auflösen, also möglicherweise ›ungenutzt‹ wieder ausgeschieden werden. Besser und billiger ist es, Vitamin C in Pulverform zu kaufen. Ein viertel Teelöffel Ascorbatkalzium-Pulver entspricht 1000 Milligramm Vitamin C. Je nach Belieben kann die Menge in etwas Saft aufgelöst werden. Sie können aber auch andere Formen von Vitamin C, z. B. Brausetabletten, ausprobieren. Solange sie nicht allzu bitter und weder natrium- noch zuckerhaltig sind und zu einem vernünftigen Preis angeboten werden, ist nichts dagegen einzuwenden.

SELEN, ein Mineralstoff, ist ein hochwirksames Antioxidans, das sich speziell zur Krebsverhütung empfiehlt. In Gegenden mit selenhaltigen Böden und entsprechend selenhaltigem Getreide sind nachweislich niedrige Krebserkrankungsraten in der Bevölkerung zu verzeichnen. Selen ist jedoch eine giftige Substanz, die nur in geringen Mengen verabreicht werden darf. Die von mir empfohlenen Dosen, 50–100 Mikrogramm pro Tag (1000 Mikrogramm entsprechen 1 Milligramm), sind wesentlich geringer als bei den drei Vitaminen. Sind Sie einem geringen Krebsrisiko ausgesetzt, so nehmen Sie 50 Mikrogramm, und sollte Ihr Risiko aus irgendwelchen Gründen erhöht sein, empfiehlt sich die Einnahme von 100 Mikrogramm. (Diese Dosierungen unbedingt einhalten, da eine übermäßige Zufuhr zu ernsthaften Gesundheitsproblemen und eine hohe Überdosis sogar zum Tod führen kann. – d. Ü.)

Noch eine weitere Warnung zu Selen: es verträgt sich nicht mit Vitamin C; die beiden Substanzen behindern in der Tat gegenseitig ihre Aufnahme. So ist es wichtig, zwischen der Zufuhr von Selen und Vitamin C mindestens einen Abstand von dreißig Minuten zu wahren.

Das also ist meine Antioxidationskombination. Ich wünsche mir, daß Sie mit der Einnahme beginnen und daran festhalten. Sie kann Ihnen nicht schaden, aber Ihr Immunsystem schützen, einen vorzeitigen Alterungsprozeß verhindern und eine wirksame Krebsvorbeugung bieten. Bei der Einnahme dieser Ergänzungen sollten Sie sich stets vor Augen halten, daß Sie damit einen aktiven Beitrag zur Minderung Ihres Krebsrisikos leisten. Ein gutes Gegenmittel zu übertriebenen Krebssorgen. Statt zu versuchen, negative Gedankenmuster zu stoppen, investieren Sie Ihre Energie positiv, indem Sie sich stets in Erinnerung rufen, daß Sie aktiv zum Gegenangriff übergegangen sind.

11. Sport treiben!

›Nicht schon wieder‹, sagen Sie vermutlich. Es ist aber wahr, Sport ist ein Anti-Krebs-Mittel, und auch hier wiederum sind es regelmäßige aerobe Übungen, die dieses Mittel wirksam werden lassen. Ein aerobes Sportprogramm kann Frauen vor Brust-, Gebärmutter- und Gebärmutterhalskrebs schützen, da hierdurch der Östrogengehalt im Blut gesenkt wird. Es erhöht in jedem Fall die Leistungsfähigkeit des Immunsystems und wirkt negativen Stimmungen entgegen, welche die Abwehrkräfte unterdrücken. Also ein weiterer Grund, der entschieden dafür spricht, regelmäßige aerobe Übungen zu einem integralen Bestandteil Ihres Lebens zu machen.

12. Sichere Sexualpraktiken

Angesichts der Tatsache, daß sexuell übertragene Krankheiten in unserer Gesellschaft zunehmen, sind wir inzwischen dazu übergegangen, eine Verbindung zwischen diesen Krankheiten und Krebs zu sehen. Die Sexualität birgt die Gefahr, daß es leicht zu Virenübertragungen zwischen den Partnern kommen kann, und Viren spielen bei Krebs eine Rolle, sei es direkt, durch eine Veränderung der DNA, oder indirekt, indem sie negativ auf das Immunsystem einwirken. So steht, beispielsweise, das sexuell übertragbare Papillomavirus, das Warzen im Genitalbereich hervorruft, im Verdacht, auch Gebärmutterhalskrebs auszulösen. Das Herpes genitalis verursachende Virus, das einst als Gebärmutterhalskrebsauslöser betrachtet wurde, kommt hier möglicherweise als Kofaktor ins Spiel, so daß bei einer zeitgleichen Infektion mit beiden Viren von einem erhöhten Krebsrisiko auszugehen ist.

Die epidemische Verbreitung von AIDS (*a*cquired *i*mmune *d*eficiency *s*yndrome) hat das Konzept sicherer Sexualpraktiken (»Safe Sex«) entstehen und uns bewußt werden lassen, daß Unsicherheitsfaktoren unsere Abwehrkräfte gegenüber Krankheiten, einschließlich Krebs, schwächen können. Die Grundregeln sind sehr einfach:

- *Begrenzen Sie die Zahl Ihrer Sexualpartner*, um so auch die Wahrscheinlichkeit, daß Sie sich sexuell übertragbare Krankheiten zuziehen, auf ein Minimum zu begrenzen.
- *Erkundigen Sie sich nach der sexuellen Vorgeschichte Ihres Partners*; besondere Vorsicht ist in Fällen eines häufigen Partnerwechsels, intravenösen Drogenkonsums, sexuell übertragener Krankheiten oder risikoreicher Sexualpraktiken (verbunden mit Verletzungen oder dem Austausch von Körperflüssigkeiten) geboten.
- *Meiden Sie den Austausch von Körperflüssigkeiten*, insbesondere Blut und Sperma, die traditionellen Virenträger. *Verwenden Sie Kondome, wann immer es Sicherheitszweifel gibt.* Kondome sind zwar nicht die endgültige Lösung, wenn es um das Problem sexueller Sicherheit geht, sie können jedoch die Übertragung von AIDS und anderer Genitalinfektionen verhindern, wozu auch Viren gehören, die ein erhöhtes Krebsrisiko bedeuten.

13. An Ihren Gefühlen arbeiten

Mediziner, die vielen Krebspatienten begegnen, beschreiben diese oft als »nett« – das heißt, freundlich, friedfertig, darauf bedacht, keine Umstände zu machen, sich quasi für ihr Kranksein entschuldigend. So ist das Konzept der »Krebspersönlichkeit« entstanden, die in vielerlei Hinsicht das genaue Gegenteil der Herzanfallpersönlichkeit mit ihrem Hang zu

Wutanfällen verkörpert. Von krebsanfälligen Personen wird gesagt, sie hielten ihre Emotionen unter Verschluß, setzten ihre Wut niemals frei und seien sich ihrer Wut oft nicht einmal bewußt. Sie werden als Personen beschrieben, die einen regelrechten Ballast an tiefsitzender und nie zum Ausdruck gebrachter Trauer und Bedrängnis mit sich herumschleppen, Gefühle, welche die Immunabwehr unterdrücken und dem Vorschub leisten, daß sich bösartige Zellen zu todbringendem Krebs entwickeln können.

Das Problem mit solchen Ideen ist, daß sie sich auf eine rückblickende Ursachenforschung stützen. Auf der Grundlage bestimmter Persönlichkeitszüge eines Krebspatienten wird versucht, rückschließend über die Vergangenheit einen kausalen Zusammenhang zwischen Persönlichkeit und Krankheit herzustellen. Bislang konnte leider noch niemand mit fundierten zukunftsweisenden Daten aufwarten, die es uns ermöglichten, im voraus die Charakterzüge einer Persönlichkeit zu identifizieren und *vorherzusagen*, wer Krebs bekommt und wer nicht. Solange das nicht gegeben ist, ist die Krebspersönlichkeit eine interessante Idee, mehr nicht. (Die Forschungen, die eine Verbindung zwischen Feindseligkeit und Wut und Herzanfällen herstellen, sind da abgesicherter.)

Dennoch, angesichts der wachsenden Forschungserkenntnisse, die einen Zusammenhang zwischen Psyche und Immunsystem deutlich werden lassen, ist unstrittig davon auszugehen, daß ein Leben mit Bergen nie ausgedrückten oder unbewußten, nie wahrgenommenen Schmerzes oder Ärgers weder für Sie noch für Ihre Immunabwehr gut ist. Aus diesem Grund lege ich Ihnen nahe, an Ihren Gefühlen zu arbeiten, sich ihrer bewußt zu werden und zu versuchen, sie besser zum Ausdruck kommen zu lassen. Ob das nun spezifisch ein Beitrag zur Minderung Ihres Krebserkrankungsrisikos ist oder nicht, es ist in jedem Fall ein gutes Rezept für Ihre Gesundheit und Ihr Wohlbefinden.

14. Schützen Sie Ihr Immunsystem

Da Ihr Immunsystem Ihre Hauptabwehrinstanz gegen alle natürlichen und unnatürlichen, in Richtung bösartiger Veränderungen wirkenden Kräfte ist, sollten Sie wissen, wie Sie dieses Rüstzeug in einem optimalen Zustand halten können. Was dem Immunsystem schadet und was ihm förderlich ist, erfahren Sie im nächsten Kapitel.

Kapitel 12
Wie kann ich mein Immunsystem schützen?

Ihr Immunsystem ist, in die Computersprache übertragen, Ihre Schnittstelle zur Umwelt. Ist Ihr Immunsystem gesund und funktioniert ordnungsgemäß, so können Sie mit Keimen und Bazillen in Kontakt kommen, ohne daß sich Infektionen einstellen, mit Allergenen, ohne daß sich allergische Reaktionen zeigen, und mit Karzinogenen, ohne daß Krebs die Folge ist. Ein gesundes Immunsystem ist der Eckstein einer guten Allgemeingesundheit. Im Prinzip wird zwischen zwei Problemkategorien unterschieden: die Immunsuppression, die Dämpfung der Immunabwehr, welche Infektionen und das Entstehen von Krebs begünstigt, und die Autoaggression, übersteigerte Abwehrreaktionen , die Allergien und Autoimmunkrankheiten Vorschub leisten. Obwohl die AIDS-Welle die Fragen von Immunität und Immunschwäche ins Bewußtsein der Öffentlichkeit gebracht hat, haben dennoch die meisten Menschen keine klare Vorstellung, was das Immunsystem eigentlich ist. Ich höre zum Beispiel des öfteren, daß da von einem »Autoimmunsystem« die Rede ist. So etwas gibt es nicht. Autoimmunität ist ein Krankheitsprozeß, in dem das Immunsystem körpereigenes Gewebe attackiert. (Weitere Informationen über Autoimmunität finden Sie auf den Seiten 378ff.)

Das Immunsystem ist aufgrund seiner Komplexität schwer zu fassen – mit dem Ergebnis, daß es erst vor wenigen Jahren als Funktionseinheit des Körpers erkannt und anerkannt wurde. So ist es eine nüchterne Tatsache der modernen medizinischen Geschichte, daß viele Organe des Immunsystems lange Zeit von seiten der Ärzteschaft als »funktionslos« etikettiert und damit den Chirurgen Tür und Tor zu hemmungslosem Operieren geöffnet wurde. Zahllos die Zahl der Mandeln, Polypen, Blinddärme, Thymusdrüsen und Milzen, die da dem Glauben zum Opfer fielen, es handele sich hierbei um nutzlose Strukturen, nicht den Platz wert, den sie in Anspruch nahmen. Hinzu kommt, daß die einzelnen Bestandteile des Immunsystems keineswegs ein klar zusammenhängendes Bild ergeben, das sie als Einheit erkennen ließe, wie dies etwa beim Verdauungssystem oder dem Gefäßsystem der Fall ist. Und schließlich handelt es sich, was das Ineinandergreifen der Funktionen des Immunsystems angeht, um ein hochkompliziertes Beziehungsgeflecht.

Ich will versuchen, diese Komplexität ein wenig aufzulösen und Ihnen sagen, was Sie meines Erachtens zum Schutz Ihrer körpereigenen Abwehrkräfte wissen müssen. Zum Immunsystem gehören die Mandeln und Polypen, die Thymusdrüse, die Lymphknoten, das Knochenmark, die weißen Blutkörperchen und andere Zellen, die aus den Blutgefäßen durch Gewebe und Lymphgefäße wandern, die Milz, der Blinddarm sowie Teile des lympheähnlichen Gewebes im Darmtrakt. Die Hauptaufgabe dieses Systems ist, zwischen eigener und nicht-eigener Materie zu unterscheiden, Fremdkörper zu erkennen und angemessene Maßnahmen gegen solche zu ergreifen, die im Körper nichts zu suchen haben, etwa auch abnormalen und geschädigten Komponenten. So kann es beispielsweise Krankheitskeime und von Keimen infizierte Zellen wie auch Tumorzellen aufspüren und vernichten.

Bei der Entscheidung, was zum Körper gehört und was nicht, kommt den Spezifika der Eiweißchemie eine ausschlaggebende Funktion zu. Denn von allen Molekülen, aus denen sich lebende Organismen zusammensetzen, weisen Proteine die größten und spezialisiertesten Unterscheidungsmerkmale auf.

Genau wie das Nervensystem ist auch das Immunsystem imstande zu lernen. Es analysiert seine Erfahrungen, speichert sie abrufbereit und gibt sie an zukünftige Zellgenerationen weiter. Da es sich hierbei um ein hochgradig aktives und mit der Verarbeitung von Informationen intensiv beschäftigtes Gewebe handelt, unterliegen seine Zellen einem schnell abfolgenden Teilungsprozeß, was, wie Sie aus dem letzten Kapitel wissen, eine ungewöhnlich hohe Verwundbarkeit durch Energie- und sonstige Einflüsse mit einem DNA-schädigenden (-mutierenden) Potential bedeutet. *Alle auf eine Minderung Ihres Krebsrisikos abzielenden Empfehlungen gelten auch für den Schutz Ihres Immunsystems.* Sie sollten sie befolgen. Darüber hinaus ein paar weitere Richtlinien:

1. Infektionen niemals unbehandelt lassen

Eine der größten Belastungen für das Immunsystem ist eine Infektion, die es nicht unter Kontrolle bringen und ausschalten kann. Ignorieren Sie niemals Symptome wie unerklärliches Fieber, nächtliche Schweißausbrüche oder empfindliche, geschwollene Lymphknoten; sie können Anzeichen einer versteckten Infektion sein.

Eine Körperregion, wo Infektionen oftmals unbeachtet bleiben, ist der Mund. Keimherde im Zahnfleisch oder in den Zähnen mögen mitunter kaum Beschwerden verursachen, aber dennoch eine Fülle körpereigener Immunressourcen verbrauchen. So sind eine gute Mundhygiene wie auch eine regelmäßige Untersuchung von Zähnen und Zahnfleisch wichtig zur frühzeitigen Erkennung möglicher Infektionsstellen.

Ähnlich können sexuell übertragene Infektionen unbemerkt bleiben, aber dennoch die Vitalität des Immunsystems erschöpfen. Auch hier ist von entscheidender Bedeutung, auf eine gute Hygiene des Genitalbereiches und der Körperöffnungen zu achten. Meiden Sie häufigen Partnerwechsel, und halten Sie sich die Regeln eines sicheren Sexualverhaltens vor Augen.

2. Nicht wahllos zu Antibiotika greifen

Wann immer das Immunsystem erfolgreich mit einer Infektion fertig geworden ist, es ist eine Erfahrung, die es stärker und für ähnliche Bedrohungen in der Zukunft besser gerüstet sein läßt. Die Leistungsfähigkeit unserer Immunabwehr entwickelt sich in Kampfzeiten. Wenn Sie nun, beim ersten Anzeichen einer Infektion, stets zu Antibiotika greifen, bedeutet dies, daß Sie Ihren Abwehrkräften die Chance, sich zu bewähren und zu erstarken, vorenthalten. Es gibt weniger drastische Maßnahmen, die sich bei gewöhnlichen Infektionen erst einmal anbieten (siehe Kapitel 13); erst wenn einfachere Methoden versagen, können Sie schweres Geschütz auffahren.

Antibiotika sind hochwirksame Medikamente, die entsprechend schwierigen Situationen vorbehalten bleiben sollten, wenn beispielsweise eine bakterielle Infektion die Möglichkeiten des Immunsystems übersteigt oder ein lebenswichtiges Organ wie das Herz, die Lungen oder das Gehirn befallen hat. Ein weiterer Grund, warum Vorsicht bei einem übermäßigen Gebrauch von Antibiotika geboten ist, ist die Möglichkeit, daß sich virulentere und antibiotikaresistente Bakterienstämme herausbilden. Selbst Personen, die sich dieser Gefahr bewußt sind, berücksichtigen selten, daß die häufige Anwendung von Antibiotika, auf lange Sicht, zu einer Schwächung der Immunabwehr führen kann.

3. Medikamentöse Immunsuppressiva meiden

Beispiele derartiger Immunsuppressiva sind etwa Arzneien, die bei der Chemotherapie zur Krebsbehandlung oder in der Transplantationschirurgie zur Unterdrückung eines möglichen Transplantatabstoßes verabreicht werden. Aber es gibt noch eine andere Medikamentengruppe mit ähnlichen Effekten, die aufgrund ihres wesentlich höheren Verwendungsgrades mehr Anlaß zur Sorge gibt. Die Rede ist von Kortikosteroiden oder Steroiden, Derivate und Verwandte des Kortisons, die allgemein zur Behandlung von Allergien, Autoaggressionskrankheiten und Entzündungen eingesetzt werden. In meinen Augen handelt es sich hierbei um gefährliche, in weiten Teilen fehlinterpretierte und übermäßig verschriebene Medikamente, mit denen meines Erachtens sogar Mißbrauch betrieben wird.

Kortison ist ein Hormon der Nebennierenrinde, welches sich durch eine spezifische Molekularstruktur, den sogenannten Steroid nucleus, auszeichnet, die darüber hinaus noch für einige andere natürliche Hormone und viele synthetische Medikamente mit tiefgreifenden stoffwechselbezogenen Effekten typisch ist. Diese Substanzen werden unter dem Sammelbegriff ›Steroide‹ erfaßt. Synthetische Steroide wie Prednison sind in der heutigen allopathischen Medizin weitverbreitet und werden von seiten der Ärzte in vielfältigen Formen verschrieben: als Pillen, Zäpfchen, Injektionen, Inhalationssprays und Salben.

Steroide lassen allergische Erkrankungen und Entzündungen auf gleichsam an Wunder grenzende Weise verschwinden. Bei diesem Wunder handelt es sich dann aber um nichts anderes als die direkte Unterdrückung der Immunfunktion. Ich habe nichts dagegen einzuwenden, wenn diese starken Arzneien bei sehr ernsten oder lebensbedrohenden Problemen eingesetzt werden, aber selbst dann sollte es sich meines Erachtens um eine zeitlich kurz befristete Anwendung von allenfalls zwei bis drei Wochen handeln. Eine Steroid-Medikation bei geringfügigen oder mäßig ernsten Erkrankungen lehne ich ebenso entschieden ab wie eine langfristige, über Monate und Jahre andauernde Behandlung mit diesen Mitteln. Mir sind Fälle bekannt, wo sie selbst bei leichten, durch Giftefeu ausgelösten Vergiftungserscheinungen, an Kinder aufgrund eines Windelekzems oder an Erwachsene zur Linderung von Rückenschmerzen und einer undiagnostizierbaren Müdigkeit verabreicht wurden. Steroide sind hochgiftige Substanzen, die Abhängigkeiten hervorrufen und eine Krankheit eher unterdrücken als sie heilen, was im Endeffekt eine Minderung der Heilungschancen mit natürlichen Behandlungsmethoden bedeutet. Darüber hinaus schwächen sie die Immunabwehr.

Selbst äußerlich angewendete Steroide sind meiner Meinung nach gefährlich. Die Mediziner gehen, trotz der Gefahren, so unbedarft mit diesen Medikamenten um, daß steroidhaltige Salben und Cremes freiverkäuflich, also nicht einmal rezeptpflichtig sind. Viele Menschen tragen sie täglich zur Behandlung von Hautausschlag und -reizungen auf, Symptome, die wesentlich besser mit einfachen Mitteln behandelt werden könnten. All diese Produkte werden bis zu einem gewissen Grad durch die Haut absorbiert, und alle können die Aktivität der Thymusdrüse, der Lymphknoten und der weißen Blutkörperchen unterdrücken.

Fazit: *Greifen Sie erst dann auf irgendeine Form von Steroiden zurück, wenn alle anderen Behandlungsmöglichkeiten erschöpft sind. Sollten Sie aufgrund eines schwerwiegenden Problems ein Steroid nehmen müssen, beschränken Sie die Anwendung auf allenfalls wenige Wochen.*

4. Bluttransfusionen meiden

Mittels Bluttransfusionen und Injektionen von Blutprodukten können unheilbare Viruskrankheiten – vor allem Hepatitis – übertragen werden. Durch die Überflutung mit fremden Proteinen stellen sie darüber hinaus eine Belastung für das Immunsystem dar. Natürlich mag im Notfall eine Bluttransfusion unumgänglich sein, wenngleich es vielleicht nur eine Frage der Zeit wäre, bis unbedenklicherer synthetischer Blutersatz verfügbar wäre. Sofern Sie im voraus wissen, daß Sie operiert werden müssen, sollten Sie sicherheitshalber frühzeitig von Ihrem eigenen Blut eine Blutreserve anlegen lassen.

5. Die Exposition gegenüber Strahlung meiden

Lesen Sie nochmals im vorherigen Kapitel die Sicherheitsvorkehrungen zum Thema ›Strahlung‹ durch. Über die hier angesprochenen Punkte hinaus sollten Sie sich vor allem der Gefahr für das Immunsystem bewußt sein, die speziell mit jedweder Form der Strahlentherapie (für gewöhnlich in Zusammenhang mit Krebs, gemeint sind nicht Röntgenstrahlen zu diagnostischen Zwecken), die gezielt im Bereich des Kopfes, Halses und der Brust angewendet wird, verbunden ist. Insbesondere ist die hinter dem Brustbein liegende Thymusdrüse äußerst gefährdet. Wann immer Sie sich einer Strahlentherapie unterziehen müssen, bestehen Sie darauf, daß sie entsprechend mit einem Bleischutz abgeschirmt wird. Sollte der Therapeut nicht darauf eingehen, so verweigern Sie die Behandlung. Nur allzuviele Ärzte hängen immer noch dem Glauben an, daß der Thymusdrüse bei einem Erwachsenen keine Funktion zukomme. Dem steht entgegen, daß sie ein integraler Bestandteil Ihres Immunsystems ist.

6. Gesundheitsschädigende Chemikalien meiden

Alle krebsauslösenden Chemikalien können auch das Immunsystem schädigen. Sie sollten die diesbezüglichen Empfehlungen im vorangegangenen Kapitel befolgen.

7. Eine gesunde Ernährung

Beherzigen Sie alle Ernährungsratschläge, die ich Ihnen bisher gegeben habe. Insbesondere:

– *Meiden Sie mehrfach ungesättigte Fettsäuren pflanzlicher Fette und Öle* und entsprechende Produkte. Da sie dazu neigen, freie Radikale zu bilden, stellen sie eine Gefahr für die Zellen des Immunsystems dar.

- *Essen Sie weniger Proteine.* Rückstände des Proteinstoffwechsels können das Immunsystem reizen; das gilt vor allem für Personen, die anfällig für allergische und Autoimmunerkrankungen sind. Eine proteinarme und kohlenhydratreiche Ernährung mit viel Obst, Gemüse und Ballaststoffen ist gut für die Immunabwehr wie auch für die allgemeine Gesundheit.
- *Achten Sie auf einen mäßigen Verzehr von Nahrungsmitteln tierischen Ursprungs.* Fleisch, Geflügel und Molkereiprodukte sind oft mit Rückständen von Antibiotika und Steroidhormonen belastet, welche die Abwehrkräfte des Körpers schwächen können.
- *Reduzieren Sie den Konsum von Milch und Milchprodukten*, vornehmlich dann, wenn Sie anfällig gegenüber allergischen und Autoimmunerkrankungen sind. Milcheiweiß gehört zu den allgemeinen Reizstoffen für das Immunsystem.

8. Nehmen Sie antioxidative Ergänzungen

Die in Kapitel 11 beschriebene Vitamin- und Mineralstoff-Kombination (S. 278 ff) schützt ebenso das Immunsystem wie sie Krebsrisiken mindert. Halten Sie sich daran.

9. Informieren Sie sich über Nahrungsmittel und Kräuter, welche die Immunabwehr stärken

Ärzte kennen viele Wege, wie sie dem Immunsystem schaden, aber nur wenige, wie sie ihm helfen können. Nachdem AIDS und andere Erscheinungsformen von Immunschwäche allgemein ins Bewußtsein der Bevölkerung gerückt sind, ist eine breite Palette von Produkten in den Regalen von Drogerien und Reformhäusern aufgetaucht, die sämtlich für sich den Anspruch erheben, die Abwehrkräfte zu fördern. Seriöse Forschungen zur Absicherung derartiger Ansprüche fehlen meistenteils, gleichwohl gibt es Fälle, in denen die entsprechenden Beweise vorliegen. Die Idee der Immunpotenzierung ist bestechend, zumal wenn wir dabei auf natürliche, nichttoxische und zugleich wirksame Mittel zurückgreifen können.

Es ist wohl meinem langgehegten Interesse an Pilzen zu verdanken, daß ich auf verschiedene, aus China und Japan kommende Pilze stieß, die möglicherweise über ebenjene gewünschten Wirkungen verfügen. In diesen Ländern werden viele Pilze von traditionellen Ärzten sowohl als Nahrungsmittel als auch als Medizin geschätzt. Zu den herausragendsten Mitteln der chinesischen Pflanzenheilkunde gehören Pilze mit stärkenden Eigenschaften, denen sowohl eine insgesamt streßresistenz- als auch eine die Langlebigkeit fördernde Wirkung zugeschrieben wird. Das Immunsystem als komplexes Gefüge von Organen und Zellen war zwar auch in der traditionellen chinesischen Medizin unbekannt, man hatte aber sehr wohl das Konzept einer körpereigenen Abwehrfunktion verstanden, so daß es als sinnvoll erschien, bei der Behandlung von Krankheiten bei der Unterstützung ebendieser Funktion anzusetzen. Den als Tonikum geltenden Pilzen wird exakt diese Fähigkeit attestiert. Zu den Vielversprechendsten gehört der *Polyporus umbellatus*, der Lieferant des unter der Bezeichnung *Zhu ling* bekannten traditionellen chinesischen Heilmittels. In China wächst der Pilz wild auf Baumstümpfen (wenngleich er nicht allzu verbreitet ist), kann aber auch gezüchtet werden. Obererdig wachsen riesige Schwämme fleischiger Pilze, die genießbar und delikat sind. Im Boden wuchern harte, knollenartige Pilzgewächse, sie werden als Heilmittel verwendet. Getrocknete *Zhu ling*-Scheiben werden in Wasser gekocht und als Tee getrunken. In Beijing konnten medizinische Wissenschaftler unlängst die Wirksamkeit von *Zhu ling*-Extrakten gegen Lungenkrebs, und zwar sowohl bei Tieren als auch bei Menschen, demonstrieren. Die Behandlung steigerte überdies die Wirksamkeit einer Chemotherapie und ließ keinerlei eigenständige Toxizität erkennbar werden. Am interessantesten war die Erkenntnis, daß sich dieser Effekt nur bei lebenden Tieren mit einem intakten Immunsystem einstellte, eine krebszellhemmende Wirkung bei angelegten Zellkulturen im Labor aber ausblieb. Daraus schlußfolgerten die Wissenschaftler, daß die Wirksamkeit von *Zhu ling* auf die Stimulation einer gegen den Tumor gerichteten Immunreaktion zurückzuführen sei.

Auf der Suche nach natürlichen Antikrebsmitteln bezog das National Cancer Institute auch den *Polyporus umbellatus* in eine Reihe von wissenschaftlichen Untersuchungen ein, da diese jedoch unter Laborbedingungen, anhand von Zellkulturen, durchgeführt wurden, waren die Resultate negativ. Im Westen haben wir bei der Krebsbekämpfung unser Hauptaugenmerk auf die Entwicklung zellschädigender Arzneien gerichtet – Gifte, die, so hoffen wir, mehr Tumorzellen als normale Zellen töten. Der Komplementäransatz wäre die Suche nach nicht-toxischen Therapien, die auf eine Stärkung der körpereigenen Abwehrkräfte abzielen, und *Zhu ling* könnte ein solches Therapeutikum sein. Allerdings sind noch weitere Studien vonnöten. Weitere Pilze, denen, japanischen Forschungen zufolge, wirksame Eigenschaften zugeschrieben werden, sind Shiitake und Enokidake (*Flammulina velutipes*), die beide genießbar und, zumindest in Geschäften mit asiatischen Spezialitäten, erhältlich sind.

Ein weiteres chinesisches Pflanzenheilmittel mit ähnlichen Eigenschaften wird aus den Wurzeln einer Pflanze aus der Familie der Wicken, *Astragalus membranaceus*, gewonnen. Diese Pflanze ist mit den bei uns bekannten, giftigen Schmetterlingsblütlern verwandt. Die chinesische Gattung ist allerdings ungiftig und Grundlage eines sehr beliebten Medikamentes, das unter dem Namen *Huang qi* in China in jedem Geschäft als Mittel gegen Erkältungen, Grippe und andere Atemwegsinfektionen erhältlich ist. Seine virushemmenden und immunfördernden Wirkungen wurden zwischenzeitlich auch im Westen durch Studien bestätigt, so daß *Astragalus*-Präparate denn auch hier an Boden gewinnen.

Der indianischen Medizin Amerikas haben wir unsere Kenntnis von einer weiteren abwehrsteigernden Pflanze zu verdanken: der Sonnenhut, *Echinacea purpurea*, und verwandte Arten. Die Wurzel dieser Zierpflanze wird von Kräuterheilkundigen und Naturheilkundlern aufgrund ihrer antibiotischen und offensichtlich immunfördernden Eigenschaften sehr geschätzt. *Echinacea*-Präparate werden in allen möglichen Formen angeboten: Tinkturen, Kapseln, Tabletten sowie Extrakten aus frischen oder getrockneten Wurzeln. Obwohl die Pflanze sowohl in Europa als auch in Amerika ein weitverbreitetes Hausmittel ist, so ist doch im besonderen die in Deutschland geleistete Forschung auf diesem Gebiet hervorzuheben. (Siehe S. 352f hinsichtlich weiterer Informationen.)

Zhu ling, Shiitake, Enokidake, *Astragalus* und *Echinacea* weisen hinsichtlich ihrer chemischen Zusammensetzung einige Gemeinsamkeiten auf. Sie alle enthalten Polysaccharide, lange, aus Zuckereinheiten zusammengesetzte Molekülketten, denen letztlich wohl die immunpotenzierende Wirkung zuzuschreiben ist. Polysaccharide vermochten noch nie sonderlich viel Interesse auf seiten jener Wissenschaftler zu wecken, die mit der Suche nach neuen Arzneien beschäftigt sind. Sie sind strukturelle Bestandteile vieler Organismen und gehören nicht zu der Art von Molekülen, die gemeinhin mit biologischen Effekten in Verbindung gebracht werden. Dennoch geraten sie bei einem ganzen Spektrum von Pflanzen und Pilzen, denen eine immunsteigernde Wirkung zugute gehalten wird, immer wieder ins Blickfeld der Forscher. Eine mögliche Erklärung ist, daß sie Ähnlichkeiten mit den Bestandteilen der Zellwände von Bakterien aufweisen und aus diesem Grund Immunreaktionen auslösen.

Wie auch immer ihre Funktionsweise sein mag, es ist gut zu wissen, daß es unbedenkliche, natürliche Produkte gibt, die uns in Zeiten geminderter Widerstandskräfte zur Verfügung stehen. Ich denke nicht, daß Sie darauf zurückgreifen müssen, wenn Sie bei guter Gesundheit sind. Sollten Sie jedoch häufig mit Erkältungen und anderen Infektionskrankheiten zu tun haben oder sich schlichtweg »alles zuziehen, was im Umlauf ist«, oder insgesamt unter geminderter Immunabwehr und zögerlicher Wundheilung leiden, sollten Sie die gelegentliche Einnahme dieser Mittel erwägen.

10. Verbesserung der seelischen und emotionalen Gesundheit

Viele Jahre hielten Immunologen an der These fest, das Immunsystem sei das einzige autonome System des Körpers, das einzige, das frei von äußeren Kontrollen arbeite. Eine alberne Vorstellung. Kein System des Körpers ist autonom. Alle sind wechselseitig miteinander verbunden, insbesondere mit dem Nervensystem. Überdies belegen die klinischen Erfahrungen von Ärzten, die mit Immunstörungen arbeiten, daß eine auffallende Korrelation zwischen dem Auf und Ab dieser Störungen und dem Hoch und Tief des Gefühlslebens besteht. So kann sich ein typischer Ausbruch von rheumatoider Arthritis bei einer jungen Frau, zum Beispiel, binnen weniger Stunden nach einem schweren emotionalen Trauma in Form eines zeitgleichen Aufflackerns in vielen Gelenken des Körpers einstellen.

Vor wenigen Jahren lernte ich zwei Patientinnen mit fortgeschrittenem Lupus erythematodes, einer weiteren Autoimmunkrankheit, kennen. Beide waren in den Dreißigern; die eine weiß, die andere schwarz. Die weiße Frau war aufgrund eines gravierenden Nierenversagens und, als Folge dessen, unkontrollierbar hohen Blutdruckes ins Krankenhaus eingewiesen worden. Darüber hinaus lag bei ihr eine schwerwiegende Vergiftung bedingt durch eine Langzeitbehandlung mit Steroiden und anderen Immunsuppressiva vor. Ihre Verfassung war alarmierend. Die schwarze Frau war nicht im Krankenhaus, aber ebenfalls sehr krank und litt unter Nierenversagen, Bluthochdruck, Funktionsstörungen des Gehirns und einer Medikamentenvergiftung. Ihr Zustand war zwar besser als der der ersten Patientin, aber dennoch waren ihre Aussichten für die Zukunft recht düster. Bei der ersten Patientin stellte sich während ihres Krankenhausaufenthaltes ein religiöser Wandel ein, und sie schloß sich der Fundamentalistenbewegung innerhalb des Christentums an. Die zweite Frau verliebte sich und heiratete alsbald. Beide wurden vollständig geheilt und frei von Symptomen.

Die junge Wissenschaft der Psychoneuroimmunologie demonstriert die wechselseitigen Beziehungsgeflechte von Psyche, Nervensystem und Immunsystem. Diese Verbindungen sind in vielen Fällen chemischer Natur, wobei kleine Proteinmoleküle, sogenannte Peptide, als Botschafter fungieren, welche die Informationen von Zelle zu Zelle befördern. Ein Netz von Peptidhormonen besorgt, daß die biochemische Kommunikation zwischen Nerven-, Immun- und Endokrinsystem fortwährend aufrechterhalten wird. Wo immer Nerven vorhanden sind, können die Ausflüsse der Seele reisen.

Psychische Verfassungen wie Trauer und Depression können die Immunabwehr beeinträchtigen, ebenso wie Liebe sie fördern kann. Daran besteht kein Zweifel mehr. Mehr brauchen Sie nicht zu wissen, um motiviert zu sein, an der Verbesserung Ihrer emotionalen Gesundheit zu arbeiten. Diesbezügliche konkrete Vorschläge habe ich bereits in den Kapiteln 4, 5, 6 und 8 gemacht. Versuchen Sie nicht, eine negative psychische Verfassung gewaltsam beenden oder dagegen ankämpfen zu wollen. Konzentrieren Sie Ihre Energie statt dessen darauf, einen positiven Zustand zu schaffen, und die Negativität wird sich von selbst lösen.

Literatur zum Weiterlesen

»Indianermedizin« von Michael A. Weiner und Kathleen Goss, München, 1990, gibt einen guten allgemeinen Überblick über das Immunsystem und wie man es stärken kann.

»Gesundheit ist lernbar« von Joan Borysenko, München, 1989, ist ein Buch zur Steigerung der Abwehrkräfte des Körpers und Förderung der Selbstheilungskraft.

Teil III

Grundlagen der Selbstbehandlung mit natürlichen Mitteln

Kapitel 13
Einfache Maßnahmen

Mit einfachen, aber wirksamen Selbsthilfemaßnahmen, die kaum Ausrüstungen oder Vorkenntnisse erfordern, können Sie die Selbstheilungskräfte Ihres Körpers fördern und eine Menge Arztkosten sparen. In diesem Kapitel werde ich einige solcher Maßnahmen beschreiben, die ich im übrigen selbst anwende und vielen meiner Patienten empfehle.

RUHE ist ein so banaler Faktor, daß er als Schutzmaßnahme bei Einsetzen einer Krankheit vielfach unberücksichtigt bleibt. Ihr Immunsystem braucht Energie, um seine Aufgabe erfüllen zu können. Indem Sie unnützen Energieaufwand einschränken, können Sie ihm einen großen Dienst erweisen. Es zeugt von mehr Einfühlungsvermögen, wenn Sie sich bei einem ersten Krankheitsanzeichen ins Bett legen, Ihre Termine absagen und sich von anderen pflegen lassen, statt Pillen zu nehmen und weiterhin Ihren Tagesgeschäften nachzugehen. Mitunter kann selbst ein vierundzwanzigstündiges Ausruhen genügen, eine Krankheit abzuwenden.

FASTEN verdankt seine Wirksamkeit einem grundlegenden physiologischen Gesetz. Als die größten und somit den meisten Platz im Körper beanspruchenden Organe verbrauchen die Verdauungsorgane für ihre Regelfunktionen große Mengen an Energie. Der einfache Verzicht auf Essen gewährt diesem System ein gewisses Maß an Ruhe und setzt Energie frei, auf die der Körper in der Folge zur Selbstheilung zurückgreifen kann. Fasten bedeutet, nur Wasser (oder Wasser und [kalorienfreie] Kräutertees) zu sich zu nehmen. Wenn Sie Ihre Nahrungszufuhr auf Flüssigkeiten, Obst oder Fruchtsäfte beschränken, so ist das kein Fasten. Das wäre eine spezifische Diät, die zwar bestimmte nutzbringende Effekte, nicht aber die gleichen Ergebnisse wie Fasten bewirkt.

Es gibt zwei Formen von Fasten, Kurzzeit- und Langzeitkuren, die sich von den Konsequenzen und vom Nutzen her drastisch unterscheiden. Kurzzeitfastenkuren dauern ein bis drei Tage, an denen dem Körper nichts außer Wasser zugeführt wird. Die Folge sind sowohl physiologische als auch bewußtseinsmäßige Veränderungen. Eine Kurzzeitkur ist ein ausgezeichnetes Hausmittel bei Erkältungen, Grippeanfällen, Infektionskrankheiten und Vergiftungserscheinungen aller Art. In der Kombination mit Ruhe und einer guten psychischen Verfassung kann eine Kurzzeitfastenkur bewirken, daß Sie sich wie ein neuer Mensch fühlen. Viele Menschen bestätigen, daß sie nach nur einem Fastentag über ein geschärftes Wahrnehmungsvermögen, einen klareren Kopf und einen leichteren sowie energiereicheren Körper verfügten. Manche sind von den Ergebnissen so begeistert, daß sie regelmäßig einen Tag in der Woche fasten.

Langzeitfastenkuren gehen über die Dauer von drei Tagen hinaus und *sollten niemals ohne fachliche Aufsicht gemacht werden*. Es handelt sich hierbei um eine drastische Maßnahme, die durchaus gefährliche Dimensionen annehmen kann. Ich habe erlebt, daß Fastenkuren von ein bis drei Monaten zu positiven Ergebnissen und sogar zu vollständigen Heilungen bei Krankheiten führten, bei denen alle anderen Therapieversuche erfolglos geblieben waren: Bronchialasthma, rheumatoide Arthritis, Colitis ulcerosa (Entzündung des Dickdarms). Gelegentlich empfehle ich eine Langzeitfastenkur, fühle mich aber selbst nicht ausreichend qualifiziert, sie zu überwachen. Langzeitfastenkuren sollten in jedem Fall in einer entsprechend qualifizierten Einrichtung unter ärztlicher Aufsicht gemacht werden.

Sofern Sie es mit einer Kurzzeitfastenkur versuchen möchten, wenn Sie das nächste Mal krank werden, nachfolgend ein paar Hinweise:

- *Unbedingt reichliche Mengen Flüssigkeiten trinken* (Wasser, Mineralwasser oder Kräutertees). Das hilft sowohl einer Verstopfung vorzubeugen als auch dem Harnwegssystem, mögliche Giftstoffe einer Infektion auszuscheiden.
- *Mit Energie haushalten.* Erwarten Sie nicht, daß Sie Ihr normales Pensum an Aktivitäten und sportlichen Übungen beibehalten können.
- *Warmhalten.* Ihre Körpertemperatur fällt, wenn Sie fasten. Besonders bei kalter Witterung nicht warten, bis Sie frieren. Warm anziehen und heißen Kräutertee trinken. Warme Bäder nehmen.
- *Betrachten Sie weder Nahrungsmittel noch Menschen, die essen.* Beides würde Ihr Fasten nur erschweren.
- *Beenden Sie eine Fastenkur mit Verstand und Einfühlungsvermögen.* Beginnen Sie mit etwas frischem Obst oder Fruchtsaft und kleinen Mengen leichter Vollkornprodukte. Wenn Sie als erstes zu einer Pizza oder etwas Ähnlichem greifen, besteht die Gefahr, daß Sie sich krankmachen.

SCHWITZEN ist eine natürliche Reinigungsmethode, geeignet, den Körper von Salzen, Drogen und einer Vielzahl von Giften zu befreien – *Voraussetzung ist allerdings eine ausreichende Wasserzufuhr.* Für ein gesundes Schwitzen eignet sich eine Sauna oder ein Dampfraum. Zu beachten ist nur, daß Sie reichliche Mengen reinen Wassers mitnehmen und oft davon trinken. Je nach Temperatur können Sie zehn bis zwanzig Minuten, oder bis der Schweiß an Ihnen herabläuft, in der Hitze bleiben. Ich empfehle Schwitzen oft, besonders Personen, die rauchen, trinken oder anderweitige Drogen verwenden, Chemikalien ausgesetzt sind oder sehr viel Salz zu sich nehmen. Intensives Schwitzen unmittelbar bei Einsetzen einer Virusinfektion kann diese möglicherweise abwenden oder ihren Schweregrad in hohem Maße reduzieren.

- *Gönnen Sie sich nach dem Schwitzen eine Ruhephase.* Denn mitunter werden Sie sich schwach, benommen und etwas unsicher auf den Beinen fühlen.

– *Trinken Sie auch nach dem Schwitzen weiterhin Wasser, um eine ausreichende Harnausscheidung zu gewährleisten* und so einem möglichen Flüssigkeitsmangel vorzubeugen.

DAMPFBÄDER sind ein ausgezeichnetes Mittel bei Atemwegsproblemen, insbesondere bei verschleimten Atemwegen, Bronchitis, Bronchialhusten, Kehlkopf- oder Nebenhöhlenentzündungen. Das Dampfbad können Sie in Ihrer Küche nehmen, indem Sie einen Topf mit Wasser zum Kochen bringen und Ihren Kopf, darüber haltend, mit einem Handtuch abdecken. Bei nasalen und Nebenhöhlenproblemen den Dampf durch die Nase und ansonsten mit gespitzten Lippen durch den Mund einatmen. Man kann auch festes Papier konusartig zusammenrollen, das weite Ende über den Topf halten und den Dampf durch die kleine Öffnung am anderen Ende einatmen. Inhaliergeräte sind natürlich ebenso geeignet.

Die Wirksamkeit von Dampfbädern läßt sich durch die Zugabe von aromatischen Kräutern erhöhen. Ich verwende im allgemeinen Salbei oder Eukalyptus, entweder einzeln oder auch zusammen. Geben Sie eine Handvoll ganzer Blätter oder einen Teelöffel ätherischer Öle, die allenthalben erhältlich sind, hinzu. Der mit Salbei und Eukalyptus gesättigte Dampf hat nicht nur eine beruhigende, sondern auch eine antibakterielle Wirkung, da die aromatischen Öle ein Bakterienwachstum hemmen. Diese Anwendung beugt überdies einer Sekundärinfektion in solchen Fällen vor, wo Atemwegserkrankungen durch Viren ausgelöst wurden.

Bei ***NASENSPÜLUNGEN*** werden, wie schon der Name sagt, die nasalen Wege mit einer Salzwasserlösung gespült. Diese im Yoga aus Zwecken der Hygiene praktizierte Anwendung eignet sich hervorragend zur Behandlung von Nebenhöhlenproblemen und Heuschnupfen. Es braucht eine gewisse Zeit und etwas Übung, bis man diese Technik beherrscht und die Aversionen überwindet, die die meisten Menschen empfinden, wenn sie Wasser in die Nase bekommen. Entscheidend ist eine angenehm warme Temperatur und die richtige Salzkonzentration des Wassers.

Geben Sie einen viertel Teelöffel Salz in eine Tasse warmes Wasser. Das entspricht in etwa der Natriumkonzentration in Blut und Gewebeflüssigkeiten und hat eine beruhigende Wirkung auf die Schleimhäute. Es gibt mehrere Möglichkeiten, diese Lösung in die Nase einzuführen. Sie können die Flüssigkeit in Ihre gewölbte Hand geben und sie durch ein Nasenloch inhalieren, wobei Sie das andere mit dem Zeigefinger zuhalten. Oder Sie inhalieren auf gleiche Weise direkt aus der Tasse oder einem Glas. Ferner können Sie, bei zurückgelehntem Kopf, die Lösung mittels Pipette einflößen oder vorsichtig aus einem Kännchen einträufeln lassen. (In Yoga-Spezialgeschäften werden zu diesem Zweck kleine Keramikbehältnisse angeboten, die an Miniaturausgaben von Aladins Wunderlampe erinnern.)

Welche Möglichkeit Sie auch wählen, wichtig ist, soviel Wasser in die Nase einzuflößen, daß Sie es über den Mund ausspucken können. Den Vorgang mehrmals durch jedes Nasenloch wiederholen, dann vorsichtig die Nase schneuzen. Lassen Sie sich nicht entmutigen, wenn Sie husten, spucken oder sich vielleicht sogar übergeben müssen. Sie werden schnell lernen, das Salzwasser problemlos und effizient zu inhalieren und das damit verbundene Gefühl zu mögen.

Personen, die unter Pollenallergien leiden, sollten ein- bis zweimal täglich während der Pollenflugzeit eine Nasenspülung vornehmen. Das gleiche gilt für diejenigen, die in smogbelasteten Regionen leben und aufgrund von Luftverschmutzung unter Reizungen der Nasenschleimhäute leiden. Ebenso wäre eine häufige Anwendung bei Nebenhöhlenproblemen angebracht, da hierdurch die natürlichen Reinigungsprozesse der Nebenhöhlen gefördert und die Heilung entzündeten Gewebes beschleunigt wird. Im Falle einer akuten Nebenhöhleninfektion sind noch häufigere Spülungen, bis zu viermal täglich, wichtig. Sie haben nicht nur einen schmerzlindernden Effekt, die Infektion heilt auch rascher.

Darüber hinaus können Nasenspülungen als Mittel gegen Nasenverstopfung und Schleimhautreizungen im Falle von

Erkältungen und Grippe hilfreich sein, vorausgesetzt, diese sind nicht so weit fortgeschritten, daß ein Inhalieren nicht mehr möglich ist. Anders als kommerzielle Nasensprays bewirkt warmes Salzwasser keine Reizungen, keine Taubheit und keine Medikamentenabhängigkeit. Üben sollten Sie diese Anwendungsform, solange es Ihnen gutgeht, so daß Sie sie im Bedarfsfall beherrschen.

GURGELN ist eine einfache heilungsfördernde Methode bei Hals- oder Ohrentzündungen. Gurgeln dient dem Zweck, das Rachengewebe mit einer therapeutisch heilsamen Lösung in Kontakt zu bringen. Das einfachste Mittel ist eine warme Salzwasserlösung: ein viertel Teelöffel Salz auf eine Tasse warmes Wasser. Das Wasser so warm wie möglich wählen. Die Wärme regt die Durchblutung in den entzündeten Regionen an, was, in Zusammenwirken mit der Lösung, die Regenerierung der betroffenen Gewebe fördert. Wenn Sie mögen, können Sie zusätzlich Hydrastis-Pulver, ein keimtötendes Mittel auf pflanzlicher Basis (siehe S. 355f), oder Hydrastis und roten Pfeffer hinzugeben. Wasserstoffperoxid ist ein weiteres wirksames Gurgelkonzentrat, das, 1 : 1 mit heißem Wasser verdünnt, angewendet wird. Es ist ein ausgezeichnetes, besonders bei Mandelentzündungen hilfreiches keimtötendes Mittel. Welche Lösung Sie auch verwenden, gurgeln Sie mindestens viermal täglich einige Minuten lang.

HEISSE und KALTE UMSCHLÄGE sind ein einfaches, aber dennoch hochwirksames Mittel. Wärme erweitert die Blutgefäße, so daß die Blutzufuhr zu einer bestimmten Region erhöht wird; Kälte bewirkt das Gegenteil. Im Falle einer Infektion ist stets eine verbesserte Durchblutung erstrebenswert. Demgegenüber sollte bei akuten Verletzungen oder giftigen Stichen oder Bissen (von Tieren) die Blutzufuhr gemindert werden. Heiße Kompressen sind bei Furunkeln, Abszessen, Verletzungen mit Splittern und Muskelverkrampfungen empfehlenswert. Prellungen, Verstauchungen, Gelenk- und Muskelverletzungen, Verbrennungen, Stiche und Bißverletzungen sollten im Gegensatz dazu mit kalten Kompressen behandelt werden.

Heiße Naßumschläge sind die beste Behandlung bei lokalen Infektionen. Tauchen Sie ein Handtuch in heißes Wasser, ein wenig auswringen, zusammenlegen und auf die betroffene Körperstelle legen. Das Handtuch so heiß wie eben möglich auflegen und, sobald es abkühlt, immer wieder aufwärmen. Diese Umschläge sollten mindestens drei- bis viermal täglich, jeweils fünfzehn Minuten lang, angelegt werden. Handelt es sich um eine Hand- oder Fußinfektion, so kann das Körperglied direkt in einer Schüssel mit heißem Wasser gebadet werden.

Sind größere Flächen mit Wärme zu behandeln, kann eine Wärmflasche sinnvoll sein, die überdies eine wohltuende Wirkung auf geschundene Muskeln haben kann. Vorsicht ist bei Heizkissen geboten. Die von ihnen erzeugten elektrischen Felder können durchaus delikate biologische Kontrollsysteme stören. Von Anwendungen in Kopfnähe oder auf regelmäßiger Basis möchte ich abraten. (Das gleiche gilt für Heizdecken, auf die nach meinem Dafürhalten verzichtet werden sollte.) Wärmflaschen sind ein zugleich unbedenkliches wie auch wirksames Mittel bei Problemen wie Menstruationsbeschwerden und Magenkrämpfen. Darüber hinaus gibt es auch nichtelektrische Heizkissen; sie werden in heißem Wasser erhitzt und halten lange Zeit die nasse Wärme.

Ein Eisbeutel ist eine gute Lösung für Kältezufuhr bei Verletzungen. Hierzu können einfach Eiswürfel in ein Handtuch gewickelt werden. Je rascher die Anwendung nach einer Verletzung erfolgt, um so besser. (Bei Verbrennungen ist das *sofortige* Eintauchen des betroffenen Körperglieds in Eiswasser die beste Behandlung.) Der Eisbeutel reduziert die Flüssigkeitszufuhr zum verletzten Gewebe, mindert die Schwellung und Schmerzen und wirkt einer schnellen Verteilung und Ausbreitung von Giften im Körper entgegen. Versuchen Sie, bei einer akuten Verletzung die Eispackung möglichst während der ersten Stunden aufliegen zu lassen, und entfernen Sie sie nur kurzweilig, wenn die Kälte Ihnen Unannehmlichkeiten bereitet. Kalte Umschläge sind noch zwölf bis vierundzwanzig Stunden nach einer Verletzung hilfreich, danach sind sie kaum noch von Nutzen.

Sportmediziner empfehlen bei Muskelverletzungen oft, nach der unmittelbaren Anwendung mit Eispackungen, eine Behandlung mit abwechselnden Heiß- und Kaltumschlägen, wobei die Anwendung mit einem heißen Umschlag abgeschlossen wird. Sie können diese Methode versuchen, um zu sehen, ob sie bei Ihnen wirkt.

Wechselbäder können rasche Befindlichkeitsveränderungen bewirken. Heiße Bäder sind entspannend. Sie erhöhen die äußere Durchblutung des Körpers, wirken wohltuend auf strapazierte Muskeln und Gelenke und fördern den Schlaf. Kalte Bäder haben einen anregenden Effekt. Sie sind ein Tonikum für Muskeln, Kreislauf und Herz, erhöhen die geistige Aufnahmefähigkeit und wirken allgemein belebend. Experimentieren Sie mit unterschiedlich temperierten Bädern, um festzustellen, wie Sie darauf reagieren.

Die ***HEILENDE BERÜHRUNG*** kennt jede Kultur. Über Hautkontakt als ein grundlegendes menschliches Bedürfnis habe ich bereits gesprochen. Bei Kranken ist dieses Bedürfnis noch ausgeprägter. Inzwischen gibt es viele Formen von Berührungstherapien, von orientalischen Massagetechniken wie Akupressur bis zu therapeutischen Berührungen, wie sie in der Krankenpflege praktiziert werden. Ich empfehle oft eine Massage oder Berührungstherapie. Sie kann nicht schaden, oftmals wohl aber grandiose Veränderungen bewirken. Die heilende Berührung ist keineswegs einem Massagetherapeuten vorbehalten, sie läßt sich auch in Selbstbehandlung anwenden. Umfassen Sie einfach jedes schmerzende Körperteil, und halten Sie es fest. Zögern Sie auch nicht, Freunde oder Familienmitglieder zu bitten, Sie so zu berühren, daß Sie sich besser fühlen.

Ich treffe immer wieder Menschen, die von dem Konzept der sogenannten Entgiftung fasziniert sind. Sie glauben, ihr Körper sei innerlich vergiftet: belastet mit Rückständen von ›Junk food‹, Drogen und Chemikalien, ein Herd von Viren und Gärungsprozessen, in Mitleidenschaft gezogen durch schlechtes Blut oder Schadstoffansammlungen in den Därmen. So wird denn einem Markt von Therapieangeboten und Produkten Vorschub geleistet, die vermeintlich derlei Schaden beheben und einen Zustand der Reinheit des Körpers wiederherstellen können.

Die Ideen von Verschmutzung und Reinigung sind zugkräftig und höchst attraktiv. Denn jede Kultur und Religion beschäftigt sich mit Definitionen, was eigentlich unrein sei, und mit Ritualen der Reinigung. Wichtig ist, zu verstehen, daß diese Ideen vom Ansatz her bereits völlig irrationaler Natur sein können und gesundheitliche Sorgen wecken, die vor dem Hintergrund der medizinischen Realität jeder Grundlage entbehren. Folglich liegt denn auch bei den meisten Menschen, die von ihrem Vergiftetsein überzeugt sind, keineswegs ein toxischer Zustand vor.

Der Körper hat seine eigenen Selbstreinigungssysteme; der beste Weg, sich vor einer Toxizität zu schützen, ist, dafür zu sorgen, daß diese Systeme ordnungsgemäß funktionieren können. So kommt beispielsweise den Nieren eine Schlüsselfunktion im Rahmen unseres Blutreinigungsapparates zu, und ich habe Ihnen Wege aufgezeigt, wie Sie Ihre Gesundheit diesbezüglich durch eine reichliche Zufuhr von reinem Wasser und den Verzicht auf diätetische Streßfaktoren wie Kaffee, Alkohol und übermäßige Mengen von Protein schützen können. Ich plädiere im allgemeinen dafür, daß wir uns auf die körpereigenen Entgiftungsressourcen verlassen und alles daransetzen, diese Ressourcen zu schützen und so ihr Funktionieren zu gewährleisten. Wenn Sie die Giftzufuhr zu Ihrem Körper stoppen und die in diesem Buch aufgezeigten präventiven Maßnahmen befolgen, werden Ihre natürlichen Entgiftungsmechanismen Ihren Körper in einem tadellosen Zustand halten.

Vielfach wird für Nährstoffergänzungen und pflanzliche Produkte geworben mit dem Anspruch, diese dienten der Entgiftung des Körpers und Reinigung des Blutes. Sie sind allesamt entbehrlich für eine gute Gesundheit. Zielscheibe derartiger Entgiftungspräparate ist zumeist der Darm. Ich habe mich mit vielen Darmreinigungsmethoden beschäftigt, einschließlich Darmspülungen und der Verwendung natürlicher Abführmittel und pflanzlicher Präparate, und bin zu der Erkenntnis gelangt, daß diese bei einer ballaststoffreichen Ernährungsweise, einer reichlichen Wasserzufuhr, ausreichender körperlicher Bewegung und einer regelmäßigen Verdauung im allgemeinen überflüssig sind. (Siehe in diesem Zusammenhang die Einleitung zum Thema Verstopfung in Teil IV.) Die beste Vorsorge für den Darm ist, ihm die Möglichkeit zu geben, daß seine eigenen natürlichen physiologischen Potentiale zur Reinigung und zu einem ordnungsgemäßen Funktionieren wirksam werden können.

Obgleich manche Menschen eine Vorliebe für Darmspülungen und manche sogar eine diesbezügliche Abhängigkeit entwickeln, fehlt hierfür aus medizinischer Sicht dennoch jede Grundlage. Möglicherweise spielt hier ein gewisser sexueller Lustfaktor sowie eine Form der Sucht gegenüber der Vorstellung und dem Gefühl eines inneren Leicht- und Reinseins eine Rolle. Dieses Gefühl hält kurze Zeit an, dann verfallen die Betreffenden wieder einem gewohnheitsmäßig schweren Essen, bis sie am Ende neuerlich von der Idee des Vergiftetseins und der Notwendigkeit einer weiteren Darmspülung förmlich besessen sind.

Ein besserer Weg der inneren Reinigung ist da schon, einige Tage mit dem Essen etwas langsamer zu treten und beispielsweise eine »Obstkur« einzulegen, die mit etwas Psylliumsamenschalenpulver als Ballaststoff für die Därme unterstützt werden kann. Nehmen Sie einen Eßlöffel Pulver, das Sie in ein großes Glas Wasser verrühren, und reichlich Wasser nachtrinken. Ich habe schon mehrmals eine zehntägige Kur nach folgendem Muster gemacht: zwei Tage nichts, außer frischem Obst und Wasser; dann zwei Tage nichts, außer frischem Fruchtsaft und Wasser; gefolgt von zwei Fastentagen mit Wasser, an die sich zwei Tage mit Fruchtsaft anschlossen, und schließlich zwei Tage mit Obst. Es gibt zahlreiche Varianten solcher und ähnlicher Fastenkuren, die alle eines gemeinsam haben, nämlich, dem Verdauungssystem eine Ruhephase zu gönnen. Es ist keine schlechte Idee, etwa einmal im Jahr als allgemeine vorbeugende Maßnahme eine solche Kur, die Ihnen zusagt, aufzugreifen und eine Woche durchzuhalten, eine Vorsorge, die sich ebenso empfiehlt, wenn Sie über alle Maßen schwerem Essen oder alkoholischen Getränken gefrönt haben.

Kapitel 14
Vitamine und Nährstoffergänzungen

Ob in Apotheken, Drogerien, Reformhäusern, Supermärkten, wo auch immer wir hinschauen, wir werden mit einer Flut von Pillen mit Vitaminen und Nährstoffergänzungen konfrontiert. Würden die Werbesprüche, die sie mit allüberragenden Eigenschaften anpreisen, halten, was sie versprechen, könnten wir den ganzen Fragenkomplex von ausgewogener Ernährung, Sport, Entspannung und allen anderen präventiven Strategien vergessen und einfach nur Pillen schlucken.

Ein- oder zweimal jährlich tauchen neue Wunderergänzungen auf: Spirulina, organisches Germanium, Coenzym Q oder irgendein anderes natürliches Produkt, dem diese oder jene oder auch alle der nachfolgenden Qualitäten zugeschrieben werden: Minderung des Krebsrisikos, Steigerung der Immunabwehr, Entgiftung des Körpers, Verlängerung der Lebenserwartung, erhöhte Streßresistenz, verbesserte Potenz, Gewichtsabnahme ohne Änderung der Eßgewohnheiten, Förderung der Energie und Vitalität, Stärkung der Muskeln und Bekämpfung von Depressionen. Eine *äußerst* kostspielige Sache, aber wie können Sie es sich leisten, darauf zu verzichten?

Solide Forschungen zur Absicherung derartiger Ansprüche fehlen in der Regel, wenngleich in propagandistischen Schriften oftmals irgendwelche ausländischen Studien zitiert werden. Für gewöhnlich sind diese Produkte harmlos (und schaden nur Ihrem Portemonnaie), und ich denke, daß die meisten der nutzbringenden Effekte, von denen berichtet wird, in Wahrheit auf Placebo-Reaktionen zurückzuführen sind.

Mich erreichen immer wieder Briefe, in denen die Effizienz von Ergänzungen bezeugt und bemerkenswerte Heilungserfolge bei hoffnungslosen Krankheiten berichtet und der Einnahme dieses oder jenes Pulvers oder irgendeiner Pille zugeschrieben werden. Die meisten Ärzte strafen Zeugnisse, die sich nicht auf Standardmedikamente und chirurgische Eingriffe beziehen, mit Verachtung, lehnen sie als »anekdotenhafte Beweise« ab, die es nicht wert sind, ihnen überhaupt Gehör zu schenken. Ich bin da anderer Ansicht. Meines Erachtens ist jedes Zeugnis interessant, allerdings, so meine ich, werden hier die natürlichen Heilungsfähigkeiten des Menschen und nicht die durchschlagenden Effekte der Produkte bezeugt.

Aus offizieller medizinischer Sicht sind Mindestmengen von Vitaminen zur Vorbeugung mangelbedingter Krankheiten erforderlich. Überdosen sind normalerweise unbedenklich, sie werden über den Urin ausgeschieden und führen nur in manchen Fällen zu Vergiftungserscheinungen. Der Umstand, daß die medizinische Ausbildung das Thema Nährstoffergänzungen und deren praktische Anwendung ausspart, schafft die Basis für jene Polarisierung, bei der auf der einen Seite die uninformierte Ärzteschaft und auf der anderen die Hersteller stehen, die geradezu phantastische Eigenschaften für ihre Produkte reklamieren. Der Patient steht oft hilflos zwischen den Fronten. Er hört von der Zweckmäßigkeit irgendeines Vitamins oder Mineralstoffs gegen ein bestimmtes Leiden, stößt aber, bei entsprechender Rückfrage, bei seinem Arzt oft auf taube Ohren.

Auch unter Laien gehen die Meinungen über die Notwendigkeit von Nährstoffergänzungen weit auseinander. Manche betrachten alle Pillen und Kapseln als etwas Unnatürliches und vertreten die Ansicht, wir müßten unseren Bedarf an Nährstoffen ausschließlich über unsere Nahrung beziehen. Dem entgegen steht die Auffassung, eine optimale Gesundheit oder eine maximale Lebenserwartung sei ohne den Zusatz von Vitamin-, Nährstoff- und anderen Ergänzungen nicht denkbar.

Ich siedele mich in der Mitte dieses Meinungsspektrums an.

Auf der einen Seite bin ich kein großer Pillenfan und betrachte es als erstrebenswert, einen Großteil unseres Nährstoffbedarfs über unsere Nahrung zu beziehen, auf der anderen Seite sehe ich aber auch Gründe, die für die Einnahme bestimmter Ergänzungen sprechen. Wenn Sie sich richtig, sehr abwechslungsreich und weitestgehend mit frischen Nahrungsmitteln ernähren, dürften Sie über Ihre Nahrung das Gros Ihres Nährstoffbedarfs erhalten. Ein großes »Wenn«. Hinzu kommt, daß viele gezüchtete Getreidearten sich nicht unbedingt durch einen herausragenden Nährstoffgehalt auszeichnen und daß die beim Anbau und der Weiterverarbeitung eingesetzten Chemikalien Nährstoffe erschöpfen können. Sofern Sie Drogen wie Alkohol, Tabak oder Koffein konsumieren oder einem hohen Maß von Streß ausgesetzt oder krank sind, kann Ihr Bedarf an einigen Nährstoffen über die mit Ihrer Nahrung zuführbare Menge hinausgehen. Nicht zuletzt sind auch einige Nährstoffergänzungen ein nützliches, natürliches Mittel zur Behandlung spezifischer Beschwerden.

Viele Patienten, die mich aufsuchen, sagen mir, daß sie jeden Tag ein Multivitamin oder eine Mineralstoffergänzung als eine Form der »Nährstoffversicherung« nehmen. Das ist keine schlechte Idee, solange es sich dabei nicht um ein eisenhaltiges Präparat (siehe S. 324f) oder eine Kombination mit anderen potentiell toxischen Bestandteilen handelt. Andere Patienten präsentieren mir lange Listen von Ergänzungen, die sie täglich nehmen. Wann immer es opportun erscheint, dränge ich darauf, auf möglichst viele, insbesondere auf teure »Wunder«-Pillen zu verzichten.

Nachfolgend möchte ich die einzelnen Kategorien von Ergänzungen, die gemeinhin angeboten werden, erklären, so daß Sie als informierter und umsichtiger Konsument auftreten können.

Vitamine

Der Körper benötigt Vitamine in winzigen Mengen, um normal funktionieren zu können. Werden ihm diese nicht zugeführt, stellen sich mangelbedingte Krankheiten ein (die allerdings in unserer Gesellschaft sehr selten sind). Über ihre grundlegenden Stoffwechselfunktionen hinaus haben manche Vitamine, in größeren Mengen zugeführt, noch andere, von vielen Ernährungsexperten und Ärzten ignorierte Effekte. Dank ebendieser anderen Wirkweisen können sie sinnvoll bei der Behandlung spezieller Probleme sein.

Zunächst einige allgemeine Informationen über Vitamine. Vitamin-Pillen und -Pulver können Brechreiz, Sodbrennen und andere Magenbeschwerden verursachen, insbesondere wenn sie auf nüchternen Magen genommen werden. Ratsam ist, sie stets nach einer Mahlzeit einzunehmen. Sollten sie Ihnen am Morgen nicht bekömmlich sein, versuchen Sie, sie zu einem späteren Zeitpunkt einzunehmen.

Es gibt keine nennenswerten Unterschiede zwischen natürlichen und synthetischen Vitaminen, es sei denn, die natürlichen enthalten überdies Spuren anderer Substanzen, welche deren Wirksamkeit unterstützen. Große Unterschiede zwischen den Marken existieren allerdings hinsichtlich der Kostenfrage. Kaufen Sie die billigsten Produkte, die weitestgehend frei von Füll- und Zusatzstoffen sind. Sehr teure, aufwendige Vitaminpräparate kommen eher dem Hersteller als Ihnen zugute.

Es wird zwischen zwei Kategorien von Vitaminen unterschieden: den wasserlöslichen, die problemlos vom Körper ausgeschieden werden können (B-Komplex und C), und den fettlöslichen, welche sich im Körper anreichern können (A, D, E, K). Die letzteren können bei Überdosen gesundheitsschädigend sein, da Überschüsse nicht über den Urin ausgeschieden werden; Fälle tatsächlicher Vergiftung sind jedoch so rar, daß es sich dabei fast um medizinische Kuriositäten handelt.

B-KOMPLEX-VITAMINE: Hierunter fällt eine Reihe von Substanzen, die für den Stoffwechsel unerläßlich sind. Bei einer einigermaßen ausgewogenen Ernährungsweise sind Mangelerscheinungen praktisch undenkbar; bei Streß, Drogenkonsum und Krankheit ist jedoch eine erhöhte Zufuhr vonnöten. B-Komplex-Ergänzungen empfehle ich Rauchern, Trinkern, Konsumenten von Freizeitdrogen, Personen, die sich unregelmäßig ernähren, Schichtarbeiten, streß- und reiseintensiven Beschäftigungen nachgehen oder unter chronischen Krankheiten leiden. Wählen Sie gegebenenfalls ein »B-50«- oder »B-100«-Präparat, die jeweils 50 bzw. 100 Milligramm jedes B-Vitamins enthalten. Nehmen Sie eine Tablette pro Tag, oder halten Sie sich an die angegebenen Einnahmevorschriften.

Darüber hinaus empfehle ich zur Behandlung spezifischer Symptome bei einigen B-Vitaminen die Einnahme hoher Dosen.

THIAMIN (Vitamin B_1) wird durch Alkohol selektiv zerstört. Trinkern empfehle ich die Einnahme von 100 Milligramm einmal täglich, insbesondere an Tagen, an denen sie trinken.

RIBOFLAVIN (Vitamin B_2) ist ein gelbes Pigment, welches bei der Einnahme einer B-Komplex-Ergänzung die intensive Gelbfärbung des Urins erklärt. Eine harmlose Erscheinung, die jedoch beunruhigend sein kann, wenn man um die Ursache nicht weiß. Ich kenne keinen Grund, der die separate Einnahme dieses Vitamins rechtfertigen würde.

NIAZIN (Nikotinsäure, Vitamin B_3) kann bei entsprechend hoher Dosierung (etwa 100–200 Milligramm) durchaus starke Reaktionen, sogenannte »Hitzeschübe« bewirken, die für gewöhnlich nach etwa 10 Minuten mit einem prickelnden Hitzegefühl auf dem Kopf einsetzen und sich in eine Hitze- und Rötungswelle vom Kopf aus über den ganzen Körper bis zu den Füßen entwickeln können. Vom Empfinden her dürften die Symptome den »Hitzeschüben« ähneln, die Frauen während der Menopause erfahren. Nach weiteren zehn Minuten wird die Haut fleckig statt einheitlich rot, und das Prikkeln geht mehr zu einem Juckreiz über. Diese Symptome verschwinden dreißig bis fünfundvierzig Minuten nach Einnahme des Vitamins. Manche Menschen beschreiben diese Reaktionen als interessant und angenehm, andere finden sie unerträglich.

Diese Hitzeschübe sind das Ergebnis von Blutgefäßerweiterungen in der Haut, die sich durch Einwirken des Vitamins auf die diese Gefäße regulierenden Arterien und Nerven ergeben. Eine harmlose Reaktion, die für manche Personen, die unter Kreislaufproblemen leiden, mitunter sogar von Nutzen sein kann. Niazin-Ergänzungen empfehle ich bei Vorliegen der Raynaud-Krankheit (ein normalerweise bei Kälteeinwirkung anfallsweise auftretendes schmerzhaftes Erbleichen von Fingern und Händen) sowie Rauchern, die unter nächtlichen Beinkrämpfen leiden, und Personen mit mangeldurchbluteten und somit kalten Gliedmaßen. Im allgemeinen empfehle ich eine Dosierung von 100 Milligramm zweimal täglich, die, zur Mäßigung der Hitzegefühle, zusammen mit den Mahlzeiten eingenommen werden sollten.

In erheblich höheren Dosen senkt Niazin den Serumcholesteringehalt, kann jedoch negative Auswirkungen auf die Leberfunktion haben. Mit Dosierungen von 1000 Milligramm zwei- oder dreimal täglich konnten vielfach zwar binnen weniger Wochen drastische Senkungen des Cholesterinspiegels erreicht werden, bei einigen Personen stellten sich aber auch Übelkeit, Gelbsucht und Leberschädigungen in Form erhöhter Leberenzyme, ähnlich dem Bild bei Hepatitis, ein. Bei Absetzen von Niazin verschwinden diese Symptome. Ich rate von der Gabe von Niazin zur Reduzierung der Cholesterinwerte ab, es sei denn, alle anderen Maßnahmen sind fehlgeschlagen. Sofern ich die Einnahme von Niazin empfehle, dränge ich darauf, unbedingt einige Vorsichtsmaßnahmen zu beachten: 1. Verwenden Sie keine Niazin-Präparate mit Langzeitwirkung (Retardwirkung); sie mögen weniger starke Hitzegefühle hervorrufen, sind aber von der Wahrscheinlichkeit her giftiger. 2. Gehen Sie nicht über eine Dosierung von

500 Milligramm dreimal täglich hinaus. 3. Sowohl vor Beginn als auch während der Therapie sollten Sie in gewissen Abständen Ihre Leberfunktion überprüfen lassen und bei ersten Abweichungen das Niazin sofort absetzen. 4. Desgleichen ist Niazin bei Auftreten von Übelkeit oder irgendwelchen anderen Magen-Darm-Beschwerden abzusetzen.

– *Im Falle einer Schwangerschaft oder von Geschwüren, Gicht, Diabetes, Erkrankungen der Gallenblase oder Leber sowie von Herz- und Gefäßkrankheiten sollte auf die Einnahme hoher Niazin-Dosen verzichtet werden.*

Neben Niazin-Präparaten werden Sie in den Regalen oft Niazinamid, eine engverwandte Substanz, finden. Niazinamid weist die gleiche Vitamin-Aktivität auf, verursacht aber nicht jene Hitzegefühle. Für die Behandlung von Kreislaufbeschwerden oder erhöhtem Cholesterinspiegel ist es jedoch, mangels Wirkung, nicht geeignet. Verwenden Sie es nicht.

PYRIDOXIN (Vitamin B_6) hat über seine Aktivitäten als Vitamin hinaus eine Reihe interessanter Effekte. Hohe Dosen (100 Milligramm zwei- oder dreimal täglich) können zur Linderung von Nervenkompressionsverletzungen (wie Karpaltunnel-Syndrom [Sensibilitätsstörungen der Hohlhand und Finger]), PMS (Prämenstruelles Syndrom) sowie manchen Formen von Depressionen und Arthritis hilfreich sein. Pyridoxin hilft überdies, die Immunabwehr zu schützen.

Obwohl wasserlösliche Vitamine im allgemeinen nicht mit einer möglichen Toxizität assoziiert werden, so sind doch einige Fälle von Nervenschädigungen im Falle von Personen bekannt, die eine Dosis von 300 Milligramm Pyridoxin pro Tag überschritten hatten. Ich empfehle, unter dieser Dosis zu bleiben und das Vitamin abzusetzen, sobald sich irgendeine außergewöhnliche Taubheit einstellt.

CYANOCOBALAMIN (Vitamin B_{12}) fehlt in einer »streng vegetarischen« Ernährung, die tierische Produkte jedweder Art ausschließt. Sofern Sie Milchprodukte, Fisch oder Fleisch essen, ist Ihr B_{12}-Bedarf hinreichend gedeckt, da der Körper hiervon nur sehr geringe Mengen benötigt. Mangelerscheinungen können sich hingegen bei älteren Personen, trotz ausreichender Zufuhr über die Nahrung, aufgrund einer geminderten Absorptionsfähigkeit zeigen. Das Vitamin wird im allgemeinen besser aufgenommen, wenn es in Form von Spritzen, Zergehenlassen unter der Zunge oder nasal verabreicht wird.

Viele Ärzte und Patienten neigen zu gelegentlichen Vitamin B_{12}-Spritzen als Tonikum zur Leistungssteigerung. Die übliche Dosis ist ein Milligramm, viel für dieses Vitamin, das der Körper nur in Mikrogramm-Mengen benötigt. Schädliche Auswirkungen sind unbekannt. Personen, die sich spritzen lassen, berichten oft von einem sofort einsetzenden Gefühl der Wärme, Energie und einer allgemein blühenden Gesundheit. Diese Effekte sind für gewöhnlich allerdings kurzlebig und treten am auffälligsten bei der ersten Injektion in Erscheinung. Meines Erachtens handelt es sich bei diesen B_{12}-Injektionen um aktive Placebos (siehe *Heilung und Selbstheilung*, Kapitel 19–20), wogegen ich nichts einzuwenden habe, auf die ich in meiner eigenen Praxis aber verzichte. Rezeptfreie Formen des Vitamins werden sowohl als Nasenspray wie auch als Tabletten angeboten, die man unter der Zunge zergehen läßt.

FOLSÄURE kann zur Heilung von schwach bis mäßig ausgeprägten Zelldysplasien des Gebärmutterhalses, in Kombination mit anderen Maßnahmen, hilfreich sein (siehe die entsprechende Einleitung zu diesem Thema in Teil IV). Zelldysplasien des Gebärmutterhalses, ein Vorkrebsstadium bei Frauen, lassen sich leicht mit einem Abstrich diagnostizieren.

PANTOTHENSÄURE und BIOTIN sind die letzten Vitamine aus dem B-Komplex. Sie haben lebenswichtige Stoffwechselfunktionen, aber mir ist kein Grund bekannt, der eine separate Einnahme in höheren Dosen rechtfertigen würde.

VITAMIN C (Ascorbinsäure, Ascorbat) ist nur bei Menschen und anderen Primaten erforderlich. Vielleicht haben wir irgendwann einmal, in ferner Vergangenheit, infolge eines genetischen Unfalls, unsere Fähigkeit verloren, unser eigenes Vitamin C zu bilden, als Ergebnis einer Mutation, bei der das für die Synthese der Ascorbinsäure verantwortliche Gen außer Gefecht gesetzt wurde. Bei reichlichem Verzehr von frischem Obst und Gemüse ist eine ausreichende Zufuhr gesichert; fehlen diese Produkte in der Nahrung, kann es jedoch zu Mangelerscheinungen kommen. Ein erhöhter Vitamin C-Bedarf ergibt sich überdies bei der Exposition gegenüber Giften, einer Infektion oder einer chronischen Krankheit.

Über die antioxidativen, krebsbekämpfenden und das Immunsystem schützenden Eigenschaften von Vitamin C habe ich bereits gesprochen (siehe S. 280f, wo Sie ebenfalls nähere Angaben über Dosierungen und Darreichungsformen finden). Ich empfehle als allgemeine präventive Maßnahme die Einnahme hoher Dosen während des ganzen Tages. Noch höhere Dosen sollten Personen mit chronischen oder immer wiederkehrenden Infektionen oder auch diejenigen einnehmen, die giftigen Chemikalien ausgesetzt sind (einschließlich Raucher sowie andere Drogenabhängige und Personen, die krebserzeugende Nahrungsmittel zu sich nehmen), ebenso Krebspatienten und anderweitig Schwerkranke. Selbst bei Verabreichung von Megadosen dieses Vitamins habe ich, mit Ausnahme jener Fälle, bei denen sich bei Erreichen der Darmtoleranzschwelle Blähungen und Durchfall einstellten, noch keine negative Reaktion erlebt. Diese Symptome verschwinden, sobald die Dosis reduziert wird.

Ich betrachte Vitamin C keineswegs als Allheilmittel, mit dem sich alles, von AIDS bis Krebs, kurieren läßt, denke aber gleichwohl, daß es im Hinblick auf seine schützenden Effekte noch vieles zu entdecken und zu würdigen gibt.

Nun zu den fettlöslichen Vitaminen:

VITAMIN A ist traditionell für seine immanent wichtige Rolle in Zusammenhang mit der Wahrung der Sehkraft im Dunkeln sowie der normalen Entwicklung der Haut sowie anderer Epithelgewebe bekannt, ist aber gerade in den letzten Jahren wegen seiner antioxidativen und krebshemmenden

Wirkungen in den Vordergrund gerückt. Es sind Fälle von Vitamin A-Vergiftungen bekannt; sie treten sowohl bei Personen auf, die Robben- und Eisbärenleber verzehren, die gewaltige Mengen von Vitamin A enthalten, als auch, was häufiger vorkommt, bei Personen, die stark überhöhte Dosen von Vitamin A-Ergänzungen nehmen. Wenn Sie unter 50000 IE am Tag bleiben, werden Sie keinen Schaden nehmen.

Das Risiko einer möglichen Vergiftung können Sie gänzlich meiden, indem Sie statt dessen Beta-Karotin nehmen, der wasserlösliche Vorläufer des Vitamin A. Der Körper ist imstande, im Bedarfsfall Beta-Karotin in das Vitamin umzuwandeln. Darüber hinaus zeigen Forschungsergebnisse, daß Beta-Karotin sogar noch mehr als Vitamin A selbst vor Krebs schützt. Aus diesem Grund empfehle ich ausschließlich Beta-Karotin: 25 000 IE täglich und die doppelte Menge für Personen mit präkanzerösen oder kanzerösen Symptomen. Die schützende Wirkung von Beta-Karotin im Hinblick auf Lungenkrebs bei Rauchern und Gebärmutterhalskrebs bei entsprechend prädisponierten Frauen ist wissenschaftlich erwiesen; überdies wird eine hemmende Wirkung hinsichtlich der Entwicklung von Hautkrebs vermutet, eine These, die durch Forschungen allerdings noch nicht abgesichert ist.

VITAMIN D wird gelegentlich als das »Sonnenschein-Vitamin« bezeichnet. Bei einem Minimum an ultravioletter Strahlung, der die Haut ausgesetzt ist, ist der Körper imstande, dieses Vitamin von einem Cholesterinderivat in der Haut selbst zu produzieren. Sofern Sie nicht in einem Keller oder völlig vom Tageslicht abgeschlossen leben, benötigen Sie keine Vitamin D-Ergänzung, nicht einmal, wenn Ihr Speiseplan die üblichen diätetischen Quellen (Eigelb, Butter, Milch, Fisch, Leber) ausklammert. Demgegenüber mag bei Kindern, die vegetarisch ernährt werden, insbesondere im Winter, zur Gewährleistung eines gesunden Wachstums zusätzliches Vitamin D erforderlich sein. Ebenso kann es bei Personen, die unter chronischen Krankheiten und Störungen des Calcium-Stoffwechsels leiden, angebracht sein; hierzu bedarf es aber medizinischer Untersuchungen zur Bestätigung der Notwendigkeit und Ermittlung der korrekten Dosierungen. Übermäßige Dosen, das ist erwiesen, können toxisch sein. Sofern Sie gesund und gelegentlich in der Sonne sind, plädiere ich nicht für die Einnahme dieses Vitamins.

VITAMIN E ist sowohl eine hochwirksame antioxidative wie auch eine natürliche koagulationshemmende Substanz, die einen gewissen Schutz vor Herzattacken und thrombosebedingten Schlaganfällen bietet. Darüber hinaus eignet es sich meines Erachtens zur Behandlung diverser Frauenleiden, beispielsweise bei Bindegewebserkrankungen der Brust, PMS sowie Menstruationsbeschwerden. Schädliche Wirkungen sind selbst bei der Gabe von Megadosen nicht bekannt. Bei äußerer Anwendung wirkt es der Bildung von Narben nach chirurgischen Eingriffen, Verbrennungen oder anderweitigen Hautverletzungen entgegen. (Es darf jedoch nur auf geschlossene Wunden aufgetragen werden.) Auf Seite 279 finden Sie weitere Einzelheiten hinsichtlich der Einnahme dieser nützlichen Vitamin-Ergänzung.

VITAMIN K, in geringen Mengen für die normale Blutgerinnung erforderlich, kommt in vielen Nahrungsmitteln vor. Ärztlicherseits wird es oftmals zur Korrektur von Überdosen koagulationshemmender Arzneien verwendet, es gibt jedoch keinen Grund, Vitamin K ohne ärztliche Verordnung zu nehmen.

Mineralstoffe

Der Körper benötigt geringe Mengen bestimmter Mineralstoffe, um normal funktionieren zu können. *Der beste Weg sicherzustellen, daß man alle diese Mikronährstoffe erhält, ist eine abwechslungsreiche Ernährung mit viel frischem Gemüse.* Sofern Sie kaum Gemüse essen, wäre es möglicherweise angebracht, täglich eine Multimineralstoff-Ergänzung (oder eine Multivitamin-/Multimineralstoff-Ergänzung) zu nehmen.

Genau wie bei Vitaminen kann auch die Einnahme von Mineralstoffen in Dosen, die über die eigentliche Bedarfsdekkung hinausgehen, bei einigen medizinischen Indikationen nutzbringende Effekte haben. Wichtig sind die Dosierungen: wenn wenig gut ist, heißt das *nicht*, daß mehr besser ist.

Angesichts der zahlreichen, miteinander konkurrierenden und zum Teil sehr teuren Produkte nimmt die auf Verbraucherseite vorherrschende Verwirrung über den gesundheitlichen Nutzen der allenthalben angebotenen Mineralstoff-Ergänzungen nicht wunder. Mit sowohl übertriebenen als auch fragwürdigen Ansprüchen wird oftmals die Werbetrommel gerührt. Aus medizinischer Sicht ist bekannt, daß der Körper Eisen, Kobalt, Jod, Zink, Calcium und Selen benötigt. Ebenso wissen wir um die Notwendigkeit anderer Mikronährstoffe wie Kupfer, Chrom und Mangan, aber noch nicht, welche Rolle sie spielen. Die Stoffwechselfunktionen anderer Substanzen – Cadmium, Strontium, Nickel, Silizium, Molybdän, Germanium – liegen sogar noch mehr im dunkeln. *Qualitäten, die Spurenelementen in der Werbung zugute gehalten werden, sollten Sie nicht glauben, insbesondere nicht, was krankheitsheilende Eigenschaften oder die Erfordernis angeht, sie in Form von Nährstoff-Ergänzungen für eine optimale Gesundheit einnehmen zu müssen.*

Wenn Sie sich zu der Einnahme eines bestimmten Spurenminerals – zum Beispiel Zink – entschließen, werden Sie wahrscheinlich zunächst einmal völlig ratlos vor der Vielzahl der zum Kauf angebotenen Produkte stehen. Es gibt nicht nur Unterschiede in der Dosierung, auch in der Zusammensetzung. Möchten Sie Zinkgluconat, Zinksuccinat, Zinkpicolinat, Zinkchelat, ein Zinkaminosäurechelat, organischen oder anorganischen Zink???

Ich will die Unterschiede und das, was Sie über einige Mineralstoffe wissen müssen, erklären. Über die übrigen brauchen Sie sich keine Gedanken zu machen, sofern Sie sich an die in diesem Buch aufgezeigten Ernährungsrichtlinien halten oder eine Multimineralstoff-Ergänzung nehmen.

Bei den meisten der genannten Mineralstoffe handelt es sich um Metalle, die der Körper, einzeln genommen, in elementarer Form nicht verwerten kann. Er benötigt sie in ionischer oder kombinierter Form, wie wir sie in chemischen Verbindungen finden. In der Reaktion mit anorganischen Säuren bilden Metalle anorganische Salze. So ist beispielsweise Zinksulfat eine Art des anorganischen Zinks. Organische Salze, aus organischen Säuren gebildet, sind etwa Succinate, Gluconate, Zitrate, Picolinate und Fumarate. Diese Formen sind, so scheint es, im Vergleich zu anorganischen Salzen, löslicher und somit vom Körper leichter aufnehmbar. Dieser Unterschied ist wichtig, denn ein erhöhter Bedarf an Spurenelementen ist eher auf eine mangelnde Absorptionsfähigkeit als auf eine unzureichende Zufuhr über die Nahrung zurückzuführen. Aber auch innerhalb der Kategorie der organischen Salze gibt es Unterschiede hinsichtlich der Löslichkeit und Absorptionsfähigkeit. Allgemein scheint für jedes Spurenmineral eine dieser organischen Kombinationen die beste Darreichungsform für den Körper zu sein. So wird Calciumzitrat vom Darmtrakt, zum Beispiel, leichter absorbiert als Calciumcarbonat (Kreide, Kalkstein) oder Calciumgluconat.

Chelate sind komplexere Verbindungen, bei denen das Metallion in der Mitte eines großen organischen Moleküls gehalten wird. (Das Wort *Chelat* kommt aus dem Griechischen und bedeutet in der wörtlichen Übersetzung »Kralle«, was treffend die Art und Weise beschreibt, in der das Molekül das Metall »umkrallt«.) Das Eisenatom im Hämoglobin wird auf natürliche Weise cheliert, genau wie das Magnesiumatom in Chlorophyll und die meisten Spurenminerale in Gemüse. Für den Körper können Metallchelate leichter absorbierbar und verwertbar sein, und von solchen Nährstoffprodukten werden viele angeboten.

Informiert sein sollten Sie über folgende Mineralstoffe:

EISEN ist ein wichtiger Bestandteil von Hämoglobin, dem roten Blutfarbstoff zum Sauerstofftransport. Es gehört zu den wenigen Mineralstoffen, die wir nicht ausscheiden können. *Sofern Sie nicht menstruationsbedingt oder anderweitig einen bedeutsamen Blutverlust erlitten haben, sollten Sie*

NIEMALS eine Eisen-Ergänzung nehmen, es sei denn aufgrund ärztlicher Verordnung, nachdem infolge einer Blutuntersuchung eine durch Eisenmangel verursachte Blutarmut (Anämie) festgestellt wurde. Übermäßiges Eisen kann sich im Körper nicht nur zu einem toxischen Niveau anreichern, sondern auch die Immunabwehr beeinträchtigen und Krebs fördern.

– *Sofern Sie eine Multivitamin-/Multimineralstoff-Ergänzung nehmen, stellen Sie sicher, daß diese kein Eisen enthält, es sei denn, bei medizinischen Untersuchungen wurde eine Unterversorgung festgestellt.*

Diese Vorsichtsregel stützt sich auf neue Erkenntnisse, die in Zusammenhang mit Eisen gewonnen wurden, welche jenen Ratschlägen, die wir in der Vergangenheit über einen vermeintlich kursierenden Eisenmangel und die Wunder wirkenden Eisenpräparate zum Konterkarieren von Müdigkeit und Energiemangel hörten, explizit widersprechen. Bei den meisten von uns ist eine reichliche Zufuhr über die Nahrung gesichert, und Eisenüberschuß kann ein wesentlich weiter verbreitetes Phänomen sein, als es jemals für denkbar gehalten wurde.

Die für den Körper am leichtesten absorbierbare Eisenquelle ist rotes Fleisch, das zwei natürliche Chelate dieses Elementes enthält, Hämoglobin und Myoglobin, ein weiteres rotes Pigment, welches für die Farbe des Muskelgewebes verantwortlich ist. Wenn Sie kein Fleisch essen, so stehen Ihnen Vollkorn, getrocknete Bohnen, gekochtes grünes Gemüse, Aprikosen, Pflaumen, Rosinen sowie in Eisentöpfen gekochtes Essen als herausragende Eisenquellen zur Verfügung. Da Vitamin C die Absorptionsfähigkeit des Eisens in hohem Maße unterstützt, ist es zweckmäßig, Ihre Vitamin C-Dosen zusammen mit den vorgenannten Nahrungsmitteln einzunehmen. Vegetarier weisen im allgemeinen einen geringeren Hämoglobin-Gehalt und geringere Anteile an roten Blutkörperchen als Fleischesser auf; die Werte als solche indizieren jedoch keineswegs einen Eisenmangel, sofern parallel dazu nicht auch entsprechende Symptome wie beispielsweise Müdigkeit vorliegen.

NATRIUM ist ein weiterer Mineralstoff, den Sie niemals in Form von Ergänzungen zu nehmen brauchen, es sei denn, Sie leiden als Ergebnis von extremem Schwitzen unter Muskelschwäche und Schwindelgefühlen. Ein zu hoher Natriumkonsum kann die Entwicklung von Bluthochdruck (und infolgedessen Herzattacken und hämorrhagische [blutungsbedingte] Schlaganfälle) und Flüssigkeitsansammlungen (einhergehend mit einer gesteigerten Arbeitsbelastung für Herz und Nieren) begünstigen.

– *Achten Sie darauf, daß jedwede Nährstoff-Ergänzungen, die Sie nehmen, frei von Natrium sind.*

KALIUM, das Komplementärelement von Natrium im Körper, wird weit über den eigentlichen Bedarf mit jeder Ernährung geliefert, die reich an frischem Obst und Gemüse ist. Sofern Sie Grund zu der Annahme haben, daß bei Ihnen eine Salzempfindlichkeit vorliegt, empfehle ich Ihnen, Tafelsalz durch die auf Seite 105 beschriebene Mischung, bestehend aus Natriumchlorid und Kaliumchlorid, jeweils zu halben Teilen, zu ersetzen. Die einzigen Personen, die sich über einen Kaliummangel Gedanken machen müssen, sind diejenigen, die im Rahmen einer Behandlung Diuretika (harntreibende Mittel) nehmen, welche eine übermäßige Ausscheidung über den Urin bewirken können.

– *Kalium-Ergänzungen sollten nur aufgrund ärztlicher Verordnung infolge einer Behandlung mit Diuretika genommen werden.*

CALCIUM ist für die Übertragung von Nervenreizen und die Muskeltätigkeit sowie die Bildung und Erhaltung starker Knochen von Bedeutung. Gerade der letztgenannte Punkt war in jüngster Vergangenheit vor dem Hintergrund von Osteoporose, einer gravierenden Knochenschwäche, die durch einen alters- und durch einen rückläufigen Sexualhormonspiegel bedingten Verlust dieses Mineralstoffs ausgelöst wird, Gegenstand reger Diskussionen. Frauen werden in wesentlich jüngeren Jahren als Männer anfällig gegenüber Osteoporose, weil Männer nicht etwas der Menopause Vergleichbares durchleben und bis ins hohe Alter einen hohen Sexualhormonspiegel bewahren. Weitere Erklärungen zu Osteoporose finden Sie auf den Seiten 57 und 173. Ich möchte an dieser Stelle das in Kapitel 1 Gesagte wiederholen: *Osteoporose wird nicht durch einen ernährungsbedingten Calcium-Mangel verursacht, noch läßt sie sich durch die Einnahme von Calcium-Ergänzungen korrigieren.* Als vorbeugende Maßnahme gegenüber Osteoporose sollten Sie auf den Verzehr von Molkereiprodukten verzichten, deren Proteingehalt den Calcium-Verlust aus den Knochen beschleunigen kann.

Bei Verzicht auf Molkereiprodukte bieten sich als weitere wichtige Calciumquellen gekochtes grünes Gemüse (insbesondere Kohl), Melasse, Sesamsamen, Brokkoli und Tofu an. Sollten Sie sich wegen einer ausreichenden Calcium-Zufuhr sorgen, so nehmen Sie eine Ergänzung. Eine angemessene Dosis für eine zusätzliche Calcium-Gabe sind 1000–1500 Milligramm pro Tag. Zwei Drittel dieser Menge sollten Sie vor dem Zubettgehen (dann wird der Körper es am besten verwerten) und ein Drittel am Morgen nehmen. In Verbindung mit zusätzlichen Calcium-Gaben sind keine schädlichen Nebenwirkungen bekannt. Was das Angebot an Calcium-Ergänzungen angeht, so gibt es gewaltige preisliche wie auch inhaltsspezifische Unterschiede; Ihre Wahl sollten Sie mit Bedacht treffen. Calciumzitrat ist eine empfehlenswerte Darreichungsform dieses Mineralstoffs, da es, verglichen mit anderen Varianten, absorptionsfähiger und preisgünstig ist. Des weiteren bieten sich Calciumchelate an, Austern- und Eierschalen. Vitamin D-haltige Calcium-Ergänzungen sollten nur nach ärztlicher Verordnung genommen werden. Zwar benötigt der Körper Vitamin D, um Calcium aufnehmen zu können, die Fälle, in denen dieses Vitamin einer Ergänzung bedarf, sind jedoch höchst selten.

- *Dolomit ist als Calciumquelle ungeeignet.* Dieses Mineral enthält oftmals Blei und andere giftige Schwermetalle. Die gleiche Vorsicht ist bei Knochenmehl geboten.
- *Eine Calcium-Ergänzung sollte unbedingt zusammen mit Magnesium genommen werden.* Ohne eine ausgleichende zusätzliche Magnesium-Gabe kann sich die Einnahme ho-

her Calcium-Dosen im Laufe der Zeit als ungesund erweisen.

MAGNESIUM ergänzt Calcium auf gleiche Weise, wie Kalium das Natrium ergänzt. Ein Gleichgewicht des Calcium- und Magnesiumhaushalts ist für die ordnungsgemäße Übertragung von Nervenreizen und die Muskeltätigkeit erforderlich. Zusammen eingenommen, sind Calcium und Magnesium milde neuromuskuläre Entspannungsmittel mit einer potentiell schlaffördernden Wirkung, insbesondere, wenn Einschlafschwierigkeiten auf Muskelspannungen zurückzuführen sind. Ich empfehle stets, diese beiden Mineralstoffe zusammen, in einem Verhältnis von 1 : 1, einzunehmen. Wenn Sie also täglich 1000 Milligramm Calcium nehmen, sollten Sie auch 1000 Milligramm Magnesium nehmen. Der Einfachheit halber sollten Sie ein bereits entsprechend dosiertes Kombinationspräparat wählen.

SELEN ist eine wichtige Antioxidantie mit schützender Funktion für das Immunsystem und gegenüber Krebs. Siehe Seite 281 hinsichtlich der Verwendung von Selen.

- *Um einer möglichen Vergiftung vorzubeugen, sollte eine Tagesdosis von 100 Mikrogramm Selen niemals überschritten werden.*

ZINK kann, bei einer gemäßigten Zufuhr, die Immunabwehr fördern. Hohe Dosierungen können demgegenüber die Abwehrkräfte schwächen und sollten gemieden werden. Sofern Sie den Verzehr von Nahrungsmitteln tierischen Ursprungs einschränken, was ich Ihnen ausdrücklich nahelege, ist die Einnahme einer Zink-Ergänzung erforderlich, weil Gemüse und Obst nur geringe Zinkanteile aufweisen. Die besten vegetarischen Zinkquellen sind Hülsenfrüchte (getrocknete Bohnen, Kichererbsen, Limabohnen, Linsen, Erbsen, Sojaprodukte) und Vollkorngetreide. Bei einer vegetarischen oder halbvegetarischen Ernährungsweise empfehle ich die Gabe von 30 Milligramm Zink täglich. Ich selbst nehme Zinkpicolinat, das schnell vom Körper aufgenommen wird.

– *Die Einnahme von 100 Milligramm zusätzlichen Zinks pro Tag sollte nicht überschritten werden.* Darüber hinausgehende Dosierungen können nachteilige Auswirkungen auf das Immunsystem haben.

Enzyme

Enzyme sind spezialisierte, die biochemischen Reaktionen katalysierende oder beschleunigende Eiweißmoleküle. Sie sind in jeder Hinsicht für den Stoffwechsel, das Wachstum und die Entwicklung von elementarer Bedeutung, es spricht jedoch nichts dafür, sie in Form von Ergänzungen zu nehmen. Aus einem einfachen Grund: Mit der Nahrung aufgenommene Enzyme werden im Magen und Dünndarm gespalten und wie jedes andere Protein verdaut. Intravenös oder direkt in Gewebe injizierte Enzyme mögen durchaus nutzbringend sein, bei oraler Zufuhr ist dies jedoch ausgeschlossen. Die einzigen Ausnahmen zu dieser Regel sind die vom Magen und der Bauchspeicheldrüse gebildeten Verdauungsenzyme, die im Magen-Darm-Trakt arbeiten. Diese verschreibe ich gelegentlich Patienten, die unter Verdauungsproblemen leiden. Verschwenden Sie Ihr Geld aber nicht für anderweitige Enzym-Ergänzungen wie Superoxid-Dismutase, Catalase, Glutathion-Perioxidase oder irgendwelche anderen »-ase«. (Diese Endsilbe bezeichnet Enzyme.) Sie können es getrost Ihrem Körper überlassen, seine eigenen Enzyme zu bilden.

Das gleiche gilt für Nukleinsäuren, die DNA (Desoxiribonukleinsäuren) und die RNA (Ribonukleinsäuren), jene Zellmoleküle, welche die genetischen Informationen tragen und befördern. Mir erscheint eine Einnahme von Ergänzungen nicht plausibel, da diese unweigerlich vom Verdauungssystem vernichtet werden.

Drüsen

Inzwischen haben auch zahlreiche Drüsenextrakte in den Verkaufsregalen Eingang gefunden: Extrakte tierischer Thymusdrüsen, Nebennieren, Hirnanhangsdrüsen und Geschlechtsdrüsen, die in Form von Nährstoff-Ergänzungen angeboten werden. *Ich spreche mich entschieden gegen die Einnahme dieser Produkte aus.* Das hormonelle Gleichgewicht des Körpers obliegt einer hochempfindlichen, komplexen und globalen Steuerung. Wird diesem ineinandergreifenden System von außen ein Hormon zugeführt, so kann dies ein Ungleichgewicht verschlimmern. Zudem sind die von medizinisch nicht ausgebildeten Personen (einschließlich Ernährungsexperten, Chiropraktikern, Massagetherapeuten und Verkäufern) gestellten Diagnosen über eine »Nebennieren-Insuffizienz« und »Thymusdrüseninsuffizienz« alles andere als zuverlässig. Sie sollten niemals Hormon-Ergänzungen nehmen, ohne daß ein entsprechender Bedarf über vorherige medizinische Untersuchungen festgestellt wurde; diese Maßgabe gilt sowohl für synthetische als auch für Produkte auf der Grundlage von Drüsenextrakten. Kurzum, meiden Sie freiverkäufliche Drüsenextrakt-Ergänzungen. Bestenfalls sind sie unnötig, schlimmstenfalls gefährlich.

Aminosäuren

Aminosäuren sind die Bausteine der Eiweißmoleküle, relativ einfache natürliche Substanzen, die ersten Spaltprodukte der Eiweiße bei der Verdauung. Bei einer ausreichenden Eiweißzufuhr, die, wie in Kapitel 1 erklärt, wesentlich geringer ist als von den meisten Menschen angenommen, ist auch Ihr Aminosäurenbedarf, wahrscheinlich mehr als zur Genüge, gedeckt. Ganz gleich, was Fitneßtrainer, Bodybuilder und Athleten sagen, *die Einnahme von Aminosäurenkombinationen als Nährstoff-Ergänzung ist nicht erforderlich.* Lesen Sie die entsprechenden Informationen über Proteine in Kapitel 1 nochmals durch, denn ein Zuviel davon belastet die Leber und Nieren und kann zu Irritationen des Immunsystems führen.

Etwas anderes sind einzelne Aminosäuren. Wird eine Aminosäure *auf leeren Magen* genommen, kann sie sich zu hohen Spiegeln im Blut und Gehirn aufbauen und positive Wirkungen zeitigen. Inzwischen werden eine ganze Reihe einzelner Aminosäuren angeboten. Sie sind nicht billig, und ich empfehle, auf die Einnahme zu verzichten, bis Sie sich von deren nutzbringenden Effekten überzeugen konnten. Nachfolgend diejenigen, mit denen ich Erfahrungen sammeln konnte:

L-TRYPTOPHAN ist die Vorläufersubstanz von Serotonin, einer jener Neurotransmitter, die vom Gehirn zum Transport von Informationen, von einem Teil des Nervensystems zum anderen, benutzt werden. Serotonin hat einen allgemein sedativen Effekt. Theoretisch: wird der L-Tryptophan-Spiegel im Gehirn erhöht, hat dies eine Steigerung der Serotonin-Produktion und der natürlichen Sedation zur Folge. Das erklärt die Beliebtheit, die diese Aminosäure als natürliche Einschlafhilfe gewinnen konnte.

Ich rate von der Verwendung irgendwelcher Einschlafhilfen, ob natürlich oder nicht, auf regelmäßiger Basis ab. (Siehe Erläuterungen zum Thema ›Schlaflosigkeit‹ in Teil IV.) Während ich dies schreibe, werden Berichte bekannt, denen zufolge Ärzte L-Tryptophan mit einer seltenen Krankheit, Eosinophilie, einer abnormalen Häufung weißer Blutkörperchen mit schwerwiegenden, möglicherweise fatalen Folgen, in Verbindung bringen. Noch ist unklar, ob die Aminosäure selbst oder irgendeine Verunreinigung im Produkt hierfür verantwortlich ist. Diese Frage muß geklärt werden, ehe sich weiteres zu L-Tryptophan sagen läßt. (Nach weitergehenden alarmierenden Berichten wurde L-Tryptophan sowohl in den USA als Ende September 1990 auch in der Bundesrepublik mit einer Rückrufaktion vom Markt genommen. – d. Ü.)

Das »L« bei L-Tryptophan bezeichnet übrigens die Form des Moleküls. Aminosäuren sind asymmetrisch und können sowohl in der rechtsdrehenden wie auch in der spiegelbildlichen linksdrehenden Form vorkommen. Chemiker unterscheiden zwischen »D«- und »L«-Formen. Der Körper verwendet als Eiweißbausteine lediglich L-Formen.

PHENYLALANIN, die Vorläufersubstanz von Norepinephrin und Dopamin, beides erregende Neurotransmitter, hat den gegenteiligen Effekt von Tryptophan. L-Phenylalanin kann mitunter bei Depressionen hilfreich sein. Bei D-Phenylalanin ist die Wirkung eine andere. Es kann die Spaltung der natürlichen Narkotika des Gehirns verhindern und so möglicherweise zur Linderung chronischer Schmerzen hilfreich sein. Personen, die unter hohem Blutdruck leiden, sollten mit der Einnahme der L-Form dieser Aminosäure vorsichtig sein; ihr Zustand könnte sich verschlimmern. DL-Phenylalanin, auch als DLPA bekannt, eine Kombination beider Formen, steht weniger im Verdacht, den Blutdruck zu erhöhen, und kann durchaus eine nutzbringende Begleitmaßnahme bei der Behandlung von Depressionen sein. (Siehe ›Depressionen‹ in Teil IV.) Es ist das Produkt, das ich im allgemeinen empfehle. Alle drei Formen sind im Handel erhältlich.

Sofern Sie nicht unter Bluthochdruck leiden und gerne mit Phenylalanin zur Befreiung von Depressionen oder Steigerung Ihres Energiehaushalts experimentieren möchten, versuchen Sie es mit der Einnahme von 1000–1500 Milligramm DLPA auf nüchternen Magen morgens, auch hier ist wiederum die zusätzliche Gabe von 100 Milligramm Vitamin B_6, 500 Milligramm Vitamin C und einem Stückchen Obst oder einem Glas Fruchtsaft empfehlenswert. Machen sich Veränderungen hinsichtlich Ihres Wachseins, Ihrer Energie, Ihrer Stimmungen bemerkbar?

Sollten Sie mit Bluthochdruck zu tun haben, beginnen Sie mit 100 Milligramm DLPA, und erhöhen Sie die Dosis im Laufe von Wochen allmählich, indes Sie Ihren Blutdruck permanent kontrollieren.

L-TYROSIN ist ebenfalls eine Vorläufersubstanz von Norepinephrin und Dopamin, die diesen sogar noch näher als das Phenylalanin kommt. Sollte sich DLPA als wirkungslos erweisen, versuchen Sie es mit L-Tyrosin. Bei dieser Substanz gelten die gleichen Maßgaben und, sofern Sie unter Bluthochdruck leiden, die gleichen Vorsichtsmaßnahmen.

L-LYSIN kann die Häufigkeit oraler Herpes-Erkrankungen (Kälte- und Fieberbläschen) reduzieren. Nehmen Sie täglich 500–1000 Milligramm auf leeren Magen. Es ist wirksamer, wenn Sie Ihren Konsum an Samen, Nüssen, Erbsen und Schokolade einschränken.

L-ARGININ und L-ORNITHIN erhöhen mutmaßlich die Produktion des Wachstumshormons in der Hirnanhangdrüse, was die Umwandlung von Fett in Muskelgewebe und damit den Muskelbau begünstigen kann. Diese hypothetischen Effekte fanden denn auch vor allem in Gewichtheber- und Bodybuilderkreisen ihre Anhängerschaft, beides Betätigungsfelder, die ich nicht als gesund betrachte. Abgesehen davon, daß es sich meinen Kenntnissen entzieht, ob diese Aminosäuren überhaupt irgend etwas bewirken und sie recht teuer sind, bereitet die Beeinflussung des Wachstumshormons mir Unbehagen. Arginin hat einen dem Lysin entgegengesetzten Effekt und kann zur Aktivierung von Herpes beitragen.

Fazit:
- *Meiden Sie Aminosäurenkombinationen.* Sie sind Geldverschwendung.
- *Nehmen Sie einzelne Aminosäuren zur Behandlung bestimmter Beschwerden. Die Einnahme sollte nur auf leeren Magen erfolgen, und abgebrochen werden, sofern sich nach einer angemessenen Zeit von etwa zwei bis vier Wochen keine positiven Ergebnisse zeigen.*

Eiweißergänzungen

In unserer Gesellschaft, in der die Furcht vor einem Eiweißmangel vorherrscht und die negativen gesundheitlichen Folgen einer übersteigerten Zufuhr weitestgehend ignoriert werden, erfreuen sich Eiweißergänzungen einer enormen Beliebtheit. *Dabei gibt es keinen wie auch immer gearteten Grund, Eiweiß in Form von Ergänzungen zu nehmen.*

Kürzlich suchte ein neunundvierzigjähriger Pilot meine Praxis auf, nachdem bei einer Routineblutuntersuchung Abnormalitäten der Leberfunktion festgestellt worden waren. Genauer gesagt, seine Leberenzyme waren stark erhöht, was auf eine Infektionskrankheit wie Hepatitis oder Mononukleose schließen ließ. Abgesehen von Müdigkeitserscheinungen, fehlten alle Symptome dieser Krankheiten, und auch die entsprechenden Tests waren negativ. Dieser Mann hatte sich stets einer ausgezeichneten Gesundheit erfreut, er war überdies ein ausgesprochener Fitness-Freak, insbesondere dem Gewichtheben und Bodybuilding verschrieben. Auf die Frage nach seiner Ernährung und der Verwendung von Ergänzungen war ich keineswegs überrascht zu erfahren, daß er gewaltige Mengen Eiweiß in sich hineinstopfte, sowohl über die Nahrung als auch über Mixgetränke, die er löffelweise mit Eiweißpulver anreicherte. Zusätzlich nahm er als Ergänzungen Ornithin, Arginin und eine Fülle anderer Pillen, denen sämtlich muskelbaufördernde Eigenschaften zugeschrieben werden. Das sei, so versicherte er mir, nur eine moderate Variante dessen, was die meisten seiner Bodybuildinggenossen üblicherweise zu nehmen pflegten. Ich forderte ihn auf, alle Ergänzungen abzusetzen und sich auf eine eiweißarme und kohlenhydratreiche Diät umzustellen. Überdies gab ich ihm einige pflanzliche Mittel für seine Leber (die in Teil IV unter ›Leberprobleme‹ beschrieben werden). Binnen zwei Wochen normalisierte sich seine Leberfunktion.

Diverse Ergänzungen

HEFE ist, in Pulver- oder in Flockenform, seit langem eine beliebte Ergänzung. Bierhefe, ein bei der Bierherstellung verwendetes Produkt, hat einen bitteren Geschmack und ist insgesamt nährstoffärmer als die speziell für den menschlichen Verzehr angebaute Nährhefe. Nährhefe ist reich an Vitaminen des B-Komplexes, Spurenmineralien und einigen Proteinen (die Sie allerdings nicht benötigen). Sie ist nicht teuer. Ein gehäufter Eßlöffel Hefe bewirkt eine Gelbfärbung des Urins (infolge des in ihr enthaltenen Riboflavins) und kann Ihnen soviel Vitamin B_3 zuführen, daß diese Menge reicht, um einen Niazin-»Hitzeschub« auszulösen. Sofern Sie den Geschmack von Nährhefe mögen, versuchen Sie, Popcorn einmal mit Hefe bestreut statt mit Butter zu essen – als Alternative zur Einnahme von B-Komplex-Pillen. Als Gewürz mag geräucherte Torula-Hefe noch besser schmecken, sie ist aber nicht so reich an Vitaminen und Mineralstoffen und darüber hinaus möglicherweise mit kanzerogenen Stoffen belastet.

SPIRULINA und CHLORELLA sind zwei Arten von Süßwasseralgen, die für die lebensmittelspezifische Verwendung angebaut, getrocknet und in Form von dunkelgrünem Pulver oder Tabletten verkauft werden. Sie sind sehr teuer und mit einem Flair von Wunder umgeben. Sie liefern hauptsächlich Proteine, die Sie nicht benötigen, sowie einige Vitamine und Mineralstoffe. Die für diese Produkte reklamierten Qualitäten sind wissenschaftlicherseits nicht erhärtet.

Die Urheimat der Spirulina war der Texcoco-See, ein großer, in unmittelbarer Nähe von Mexico City gelegener und hochgradig verschmutzter See. Wenig appetitlich wurde diese Ergänzung auch als getrockneter Moder aus einem verschmutzten See bezeichnet. Die meisten der frühen Spirulina-Kontingente dürften zweifelsohne gesundheitsschädigende Belastungen aufgewiesen haben. Heutzutage werden Spirulina und Chlorella in sauberen Teichen kultiviert, ich sehe aber keinen Grund für ihre Einnahme, wie sauber die Quelle auch sein mag.

GERSTENSPROSSEN, WEIZENSPROSSEN und ALFALFA sind Grünpflanzen, denen teilweise geradezu herausradende gesundheitsfördernde Eigenschaften zugeschrieben werden. Bei den ersten beiden handelt es sich um die jungen Sprossen gekeimter Getreidekörner. Alfalfa ist eine Hülsenfrucht, die normalerweise als Tierfutter angebaut wird.

Mancherorts werden frisch extrahierter Weizenkeimsaft und getrocknetes grünes Pulver wie auch Tabletten von allen drei Pflanzen angeboten. Die diesen Produkten zugute gehaltenen Qualitäten sind wissenschaftlich nicht abgesichert, und ich kann ihre Verwendung nicht empfehlen. So ist auch nicht ausgeschlossen, daß Alfalfa natürliche Substanzen enthält, die dem Immunsystem schaden können.

ACIDOPHILUS ist ein Sammelbegriff für getrocknete oder flüssige Bakterienkulturen, die zur Säuerung der Milch verwendet und als »freundliche« Organismen im Darmtrakt betrachtet werden. Die entsprechend angebotenen Präparate sind meistenteils auf Milchbasis hergestellt, neuerdings sind aber auch andersartige, auf der Basis von Möhrensaft, auf dem Markt aufgetaucht. Ihnen allen ist gemein, daß sie wesentlich höhere Konzentrationen der erwünschten Organismen enthalten als Joghurt, Acidophilus-Milch oder andere mit Bakterienkulturen hergestellte Milchprodukte.

Ich nehme Acidophilus zu den Mahlzeiten, wenn ich in Ländern der Dritten Welt unterwegs bin. Ich denke, daß Acidophilus das Risiko mindert, die bei derartigen Reisen so typischen Durchfallerscheinungen zu bekommen, die durch Veränderungen in der Darmflora verursacht werden. Zudem empfehle ich Acidophilus jedem, der Antibiotika nimmt, besonders wenn es sich dabei um Breitspektrum-Medikationen wie Tetrazykline und Ampicillin handelt, die tiefgreifende Auswirkungen auf die Darmflora haben. Außerdem ist eine Einnahme bei Frauen angebracht, die häufig unter vaginalen Hefepilzinfektionen leiden. Die Dosierung ist ein Eßlöffel flüssiger Kulturen oder ein bis zwei Kapseln nach den Mahlzeiten, sofern keine anderslautenden Gebrauchsanweisungen vorliegen. Zur Behandlung von Hefepilzinfektionen können die flüssigen Kulturen auch, über die orale Einnahme hinaus, direkt in die Vagina appliziert werden.

Bei Acidophilus-Produkten ist unbedingt das Verfallsdatum zu beachten. Schließlich möchten Sie sichergehen, daß es sich bei den verwendeten Kulturen um lebende und in gutem Zustand befindliche Bakterien handelt.

WEIZENKEIME sind ein pikant schmeckendes, getreideartiges Produkt, welches aus den Keimen des Weizenkorns hergestellt wird. Weizenkeime sind eine natürliche Vitamin E-Quelle, aber auch reich an Kalorien und Fett. Da es sich bei dem Fett um mehrfach ungesättigte Fettsäuren handelt, werden Weizenkeime schnell ranzig. Sofern Sie sie verwenden möchten, kaufen Sie kleine Mengen, die Sie im Kühlschrank aufbewahren und schnell verbrauchen sollten. Ein Derivat des Weizenkeims ist Octacosanol, das zur Förderung der Vitalität in Kapselform vertrieben wird. Will man der Werbung glauben, so fördert es die sportliche Kondition und das Leistungsvermögen, es gibt allerdings kaum Studien über seine Wirkungen auf den menschlichen Organismus. Ich kann den Gebrauch von Octacosanol nicht empfehlen.

LEZITHIN ist eine fettähnliche Substanz, die in den Zellen aller lebenden Organismen vorkommt. Es wird in der Lebensmittelindustrie gemeinhin als Emulgator verwendet und ist in Form von Ergänzungen zur Verbesserung des Erinnerungsvermögens und zur Vorbeugung von Arteriosklerose und der Alzheimer Krankheit sehr beliebt. Es gibt keine wissenschaftlichen Beweise, die derartige Effekte untermauern. Lezithin ist zwar eine harmlose Substanz, wird für die menschliche Ernährung jedoch nicht über die Mengen hinaus benötigt, die wir über natürliche Weise über unsere Nahrung aufnehmen. Ich verordne es Multiple Sklerose-Patienten als Mittel zur Stärkung der Nervenscheiden, der Hauptzielscheibe dieser Krankheit.

COENZYM Q, auch als CoQ 10 bezeichnet, ist eine natürliche, den Sauerstoffwechsel fördernde Substanz, die in fast allen Nahrungsmitteln enthalten ist. Die Ergänzungen werden aus Japan importiert. Im Zusammenwirken mit Enzymen unterstützen Coenzyme deren biochemische Funktionen. (Viele Vitamine des B-Komplexes fungieren als Coenzyme bei Stoffwechselreaktionen.) Da es sich hierbei um große Proteinmoleküle handelt, können Coenzyme die Verdauung überleben und ins System wandern. Aufgrund der ihm zugeschriebenen Fähigkeit, die Verwertung von Sauerstoff auf zellularer Ebene zu verbessern, mag es für Patienten, die unter einer Koronar-Insuffizienz oder Diabetes leiden, nutzbringend sein, es mit einer Einnahme von 30–80 Milligramm täglich zu versuchen. Es gibt Berichte, die ihm eine Steigerung der aeroben Kondition bescheinigen. Es bedarf allerdings noch weitergehender Studien, um diese Effekte zu verifizieren. Coenzym Q hat keine nachteiligen Wirkungen, ist aber nicht billig.

OMEGA-3-FETTSÄUREN wie Eicosapentaensäure und Docosahexaensäure sind Bestandteile von Fischölen, die aufgrund ihrer blutverdünnenden Wirkung einen Schutz gegenüber Herzattacken darstellen können. Sie haben darüber hinaus entzündungshemmende Eigenschaften und können zur Behandlung von Autoimmunkrankheiten oder Arthritis zweckdienlich sein. Diese Substanzen werden in vielen Versionen angeboten, ein Spektrum, das von Lachsöl bis hin zu Kapseln von Eicosapentaensäurekonzentraten reicht. Wenngleich ich oft Personen den gelegentlichen Verzehr von Lachs oder Sardinen nahelege, so befürworte ich in der Regel nicht die Einnahme von Fischölen in Kapselform. Denn es ist keineswegs klar, ob sie die gleichen nutzbringenden Effekte produzieren, wie sie durch den Verzehr von Fisch erzielt werden. Ferner ist nicht auszuschließen, daß diese Ergänzungen mit den gleichen Schadstoffen belastet sind, die auch den regelmäßigen Verzehr so mancher Fischarten bedenklich erscheinen lassen. Wer Lachs oder Sardinen nicht mag, dem empfehle ich normalerweise, auf Leinsamenöl als diätetische Ergänzung zurückzugreifen (siehe S. 53). Aufgrund ihrer Wirkungen auf die Blutgerinnung sollten Sie Fischölergänzungen insgesamt meiden, wenn Sie irgendwelche koagulationshemmenden Arzneien nehmen.

NACHTKERZENÖL, SCHWARZES JOHANNISBEERÖL und BORRETSCHÖL sind natürliche Quellen einer weiteren ungewöhnlichen Fettsäure, der Gamma-Linolensäure, die nur in sehr wenigen Nahrungsmitteln und damit kaum in unserem regulären Speiseplan enthalten ist. Gamma-Linolensäure wirkt entzündungshemmend und hat den Vorteil, frei von den mit den gängigen entzündungshemmenden Medikamenten verbundenen Nebenwirkungen zu sein. Sie fördert darüber hinaus das gesunde Wachstum von Haaren und Nägel sowie die Regenerierung der Haut. Ich verschreibe Gamma-Linolensäure oft im Falle von Haut- und Haarproblemen, brüchigen Nägeln, Arthritis, Autoimmunstörungen und zur Linderung des Prämenstruellen Syndroms. Erwarten Sie keine sofortigen Ergebnisse; es dauert sechs bis acht Wochen, bis erste Veränderungen erkennbar werden. Die vorgenannten drei Produkte unterscheiden sich sowohl preislich als auch in ihrem Gamma-Linolensäuregehalt. Ich empfehle für gewöhnlich Schwarzes Johannisbeeröl mit der Dosierung von 500 Milligramm zweimal täglich, die wohl ökonomischste Form.

HOMÖOPATHISCHE HEILMITTEL – hierbei handelt es sich um Lösungen von Mineralstoffen, Pflanzenextrakte und andere natürliche Substanzen, die nach den Prinzipien der homöopathischen Medizin hergestellt und frei von schädlichen Nebenwirkungen sind. (Siehe *Heilung und Selbstheilung*, Kapitel 1–3, für weitere Erklärungen hinsichtlich dieser Behandlungsform.) Diese Mittel basieren auf dem Konzept, über Einflußnahme auf das Energiefeld des Körpers Heilungsreaktionen zu aktivieren. Homöopathie ist eine umstrittene Form der alternativen Medizin, deren Theorien im Widerspruch zur orthodoxen Medizin stehen, aber viele Menschen bauen auf ihre Wirksamkeit. Die Kunst der homöopathischen Praxis hat etwas damit zu tun, von den vielen Tausenden verfügbaren Mitteln genau das richtige und in der richtigen Lösung zu wählen. Es gibt zahlreiche Ratgeber, die der Orientierung helfen und zur Selbstbehandlung geeignet sind. Sofern Sie sich näher mit diesem Gebiet befassen möchten, kann ich Ihnen zwei Bücher empfehlen: »Das Hausbuch der Homöopathie« von Stephen Cummings und Dana Ullmann sowie »Homöopathische Hausapotheke« von Maesimund B. Panos und Jane Heimlich.

In den von Ihnen frequentierten Läden werden Sie mit Sicherheit mehr Produkte finden als die von mir in diesem Kapitel genannten. Machen Sie es sich zur Regel: wenn Sie nicht wissen, um was es sich handelt, brauchen Sie es nicht, insbesondere dann nicht, wenn es sich dabei um ein sehr teures und vermeintlich Wunder wirkendes Produkt handelt. Konzentrieren Sie sich darauf, Ihre Ernährung zu verbessern und nur gezielt und im Einzelfall auf Ergänzungen zurückzugreifen.

Kapitel 15
Die Heilkräuter-Apotheke

Die meisten meiner Patienten, die aus medizinischen Gründen zu mir kommen, verlassen meine Praxis mit Rezepten für pflanzliche Heilmittel. Jedem Rezept, das ich für eine pharmazeutische Arznei ausstelle, stehen gut und gerne vier für Heilmittel auf pflanzlicher Basis gegenüber. Seit etwa fünf Jahren praktiziere ich so und habe während dieser Zeit noch bei keinem dieser Mittel auch nur eine einzige nachteilige Reaktion erlebt. Kein Arzt, der sich auf pharmazeutische Medikamente stützt, kann, gemessen an der Unbedenklichkeit der von ihnen verabreichten Mittel, hier mithalten. Pflanzliche Heilmittel haben sich dann als besonders effektiv erwiesen, wenn sie Teil eines natürlichen Behandlungsprogramms waren, welches ebenfalls Umstellungen in der Ernährung, ein angemessenes Maß an körperlicher Bewegung und Sport, Maßnahmen zur Streßreduzierung und die Mobilisierung seelisch-geistiger Ressourcen, als heilungsfördernde Komponenten, umfaßte.

Oft werde ich von Medizinstudenten und Ärzten gefragt, wie sie sich auf dem Gebiet der Kräuterheilkunde sachkundig machen könnten, aber ich habe keine fertige Antwort, die ich ihnen geben könnte. Ich war während meines Studiums in der glücklichen Lage, mich schwerpunktmäßig mit Pflanzenkunde und im besonderen mit Arzneipflanzen beschäftigen zu können. Dabei lernte ich aber bei weitem nicht das, was ich heute aus Büchern weiß. Sie sind mir auch heute noch ein unerläßliches Nachschlagewerk, um mich über die Geschichte, Zusammensetzung, Wirkung und mögliche Toxizität einzelner Pflanzen zu informieren. Aber den Großteil meines Wissens verdanke ich Menschen, die in der Praxis mit Heilkräutern behandelt haben – Pflanzenheilkundigen, Naturheilkundigen, amerikanischen Indianern und Naturheilern. Leider sehe ich keinen anderen Weg, als sich aufzumachen und eine gewisse Zeit bei solchen Lehrern in die Lehre zu gehen und anschließend selbst zu experimentieren.

Eines Tages werde ich vielleicht den Versuch unternehmen, eine Art Nachschlagewerk für Ärzte über pflanzliche Heilmittel zu schreiben, weil ich mir wünschte, mehr Ärzte würden in die »Apotheke der Pflanzen« statt auf die derzeit so beliebten starken und gefährlichen chemischen Arzneien zurückgreifen. In *Heilung und Selbstheilung* habe ich in Kapitel 9 die Unterschiede zwischen Heilkräutern und synthetischen Medikamenten dargelegt. Ich möchte all das nicht nochmals wiederholen, sondern gleich zum Punkt, den praktischen Informationen, kommen, wobei dieses Kapitel aber kein ausführlicher Ratgeber über pflanzenheilkundliche Behandlungen werden soll. Detaillierte Informationen über die praktische Anwendung pflanzlicher Heilmittel finden Sie in Teil IV, jeweils in Zusammenhang mit spezifischen Krankheiten. In diesem Kapitel beschränke ich mich auf einige allgemeine Informationen: welche Pflanzenarten Verwendung finden, wo sie erhältlich sind und welcher Gefahren man sich bewußt sein muß. Desgleichen beschreibe ich eine Reihe von Pflanzen, die ich als unbedenklich, effektiv und zur Behandlung weitverbreiteter Beschwerden für zweckmäßig erachte, Pflanzen, die Sie vielleicht in Ihrer Heilkräuter-Apotheke vorrätig halten sollten.

Genau wie bei Vitaminen und Nährstoff-Ergänzungen führte auch die Heilkräuter-Medizin zu einer Polarisierung zwischen Ärzten und Industrie, wobei die Patienten irgendwo in der Mitte auf der Strecke bleiben. Die Heilkräuterindustrie erlebt heute einen nie dagewesenen Aufschwung, sie wächst und gedeiht. Der Boden, auf dem sie wächst, ist größtenteils reine Phrasendrescherei, denn völlig aus der Luft gegriffene Übertreibungen sind keine Seltenheit. Genau wie allenthalben die neuesten Wunder-Ergänzungen in den Regalen Einzug halten, werden dort auch in schillernden Farben Wunder-Kräuter angeboten. Im Gegenzug versteigt sich die Ärzteschaft dazu, in schrillsten Tönen vor den tödlichen Gefahren der Selbstbehandlung im allgemeinen und pflanzlicher Mittel im besonderen zu warnen. So wollen denn manche Sprecher des medizinischen Lagers uns weismachen, pharmazeutische Arzneien seien sicher und Kräuter nicht, und Technologie sei gut für uns und die Natur nicht.

Die freiverkäuflichen pflanzlichen Produkte haben im allgemeinen keine schädlichen Wirkungen. Sie können unwirksam und mitunter eher dazu angetan sein, Ihrem Portemonnaie als Ihrem Körper zu schaden. Es gibt aber einige Ausnahmen. Eine ist der Beinwell, *Symphytum officinale*, eine Pflanze eurasischen Ursprungs, die in Europa wie in den Vereinigten Staaten weitverbreitet ist. Der Gattungsbegriff, *Symphytum*, kommt aus dem Griechischen und bedeutet »zusammenfügen«, während die Speziesbezeichnung, *officinale*, ein Hinweis auf die traditionelle Verwendung dieser Pflanze in der europäischen Medizin ist. Beinwell hat eine lange medizinische Tradition und hat nach wie vor einen erstklassigen Ruf als Heilpflanze, die zur Wundheilung, Heilung von Knochenbrüchen und Verbesserung der Atmungs- und Verdauungsfunktionen dienlich ist.

Manche Menschen schwören geradezu auf die Wunder vollbringenden Eigenschaften des Beinwell. Sie gießen »grüne Tees« von Beinwellblättern auf, essen schüsselweise von Beinwellblättern angerichteten Salat oder nehmen Extraktkonzentrate, die aus Blättern und Wurzeln gewonnen werden und gelegentlich mit Papayaextrakten oder Verdauungsenzymen gemischt sind. In Büchern und werbeträchtigen Broschüren werden immer wieder die nutzbringenden Effekte dieser Pflanze hervorgehoben. Mitunter wird sie als vegetarische Vitamin B_{12}-Quelle angeführt; eine solche ist sie nicht. In allen Schriften firmiert sie als sicher; auch das ist sie nicht.

Die Forschungsergebnisse der letzten zehn Jahre zeigten eindeutig, daß Beinwell Pyrrolizidin-Alkaloide enthält, Inhaltsstoffe, die als giftig bekannt und in Pflanzen weitverbreitet und oft die Krankheits- oder Todesursache bei Weidetieren sind. Diese Substanzen greifen insbesondere die Leber an, wo sie Auslöser einer potentiell fatalen Blockade der Lebervenen sein können.

Pyrrolizidin-Alkaloid-Vergiftungen bei Menschen sind normalerweise auf Verunreinigungen durch Vermischungen mit giftigen Samen anderer Pflanzen zurückzuführen. Es sind aber auch einige Fälle, meistenteils von Kindern, von akutem Leberversagen infolge des Genusses von Kräutertee bekannt. So starb beispielsweise 1977 in Arizona ein Kind mexikanisch-amerikanischer Abstammung, nachdem man ihm ein in der Volksmedizin bekanntes Mittel gegen Halsschmerzen verabreicht hatte. Es stellte sich heraus, daß der Tee in der Apotheke, die auch mexikanische Kräuterheilmittel führte, falsch ausgezeichnet worden war. Statt der harmlosen Spezies *Gnaphalium* (Katzenpfötchen) enthielt die Packung eine völlig andersartige Spezies, *Senecio*, eine giftige Wüstenpflanze mit hohen Pyrrolizidin-Alkaloid-Anteilen.

Der Alkaloid-Gehalt der Beinwellwurzel ist höher als der der Blätter, und einige kommerzielle Präparate dieser Pflanze weisen diese Inhaltsstoffe in Mengen auf, die ausreichen, um schädlich zu sein. So sind beispielsweise Beinwell-Pepsin-Kapseln im Handel – eine »Verdauungshilfe« auf der Basis von Beinwellwurzeln –, die genügend Pyrrolizidine enthalten, um Leberschäden bei jedem zu verursachen, der mehrere Monate die empfohlene Einnahmedosis von zwei Tabletten pro Mahlzeit befolgt. Selbst wenn katastrophale, akute Lebererkrankungen ausbleiben, so kann eine Langzeitanwendung die Entwicklung von Leberzirrhose, Leberkrebs und Schädigungen der Lungen und anderer Organe bewirken.

Beinwell-Liebhaber ignorieren diese Warnungen oft in dem Glauben, es handele sich dabei um eine lancierte Propaganda gegen ein rundum harmloses pflanzliches Mittel. Und Wissenschaftler, die ein Bewußtsein für die Gefahren wecken möchten, tun andererseits wenig gut daran, wenn sie über die ihnen vorliegenden Daten hinausschießen und pauschal alle Kräutertees verdammen. Summa summarum ist die reale Vergiftungsgefahr durch Beinwelltee, -blätter und -saft wahrscheinlich gering, weil der Alkaloidgehalt dieser Darreichungsformen für gewöhnlich niedrig ist und die spezifischen Alkaloide im Beinwell vielleicht auch weniger giftig und weniger leicht vom Darm aufgenommen werden als verwandte Inhaltsstoffe in *Senecio* und anderen Arten. Dennoch ist der Verzehr von Beinwell angesichts der bekannten Toxizität dieser Chemikaliengruppe kaum zu rechtfertigen.

Äußere Anwendungen sind etwas anderes. Beinwell hat herausragende wundheilende Eigenschaften, und die Absorption der Alkaloide ist bei dieser Applikationsform minimal. Ich habe Beinwell für die Behandlung von Wunden und Abszessen, die nicht heilen wollen, in meiner Hausapotheke. Weitere Einzelheiten über seine Anwendung finden Sie auf Seite 351 f.

Aus all den mir verfügbaren Informationen über Beinwell ziehe ich für mich folgenden Schluß:

1. Heilpflanzen können nicht einfach als sicher gewertet werden, nur weil sie eine lange Tradition in der Volksmedizin haben.
2. Es wäre stets ratsam, Heilkräuter und Arzneipflanzen, so beliebt sie auch sein mögen, auf ihre chemischen Bestandteile hin zu analysieren.
3. Selbst wenn die Pflanze Giftstoffe enthält, muß die gelegentliche Verwendung verdünnter Präparate keineswegs schädlich sein.
4. Es ist wichtig, die Verbraucher über die realen Gefahren pflanzlicher Produkte zu informieren, aber auf eine Art und Weise, die aufklärt und nicht bewirkt, daß man nicht mehr hinhört.

Wenn denn schon die Giftigkeit pflanzlicher Produkte weitestgehend kein Thema ist, so ist doch die Frage der Wirksamkeit ein realer Aufhänger. Ein Grund, warum die orthodoxe Medizin chemische Drogen während des letzten Jahrhunderts derart begeistert umfing, war, daß sie exakte Dosierungen der bekannten Inhaltsstoffe ermöglichten. Pflanzenheilmittel können in dieser Hinsicht entsetzlich unpräzise sein. Wie kann man sicher sein, daß ein pflanzliches Präparat die richtige Pflanze in der richtigen Dosierung enthält oder das gewünschte Aktivierungspotential der Pflanze erhalten blieb?

Infolge des Nachfragebooms nach Naturheilmitteln haben sich inzwischen einige Firmen auf dem Markt hervorgetan, die gezielt mit dem Angebot hochwertiger Produkte werben. Um als Verbraucher informiert zu sein, sollten Sie aber einige grundlegende Fakten kennen:

- *Lose und in großen Mengen verkaufte Kräuter sind möglicherweise wertlos.* Mit der Exposition gegenüber Luft, Licht und Feuchtigkeit verlieren getrocknete Pflanzen an Qualität. Dieser Qualitätsverlust tritt bei Blättern und Blüten schnell, bei Rinde und dicken Wurzeln etwas langsamer ein. Je feiner die Pflanzen zerkleinert sind, desto rascher vollzieht sich die Wertminderung. Kaufen Sie keine ganzen getrockneten Kräuter, auch wenn diese in Dosen oder Gläsern aufbewahrt wurden.
- *Kräuter, die als Pulver in Kapselform angeboten werden, dürften ebenso wertlos sein.* Einer der Hauptgründe für den Qualitätsverlust bei getrockneten Pflanzen ist die Oxidation. Je größer die Oberfläche eines Pflanzenpräparates, desto schneller setzt die Oxidation ein. Werden Pflanzen zu Pulver gemahlen, vergrößert sich diese Oberfläche gewaltig.
- *Pflanzliche Produkte können mit Schadstoffen belastet oder verunreinigt sein.* Je nachdem, wie die Pflanzen angebaut und vor der Weiterverarbeitung behandelt wurden, können sie Rückstände von Pestiziden und Pilzen aufweisen und, versehentlich oder absichtlich, mit anderen Pflanzen vermischt sein. Diese Probleme lassen sich nur ausschalten, indem man renommierte Marken kauft, die mit der Reinheit ihrer Inhaltsstoffe werben. Wählen Sie Pflanzenpräparate, die »wild geerntet« (von naturlich wachsenden Wildpflanzen) oder biologisch-organisch kultiviert wurden.
- *Tinkturen und gefriergetrocknete Extrakte von Heilkräutern und Arzneipflanzen sind am empfehlenswertesten.* Bei Tinkturen handelt es sich um alkoholische Extrakte frischer oder getrockneter Pflanzen, die normalerweise aus

Konservierungsgründen einen Äthylalkoholgehalt aufweisen. Sie sind qualitativ sehr stabil und bieten die Möglichkeit, das Aktivierungspotential der Pflanzen in konzentrierter Form nutzbar zu machen. Tinkturen werden im allgemeinen in kleinen Fläschchen mit Tropfenzähler angeboten und sollten vor Gebrauch mit ein wenig Wasser verdünnt werden. Eine normale Dosierung ist ein Tropfenzähler voll auf eine viertel Tasse Wasser, drei- bis viermal täglich zusammen mit den Mahlzeiten einzunehmen. Vor Füllen des Tropfenzählers sollte das Fläschchen gut geschüttelt werden. Der Ihnen in dieser Dosierung zugeführte Alkohol dürfte Ihnen kaum etwas anhaben, sofern Sie aber alkoholfreie Präparate bevorzugen, so bieten einige Firmen auch auf der Basis von Essig hergestellte Produkte an. Oder wählen Sie alternativ ein gefriergetrocknetes Präparat.

Gefriertrocknen ist eine Methode, die auf der Grundlage einer bei niedrigen Temperaturen und in einem partiellen Vakuum vorgenommenen Schnellevaporation arbeitet. So werden hochpotente Präparate von Heilkräutern durch Extraktion mit chemischen Lösungsmitteln hergestellt, wobei die Extrakte anschließend, um alle Lösungsmittel zu entfernen, gefriergetrocknet und in Kapseln abgepackt werden. Diese Produkte sind eine konzentrierte und qualitativ stabile Darreichungsform.

- *Pflanzenheilmittel, bei denen sich nachteilige Wirkungen bemerkbar machen, sind sofort abzusetzen.* Zwar sind negative Reaktionen bei pflanzlichen Heilmitteln wesentlich seltener als bei pharmazeutischen Arzneien, sie können aber vorkommen. Möglicherweise liegt in diesem Fall eine Allergie gegenüber einer spezifischen Pflanze oder eine als solche einmalige Reaktionsweise vor.
- *Pflanzenheilmittel sollten nur bei Bedarf verwendet werden.* Heilkräuter sind natürliche Arzneien in verdünnter Form. Sie sind weder Nahrungsmittel noch Nährstoffergänzungen und sollten in diesem Sinne weder beiläufig noch ohne guten Grund genommen werden, genau wie Sie auch keine pharmazeutischen Arzneien beiläufig oder ohne guten Grund nehmen würden.

– *Experimentieren Sie gewissenhaft mit Pflanzenheilmitteln.* Die Reaktionen auf pflanzliche Mittel sind von Person zu Person verschieden. Nur weil ein Buch oder eine Person Ihnen sagt, diese oder jene Pflanze helfe bei einem bestimmten Leiden, heißt das noch lange nicht, daß diese auch Ihnen hilft. Lassen Sie sich von Ihren eigenen Erfahrungen leiten, und verwenden Sie nur solche Mittel, die Ihnen positive, konsistente Ergebnisse bringen.

Vor diesem Hintergrund möchte ich Sie nunmehr mit den Pflanzenheilmitteln vertraut machen, die ich in meiner Hausapotheke führe und häufig verwende. Sie sind allesamt problemlos zu beschaffen und bei gebrauchsgerechter Anwendung sowohl unbedenklich als auch wirksam. In alphabetischer Reihenfolge:

ALOE, oder *ALOE VERA*, ist eine in Afrika beheimatete, der Familie der Sukkulenten angehörende Pflanze, die in warmen Regionen als Zierpflanze eine weite Verbreitung gefunden hat. Viele Menschen entdeckten die heilenden Eigenschaften des klar- und dickflüssigen Gels, mit dem die dicken Blätter der Pflanze gefüllt sind. Aloe ist ein so nützliches und herausragendes Heilmittel bei Verbrennungen, daß Sie erwägen sollten, sich eine Aloe als Topfpflanze in die Küche zu stellen, so daß Sie sie im Falle eines Unfalls griffbereit haben.

Es gibt viele Arten der Aloe und viele, deren Blätter ausreichend groß sind, als daß sie das Gel liefern, die besten Wirkungen werden jedoch mit *Aloe vera*, der »echten« Aloe, erzielt. Die Pflanzen sind in fast jedem Blumengeschäft erhältlich und lassen sich leicht pflegen und vermehren, solange sie nur genügend Licht haben und ausreichend gewässert werden. Um die frische Pflanze zu verwenden, schneiden Sie eines der unteren Blätter am Haupttrieb ab und der Länge nach auf, dann den austretenden Saft mit der Messerspitze entnehmen und direkt auf die Brandwunde auftragen. Durch das schnelle Einziehen in die Haut wird eine sofortige Schmerzlinderung bewirkt. Aloe ist bei Brandwunden, Sonnenbrand und auch anderen Formen von Hautreizungen oder Entzündungen zu verwenden.

Sie können Aloe-Produkte auch kaufen. Ihre Feuchtigkeit spendenden Eigenschaften haben sie zu einem beliebten Inhaltsstoff von Hautlotionen und Cremes werden lassen, seien Sie aber gewarnt, denn einige Kosmetika, die gerade mit ihren Aloe-Bestandteilen werben, enthalten zu geringfügige Mengen, als daß diese irgend etwas für Ihre Haut bewirken könnten. Achten Sie auf die Produktauszeichnung und die prozentualen Anteile des Aloe-Gels.

Aloe vera-Saft dient der inneren Anwendung. Wenngleich ihm viele Eigenschaften zugute gehalten werden, so kenne ich ihn doch nur als Mittel, das zur Heilungsförderung bei Geschwüren und anderen Reizungen des Magen-Darm-Traktes verabreicht wird. In hohen Dosen ist Aloe ein Abführmittel, das mit Reizwirkungen für den Magen-Darm-Trakt verbunden ist. Wenn Sie also beruhigend auf Ihre Magen- und Darmschleimhäute einwirken möchten, müssen Sie unterhalb der als Abführmittel wirksam werdenden Dosierung bleiben. Eine angemessene Dosis ist ein Teelöffel nach den Mahlzeiten. Sie können auch den frischen Saft verwenden und diesen mit etwas Fruchtsaft oder irgendeinem anderen reinen kommerziellen Produkt vermischen. Viele der angebotenen Aloe-Säfte haben einen sehr bitteren Geschmack; suchen Sie nach einem gaumenfreundlichen Produkt.

ARNIKA ist eine in fast ganz Europa verbreitete Pflanze. Arnikatinkturen sind ein ausgezeichnetes Heilmittel für die äußerliche Anwendung bei Prellungen, Verrenkungen und Versteifungen von Muskeln und Gelenken. Zur Herstellung der Tinkturen wird die ganze Pflanze zerkleinert und in Alkohol gegeben. Sowohl die Pflanze als auch die Tinktur zeichnen sich durch einen charakteristischen, angenehmen Duft aus. Arnikatinkturen sind in Apotheken und Drogerien erhältlich.

Arnika ist unmittelbar auf die zu behandelnden Körperstellen aufzutragen, wobei offene Wunden gemieden werden sollten. Leicht massierend eingerieben ist Arnika ein beruhigendes und wirksames Mittel, das Schmerzen lindert, Schwellungen reduziert und Heilungen fördert. Die Wirksamkeit von Arnikapräparaten ist, abhängig von der Form der Konzentration, unterschiedlich. Sollte die Tinktur leichte Hautreizungen auslösen, so verdünnen Sie sie zu gleichen Anteilen mit Alkohol, der zum Einreiben verwendet wird.

– *Arnikatinktur oder Arnikatee niemals für innerliche Anwendungen gebrauchen.* Die Pflanze ist giftig. (Homöopatische Arnikatabletten – siehe S. 461 – sind zu stark verdünnt, als daß sie giftig wirken könnten; sie können beruhigt genommen werden.)

BALDRIAN wird aus den Wurzeln einer europäischen Pflanze, *Valeriana officinalis*, gewonnen und war vor Erfindung der Schlafpillen zu Beginn dieses Jahrhunderts das in Europa wie in Amerika weitverbreitetste Beruhigungsmittel. Die Wurzel hat einen charakteristischen, durchdringenden Geruch, den Katzen mögen und manche Menschen unerträglich finden. (»Wie alte Socken«, so eine Beschreibung, die ich einmal hörte.) Baldrian ist ein unbedenkliches und wirksames Schlafmittel.

Ich empfehle normalerweise Tinkturen, und zwar in einer Dosierung von einer Pipette oder bis zu einem Teelöffel voll, der zusammen mit etwas Wasser vor dem Zubettgehen genommen wird. Baldrian ist auch als gefriergetrocknetes Extrakt in Form von Kapseln erhältlich; bei dieser Darreichungsform wäre die Dosierung zwei Kapseln vor dem Zubettgehen. Personen, die von starken pharmazeutischen Beruhigungsmitteln abhängig sind, mögen Baldrian als unwirksam empfinden; er kann jedoch hilfreich zur Entwöhnung von synthetischen Medikamenten sein. Bei einer selten vorkommenden Überempfindlichkeit gegenüber Baldrian können sich bei der empfohlenen Dosis morgendliche Antriebsschwächen einstellen. In diesem Fall ist die Dosis zu reduzieren. Je nach Bedarf können Sie auch mit geringeren Dosierungen für Anwendungen während des Tages experimentieren.

Wie jedes wirksame Beruhigungsmittel ist auch Baldrian ein Depressivum für das Zentralnervensystem. Es ist wesentlich milder als die überlicherweise von Ärzten verschriebenen Schlafpillen, und mir ist kein Fall von Abhängigkeit bekannt.

Dennoch spreche ich mich gegen einen allabendlichen Gebrauch aus, um auf diese Weise jede Möglichkeit einer Abhängigkeit oder negativer Auswirkungen auf Stimmungen oder mentale Funktionen auszuschließen.

Baldrian ist ein sicheres und sehr wirksames Kräuterheilmittel, das einen Platz im Haus verdient.

BÄRENTRAUBE oder Uva ursi ist ein immergrüner Strauch (*Arctostaphylos uvaursi*), der in Nordeuropa und Nordamerika weitverbreitet ist. Amerikanische Indianer nannten die Pflanze *kinnikinnik* und nutzten ihre getrockneten Blätter für ihre Tabakmischungen. Die Blätter sind ein spezifisches Heilmittel bei entzündlichen Vorgängen und Reizungen der Harnwege, wie etwa bei Blasen-, Harnröhren- oder Nierenentzündungen; sie sind ebenfalls als Unterstützungsmittel bei Nierensteinen und bei Störungen der Harnentleerung hilfreich. Darüber hinaus helfen sie bei starken Menstruationsbeschwerden, indem sie eine behutsame Verengung der Blutgefäße in der Gebärmutterwand bewirken. Im Handel sind Uva ursi-Tinkturen und Extrakte in Form von Kapseln, die beide unbedenklich im Gebrauch sind. Die Dosierung ist ein Tropfenzähler voll der Tinktur mit ein wenig Wasser oder ein oder zwei Kapseln drei- bis viermal täglich.

BEINWELL-Packungen sind ein ausgezeichnetes Mittel zur Förderung von Wundheilungen, etwa bei Druckgeschwüren (infolge von Wundliegen), Diabetesgeschwüren und bei bestimmten Spinnenbissen oder den entsetzlichen Staphylokokkeninfektionen, von denen viele Personen an tropischen Stränden heimgesucht werden. Typisch für alle diese Fälle ist, daß sie große, offene Wunden mit totem Gewebe hinterlassen können, bei dem die stärksten pharmazeutischen Mittel wirkungslos bleiben. Verwenden Sie die Wurzel der Pflanze, die vielerorts in getrockneter Form erhältlich ist. (Eine überdies qualitativ stabile Form.) Die Wurzel zu Pulver vermahlen und die jeweils bedarfsgerechte Menge mit Wasser zu einer Paste verrühren. Vorsichtig auf die Wunde auftragen und mit einer Binde umwickeln. Die Packung sollte einmal am Tag gewechselt, und die Wunde mit Wasser ausgewaschen und im Falle einer Infektion mit einer Wasserstoffperoxid-Lösung behandelt werden. Sie werden schon bald erkennen, wie neues Gewebe von den äußeren Rändern her nachwächst. Ich habe schon mehrfach erlebt, wie auf diese Weise große Wunden vollständig geheilt wurden.

DONG QUAI ist ein chinesisches Kräuterheilmittel, welches aus der Wurzel der *Angelica sinensis*, einer großen Pflanze aus der Gruppe der Wurzelgewächse, hergestellt wird. Aufgrund seiner allgemein stärkenden Wirkung für Frauen und das weibliche Fortpflanzungssystem wird es oft als das »weibliche Ginseng« bezeichnet, eine Wirkung, die sehr derjenigen ähnelt, die Ginseng als Tonikum für Männer und das männliche Fortpflanzungssystem hat. Sofern Dong quai nicht über Ihre Apotheke erhältlich ist, siehe Bezugsquellen im Anhang auf S. 493. Ich verordne es häufig bei typischen Frauenproblemen wie unregelmäßige oder schwierige Menstruationen, PMS, Symptomen der Menopause oder zur Überwindung eines allgemeinen Schwächezustandes nach einer Geburt. Ob nun aber spezifische gynäkologische Probleme vorliegen oder nicht, es ist ein gutes allgemeines Mittel für Frauen, die an einem Energiemangel leiden. Je nach Konzentrationsform des Produktes liegt die normale Dosierung bei ein oder zwei Kapseln zwei- bis dreimal täglich. Versuchen Sie es einmal mit einer zweimonatigen Einnahme, um zu sehen, welche Wirkungen sich bei Ihnen ergeben.

ECHINACEA (Distel), aus den Wurzeln verschiedener Echinacea-Arten gewonnen, ist aus der indianischen Medizin als natürliches Antibiotikum und als Mittel zur Steigerung der Abwehrkräfte bekannt. Gartenliebhabern ist die Echinacea als Zierpflanze mit ihrer purpurfarbenen Distelblüte bekannt. Sie wächst in den Ebenen Nordamerikas wild und wird gegenwärtig extensiv als Arzneipflanze angebaut. Bei Naturmedizinern in Europa und Amerika ist sie seit langem geschätzt. Die Forschungen der letzten Jahre, weitestgehend in Deutschland durchgeführt, bestätigten ihre antiviralen, antibakteriellen und immunfördernden Eigenschaften.

Echinacea ist in Form von Tinkturen, Kapseln, Tabletten und Extrakten erhältlich und ist in Deutschland vor allem unter dem Namen Echinacin auf dem Markt. Das Wurzelextrakt löst, wenn es einige Minuten im Mund gehalten wird, ein eigenartiges, aber typisches Taubheitsgefühl aus. Ist dies bei einem kommerziell vertriebenen Produkt nicht der Fall, so handelt es sich um ein minderwertiges Präparat. Testen Sie Echinacea-Produkte stets, indem Sie ein wenig auf die Zunge geben; sofern sich kein Taubheitsgefühl einstellt, sollten Sie es als wertlos zurückgeben.

Versuchen Sie Echinacea stets als erstes, wenn es um die Behandlung allgemeiner Infektionen geht, ehe Sie bei herkömmlichen Antibiotika Zuflucht suchen. Es ist zweckmäßig bei Erkältungen, Grippe, Halsschmerzen und mangelnden Abwehrkräften. Bei Erwachsenen ist die Dosierung ein Tropfenzähler voll der Tinktur auf etwas Wasser viermal täglich oder zwei Kapseln gefriergetockneten Extraktes viermal täglich; bei Kindern unter zehn Jahren sollte die Hälfte dieser Dosierung verabreicht werden. Zur allgemeinen Steigerung der Abwehrkräfte, wenn keine Infektion vorliegt, sollten Erwachsene über die Dauer von zwei Wochen die Hälfte der vorgegebenen Dosis einnehmen; diese Gabe kann in Intervallen wiederholt werden. Echinacea verliert ihre Wirksamkeit, wenn sie dauerhaft eingenommen wird; deshalb ist eine Gabe in Intervallen – zwei Wochen Einnahme und zwei Wochen Absetzen – besser.

ELEUTHEROKOKKUS (Sibirischer Ginseng) ist ein Extrakt aus der Wurzel der *Eleutherococcus senticosus*, eine Pflanze der Ginseng-Familie, die sich jedoch vom echten Ginseng (*Panax*) unterscheidet. Sie ist darüber hinaus unter dem Namen Teufelsbusch, Eleuthero Ginseng und Eleuthero bekannt. In der Sowjetunion wird sie allenthalben, unter anderem auch von Athleten und Kosmonauten, zur Steigerung der Leistungsfähigkeit und Streßresistenz geschätzt, und sowjetische Forscher konnten den Beweis erbringen, daß Eleutherokokkus tatsächlich diese Eigenschaften besitzt. Bei ihnen firmiert diese Heilpflanze als »Adaptogen«, eine Substanz, welche die Adaption (Anpassungsfähigkeit) gegenüber umweltbedingten Streßfaktoren aller Art erhöht. In der Vergangenheit wurde eine solche Substanz als Tonikum bezeichnet, etwas, das der Stärkung und Dehnbarkeit des Systems und somit seiner Widerstandsfähigkeit diente, so daß es Druckeinwirkungen flexibel standhalten konnte, statt daran zu zerbrechen. Derart stärkende Heilpflanzen genießen in der traditionellen chinesischen Medizin eine hohe Wertschätzung, weil man allgemein an ihr Potential, die natürlichen Abwehrkräfte zu steigern, glaubt. Im Westen wird diese Richtung von seiten der Wissenschaft kaum und der Bereich der Heilpflanzen als Tonikum überhaupt nicht beachtet.

Anders als der echte Ginseng ist Eleutherokokkus kein Stimulans noch hat es eine potenzsteigernde Wirkung. Aber genau wie Ginseng muß das Mittel über die Dauer mehrerer Wochen oder Monate genommen werden, um Wirkung zu zeigen. Ich empfehle es Personen, die sich ausgebrannt fühlen, unter Schwächegefühlen, mangelnder Energie und mangelnden Widerstandskräften oder unter chronischen Krankheiten leiden. Der Fachhandel bietet Sibirische Ginseng-Produkte in unterschiedlicher Konzentration und Qualität an, so daß sich die Tagesdosis jeweils nach der Gebrauchsanweisung richtet.

Informationen über den echten Ginseng (*Panax*) finden Sie unter dem Abschnitt über Potenzprobleme in Teil IV.

ENZIAN, aus verschiedenen Arten der *Gentiana*-Familie gewonnen, ist ein weiterer Bitterwurz und eine hervorragende Verdauungshilfe. Unter europäischen Pflanzenheilkundigen sind derartige »Bittersubstanzen« sehr beliebt zur Stimulation und Stärkung des Verdauungssystems, und Enzian rangiert auf ihrer Liste an erster Stelle. Auf dem Markt werden verschiedene Marken alkoholischer Extrakte der Enzianwurzel angeboten, wobei den meisten andere Pflanzen zur Geschmacksaufbesserung beigesetzt sind. Viele dieser Enzianwurzeltinkturen, Bestandteil auch vieler Magenbitter, haben hervorragende medizinische Eigenschaften.

Bei träger Verdauung, Appetitlosigkeit oder Blähungen sollten Sie es mit einem Teelöffel eines solchen Extraktes jeweils vor oder nach den Mahlzeiten versuchen (experimentieren Sie, um festzustellen, was bei Ihnen am wirksamsten ist). Wenn Sie es pur nicht mögen, versuchen Sie es mit etwas Sprudelwasser zu verdünnen. Enzianwurzel ist sowohl relativ unbedenklich als auch relativ wirksam.

HYDRASTIS wird vor allem in Nordamerika angebaut, kommt aber auch in Mitteleuropa und besonders in Süddeutschland vor. Der »Gelbwurz« (*Hydrastis canadensis*) hat, mit seinem im Grunde unterirdisch wachsenden Stamm, einen sehr bitteren Geschmack. Hydrastis gehört zu den wichtigsten indianischen Heilpflanzen Amerikas, die in den letzten Jahren derart gefragt war, daß ihr Fortbestand gefährdet erschien, die aber inzwischen glücklicherweise sogar kultiviert wird.

Gemahlen ergibt die Hydrastiswurzel ein bitterschmekkendes grau-gelbes Pulver, das lose oder in Kapselform erhältlich ist. Diese Darreichungsformen sind normalerweise qualitativ stabil (allerdings häufig mit billigeren Stoffen vermischt). In Deutschland wird Hydrastis vor allem in Form von Fluidextrakten angeboten.

Ich gebrauche Hydrastis weitestgehend in Pulverform zur äußerlichen Anwendung. Es kann direkt auf Wunden aufgetragen werden; es ist ein gutes Desinfektionsmittel und fördert die Schorfbildung. Hauptsächlich verwende ich dieses Mittel als Spülung bei Schleimhautreizungen oder -entzündungen. In eine Tasse warmes Wasser einen viertel Teelöffel Salz und einen halben Teelöffel oder den Inhalt einer Kapsel Hydrastis verrühren. (Es löst sich nicht ganz auf.) Diese Lösung kann zum Gurgeln bei Halsentzündungen, belegter Zunge, Mandelentzündungen oder Zahnfleischentzündungen (Gingivitis) verwendet werden. Ein wenig Cayenne-Pfeffer ist ein guter Zusatz, sofern Sie ihn verträglich finden. Ohne diesen roten Pfefferzusatz eignet sich die Lösung auch für Vaginalspülungen bei Scheidenentzündungen; hierbei ist es jedoch wichtig, daß sich die

Lösung setzen kann und nichtaufgelöste Partikel vor der Verwendung entfernt werden können. Augenspülungen mit Hydrastis sind bei Augenentzündungen und -reizungen eine gute Alternative zum Einsatz von Antibiotika. Verwenden Sie bei der vorgegebenen Lösung sterilisiertes Wasser, und entfernen Sie alle nicht aufgelösten Partikel. Die Lösung ist unbrauchbar, wenn sie trübe wird, ein Zeichen, daß Bakterien sich breitmachen.

Bei innerer Anwendung werden Hydrastis verdauungsfördernde und blutreinigende Eigenschaften zugeschrieben. Ich empfehle es gelegentlich Personen, die unter Erschöpfungszuständen oder Verdauungsproblemen leiden oder anfällig gegenüber wiederholten Infektionen sind. Insgesamt finde ich seine Heilwirkung bei innerer Anwendung aber weniger beeindruckend als bei äußerlichem Gebrauch. Hydrastis gehört zu den wichtigsten Bestandteilen meiner Heilkräuterapotheke.

KAMILLE ist eine der Hauptstützen der europäischen Volksmedizin. Für Heilanwendungen werden die getrockneten Blüten der niedrigwachsenden Pflanze verwendet. Die ganze Pflanze hat einen angenehmen, apfelähnlichen Duft. (Der Name *Kamille* ist von einem griechischen Wort mit der Bedeutung »Erdapfel« abgeleitet.) Als Tee aufgegossen, setzen die Kamillenblüten das gleiche Aroma frei und ergeben einen leicht bitteren Geschmack.

Kamillentee ist ein ausgezeichnetes Hausmittel bei Magenverstimmungen. Er ist absolut unbedenklich und hilfreich bei Sodbrennen, Verdauungsstörungen und Koliken. Darüber hinaus hat die Kamille leicht entspannende und beruhigende Eigenschaften. Ihre nutzbringenden Effekte werden sowohl bei Kindern und Kleinkindern als auch bei älteren Menschen sichtbar. Die meisten Menschen empfinden den Geschmack von Kamillentee als angenehm.

Die Qualität der allenthalben erhältlichen Kamillenblüten läßt sich an der Intensität des Duftes erkennen – je stärker, desto besser. Der Tee sollte in einem abdeckbaren Gefäß aufgegossen werden, so daß die flüchtigen Bestandteile nicht mit dem Dampf verlorengehen. Bei der Teezubereitung die Blüten zehn Minuten im heißen Wasser ziehen lassen.

KNOBLAUCH ist nicht nur ein geschmacksintensives Gewürz, sondern auch ein wirksames natürliches Heilmittel. Über die Fähigkeiten des Knoblauchs, den Cholesterinspiegel zu senken und der Blutgerinnung entgegenzuwirken, habe ich in früheren Kapiteln bereits gesprochen. Er kann darüber hinaus hilfreich zur Senkung von Bluthochdruck sein. Überdies ist roher Knoblauch ein potentes Antibiotikum, das besonders bei Pilzinfektionen wirksam ist, aber auch antibakterielle und antivirale Eigenschaften besitzt. Das meines Erachtens beste Hausmittel bei Erkältungen ist, bei ersten Anzeichen der Symptome mehrere rohe Knoblauchzehen zu essen.

Nicht jeder ist dem Verzehr rohen Knoblauchs zugetan, aber in gekochter oder getrockneter Form verliert er seine antibiotischen Eigenschaften, so daß auch die im Handel angebotenen Knoblauchkapseln qualitativ nicht mit frischem Knoblauch konkurrieren können. Sie können rohen Knoblauch schmackhafter machen, indem Sie ihn zerkleinern und unter Ihr Essen mischen. Oder zerhacken Sie eine Zehe in kleine Stückchen, die Sie dann wie Pillen schlucken. Sollten sich Blähungen einstellen, so essen Sie weniger. Sofern Sie Knoblauch wohlgesonnen sind und ihn regelmäßig verzehren, werden Sie nicht danach riechen. Geruchshemmend wirkt darüber hinaus, wenn man nach dem Verzehr von Knoblauch etwas frische Petersilie kaut.

Wohlweislich: eine Knoblauch*zehe* ist eines jener kleinen Segmente, aus denen sich eine Knoblauchzwiebel zusammensetzt. So empfahl ich einmal einem Patienten, der unter Halsschmerzen litt, zwei rohe Knoblauchzehen zu essen. Nach mehreren Tagen rief er mich an, um mir zu sagen, daß er wieder gesund sei, die Therapie aber mit das Härteste gewesen sei, was er je erlebt habe. Es stellte sich heraus, daß er eine »Zehe« mit einer ganzen Zwiebel verwechselt hatte.

In meinen Unterlagen fand ich kürzlich einen Artikel aus einer Zeitschrift der Chinesischen Medizin, worin intravenöse Knoblauchanwendungen zur Behandlung einer seltenen und gefährlichen Pilzinfektion des Gehirns, Cryptococcus Meningitis, beschrieben wurden. (Eine Krankheit, die heute häufiger als opportunistische Infektion bei AIDS-Patienten auftritt.) Bei ihren Untersuchungen verglichen die chinesischen Wissenschaftler diese intravenöse Knoblauchbehandlung mit der herkömmlichen pharmazeutischen Therapie, bei der ein hochtoxisches Antibiotikum, Amphotericin B, verabreicht wird. Dieser Studie zufolge wurde Knoblauch eine höhere Wirksamkeit als dem Medikament bescheinigt, und überdies waren, gleich bei welcher Dosierung, keinerlei schädliche Nebenwirkungen erkennbar.

Ein ausgezeichnetes Hausmittel zur Behandlung von Ohrentzündungen bei Kindern ist, im frühen Stadium der Entzündung einige Tropfen warmes Knoblauchöl in den Ohrenkanal zu geben und anschließend das Ohr mit einem Wattepfropfen zu verschließen. Knoblauchöl wird hergestellt, indem einige Knoblauchzehen in etwas Olivenöl zerdrückt und so einige Tage bei Zimmertemperatur angesetzt werden. Das Öl filtern und im Kühlschrank aufbewahren und die jeweils benötigte Menge etwas erwärmen. Manche Therapeuten empfehlen sogar, eine kleine Zehe oder ein Stück einer rohen Zehe direkt in das Ohr zu geben und den Kanal mit einem Wattepfropfen zu schützen. Der Knoblauch wird sich schließlich auflösen.

Ich empfehle Personen, die unter chronischen oder wiederkehrenden Infektionen, häufigen Hefepilzinfektionen oder einer Abwehrschwäche gegenüber Infektionen leiden, täglich ein bis zwei Knoblauchzehen zu verzehren. Versuchen Sie es, es hilft tatsächlich.

KÖNIGSKERZE, *Verbascum thapsus* ist eine weitverbreitete, an Wegesrainen wachsende Blume, die sich durch ihre großen, feinbehaarten Blätter auszeichnet und im zweiten Wachstumsjahr lange Blütenstiele hervorbringt. Bei Indianern und frühen Siedlern in Amerika waren die Blätter der Königskerze als Tabakersatz beliebt, und sie wurden allgemein zur Behandlung von Atemwegsbeschwerden verwendet.

Königskerzentinkturen sind bei verschleimten Atemwegen und trockenem Bronchialhusten angezeigt. Nehmen Sie einen Tropfenzähler voll mit ein wenig warmem Wasser alle vier Stunden. Neben Tinkturen wird gelegentlich auch Königskerzenöl angeboten. Zur Herstellung des Öls werden die Blüten in Olivenöl angesetzt. Es wird ähnlich wie das Knoblauchöl zur Behandlung von Ohrentzündungen verwendet. Hierzu wird es etwas erwärmt, ein paar Tropfen in das Ohr geben, und den Ohrkanal locker mit einem Wattepfropfen verschließen. Sie können zusätzlich Knoblauch hinzugeben, um so die Wirksamkeit zu erhöhen.

PASSIONSBLUME, *Passiflora incarnata*, ist eine im Südosten der Vereinigten Staaten beheimatete Kletterpflanze, die auch wegen ihrer Früchte bekannt ist. Die Passionsblume gilt als mildes Beruhigungsmittel. Zur Herstellung von Tinkturen und Extrakten wird die ganze Pflanze verwendet. Diese Präparate haben einen beruhigenden Effekt, ohne gleichzeitig dämpfend zu wirken, und sind als begleitende Maßnahme bei Programmen zur Streßreduzierung sinnvoll und wesentlich sicherer als pharmazeutische Tranquilizer. Je nach Bedarf nehmen Sie einen Tropfenzähler voll der Tinktur auf ein wenig warmes Wasser oder zwei Kapseln des Extraktes bis zu viermal täglich.

PFEFFERMINZE ist ein weiteres hervorragendes Verdauungsmittel, das besonders den oberen Darmtrakt günstig beeinflußt und hilfreich bei Sodbrennen, Verdauungsproblemen, Übelkeit und ähnlichen Beschwerden ist. Für die Teezubereitung sollten die Pfefferminzblätter in einem abdeckbaren Behältnis aufgegossen werden, um einen Verlust der flüchtigen Bestandteile zu vermeiden. Von dem Tee können Sie beliebig große Mengen, heiß oder eiskalt, trinken. Ich konnte in meiner Praxis viele Fälle von Magenschmerzen einfach dadurch heilen, daß ich Patienten bewegen konnte, von Kaffee auf Pfefferminztee umzustellen. Auch bei Völlegefühl ist ein wenig Pfefferminze nach der Mahlzeit hilfreich.

Um die beruhigenden Eigenschaften der Pfefferminze für den unteren Darmtrakt nutzbar machen zu können, ist die Gabe von magensaftresistenten Kapseln mit Pfefferminzöl angezeigt. Sie haben den Vorteil, daß die Kapseln unbeschadet den Magen passieren und in den Darmbereich gelangen und dort ihre Inhaltsstoffe freisetzen können. Diese Darreichungsform empfehle ich Personen, die unter chronischen Darmstörungen, Divertikulitis und anderen chronischen Darmbeschwerden leiden.

Genau wie bei Knoblauch, bringt die Vertrautheit mit der Pfefferminze es mit sich, daß wir sie als Heilmittel weniger ernst nehmen, sie ist in Wirklichkeit aber eines der wirksamsten Heilmittel bei Magen-Darm-Beschwerden und darüber hinaus mit keinerlei schädlichen Nebenwirkungen verbunden.

TEEBAUMÖL *(tea tree oil)*, neuerdings aus Australien importiert, wird aus den Blättern der *Melaleuca alternifolia*, einem in New South Wales beheimateten Baum, extrahiert. Die Aborigines (Ureinwohner Australiens) kauten die Blätter bei Erkältungen und tranken den damit aufgegossenen Tee bei allgemeinen Krankheitsbeschwerden. Das Öl ist ein wirksames Desinfektionsmittel und ein höchst zweckmäßiges Heilmittel. Es ist klarflüssig, stark aromatisch und ähnelt vom Geruch her dem Eukalyptus.

Teebaumöl ist das beste mir bekannte Mittel zur Behandlung von Pilzinfektionen der Haut (Fadenpilzerkrankungen, Tinea cruris, Fußflechten). Ebenso ist es hilfreich bei Pilzerkrankungen der Zehen- oder Fingernägel, die sich selbst Behandlungen mit starken Antibiotika widersetzen. Streichen Sie das Öl zwei- oder dreimal täglich auf die betroffenen Stellen auf.

Teebaumöl hat weder irgendwelche giftigen noch reizenden Eigenschaften. Es ist bei Furunkeln und anderen lokalen Infektionen unverdünnt aufzutragen. Therapeutisch zweckmäßig sind auch Spülungen und Reinigungen infizierter Wunden mit einer zehnprozentigen Lösung (etwa eineinhalb Eßlöffel auf eine Tasse warmes Wasser). Die gleiche Lösung eignet sich für Vaginalspülungen zur Behandlung von Hefepilz- und Trichomonas-Infektionen.

Achten Sie beim Kauf auf die deklarierte Reinheit des Produktes.

ULME – das aus der Innenrinde der Rotulme *(Ulmus rubra)* gewonnene Extrakt wurde von den Indianern zur Linderung und Heilung von Schleimhautreizungen verwendet. Das Mittel ist in Form von Tabletten erhältlich und eine innerliche Anwendung bei Halsbeschwerden angezeigt. Darüber hinaus wird Ulme auch in Pulverform angeboten, und Sie sollten sie aufgrund ihrer beruhigenden und heilenden Eigenschaften griffbereit halten. Als Schleim angerührt ist sie eine gute Kindernahrung und ebenso geeignet für Personen, die durch chronische Krankheiten geschwächt sind. Ferner werden ihr heilungsfördernde Qualitäten bei Schleimhautreizungen des Magen-Darm-Traktes zugeschrieben. Mischen Sie einen Teelöffel Pulver mit einem Teelöffel Zucker, und geben Sie zwei Tassen kochendes Wasser hinzu, gut verrühren. Nach Belieben mit Zimt abschmecken und zweimal täglich ein bis zwei Tassen trinken.

Ebenso können Sie Ulmenpulver mit Wasser für Umschläge zur Behandlung von Verbrennungen, Furunkeln, unkomplizierten Wunden und anderen äußerlichen Entzündungen vermischen. (Im Gegensatz hierzu sind Beinwell-Umschläge bei komplizierten, nicht heilen wollenden Wunden angebracht.) Dieses nützliche Heilmittel ist absolut unbedenklich, und es lohnt sich zu wissen, wie man es verwendet.

Damit sei vorerst die Liste der Heilkräuter für Ihre Hausapotheke abgeschlossen. Nochmals möchte ich Ihnen nahelegen, diese Mittel gewissenhaft zu verwenden und sich Notizen über Ihre Erfahrungen zu machen, um auf diese Weise deren Wirksamkeit für Sie und Ihre Familie feststellen zu können.

Literatur zum Weiterlesen

»Das Hausbuch der Homöopathie« von Stephen Cummings und Dana Ullmann, München.
»Homöopathische Hausapotheke« von Maesimund B. Panos und Jane Heimlich, München.
»Moderne Pflanzenheilkunde. Neues über Heilpflanzen und ihre Anwendung in der Medizin«, 1982, Kneipp, W. – ein eher als Nachschlagewerk geeignetes Buch.

Teil IV

Allgemeine Krankheiten und ihre Behandlung

Nachfolgend finden Sie detaillierte Empfehlungen, wie Sie allgemeine Beschwerden mit naturgemäßen Methoden, einschließlich diätetischen Umstellungen, der Verwendung von Vitaminen, Nährstoffergänzungen und pflanzlichen Heilmitteln sowie anderen, in früheren Kapiteln angesprochenen Maßnahmen, behandeln können. In manchen Fällen schlage ich, parallel zu diesen Anwendungen, eine allopathische Medikation vor, während ich ein andermal zum Absetzen allopathischer Medikationen rate. Wichtig beim Übergang zu neuen Behandlungsformen ist, daß *die Einnahme eines verordneten Medikamentes niemals abrupt beendet werden darf* und der Wechsel gleitend und allmählich erfolgen muß. Wenn Sie, zum Beispiel, eine Arznei viermal täglich einnehmen, reduzieren Sie für die Dauer von ein bis zwei Wochen die Dosis auf dreimal täglich, anschließend für ein bis zwei Wochen auf zweimal täglich und so weiter. Nehmen Sie täglich eine Tablette, so halbieren Sie diese und nehmen ein bis zwei Wochen nur die Hälfte der üblichen Dosis, um diese dann in der darauffolgenden Woche nochmals zu halbieren (ein Viertel der Tablette) und anschließend diese viertel Tablette nur noch jeden zweiten Tag zu nehmen. Je langsamer sich die Umstellung vollzieht, um so leichter wird die Anpassung für Ihren Körper sein. Sofern sich eine Verschlimmerung der Symptome zeigt, zögern Sie nicht, für eine gewisse Zeit zu einer höheren Dosis zurückzukehren, ehe Sie neuerlich versuchen, die Gabe zu reduzieren. Vorausgesetzt, Ihr Arzt ist Naturheilverfahren gegenüber aufgeschlossen, so wäre es erwägenswert, Ihr Vorhaben mit ihm zu besprechen.

Naturheilbehandlungen brauchen gewöhnlich länger als starke allopathische Medikamente, bis sich eine Wirkung zeigt. Das erklärt sich nicht zuletzt damit, daß Heilpflanzen auf indirektem Wege bioaktive Inhaltsstoffe in niedrigen Konzentrationen dem Blutkreislauf und den Zielorganen zuführen. So vollziehen sich Heilungseffekte normalerweise langsamer und weniger dramatisch als bei hochkonzentrierten Arzneien. Mitunter kann es sechs bis acht Wochen dauern, bis die ersten therapeutischen Erfolge mit Heilkräutern sichtbar werden, was ebenfalls für diätetische Umstellungen und aerobe Übungen zutrifft. Haben Sie etwas Geduld, und geben Sie den empfohlenen Maßnahmen eine angemessene Zeit, um sich bewähren zu können.

Die Auflistung der Krankheiten erfolgt in alphabetischer Reihenfolge.

Akne

Die meisten Menschen empfinden Akne eher als etwas Lästiges denn als etwas allzu Tragisches. Dabei ist allerdings nicht zu übersehen, daß sie in seltenen Fällen durchaus entstellende und mit Narbenbildungen verbundene Verlaufsformen annehmen kann. Akne ist das Ergebnis einer Überaktivität der Talgdrüsen der Haut, die für gewöhnlich auf eine gesteigerte Hormonaktivität während der Jugendzeit zurückzuführen ist. Es handelt sich hierbei um eine weitverbreitete Störung der Haut im Bereich des Gesichtes, der Schultern und des oberen Rückens, die bei Männern in gravierenderem Maße als bei Frauen auftritt. Eine Infektion ist nicht die primäre Ursache, und Langzeitbehandlungen mit Tetracyclinen und anderen Antibiotika sollten vermieden werden. Ebensowenig spielt die Ernährung eine ausschlaggebende Rolle, wichtig ist aber, fettreiche Nahrungsmittel und Jod (in Schellfisch und Jodsalz) zu meiden. Reinigen Sie die Haut regelmäßig mit Wasser und Seife sowie zusätzlich mit einem speziellen benzoylperoxidhaltigen Aknepräparat. Benzoylperoxid ist ein hervorragendes Reinigungsmittel und als Wirkstoff in vielen sowohl freiverkäuflichen als auch rezeptpflichtigen Lotionen und Cremes enthalten. Verwenden Sie keine öl- oder farbstoffhaltigen Hautpflegeprodukte.

Für eine Heilbehandlung auf pflanzlicher Basis bietet sich Calendula, allgemein als Ringelblume bekannt, an. (Es handelt sich hierbei nicht um die echte Ringelblume.) Calendula ist eine beliebte Zierpflanze, die Sie im Frühjahr in Ihrem Garten aussäen können. Aus ihren leuchtend orangefarbenen Blüten können Tinkturen, Lotionen und Cremes hergestellt werden. Waschen Sie Ihre Haut versuchsweise mit einem aus den Blüten aufgegossenen Tee, oder verwenden Sie eines der im Fachhandel erhältlichen Calendula-Hautpflegeprodukte.

Nach der Pubertät verschwindet Akne meist von selbst; sofern sie jedoch anhält oder sogar gravierendere Formen annimmt, sind drastischere Maßnahmen angezeigt, um möglichen Narbenbildungen vorzubeugen. Hierzu sind hochwirksame Medikamente, Derivate des Vitamin A, verfügbar. So werden Präparate auf der Grundlage des Wirkstoffes Tretinoin, Vitamin A-Säure, zur äußeren Anwendung angeboten, während andere inneren Anwendungen vorbehalten sind. Auf der Basis von Vitamin A-Säure hergestellte Produkte sind unbedenklich, wenn sie unter der Aufsicht eines Dermatologen verwendet werden; eine solche fachliche Kontrolle ist unbedingt vonnöten, da etwaige Hautreizungen und toxischen Wirkungen nicht mit absoluter Sicherheit auszuschließen sind.

Ein plötzliches Auftreten von Akne im Erwachsenenalter ist möglicherweise ein Symptom für eine Hormonstörung oder eine medikamentenbedingte (für gewöhnlich auf Steroide zurückzuführende) Schädigung. Um diese Möglichkeit auszuschalten, sollten Sie sich einer ärztlichen Untersuchung unterziehen.

Allergien

Eine Allergie ist das Zeichen einer fehlgesteuerten Immunität. Allergene wie Hundehaare, Pollen, Staub oder Schimmelpilze können uns nicht wirklich schaden, so daß das Immunsystem eigentlich nicht auf sie zu reagieren bräuchte. Eine Allergie ist eine erlernte Reaktion des Immunsystems, und alles Erlernte kann umgelernt werden. Ziel der Behandlung ist, das Immunsystem zu überzeugen, daß es durchaus in Frieden mit diesen Substanzen leben kann. Die orthodoxe Medizin erreicht dieses Ziel nicht. Sie unterdrückt statt dessen allergische Reaktionen, so daß diese, von der Ursache her, weiter fortbestehen, und das alles mit hochtoxischen Maßnahmen.

Allergien haben viele Ursachen. Eine ist erblich bedingt, da Allergien häufiger bei Kindern auftreten, die elterlicherseits entsprechend vorbelastet sind. Ein weiterer Ursachenbereich ist die Psyche und das Nervensystem. So kann emotionaler Streß Auslöser allergischer Reaktionen sein, die sich mit Entspannungstechniken reduzieren lassen. Bei einer Person mit einer stark ausgeprägten Allergie gegenüber Rosen mag der Anblick einer Plastikrose genügen, um eine entsprechende Reaktion auszulösen, was die Rolle von Psyche und Gehirn mit Blick auf die erlernte Komponente derart unangemessener Immunreaktionen verdeutlicht.

Bei einer Allergie schwindet denn auch die Grenzziehung zwischen Geist und Körper. Ihre physische Realität steht außer Zweifel, zumal eine allergische Reaktion sogar zum Tod führen kann, aber nicht übersehen werden darf, daß sie mit einer geänderten geistigen und emotionalen Verfassung auch ausgeschaltet werden kann. Ich habe Heilungen bei schwerwiegenden Fällen erlebt, nachdem die Betroffenen ihren Arbeitsplatz gewechselt oder sich von ihrem Lebenspartner getrennt hatten. Eine Möglichkeit, die bei Allergien vorliegende psychosomatische Verbindung zu nutzen, bietet die Hypnotherapie. Mittels Hypnose können allergische Reaktionen gemindert oder vollends verhindert und Umlernprozesse des Immunsystems hinsichtlich seiner unangemessenen Verhaltensmuster in Gang gesetzt werden.

Ein weiterer Ursachenbereich ist die Umwelt. Ebenso wie die Exposition gegenüber potentiellen Reizsubstanzen während kritischer Entwicklungsphasen allergische Empfindlichkeiten in hohem Maße beeinflussen können, kann auch die Ernährung ein wichtiger Faktor sein. Eine übermäßige Proteinzufuhr kann zu Irritationen des Immunsystems und im Ergebnis zu einem dauerhaft überreaktiven Zustand führen. Insbesondere ist das Protein der Kuhmilch oft ein solcher Auslöser, der für Personen mit einer entsprechenden genetischen Prädisposition durchaus eine versteckte Problemquelle sein kann. Das unterstreicht die Notwendigkeit der Einhaltung einer allgemeinen Therapieregel, nämlich, eine proteinarme Diät einzuhalten und auf Milch sowie Milchprodukte zu verzichten.

Die gefährlichste Form der allergischen Reaktion ist der anaphylaktische Schock, der, infolge eines Kehlkopfödems und eines Verschlusses der Luftwege, aufgrund akuter Atemnot zum Tode führen kann. Auslöser können Insektenstiche und bei empfindlichen Personen allergene Nahrungsmittel oder auch injizierte oder eingenommene Medikamentengaben sein. Es handelt sich hierbei um einen medizinischen Notfall, der aber wirksam behandelt werden kann. Eine (unter ärztlicher Aufsicht verabreichte) Adrenalin-Injektion stoppt die Reaktion normalerweise unverzüglich.

Medizinische Behandlungen weniger gefährlicher allergischer Reaktionen sind wesentlich ineffektiver und oft mit toxischen Nebenwirkungen verbunden. Antihistaminika greifen in die Hirntätigkeit ein und erzeugen Schläfrigkeit und Depressionen. *Greifen Sie niemals zu Antihistaminika, wenn Sie zu Depressionen oder Niedergeschlagenheit neigen.* Aber selbst wenn diese Drogen die Psyche nicht negativ beeinflussen, bleibt, daß sie eine Allergie lediglich unterdrücken, statt sie zu heilen. In der Konsequenz wird das überreaktive Verhaltensmuster des Immunsystems gestärkt, mit der Folge, daß die Behandlung im Laufe der Zeit fortschreitend intensiviert werden muß.

Dieser Kritikpunkt ist bei Steroidmedikationen (Kortison und verwandte Wirkstoffe) sogar noch mehr zu unterstreichen. *Verwenden Sie niemals Kortison, Prednison oder andere Steroide zur Behandlung allergischer Reaktionen, es sei denn, diese sind äußerst schwerwiegender oder lebensbedrohlicher Natur. Sofern Sie diese starken Hormone nehmen müssen, beschränken Sie die Einnahme auf zwei Wochen.* Indem Steroide eine Allergie lediglich unterdrücken, sorgen sie für deren Fortbestand und schwächen darüber hinaus die Immunität.

Weitere spezifische Empfehlungen zur Behandlung allergischer Beschwerden mit natürlichen Heilmitteln finden Sie unter den Stichworten Asthma, Bronchitis, Ekzeme, Heufieber (-schnupfen), Nesselfieber, Pruritus (Hautjucken), Migräne.

Anämie

Eine Anämie (Blutarmut) kann durch eine Blutuntersuchung festgestellt werden. Ist die Zahl der roten Blutkörperchen und der Hämoglobingehalt des Blutes pathologisch niedrig, so muß die Ursache noch durch weitere diagnostische Untersuchungen ermittelt werden. So ist zum Beispiel eine Eisenmangel-Anämie bei Erwachsenen fast immer das Ergebnis eines Blutverlustes, der etwa durch überstarke Menstruationsblutungen oder innere Blutungen im Magen-Darm-Trakt verursacht wurde. Dieser Verlust muß identifiziert und entsprechend korrigiert werden. Andere Anämieformen können auf einen überhöhten Zerfall der roten Blutkörperchen – als Manifestation eines Immunleidens – zurückzuführen sein. Andere Formen werden durch eine infolge von Infektionen, Krebs oder der Exposition gegenüber toxischen Chemikalien und Strahlen geminderte Knochenmarkfunktion ausgelöst. Kurz: eine Anämie ist ein Zeichen, daß im Körper etwas nicht in Ordnung ist, und hier sind eher fundierte diagnostische Untersuchungen zur Ermittlung der Ursachenherde als, auf Verdacht, irgendwelche Anwendungen mit Hausmitteln angezeigt.

Allgemeine Symptome einer Anämie sind Müdigkeit, Lethargie und Blässe. Wann immer jemand über chronische Müdigkeit und Energiemangel klagt, sollte ein vollständiges Blutbild gemacht werden. Dies ist ein sehr einfaches Verfahren, mit dem die Anämie diagnostiziert und ermittelt werden kann, welche weiteren Tests erforderlich sind.

Versuchen Sie nicht, eine Anämie, ohne Kenntnis der zugrundeliegenden Ursachen, in eigener Regie zu kurieren.

Angina pectoris

Angina pectoris (aus dem Lateinischen: »Schmerzen im Brustkorb«) ist ein Allgemeinsymptom einer Koronarinsuffizienz; sie ist schmerzhaft, lähmend – in dem Sinne, daß sie den Betroffenen funktionsunfähig macht – und oft ein Vorzeichen von Herzanfällen. Das Hauptproblem ist eine Verengung der Koronararterien infolge von Arteriosklerose, die, insbesondere bei einem erhöhten Sauerstoffbedarf, eine ausreichende Sauerstoffversorgung des Herzmuskels verhindert. Ebenso kann ein Krampf der Koronararterien eine Rolle spielen. In der Regel treten Angina pectoris-Schmerzen bei körperlichen Belastungen oder nach einer Mahlzeit auf und klingen mit wiedergefundener Ruhe ab. In der orthodoxen Medizin wird das Leiden mit arterienerweiternden Medikamenten (Nitroglyzerin, Nitriten, Nitraten) oder mit Mitteln behandelt, die eine Senkung der Herzfrequenz und damit eine geringere Belastung des Herzens und einen reduzierten Sauerstoffverbrauch bewirken (Beta-Blocker, Kalziumantagonisten). Hiermit werden die Symptome behandelt, nicht die zugrundeliegenden Ursachen beseitigt. Zudem handelt es sich bei beiden Gruppen um starke Medikamente mit potentiell schädigenden Nebenwirkungen. Eine weitere Standardlösung ist die Bypass-Operation, eine kostspielige und drastische Maßnahme, die zwar vorübergehend Abhilfe schaffen mag, ein Fortschreiten der Krankheit aber letztlich nicht aufhält.

Eine Alternative zu den starken Medikamenten ist ein Pflanzenpräparat, das aus den Beeren einer Weißdornart,

Crataegus oxycantha, hergestellt ist. Weißdorn fördert die Durchblutung der Koronargefäße und ist wesentlich weniger toxisch als die derzeit gebräuchlichen Arzneimittel. Als Anfangsdosis sei die Einnahme von viermal täglich ein bis zwei Kapseln gefriergetrockneten Extraktes oder viermal täglich ein Teelöffel Tinktur, verdünnt mit etwas heißem Wasser, empfohlen. Sofern Sie stärkere Medikamente einnehmen müssen, ermöglicht die zusätzliche Gabe von Weißdorn es Ihnen vielleicht, mit einer geringeren Dosierung auszukommen. Die Pflanze wirkt darüber hinaus als Diuretikum (harntreibendes Mittel).

Es ist wissenschaftlich erwiesen, daß Arteriosklerose und Koronarinsuffizienz mit einer konsequenten und bewußten Änderung der Lebensweise heilbar sind, eine Lebensweise, die eine streng-vegetarische und fettarme Ernährung, Yoga, Meditation, Gruppentherapie und ein gewisses körperliches Bewegungsprogramm miteinschließt. Langfristig ist dieser Ansatz weitaus kostengünstiger als Medikamente oder Operationen, ganz abgesehen davon, daß er möglicherweise die einzige Hoffnung auf Heilung jener arteriellen Erkrankung bietet, die der Hauptauslöser von Angina pectoris ist.

Angstzustände und Nervosität

Angstzustände und Nervosität werden gemeinhin als die Krankheit des 20. Jahrhunderts bezeichnet, und die Sparte der Beruhigungsmittel gehört in der Tat seit Jahren zu den gewinnträchtigsten Marktrennern der pharmazeutischen Industrie. Wie bereits in Kapitel 6 (S. 201 ff) beschrieben, sind diese Produkte gefährlich und sollten gemieden werden, da sie die Psyche tiefgreifend beeinflussen, Depressionen fördern und eine besonders hartnäckige Form der Abhängigkeit erzeugen.

Lesen Sie in diesem Zusammenhang nochmals Kapitel 6 über Entspannungsmethoden durch. Die auf den Seiten 187f beschriebene Atemübung ist nach meinem Dafürhalten die beste mir bekannte Beruhigungsmethode. Ebenfalls hilfreich sind die Informationen über die Passionsblume auf S. 359.

Aphten

Diese schmerzhaften Mundgeschwüre kommen und gehen auf unerklärliche Weise. Verwenden Sie die auf Seite 355f beschriebene Hydrastis-Mundspülung, und nehmen Sie eine B100-Vitamin B-Komplex-Ergänzung. Wiederkehrende Aphten können auf eine Stoffwechselentgleisung hindeuten. Eine Umstellung der Ernährung, Streßreduzierung und Ruhe werden in der Regel Abhilfe schaffen.

Arthritis

Arthritis ist eine Entzündung der Gelenke, oft mit Schmerzen, Arbeits- und Bewegungsunfähigkeit und Deformierungen verbunden. Ärzte sprechen, wenn sie die akute Phase der Arthritis beschreiben, von »heißen Gelenken«, weil die angegriffenen Körperteile geschwollen, rot und empfindlich sind und sich warm anfühlen. Arthritis kann von Verletzungen herrühren oder ein Symptom infektiöser Krankheiten sein. In den meisten Fällen handelt es sich aber entweder um eine rheumatoide Arthritis, eine Autoimmunerkrankung, von der vor allem jüngere Menschen und insbesondere Frauen betroffen sind, oder um Osteoarthritis, ein degeneratives Leiden älterer Menschen, das beide Geschlechter gleichermaßen trifft. Siehe Osteoarthritis und Rheumatoide Arthritis.

Asthma

Asthma ist eine sowohl bei Kindern als auch Erwachsenen weitverbreitete und oftmals mysteriöse wie auch in der Behandlung langwierige Krankheit. Typisch ist das anfallsweise Auftreten vorübergehender Verengungen des Bronchus (Luftröhrenastes), was ein pfeifendes Atmen, besonders bei der Ausatmung, und Atembeschwerden bedingt. Unmittelbare Ursache eines Asthmaanfalls ist eine Verengung der die Weite des Bronchus regulierenden muskulären Bänder. Diese

Muskeln werden von Nerven kontrolliert, unklar ist jedoch, warum diese unangemessene Verengung ausgelöst wird. Asthma kann primär allergisch, emotional, durch körperliche Belastungen oder Atemwegsinfektionen bedingt sein oder auch ohne ersichtlichen Grund auftreten. In diesem Fall sprechen die Ärzte vom »intrinsic factor«, das heißt, von konstitutionellen Faktoren. Asthma kann ohne jede Vorwarnung auftreten und wieder verschwinden. Es kann aber auch tödlich sein. Die von allopathischen Ärzten verabreichten starken Medikamente sind oftmals sehr toxisch, suchterzeugend und überaus unwirksam. Aber schwere Asthmaanfälle können eine Notfallbehandlung und eine Krankenhauseinweisung erforderlich machen.

Asthma bei Kindern, mit einer ausgeprägt allergischen Komponente, das in sehr jungen Jahren auftritt, verschwindet meist mit oder nach der Pubertät wieder. Wesentlich problematischer ist das sogenannte ›intrinsic asthma‹, welches erst im mittleren Alter auftritt und kaum auf irgendwelche Behandlungen anspricht.

Asthma muß unter zwei Gesichtspunkten behandelt werden: das Auffangen akuter Anfälle und die Langzeitkontrolle bzw. -vorbeugung. Ich habe mit Erfolg verschiedene pflanzliche Heilmittel bei der Behandlung akuter Asthmaanfälle verwendet. Zum einen Chinesisches Ephedra, *Ephedra sinica*, eine uralte Heilpflanze und die natürliche Quelle von Ephedrin, einem Stimulans und bronchienerweiternden Mittel. Sie können getrocknete Ephedrastengel von Bezugsquellen chinesischer Medizin beziehen (siehe Anhang). Hiervon läßt sich ein wohlschmeckender Tee herstellen, der mit weniger Nebenwirkungen als pharmazeutisches Ephedrin verbunden ist. Geben Sie eine Handvoll der zerkleinerten Stengel zusammen mit knapp einem Liter kalten Wasser in einen Glas- oder Emailletopf. Zum Kochen bringen, die Hitze reduzieren und abgedeckt zwanzig Minuten sieden lassen. Seihen, und je nach Bedarf alle zwei bis vier Stunden ein bis zwei Tassen trinken. Ein Zuviel kann starke Nervosität und Schlaflosigkeit bewirken. Darüber hinaus sind ebenfalls Tinkturen und Kapseln aus Chinesischem Ephedra erhältlich, die entsprechend den jeweiligen Gebrauchsanweisungen einzunehmen sind. (Verwenden Sie kein Amerikanisches Ephedra, das als ›Mormonen-Tee‹ bekannt und aufgrund seines niedrigen Ephedrin-Gehaltes wertlos ist.)

Ein weiteres Pflanzenheilmittel bei Asthmaanfällen ist die Lobelie (*Lobelia inflata*), auch Indischer Tabak genannt. Mischen Sie drei Teile Lobelien-Tinktur mit einem Teil Paprika-Tinktur (*Capsicum*) (spanischer Pfeffer, Cayenne-Pfeffer). Bei Einsetzen eines Anfalls nehmen Sie zwanzig Tropfen dieser Lösung mit etwas Wasser. Im Abstand von jeweils dreißig Minuten die gleiche Gabe nochmals, bis zu insgesamt drei- oder viermal nehmen.

Nachfolgend finden Sie einige allgemeine Regeln für die Langzeitkontrolle und Prävention von Asthmaanfällen:

- Streichen Sie Milch und sämtliche Milchprodukte von Ihrem Speiseplan. Milchproteine vermehren die Schleimsekretion in den Atemwegen und können darüber hinaus bei der allergischen Komponente eine Rolle spielen. Das bedeutet nicht nur, auf Milch, Joghurt, Käse und Eiscreme zu verzichten, es heißt auch, alle Etiketten genau zu lesen, um sicherzugehen, daß ebenso andere Lebensmittelprodukte keine Milch enthalten. So enthält Brot, zum Beispiel, vielfach Trockenmagermilch als Bestandteil.
- Trinken Sie stets genügend Wasser, um die Sekretion der Atemwege flüssig zu halten.
- Machen Sie Atemübungen in der Form, wie sie auf S. 187f beschrieben sind. Sie sind nicht nur eine gute Entspannungstechnik, sie werden Ihnen auch helfen, den Teufelskreis von Panik und Atemnot, wie er bei Asthmaanfällen entsteht, zu durchbrechen.
- Lassen Sie Ihren Brustkorb manipulativ bearbeiten, um restriktive Nerven- und Muskelstrukturen zu beheben, die sich bei chronischem Asthma entwickeln. Die besten mir bekannten Methoden sind die osteopathische Manipulation, vor allem wenn sie von Praktikern der kranial-sakralen Technik vorgenommen wird, und Rolfing, einer tiefgehenden Gewebemassage (siehe Anhang).
- Experimentieren Sie mit einer radikalen Umstellung Ihrer

Ernährungsweise, etwa in Form eines Zuckerverzichts, einer strikten vegetarischen oder makrobiotischen Ernährungsweise oder eines Langzeitfastens. Gelegentlich tritt Asthma dank derartiger Maßnahmen nicht mehr in Erscheinung.

- Minimieren Sie den Kontakt mit Reizstoffen der Atemwege wie Rauch, Staub, Schimmelpilze und flüchtige Chemikalien. Entfernen Sie krankheitsverursachende Materialien aus Ihrer Wohnung, installieren Sie ein gutes Luftfiltersystem (siehe S. 137f) oder erwägen Sie einen Umzug, wenn die Luft an Ihrem Wohnort insgesamt schlecht ist.
- Probieren Sie, in anderen klimatischen Zonen zu leben: im Hochgebirge oder in Küstennähe. Ein Klimawechsel kann erhebliche gesundheitliche Verbesserungen bewirken.
- Experimentieren Sie mit der traditionellen Chinesischen Medizin und dem traditionellen indischen Heilsystem, der Ayurvedischen Medizin. Es sind beides Systeme, die mitunter mit äußerst hilfreichen spezifischen Ernährungsregeln und Behandlungen mit pflanzlichen Drogen aufwarten können.
- Verwenden Sie herkömmliche (allopathische) Medikamente nur gezielt und mit Vorsicht. Bei ausgeprägtem Asthma werden Sie wahrscheinlich immer einmal wieder auf pharmazeutische Arzneien zurückgreifen müssen. Aber bedenken Sie, daß die meisten bronchienerweiternden Mittel Stimulanzien sind, die die Spannung des sympathischen Nervensystems und die Nervosität erhöhen. Theophyllin, aus Tee gewonnen, hat eine lange Tradition und ist bei angemessener Dosierung sowohl unbedenklich als auch effektiv. Andere Mittel dieser Gruppe können zur Linderung und Prävention von Anfällen inhaliert werden. Diese Inhalationsmittel sind zwar wirkungsvoll, sie erzeugen aber oft eine Abhängigkeit, weil sich die Luftröhrenäste bei Nachlassen der Dosis allzugerne wieder zusammenziehen (nach dem gleichen Wirkungsschema, das eintritt, wenn diese Mittel zur Befreiung von Sekretansammlungen in die Nase gesprayt werden).

  Andere Inhalationsmittel enthalten Steroide. Sofern Steroide nicht vom Blutkreislauf resorbiert werden, können sie unbedenklich und wirksam sein. Mit Blick auf ihre Wirksamkeit und Resorptionsfähigkeit gibt es allerdings große Unterschiede zwischen den einzelnen Produkten. Durchaus empfehlenswert sind flunisolidhaltige Präparate, ein synthetisches Steroid, das nur eine geringe systemische Aktivität hat.

Orale Steroide (das gebräuchlichste ist Prednison) sind sehr gefährlich für Asthmatiker wegen ihres hohen suchterzeugenden Potentials und der schädigenden Wirkung, die infolge einer Langzeiteinnahme verhängnisvolle Ausmaße annehmen kann. Versuchen Sie unter allen Umständen, eine Behandlung mit oralen Steroiden zu meiden. Falls Sie diese aber verwenden müssen, versuchen Sie, so schnell wie möglich wieder davon loszukommen.

Grundsätzlich gilt, je geringer die Dosis Ihrer Medikation ist, um so besser. Allopathische Arzneien, die Symptome naturgemäß unterdrücken, bewirken in der Regel so nur ein Fortbestehen des Asthmas und verringern damit die Chance, daß es eines Tages von selbst verschwindet.

Augenbeschwerden

Die beste Behandlung bei trockenen, geröteten Augen ist, sie mit einer sterilen, einfachen, in jeder Apotheke erhältlichen Kochsalzlösung zu spülen. Nicht alle Augentropfen sind unbedenklich. Meiden Sie Mittel, die Tetryzolin enthalten, eine Substanz, die infolge ihrer gefäßverengenden Wirkung Rötungen behebt. Ähnlich wie bei Nasensprays ergibt sich in der Folge eine verstärkte Gefäßerweiterung, so daß Sie in einen Abhängigkeitskreislauf geraten. Gegen entzündete, schmerzhafte Augenlider helfen kalte, mit Ringelblumen-Lotion (Calendula) getränkte Kompressen (siehe S. 367).

Nicht selten ist eine Überanstrengung der Augen die Ursache von Kopfschmerzen im Stirnbereich. Sollten Sie unter derartigen Kopfschmerzen leiden, vergewissern Sie sich, daß Ihre Brillengläser die richtige Stärke besitzen.

Ich wünschte, ich könnte Ihnen sagen, daß man dank Augenübungen, Yoga und speziellen Atemtechniken das Sehvermögen der Augen so weit trainieren kann, daß eine Brille sich erübrigt. Aber meine diesbezüglichen Erfahrungen haben mich nicht allzu optimistisch gestimmt. So erfordern Augenübungen wie nach der Bates-Methode ein langwieriges praktisches Trainingsprogramm, wo selbst nach langer Zeit die Erfolge sich noch recht bescheiden ausnehmen.

Vorsicht ist darüber hinaus meines Erachtens bei der relativ neuen Operationsmethode, der radiären Keratotomie, geboten. Hierbei wird die Hornhaut rings um die Pupille einige Male eingekerbt, um auf diese Weise die Brechkraft des Auges zu korrigieren und die vorliegende Fehlsichtigkeit zu beheben. Die unmittelbaren Ergebnisse mögen zufriedenstellend sein, aber langfristig sind diese nicht unbedingt gesichert.

Autoimmunität

Wenn das Immunsystem aufgrund einer Fehlsteuerung das körpereigene Gewebe angreift und auf diese Weise geringfügigere oder ernsthafte Krankheiten auslöst, wird vom Vorliegen einer Autoimmunität gesprochen. Zu den verbreitetsten Autoaggressionskrankheiten zählen die rheumatoide Arthritis, die Glomerulonephritis (eine Form der Nierenentzündung), das Rheumatische Fieber, der generalisierte Lupus erythematodes, die Polymyositis, die autoimmunbedingte Schilddrüsenentzündung, die autoimmunhämolytische Anämie, die idiopathische thrombozytopenische Purpura, die Myasthenia gravis, Sklerodermie und das Sjögren-Syndrom. Ebenso können bei anderen Leiden wie Colitis ulcerosa und Multiple Sklerose Autoimmunkomponenten mit im Spiel sein.

Autoimmunreaktionen können bei Personen mit einer entsprechenden genetischen Anfälligkeit durch Infektionen, Gewebeschädigungen oder emotionale Traumata ausgelöst werden. Die orthodoxe Medizin ist nicht allzu erfolgreich bei diesen Krankheiten. Sie vermag zwar, Patienten über die schlimmsten Krisen hinwegzuhelfen, im Grunde haben die

Anwendungen aber keinen heilenden, sondern nur einen hemmenden Charakter, der den Prozeß der Autoimmunisierung zudem oftmals anheizt. Darüber hinaus sind die meisten der bei diesen Beschwerden verabreichten Medikamente, vor allem Steroide und Immunsuppressiva, mit äußerst folgenschweren Nebenwirkungen bei Anwendungen verbunden, die über die Dauer weniger Wochen hinausgehen. (Ärzte verabreichen diese Medikamente oft sogar monate- oder jahrelang.) Ich habe schon drastische Verbesserungen bei einigen Autoimmunpatienten erlebt, die sämtliche allopathischen Arzneien absetzten und andere gesundheitsfördernde Wege beschritten.

Nachfolgend finden Sie einige allgemeine Empfehlungen zum Umgang mit Autoaggressionskrankheiten:

- Halten Sie sich an eine proteinarme und kohlenhydrathaltige Ernährung, wie sie in den Kapiteln 1 und 2 aufgezeigt wurde. Meiden Sie Milch und Milchprodukte, einschließlich Lebensmittel, die mit Milch hergestellt wurden. Beschränken Sie Ihren Verzehr von Nahrungsmitteln tierischen Ursprungs auf ein Minimum.
- Meiden Sie mehrfach ungesättigte pflanzliche Öle und Fette aller Art.
- Halten Sie sich an ein regelmäßiges aerobes Übungsprogramm. Ein sehr wichtiger Punkt; siehe hierzu nochmals Kapitel 5.
- Machen Sie Entspannungsübungen, wie sie in Kapitel 6 beschrieben werden. Imaginationsübungen können sehr wirksam zur Minderung von Autoimmunreaktionen sein. Wertvoll ist auch die Psychotherapie als Hilfe zur Veränderung psychischer Verfassungen, welche das Immunsystem negativ beeinflussen (siehe S. 297f). Ebenso nützlich ist die Hypnotherapie, sofern Sie einen Hypnotherapeuten finden können, der bereit ist, eine Autoaggressionskrankheit zu behandeln.
- Lesen Sie nochmals die Kapitel 11 und 12 zur Rekapitulation der Informationen, wie Sie Ihr Immunsystem schützen können, durch.
- Bleiben Sie bei keinem Arzt oder Therapeuten in Behand-

lung, der bei Ihnen eine pessimistische Sicht Ihrer Krankheit bewirkt. Alle Autoimmunkrankheiten verlaufen im allgemeinen nach dem Muster, daß sie sich verschlimmern und wiederum bessern, wobei das Potential der Besserung stets vorhanden ist. Krankheitsunterdrückende Therapien reduzieren die Wahrscheinlichkeit einer nachhaltigen und anhaltenden Besserung. Die Höhen und Tiefen dieser Erkrankungen sind oft ein Spiegelbild der Höhen und Tiefen des Gefühlslebens, so daß es wichtig ist, für eine positive psychische Verfassung zu sorgen und mit Ärzten und Therapeuten zu arbeiten, die Sie zu Experimenten und zur Selbsthilfe im Umgang mit Ihrer Gesundheit ermutigen.

Blasenprobleme

Blasenentzündungen (Zystitis) sind ein weitverbreitetes, quälendes Problem, insbesondere bei Frauen, die aufgrund der anatomischen Beschaffenheit ihres Harntraktes wesentlich anfälliger als Männer sind. Die konventionelle Medizin behandelt Blasenentzündungen serienweise mit Antibiotika- und Anästektikagaben, die oftmals aber nicht die wiederkehrenden Infektionsmuster unterbinden können.

Auslöser und verschlimmernde Faktoren einer Zystitis sind im allgemeinen ein übermäßiger Kaffeegenuß oder andere Formen einer Koffein-, Zigaretten- oder Alkoholabhängigkeit, Dehydration (Abnahme des Körperwassers), exzessiv häufiger oder traumatischer Geschlechtsverkehr, Streß und mangelnde Hygiene (wie falsches Reinigen nach dem Stuhlgang – vom After nach vorne zur Scheide, statt umgekehrt, von vorne nach hinten). Um wiederkehrenden Blasenentzündungen vorzubeugen, müssen Sie sämtliche Blasenreizstoffe, also allem voran Kaffee, meiden. Ebenfalls problematisch können entkoffeinierter Kaffee und roter Pfeffer sein. Erhöhen Sie Ihre tägliche Flüssigkeitszufuhr, um so Ihre Urinausscheidung zu steigern. Günstig ist auch eine Urinansäuerung, die Sie bewirken, indem Sie oft Preiselbeersaft oder, noch besser, ein ungesüßtes Preiselbeersaft-Konzentrat, mit Wasser oder Mineralwasser verdünnt, trinken. Ein saures Milieu erschwert das Bakterienwachstum.

Als allgemeine Maßnahme zum Umgang mit Infektionen empfiehlt sich die Einnahme von Vitamin C entsprechend der auf den Seiten 280f angegebenen Dosen. Zur Heilungsförderung der Blase verwenden Sie Bärentrauben (Uva ursi – siehe S. 351), entweder dreimal täglich zwei Kapseln des gefriergetrockneten Extraktes oder dreimal täglich einen Tropfenzähler voll der Tinktur jeweils auf eine Tasse warmes Wasser. Halten Sie an dieser Gabe fest, bis die Symptome verschwunden sind. Zur Optimierung des Gesundheitszustandes Ihres Verdauungstraktes nehmen Sie nach den Mahlzeiten Acidophilus (siehe S. 336) ein, vor allem während und nach einer Antibiotikatherapie. Außerdem sollten Sie bei Ihrem Sexualverhalten auf eine möglichst minimale Reizung der Harnröhre achten und es sich zur Gewohnheit machen, nach jedem Geschlechtsverkehr zu urinieren. Halten Sie niemals den Urin ein, wenn Sie den Drang zur Blasenentleerung verspüren. Und schließlich sollten Sie natürlich auch versuchen, jene Streßquellen auszuschalten, die Ihr Harnsystem beeinflussen können (siehe Kapitel 6).

Bluthochdruck

Ein Großteil der in Teil I dargelegten Informationen ist für die Vorbeugung und Behandlung von Bluthochdruck von großer Bedeutung. Lesen Sie insbesondere die Kapitel 6 und 9 nochmals durch.

Bei Bluthochdruck (Hypertonie) wird zwischen zwei Formen unterschieden, wobei die meisten Fälle als »essentielle Hypertonie« diagnostiziert werden, was besagt, daß ärztlicherseits keine organischen Ursachen erkennbar sind. Hier kann das Problem ursächlich beim Gehirn und sympathischen Nervensystem liegen, welche den Körper für Notsituationen, sogenannte »Kampf-oder-Flucht«-Reaktionen, rüsten. Entscheidend in einer Notsituation ist die Aufrechterhaltung der Blutzirkulation zum Gehirn. Wird nun das sympathische Nervensystem aktiviert, sorgt es durch Zusammenziehen der peripheren Arterien dafür, daß mehr Blut zum Gehirn geschickt und als Ergebnis dessen der arterielle Blutdruck erhöht wird. Im Falle der essentiellen Hypertonie scheint das Nervensystem auf eine offensichtlich nie enden wollende imaginäre Bedrohung zu reagieren, was sich in Form eines fortwährend zu hohen sympathischen Tonus, permanent verengter Arterien sowie einem derart erhöhten Blutdruck äußert, daß Folgeschädigungen von Herz und Arterien, Nieren und anderen Organen auftreten können.

Da das sympathische Nervensystem für die Bewältigung von Ängsten zuständig ist und entsprechend seine chemischen Botschafter Adrenalin und Noradrenalin ins Spiel bringt, dürfte es nicht überraschen, daß Ängste und Nervosität bei essentiellem Bluthochdruck ein wichtiger Faktor sind. Am deutlichsten zeigt sich dieses Phänomen bei der oft feststellbaren künstlichen Erhöhung beim Blutdruckmessen durch einen Arzt oder eine Krankenschwester – dem sogenannten ›Weißen-Kittel-Syndrom‹. So verstärken Ärzte den Bluthochdruck ungewollt, wenn sie noch zusätzlich die Ängste der Patienten schüren.

Als erstes rate ich Ihnen in diesem Zusammenhang, es zu lernen, Ihren Blutdruck selbst, wenn Sie sich sicher und entspannt fühlen, zu Hause zu messen. Unkomplizierte Blutdruckmeßgeräte mit Digitalanzeigen sind in Sanitätshäusern oder auch über Versandhauskataloge erhältlich. Die von Ihnen ermittelten Werte können durchaus erheblich niedriger als die in der Praxis Ihres Arztes gemessenen sein, was Ihnen das Selbstvertrauen geben könnte, selbst, ohne Medikation, mit dem Problem fertig zu werden.

Es spricht vieles dafür zu versuchen, Bluthochdruck ohne Medikationen zu korrigieren, weil die meisten Medikamente toxisch sind. So können Diuretika, die durch eine erhöhte Harn- und damit Natrium- und Wasserausscheidung auf eine Reduzierung der Flüssigkeitsmenge im Blutkreislauf abzielen, das Risiko von Herzanfällen erhöhen. Die meisten Antihypertonika wirken in der Form, daß sie die für die Gefäßverengung verantwortlichen Nervenreize blockieren. Nicht nur, daß sie mit zahlreichen gravierenden Nebenwirkungen (einschließlich Impotenz bei Männern) verbunden sind, sie behandeln das Problem auch nicht an der Wurzel und können sogar zu dessen Verfestigung und Fortbestehen beitragen. Das Gehirn ist nicht dumm. Es hat viele Möglichkeiten, die Ergebnisse seiner Aktivitäten zu überwachen. Stellt es fest, daß die von ihm über die sympathischen Nerven ausgesandte Botschaft blockiert wird, wird es sich um so mehr anstrengen, daß diese ihren Zielort erreicht.

Der untere Wert, der diastolische Blutdruck, gibt den Tiefststand des Blutdruckes an, der in der entspannten Phase zwischen den Herzschlägen gemessen wird. Er ist der wichtigere, was die Aussage über gesundheitliche Risiken angeht. Sofern dieser Wert permanent bei 100 oder darüber liegt, müssen Sie etwas unternehmen, um ihn auf 80 oder noch weiter herunterzubekommen. Versuchen Sie es mit den nachfolgenden Empfehlungen, denen Sie eine angemessene zeitliche Chance von etwa zwei Monaten bewußten Bemühens geben sollten. Gelingt es trotz aller Maßnahmen nicht, Ihren Blutdruck zu senken, bleibt Ihnen wohl nur der Ausweg der Medikation.

- Verzichten Sie ab sofort auf alle stimulierenden Drogen, einschließlich Kaffee und Tabak.
- Nehmen Sie ab, wenn Sie mehr als fünf Pfund über Ihrem Idealgewicht liegen. Halten Sie sich an die Ernährungsrichtlinien in den Kapiteln 1 und 2.
- Absolvieren Sie regelmäßig ein aerobes Übungsprogramm, wie es in Kapitel 5 beschrieben ist.
- Machen Sie Entspannungsübungen (Kapitel 6). Beginnen Sie, die Atemübung auf S. 187ff anzuwenden. Machen Sie ein Biofeedback-Training, um Ihren Blutdruck zu senken, so daß Sie in der Folge die Technik auch allein weiterpraktizieren können.
- Reduzieren Sie Ihre Natriumzufuhr, und steigern Sie Ihre Kaliumaufnahme. Weitere Informationen über diese Mineralstoffe finden Sie auf den Seiten 104 und Seite 326.
- Nehmen Sie zusätzliches Calcium und Magnesium: jeweils 1000 Milligramm vor dem Zubettgehen und 500 Milli-

gramm zwölf Stunden später. Sie können diese Ergänzungen unbegrenzt weitereinnehmen.

- Sofern Sie Antihypertonika nehmen müssen, sollten Sie dies nicht in dem Gefühl tun, daß Sie ein Leben lang daran festhalten müssen. Befolgen Sie unbeirrt alle hier gemachten Vorschläge, und versuchen Sie in bestimmten Abständen immer wieder, Ihre Dosis zu reduzieren. Wichtig ist, die Medikamente niemals abrupt abzusetzen, sondern die Dosis jeweils allmählich zu reduzieren und stets darauf zu achten, ob ein zufriedenstellender Blutdruckwert gehalten werden kann.

Bronchitis

Eine Entzündung der Bronchialschleimhäute kann von einer Reizung (besonders bei starken Rauchern), Allergie oder Infektion herrühren. Charakteristisches Symptom ist ein tiefer, rauher und schmerzhafter Husten. Die schlimmsten Fälle einer chronischen und wiederkehrenden Bronchitis führe ich auf Nikotinmißbrauch zurück, und die einzige Lösung des Problems ist meines Erachtens, mit dem Rauchen aufzuhören.

Virusinfektionen der oberen Atemwege weiten sich mitunter bis zum Brustkorb aus und verursachen eine Bronchitis, die Wochen andauern kann. Die gleiche Komplikation ergibt sich im allgemeinen bei Grippe, die sich in der Brust festsetzt und zu einer Bronchitis übergeht. Voreilig behandeln Ärzte diese Probleme oft mit Antibiotika, was jedoch, sofern nicht Beweise oder stichhaltige Gründe eine bakterielle Infektion anzeigen, keine gute Lösung ist. Typisch für eine bakterielle Bronchitis oder eine sekundäre bakterielle Infektion, die sich infolge einer Erkältung oder Grippe einstellt, ist, neben dem Fieber, der oft dunkelgelb, grün oder rostbraun gefärbte und in großen Mengen produzierte Schleim und Auswurf. Mittels Sputumanalyse kann die Diagnose abgesichert werden.

Sofern keine bakterielle Infektion vorliegt, lehne ich Antibiotikagaben ab. Die beste Behandlung ist allgemeine Ruhe und reichliche Flüssigkeitszufuhr, plus Dampfinhalationen, die mit Salbei oder Eukalyptus angereichert sind (siehe S. 304). Warmer Dampf beruhigt die gereizte Bronchialschleimhaut, löst die Sekretion, fördert die Heilung und verhindert, zusammen mit den aromatischen Kräutern, die Entstehung einer sekundären bakteriellen Infektion. Nutzen Sie Dampfbäder während des Tages so oft wie möglich.

Auch ein trockener Bronchialhusten – kaum mit Auswurf verbunden – ist kräftezehrend und sollte möglichst mit einem hustenstillenden Präparat kuriert werden. Versuchen Sie es zunächst mit einer Königskerzentinktur (siehe S. 358 f). Sollte sich diese Maßnahme als unwirksam erweisen, dann gehen Sie zu einer rezeptfreien Medikation über, die Dextromethorphan enthält, ein zugleich ungefährliches und wirksames Mittel. Bleibt der Erfolg aus, bitten Sie Ihren Arzt, Ihnen ein zentral dämpfendes, hustenstillendes Antitussivum wie beispielsweise Codein zu verschreiben. Narkotika sind in dieser Hinsicht äußerst wirksam und bei einer vorschriftsgemäßen Verwendung von einer Woche bis zu zehn Tagen relativ unbedenklich. Als Nebenwirkungen können Schläfrigkeit und Verstopfung auftreten.

Schleimhusten – mit Auswurf verbunden – sollte nicht unterdrückt werden, weil hierbei Produkte des Entzündungsprozesses aus dem Bronchialsystem abgehustet werden. Er sollte mit Dampf, Königskerzentinktur und freiverkäuflichen, Guaifenesin-haltigen Expektorantien (auswurffördernden Hustenmitteln) behandelt werden. Noch wirksamer sind verschreibungspflichtige Expektorantien auf der Basis von Kaliumiodid. Manche Personen reagieren allergisch auf Jodide, so daß bei einer Ersteinnahme Vorsicht geboten ist. Zudem begünstigen frisch zubereiteter Meerrettich, heißer Senf und Wasabi (Japanischer Meerrettich) die Verflüssigung des Bronchialsekretes. Essen Sie davon soviel wie möglich.

Bei einer allergischen Bronchitis gilt es, die auslösenden Allergene zu identifizieren und den Kontakt auf ein Minimum zu beschränken. Ebenso sollten Milch und Milchprodukte wie auch die Exposition gegenüber Substanzen gemieden werden, die eine Reizwirkung auf das Atemsystem ausüben.

Nicht resorbierbare Steroid-Inhalationsmittel vermögen recht wirksam die Symptome zu kontrollieren (siehe entsprechende Anmerkungen unter ›Asthma‹).

Bursitis (Schleimbeutelentzündung)

Schleimbeutel sind Gelenkschmiere enthaltende Hohlräume, welche die Reibung in den Gelenken verringern. Eine Schleimbeutelentzündung, Bursitis, ist in der Regel auf eine verletzungsbedingte Schädigung eines Gelenkes, oft infolge einer Dauerbelastung, wiederholten Traumen oder eines Dauerreizes, zurückzuführen. So ist eine Schleimbeutelentzündung der Schulter ein weitverbreitetes Leiden unter Baseballspielern. Eine andere Erscheinungsform ist das sogenannte »Dienstmädchenknie«, durch zu häufiges Knien verursacht. Die orthodoxe Medizin therapiert Bursitis mit entzündungshemmenden Medikamenten, welche den Magen stark belasten, oder mit Lokalinjektionen von Kortikosteroiden, die ich wegen ihrer schädlichen Nebenwirkungen auf das Immunsystem entschieden ablehne (siehe S. 389f).

Das Wichtigste bei der Behandlung einer Bursitis sollte das Identifizieren und Beseitigen der Krankheitsursache sein. Mitunter kann das die absolute Ruhigstellung und Schonung des betroffenen Gelenkes bedeuten, um auf diese Weise einer weiteren Reizung vorzubeugen und den Heilungsprozeß zu ermöglichen. Ein ausgezeichnetes Heilmittel ist DMSO (Dimethylsulfoxid), ein einfacher, aus Holzmasse hergestellter Wirkstoff, der in die Haut eindringt und entzündungshemmende Effekte hat. Verwenden Sie eine 70prozentige DMSO-Lösung, die Sie mit einem Wattebausch auf das betroffene Gelenk auftragen und einziehen lassen. DMSO kann ein Gefühl der Wärme und ein Brennen hervorrufen und im Mund einen eigentümlichen knoblauchähnlichen Geschmack entstehen lassen. Verwenden Sie dieses Einreibemittel dreimal täglich drei Tage lang, und setzen Sie die Anwendung ab, falls keine Besserung eintritt. Wenn hingegen eine Linderung erkennbar wird, setzen Sie die Behandlung noch drei weitere

Tage fort, das Einreiben aber auf jeweils zweimal täglich reduzieren und mit drei weiteren Tagen, an denen Sie sich dann nur noch einmal täglich einreiben, die Heilbehandlung abschließen. Alles weitere wird Ihr Körper aus eigener Kraft bewerkstelligen.

DMSO ist eine aggressive, synthetische Fasern angreifende Lösung, so daß Sie vorsichtig damit umgehen sollten. DMSO-Präparate sind in Apotheken erhältlich. Wichtig ist aber, wenn Ihnen eine 100- oder 90prozentige Lösung ausgehändigt wird, daß Sie diese vor der Verwendung mit etwas destilliertem Wasser verdünnen. (Hierbei entsteht Hitze, und Sie sollten die verdünnte Lösung vor Gebrauch abkühlen lassen.)

Darüber hinaus kann mittels Akupunktur eine symptomatische Schmerzlinderung bei Brusitis erreicht werden; sie hat außerdem den Vorteil, wesentlich ungefährlicher als entzündungshemmende Medikamente und steroidhaltige Injektionen zu sein.

Weitere Vorschläge zur Behandlung von Gelenkentzündungen mit natürlichen Mitteln finden Sie unter ›Osteoarthritis‹.

Candida-Infektionen

Candida albicans ist ein Hefepilz, der normalerweise, ohne irgendwelche Störungen zu verursachen, im Magen-Darmtrakt und in der Vagina lebt. Unter bestimmten Gegebenheiten kann es zu einer abnormalen Vermehrung und in der Folge zu symptomatischen Infektionen des Mundes (Soor) und der Vagina sowie zu Darmstörungen kommen. Verursacht wird ein derartiges Pilzwachstum beispielsweise durch eine Antibiotikatherapie, die mitunter die »nützlichen« Bakterien vernichtet, die normalerweise mit Candida um Nahrung konkurrieren und den Pilz so in Grenzen halten. Falls Sie Breitband-Antibiotika einnehmen müssen, empfiehlt es sich, zusätzlich Acidophilus (siehe S. 336) zur Risikominderung einer möglichen Pilzinfektion zu nehmen. Anfällig für Candida-Infektionen sind darüber hinaus Personen mit einer geschwächten Immunität, wie Krebs- oder AIDS-Patienten, und solche, die sich einer Langzeitbehandlung mit Steroiden und anderen Immunsuppressiva unterziehen.

In bestimmten Kreisen wird *Candida albicans* seit einigen Jahren als eine der führenden Krankheitsursachen angesehen. So sind einige Praktiker der Ganzheitsmedizin dazu übergegangen, bei jedem Patienten, der zur Tür hereinkommt, eine generalisierte Hefepilzinfektion zu diagnostizieren, und die Hersteller von vermeintlich hefepilzbekämpfenden Ergänzungen machen das große Geschäft. In manchen Büchern und Schriften wird gar der Eindruck vermittelt, jeder, der einmal ein Antibiotikum oder Steroid erhalten hat, müsse nun mit Candida infiziert sein und nichterkannte Hefepilzinfektionen seien verantwortlich für Müdigkeit, Depressionen, Ängste, Nervosität, Stimmungsschwankungen, Verhaltensstörungen bei Kindern, allergische Empfindlichkeiten, Hautausschläge und die Mehrzahl chronischer Verdauungsbeschwerden. Ich hatte Patienten, die fest davon überzeugt waren, ihr Blut, ihre Lungen und andere lebenswichtige Organe seien mit Hefepilzen befallen und starke pilztötende Medikamente verschrieben haben wollten. Sie mieden Bier, Wein, Brot, Essig und sogar Eßpilze in dem Glauben, daß alles, was in irgendeiner Form mit Hefe oder Pilzen zu tun habe, ihre Krankheit fördere.

Derartige Ängste sind meist Unsinn. In der Regel entbehren Diagnosen einer systemischen Candida-Infektion jeder wissenschaftlichen Basis, und die Mehrzahl der entsprechend verordneten Behandlungen sind reine Zeit- und Geldverschwendung. Denn im Falle eines realen Pilzbefalls Ihres Blutes oder lebenswichtiger Organe wären Sie lebensgefährlich erkrankt und lägen auf einer Intensivstation. Da Candida normal in jedem menschlichen Körper vorkommt, kann bei allgemein auftretenden Symptomen mit keinem objektiven Testverfahren nachgewiesen werden, daß Candida der Auslöser ist. Wenn Candida in einem Rachenabstrich eines depressiven Patienten nachgewiesen werden kann, ist das noch lange kein Beweis, daß die Hefepilzinfektion die Ursache der Depression ist.

Die meisten der gegen diese Modekrankheit verordneten Therapien sind, einmal abgesehen für den Geldbeutel, unschädlich. Eine Ausnahme ist der rezeptpflichtige Wirkstoff Ketoconazol (Nizoral). Gegenanzeigen sind mögliche Leberschädigungen, und dieses Medikament sollte nur auf ausdrückliche Verordnung eines Spezialisten für Infektionskrankheiten genommen werden. Nystatin (oder Mycostatin mit dem Wirkstoff Nystatin [in Österreich auf dem Markt – d. Ü.]) ist demgegenüber unbedenklicher, weil es im Magen-Darmtrakt nicht resorbiert wird.

Frauen, die unter wiederholten vaginalen Hefepilzinfektionen leiden, können hierzu weitere Einzelheiten unter dem Eintrag ›vaginale Hefepilzinfektionen‹ finden. Denjenigen, die sich über einen Pilzbefall ihres Organismus sorgen, sei empfohlen, täglich rohen Knoblauch zu essen (siehe S. 357f), der eine höchst wirksame pilzhemmende Agenzie ist. Versuchen Sie es gegebenenfalls mit einer Nystatin-Behandlung (ein rezeptpflichtiges Mittel), und reduzieren Sie Ihre Zukkerzufuhr. Oft wird Pau d'arco, ein aus der Rinde eines südamerikanischen Dschungelbaumes (aus der Gruppe der *Tabebuia*) hergestelltes Kräuterheilmittel bei Candida-Infektionen empfohlen. Ich selbst verschreibe es nicht, weil ein Großteil der importierten Rinde stark mit Pestiziden belastet ist.

Candida-Infektionen sind ein wunderbares Beispiel für typische Modekrankheiten. Sie entsprechen unseren Ängsten, durch äußere Eindringlinge verwundbar zu sein, und befriedigen zudem unser Bedürfnis, einen spezifischen Erreger für irgendwelche vagen und allgemeinen Symptome verantwortlich zu machen. In zehn Jahren ist diese Modewelle vielleicht vorbei. In der Zwischenzeit sollten Sie, sofern Sie lange Zeit Antibiotika und Steroide genommen und klare Symptome und Anzeichen einer Hefepilzinfektion haben, in jedem Fall die vorgenannten Ratschläge befolgen. Sollten sich nach einer angemessenen Zeit von vier bis sechs Wochen keine wesentlichen Verbesserungen einstellen, ist möglicherweise eine andere Diagnose in Betracht zu ziehen.

Chronische Darmstörungen

Als eine der typischen Zivilisationskrankheiten sind chronische Darmstörungen ultimativ auf nervlich bedingte Eingriffe in die natürlichen funktionellen Abläufe im unteren Verdauungstrakt zurückzuführen. Die Symptome sind vielfältiger Natur und verändern sich im Laufe der Zeit. So reichen die Beschwerden von Durchfall, Verstopfung, Gasbildungen, Aufblähungen des Bauches bis hin zu Schmerzen und Unverträglichkeit bestimmter Lebensmittel. Bei Magen-Darm-Spezialisten, aufwendigen ärztlichen Untersuchungen oder Medikamenten sollten Sie erst Zuflucht suchen, wenn alle nachfolgend aufgezeigten Heilmethoden erschöpft sind. Denn chronische Darmstörungen lassen sich in der Regel problemlos mit Veränderungen des Lebensstils beseitigen.

- Verzichten Sie auf folgende Drogen: Kaffee und entkoffeinierten Kaffee sowie alle anderen Koffeinquellen, Tabak sowie alle anderen Stimulanzien (siehe S. 182f).
- Streichen Sie Milch und Milchprodukte aus Ihrem Speiseplan.
- Meiden Sie Produkte, die mit Sorbit oder Sorbitol gesüßt sind (wie beispielsweise zuckerfreier Kaugummi).
- Sorgen Sie für eine faserreiche Ernährung (siehe S. 77ff), und nehmen Sie, je nach Bedarf, Psyllium zur Unterstützung einer regelmäßigen Darmtätigkeit.
- Nehmen Sie dreimal täglich zwischen den Mahlzeiten ein oder zwei magensäureresistente Kapseln Pfefferminzöl.
- Nehmen Sie zusammen mit den Mahlzeiten eine milchfreie Marke einer Acidophilus-Kultur (siehe S. 336).
- Experimentieren Sie mit der Einnahme von Enzianwurzel vor oder nach den Mahlzeiten (siehe S. 354f).
- Machen Sie die Atemübung auf S. 187ff.
- Machen Sie ein Entspannungs- oder Streßabbau-Training. Hierzu sind Biofeedback, Yoga und Meditation hilfreich.

Colitis ulcerosa

Colitis ulcerosa ist eine weitere der klassischen streßbedingten Krankheiten, deren Ursachen man inzwischen ebenfalls in rein physischen Bereichen festzumachen sucht. So lernen Medizinstudenten denn auch nicht mehr, daß die Psyche hierbei eine immens wichtige Rolle spielt, und medizinische Forscher schreiben, sie könnten nicht verstehen, warum diese Krankheit bei Ex-Rauchern häufiger als bei aktiven Rauchern auftritt. (Der Grund ist für mich offensichtlich: Rauchen verbrennt eine Menge nervöser Energie. Wird dieses Ventil geschlossen, kann die gesteigerte Nervosität viele Symptome, einschließlich Verdauungsstörungen, verursachen.)

Colitis ulcerosa, eine Entzündung der Dickdarmschleimhaut, äußert sich in Form von blutigem Durchfall, Schmerzen und einer Vielzahl von Komplikationen, die oft drastische Maßnahmen erforderlich machen. Auch spielt die Autoimmunität bei dieser Krankheit eine Rolle, die letztlich auslösenden Faktoren sind jedoch nicht alle bekannt. Schulmedizinisch wird Colitis ulcerosa mit starken Medikamenten, einschließlich Langzeitgaben von Steroiden, behandelt; schlagen diese Therapien fehl, so wird der Darm ganz oder teilweise entfernt. Bei der Crohn-Krankheit, einem engverwandten Problem, beschränken sich die Entzündungen nicht nur auf die äußeren Schleimhautschichten, sondern erstrekken sich auf die ganze Darmwand. Die Crohn-Krankheit kann auch den Dünndarm mitbefallen und erweist sich Behandlungsversuchen gegenüber noch wesentlich resistenter.

Typisch für die Krankheiten ist, daß sich Phasen der Verschlimmerung und Remission der Symptome abwechseln. Eine Behandlung sollte nicht auf eine Unterdrückung des entzündlichen Prozesses, sondern auf eine Unterstützung der Remission abzielen. In dieser Hinsicht habe ich bei vielen Patienten Erfolge erlebt, sobald diese ihren Lebensstil verändert hatten. So gelang bei einer Frau, die jahrelang unter einer schweren Colitis ulcerosa gelitten hatte, eine vollständige Remission, nachdem sie ihre Ernährung auf eine makrobiotische Diät umgestellt hatte.

Nachfolgend die Empfehlungen, die ich Personen mit Colitis ulcerosa und der Crohn-Krankheit gebe:

- Strikt Kaffee, entkoffeinierten Kaffee, sämtliche anderen Koffeinquellen und sämtliche stimulierenden Drogen zu meiden.
- Milch und sämtliche Milchprodukte zu meiden.
- Mit Sorbit bzw. Sorbitol gesüßte Nahrungsmittel zu meiden.
- Die unter ›Autoimmunität‹ ausgeführten allgemeinen Ratschläge zu befolgen.
- Sich an die Ernährungsratschläge in den Kapiteln 1 und 2 zu halten, dabei aber zu berücksichtigen, daß frisches Obst und Gemüse während einer akuten Colitis-Phase reizstoffartig wirken können.
- Ulmenpulver *(Ulmus rubra)*, zu Schleim angerührt, zu verwenden (siehe S. 361).
- Aloe vera-Saft zu nehmen, ein Teelöffel nach den Mahlzeiten oder eine geringere Dosis, sofern die entspannende Wirkung damit erzielt wird (siehe S. 348 f).
- Die Atemübung auf S. 187 ff zu machen.
- Ein Biofeedbacktraining zu absolvieren (S. 193 ff). Ebenfalls mit Hypnotherapie und anderen, in Kapitel 6 beschriebenen Entspannungstechniken zu experimentieren.
- Psychotherapie zur Bewältigung emotionaler Konflikte zu nutzen.
- Mit der traditionellen Chinesischen Medizin, der Ayurvedischen Medizin, einer radikalen Umstellung der Ernährung und unter Aufsicht durchgeführten Langzeitfastenkuren zu experimentieren (S. 301 ff).

Depressionen

Depressionen sind in unserer Gesellschaft ein so verbreitetes Problem, daß sie von vielen als etwas ganz Normales hingenommen werden. Wichtig ist die Unterscheidung vor allem zwischen zwei Depressionsformen: der reaktiven Depression, einer normalen Reaktion auf äußere Ereignisse, und der endogenen Depression, die von innen kommt und situationsunabhängig ist. Bei der erstgenannten Form sollten Sie sich bemühen, sich beispielsweise mit Hilfe von Psychotherapeuten oder psychologischen Beratern aus der Depression herauszuarbeiten, statt zu versuchen, darüber hinwegzugehen und sie zu verbergen. Bei endogenen Depressionen können hingegen andere Formen der Behandlung erforderlich sein.

Liest man die Werbeanzeigen pharmazeutischer Unternehmen, so könnte man meinen, Depressionen und andere Formen psychischer Krankheiten seien leicht zu überwinden, aber ungeachtet all dieser Versprechungen ist die Wirklichkeit alles andere als rosig. Antidepressiva sind mitnichten so wirksam, wie Psychiater und Manager der Pharmaunternehmen es darzustellen versuchen; abgesehen davon, können sie mit höchst schädlichen Nebenwirkungen verbunden sein.

Von allen Sparten der heutigen Medizin ist die Psychiatrie am stärksten einem materialistischen Denken verhaftet. Ausgehend von der These, alle psychischen Probleme seien das Ergebnis einer gestörten Biochemie des Gehirns, erklärt sich denn auch, daß sie derart umfassend auf den Einsatz von Medikamenten baut. Für mich ist der Umkehrschluß gleichermaßen einleuchtend, daß nämlich gestörte Stimmungs- und Denkmuster die *Ursache* einer gestörten Biochemie des Gehirns sind, so daß ich geneigt bin, nach anderen Wegen der Behandlung bei Depressionen zu suchen.

Der buddhistischen Psychologie zufolge ist die Depression die unabdingbare Konsequenz unserer Suche nach Anregung. Diese Sicht legt nahe, daß wir nach einem Gleichgewicht unseres Gefühlslebens streben sollten, statt Höhepunkten nachzujagen und uns über die sich logischerweise ergebenden Tiefen zu beklagen. Eine Grundregel der buddhistischen Psychologie ist die tägliche Meditation (siehe S. 195 ff), und ich teile die Meinung, daß dies der beste Weg ist, an die Wurzel der Depression heranzukommen und Veränderungen herbeizuführen. Hierzu ist allerdings Durchhaltevermögen erforderlich, denn die Meditation zeitigt keine raschen Erfolge.

Für eine schnellere symptomatische Therapie von Depressionen kenne ich keine bessere Methode als aerobe Übungen – im Ausmaß des bereits angesprochenen Pensums von 30 Minuten an wenigstens fünf Tagen in der Woche. Bei Depressionen sind Sport oder körperliche Bewegung vielleicht das letzte, wonach Ihnen zumute ist, zwingen Sie sich aber dennoch dazu. Die Erfolge sind nicht sofort, aber binnen weniger Wochen erkennbar.

Halten Sie sich an die in den Kapiteln 1 und 2 dargelegte proteinarme, fettarme und kohlenhydratreiche Ernährungsweise. Versuchen Sie auch folgende Aminosäuren- und Vitamin-Kombination: Nach dem Aufstehen morgens nehmen Sie mindestens eine Stunde vor dem Frühstück 1500 Milligramm DL-Phenylalanin, 100 Milligramm Vitamin B_6 sowie 500 Milligramm Vitamin C und essen ein Stückchen Obst oder trinken ein kleines Glas Saft. (Sofern Sie unter hohem Blutdruck leiden, lesen Sie die Gegenanzeigen zu Phenylalanin auf S. 332).

Achten Sie darauf, daß Sie keine Medikamente nehmen, ob rezeptfrei oder rezeptpflichtig, die eine Depression fördern oder manifestieren. Hierzu gehören sämtliche Histaminika, Tranquilizer, Schlafmittel und Narkotika. Meiden Sie diese Medikamente, wenn Sie in irgendeiner Form zu Depressionen neigen.

Äußerste Vorsicht ist bei depressiven Stimmungen auch im Hinblick auf den Konsum von Freizeitdrogen geboten, insbesondere Alkohol, Kokain, Amphetamine, Beruhigungsmittel, Narkotika und Marihuana. Sie mögen zwar vorübergehend eine gewisse Abhilfe schaffen, bei regelmäßiger Verwendung ist die Gefahr allerdings groß, daß sie die Depression bis hin zu einem prekären Niveau verschärfen. Ebenso kann der suchtartige Konsum von Kaffee und anderen Koffeinformen normale Stimmungslagen negativ beeinflussen und Depressionen verschlimmern.

Alternativ bietet sich zur Behandlung von Depressionen der verschreibungspflichtige Wirkstoff Phenytoin (in Dilantin und einer Reihe anderer Präparate enthalten) an, der gewöhnlich als Antiepileptikum verabreicht wird. Es handelt sich hierbei um eine relativ ungefährliche Arznei mit einer langen klinischen Tradition, die durchaus rasche Erfolge, innerhalb von 24 oder 48 Stunden, erzielen kann. Bitten Sie einen Arzt, Ihnen ein Phenytoin-Präparat – mit einer Dosierung von 100 Milligramm zweimal täglich – zu verschreiben, welches Sie parallel zu den vorgenannten Empfehlungen verwenden. Sobald sich Besserungen zeigen, reduzieren Sie die Gabe auf zweimal täglich 50 Milligramm für die Dauer von einer Woche, sodann auf 50 Milligramm einmal täglich für eine weitere Woche, dann setzen Sie das Medikament ab. Interessante Informationen über diese unorthodoxe Verwendung von Dilantin finden Sie in *A Remarkable Medicine Has Been Overlooked* von Jack Dreyfus (New York, Dreyfus Medical Foundation, 1988).

Ein letzter Rat zu Depressionen: Depressionen sind ein Zustand nach innen verkehrter Energie, negativer Energie. Sie werden eine Depression niemals überwinden, wenn Sie versuchen, sie zu übergehen oder zu verdrängen. Seelischen Frieden finden Sie nur, indem Sie Ihre Depressionen akzeptieren, deren Ursachen analysieren und entsprechende Veränderungen initiieren. Erst dann werden Sie das Gesamtpotential der durch die Depression gebundenen Energie positiv nutzen können.

Diabetes

Diabetes mellitus (Zuckerkrankheit) ist eine erbliche Stoffwechselstörung, bei der zwischen zwei Formen unterschieden wird: Typ I (juvenile Diabetes) und Typ II (Altersdiabetes). Die erste Form setzt in der Kindheit oder Jugend ein, sie ist gravierender, lebenswichtig sind regelmäßige Insulininjektionen, und es handelt sich hierbei um eine Autoimmunkrankheit. Der zweite Typus tritt bei älteren Personen auf, er ist weniger schwerwiegend, hat keinen autoimmunen Ursprung und kann oft durch Beibehaltung des Normalgewichts, eine vernünftige Ernährung oder die Einnahme von Medikamenten kontrolliert werden.

Es würde den Rahmen dieses Buches sprengen, im Detail Wege und Möglichkeiten zum Umgang mit Diabetes aufzuzeigen, die sich nicht ausschließlich auf den Einsatz pharmazeutischer Medikamente stützen. So will ich mich darauf beschränken, anzumerken, daß die meisten Richtungen der Schulmedizin sehr wohl über Methoden zur Regulierung des Blutzuckers verfügen und den Betroffenen bei ihrer Krankheit helfen, die als solche bereits seit der Antike anerkannt ist. *Insulinabhängige Diabetiker sind schwerlich in der Lage, vollständig auf Insulingaben zu verzichten und sollten es auch nie versuchen.* Dennoch können auch sie mit naturgemäßen Therapien und Änderungen des Lebensstils in die Lage versetzt werden, ihren Insulinbedarf zu reduzieren.

Ziel der von der juvenilen Diabetes Betroffenen sollte sein, ihren Insulinbedarf auf ein Minimum zu reduzieren, indem sie mit einem Rahmenprogramm von Diät, körperlicher Bewegung und Streßreduzierung die Voraussetzungen für eine optimale Gesundheit, insbesondere des Herz-Kreislaufsystems, schaffen. Die Zielsetzung bei Altersdiabetikern sollte demgegenüber sein, völlig auf Insulin und andere verordnete Medikamente zu verzichten und die Krankheit mittels einer konsequenten, gesunden Lebensweise zu kontrollieren.

Überraschend viele der weltweit von der traditionellen Medizin genutzten Pflanzen verfügen über hypoglykämische Eigenschaften, das heißt, sie senken erhöhten Blutzucker. Eine dieser in Europa und Nordamerika weitverbreiteten Pflanzen ist die Heidelbeere (*Vaccinium myrtillus*). Heidelbeerblätter-Tee ist, wenn er über eine längere Zeit getrunken wird, ein zugleich mildes und wirksames Mittel zur Regulierung des Blutzuckers. Trinken Sie mindestens drei Monate lang jeweils eine Tasse morgens und abends. Neben Heidelbeerblättertee sind auch aus Früchten bereitete Tinkturen und Extrakte im Handel erhältlich.

Stärker hypoglykämisch wirkende Kräuter sind oftmals über Praktiker traditioneller heilkundlicher Systeme zu beziehen. So verwenden beispielsweise die mexikanisch-amerikanischen *Curanderos* Tees und Extrakte der *Hamula*, einer Pflanze (*Brikkellia grandiflora*), die in den Bergwäldern Südarizonas wächst. Ich ermutige Diabetiker, es sowohl mit den Mitteln der *Curanderos* als auch denjenigen der traditionellen Chinesischen und Ayurvedischen Medizin zu versuchen.

Einigen Forschungsberichten zufolge kann das Coenzym Q (CoQ10, siehe S. 337f) den Blutzucker stabilisieren. Nehmen Sie versuchsweise 80 Milligramm täglich über eine Mindestdauer von drei Monaten.

Streß ist ein weiterer Faktor, der einen weitreichenden Einfluß auf den Verlauf einer Diabetes haben kann. Vielleicht ist die Autosuggestion ein Weg, Ihren Insulinbedarf zu mindern. Experimentieren Sie mit Hypnotherapie und anderen in Kapitel 6 beschriebenen Entspannungsmethoden.

Man ist leicht geneigt, vor allem die juvenile Form der Diabetes als eine Geißel der Menschheit schlechthin zu sehen, hilfreich ist aber in jedem Fall eine weniger negative Sicht. Diabetes hat weltweit überraschend hohe Ausmaße angenommen, überraschend vor allem deshalb, weil es sich hierbei um eine genetisch bedingte Störung handelt, die Menschen schwerkrank machen und das Leben erheblich verkürzen kann. Ein Ansatz, das Fortbestehen der hierfür verantwortlichen Gene zu erklären, ist vielleicht, zu überlegen, inwieweit sie früher nützlich und von Vorteil gewesen sein können. So könnten Diabetiker denn auch in der Tat in Populationen, die ständig am Rande des Verhungerns oder im fortwährenden Wechsel zwischen Schmausen und Hungern leben, wie dies wahrscheinlich bei vielen unserer Vorfahren der Fall war, bessergestellt sein als Nichtdiabetiker. Sie besitzen einen andersgearteten Stoffwechsel, der nur dann ein Nachteil ist, wenn Nahrung jederzeit und im Überfluß vorhanden ist.

Wenn diese Sicht richtig ist, und davon bin ich überzeugt, so ist Diabetes weder eine Krankheit noch eine Geißel, sondern vielmehr eine alternative genetische Veranlagung, die *nur in Relation zu Lebensstil und Umwelt* zu einer Krankheit wird. Ein mögliches Fazit aus diesen Überlegungen wäre, den Lebensstil und die Umwelt zielgerichtet in der Form zu verändern, daß sie eine rückläufige Entwicklung der Krankheit begünstigen. Die heutigen medizinischen Therapien lassen in dieser Hinsicht jeden Ansatz vermissen. Sie beschränken sich darauf, eine Form der Manifestation von Diabetes (gefährlich hohen Blutzucker) zu kontrollieren, ohne das Problem an den Wurzeln zu packen. Ich habe kein alternatives Programm anzubieten, außer daß ich Diabetiker ermutige, mit ihrer Ernährung, Häufigkeit und Umfang der Mahlzeiten und in jeder Hinsicht mit der Gestaltung ihres Lebens zu experimentieren, um herauszufinden, ob sie ihren Insulinbedarf reduzieren können. Das bedeutet die Bereitschaft, ein hohes Maß an Eigenverantwortung für Ihre Gesundheit zu übernehmen, aber schließlich lesen Sie aus ebendiesem Grund mein Buch.

Divertikulitis

Bei dieser verbreiteten Krankheit handelt es sich um eine Entzündung von Ausstülpungen (Divertikel) in den Wandteilen des Dickdarms, die zu Krampfanfällen, Unterbauchschmerzen und Verstopfung oder zu Verstopfung im Wechsel mit Durchfall führt. Ich rechne Divertikulitis zu den typischen Lebensstilkrankheiten, weil ich noch nie erlebte, daß sie bei Personen auftrat, die sich gesund ernähren, Kaffee und Zigaretten meiden, ein ausreichendes Maß an körperlicher Bewegung haben oder Sport treiben und ihren Streß bewältigen, so daß dieser ihr Verdauungssystem nicht negativ beeinflussen kann.

Bei unkomplizierten Fällen kann schon eine faserreiche Ernährung Abhilfe schaffen. Fügen Sie Ihren Speisen zusätzliche Ballaststoffe in Form von Weizenkleie oder Psylliumsamen (siehe S. 478) zu, und vergessen Sie nicht, stets ausreichend Wasser zu diesen Quellmitteln zu trinken. Ebenso können stuhlaufweichende Präparate von Nutzen sein (siehe S. 478 ff). Rohes Gemüse sollte wegen seiner möglichen Reizwirkung für den entzündeten Darm bis zum Abklingen der akuten Phase gemieden werden. Nehmen Sie nach den Mahlzeiten Aloe vera-Gel (siehe S. 348 f), aber in so geringen Dosen, daß eine abführende Wirkung ausgeschlossen ist. Zwei weitere ausgezeichnete Kräuterheilmittel sind Pfefferminzöl in darmlöslichen, also magensaftresistenten Kapseln (siehe S. 359f) und Ulmen-Pulver, das als Schleim angerührt wird (siehe S. 361).

Wichtig ist, jedwede Koffeinzufuhr sowie Tabak zu meiden und regelmäßige Entspannungsübungen zum Abbau von Streß zu machen.

Bei zusätzlichen Komplikationen infolge einer Infektion oder eines Darmverschlusses kann eine Behandlung mit Antibiotika oder ein chirurgischer Eingriff erforderlich werden.

Durchfall

Es gibt eine Reihe unbedenklicher und wirksamer Mittel gegen diese häufig auftretende und quälende Beschwerde. Eines der besten ist Kaopectate N, eine Suspension einer absorptionsfähigen Tonerde. Ich empfehle diese konzentrierten Tabletten, die frei von Zusatzstoffen sind. Das Präparat wirkt in der Form, daß es die Absorption bakterieller Toxine verhindert, indem es auf der Darmwand einen Film bildet und selbst einige dieser Toxine aufnimmt.

Ein gutes Kräuterheilmittel gegen Durchfall ist die Wurzelrinde einer Beerenart, *Rubus macropetalus*. Sie enthält Tannine, die einen positiven adstringierenden Effekt auf die Darmschleimhäute ausüben. Kochen Sie die Wurzelrinde zwanzig Minuten in Wasser, dann absieben und alle zwei bis vier Stunden eine Tasse trinken, bis der Durchfall verschwunden ist. Mitunter ist dieses nützliche Pflanzenmittel auch als Tinktur erhältlich. Nehmen Sie alle zwei bis vier Stunden einen Teelöffel der Tinktur mit etwas Wasser ein.

Sofern Durchfall mit schmerzhaften Krämpfen verbunden ist, bietet sich Opium als ein altbewährtes und in diesem Fall das beste Mittel an. Es ist höchst wirksam und bei kurzbefristeter, angemessener Dosierung relativ unbedenklich. (In der Bundesrepublik sind verschiedene Opiate speziell für durchfallspezifische Indikationen im Handel; vorzugsweise sollten Sie ein Präparat in Tropfenform wählen.) Empfehlenswert ist ebenso eine mit Kampfer angereicherte Opiumtinktur, Tinctura Opii camphorata, ein weniger starkes Präparat; nehmen Sie alle drei bis vier Stunden einen Teelöffel mit etwas Wasser. Diese Opiumpräparate sind verschreibungspflichtig und können zusammen mit Kaopactate N verwendet werden. Opiumpräparate sollten niemals länger als achtundvierzig Stunden und ausschließlich bei mit Krämpfen verbundenem Durchfall verwendet werden.

Von Belladonna oder anderen Derivaten von Nachtschattengewächsen zur Beruhigung eines überaktiven Darms rate ich ab. Diese Drogen sind weitaus toxischer als Opium und überdies mit unangenehmen Nebenwirkungen für Geist und Körper verbunden.

Durchfall kann zu einem Flüssigkeitsmangel führen, wenn die verlorengegangene Flüssigkeit nicht ersetzt wird. Trinken Sie reichlich Flüssigkeiten, die frei von weiteren Zusätzen sind: koffeinfreie Tees, klare Brühe, Säfte. Wenn möglich, essen Sie mehrmals über den Tag verteilt eine Kleinigkeit, vorzugsweise etwas Weiches, Leichtverträgliches. Meiden Sie Milch und Milchprodukte, rohes Gemüse, Salate und Obst, Kleie, Vollkorngetreide, Süßspeisen und Süßigkeiten, Gewürze, Koffein und Alkohol.

Akuter Durchfall mit blutigem oder schleimigem Stuhl kann möglicherweise Zeichen einer bakteriellen oder parasitären Infektion sein, insbesondere wenn Sie sich in Regionen aufhalten, wo hygienische Bedingungen zu wünschen übriglassen. Lassen Sie Stuhlkulturen anlegen und untersuchen, und nehmen Sie entsprechende Medikamente, sofern ein spezifischer Erreger gefunden wurde.

Chronischer Durchfall hat viele Ursachen. Zu den häufigsten zählen Kaffeesucht (und andere Formen von Koffeinsucht) sowie psychischer Streß. Wiederkehrende Durchfallepisoden, die zusammen oder im Wechsel mit der Bildung von Gasen, Blähungen, Schmerzen und Verstopfung auftreten, verleiten oft zu Besuchen bei Magen-Darm-Spezialisten, die sich dann am Ende als fruchtlos erweisen, weil nach umfangreichen Untersuchungen einzig eine »chronische Darmstörung« diagnostiziert und kaum etwas Hilfreiches angeboten wird. Weitere Informationen zu diesem vagen Begriff finden Sie unter dem entsprechenden Stichwort. Siehe auch »Colitis ulcerosa«, eine andere und schwerwiegendere Krankheit, bei der chronischer Durchfall eines der Hauptsymptome ist.

Ekzem

Das Ekzem, auch als allergische Dermatitis bekannt, ist ein allergiebedingtes Hautleiden, das des öfteren bei Kleinkindern, Kindern und Jugendlichen an den verschiedensten Stellen des Körpers in Form von juckenden, flächenhaften roten Flecken auftritt. Es kommt und geht und erscheint oft im Verbund mit anderen allergischen Krankheiten wie Asthma.

Dermatologen behandeln Ekzeme äußerlich mit Steroiden. Ich lehne diese Form der Behandlung ab, weil sie meines Erachtens die Symptome unterdrückt, statt sie zu heilen, mit dem Ergebnis, daß der Krankheitsprozeß nur noch weiter verfestigt wird. Zudem schwächen Steroide das Immunsystem.

Ich habe mit folgenden Maßnahmen bei Ekzemen gute Erfolge erzielt:

- Verbannen Sie Milch und alle Milchprodukte von Ihrem Speiseplan.
- Nehmen Sie zweimal täglich 500 Milligramm Schwarzes Johannisbeeröl (siehe S. 338f). Kinder unter zwölf Jahren erhalten die halbe Dosis. Es dauert sechs bis acht Wochen, bis sich Besserungen zeigen.
- Versuchen Sie einmal Imaginationsübungen oder Hypnotherapie, um auf diese Weise auch die Verbindung von Psyche und Körper zu nutzen, die gemeinhin bei allergiebedingten Hautproblemen eine Rolle spielt.
- Zur äußeren Anwendung können Sie es ebenso mit Chaparral-Tee versuchen, den Sie mit einem Wattebausch auftragen (siehe S. 411f). Ein weiteres ausgezeichnetes, äußerlich anzuwendendes Mittel ist das aus den Samen der *Kochia scoparia* gewonnene Öl. Die bei uns nur als Zierstrauch bekannte Pflanze (Sommerzypresse) zählt in China zu den Heilpflanzen. Kochia-Öl ist auch bei uns hie und da erhält-

lich. Es sollte zweimal täglich auf die betroffenen Körperstellen aufgetragen werden, bis alle Reizungen verschwunden sind.

Entzündungen

Entzündungen sind eine normale Reaktion des Körpers auf Verletzungen und Infektionen und ein wesentlicher Bestandteil des Heilungsprozesses. Die bei entzündlichen Prozessen typischerweise auftretenden Rötungen, Wärmeempfindungen, Schwellungen und Schmerzen signalisieren sämtlich, daß das Immun-, Kreislauf- und hormonelle System alle körpereigenen Abwehrkräfte mobilisieren, um die Gesundung des geschädigten Gewebes zu beschleunigen. Eine Entzündung gerät dann zur Krankheit, wenn sie ungewöhnlich lange anhält oder keinen erkennbaren Zweck erfüllt. So kann sie oft das unliebsame Zeichen einer Autoimmunerkrankung oder auch ein wichtiges Indiz eines Skelettmuskulaturleidens sein.

Ärztlicherseits werden Entzündungen mit entzündungshemmenden Arzneien behandelt, die mit magenschädigenden Nebenwirkungen verbunden sind, und mit Kortikosteroiden, die toxisch sind und die Symptome lediglich unterdrükken. Es gibt natürlich Alternativen.

Entzündungen werden von einer Gruppe hormonähnlicher Substanzen, den sogenannten Prostaglandinen, reguliert. Einige Prostaglandine verstärken den entzündlichen Prozeß, andere hemmen ihn. Aspirin, Ibuprofen und andere nichtsteroidhaltigen entzündungshemmenden Mittel beeinflussen das Prostaglandin-System. Den gleichen Einfluß können Sie mit der Wahl Ihrer Nahrung, insbesondere der Art der Fette, die Sie zu sich nehmen, geltend machen, da der Körper die Prostaglandine aus Fettsäuren herstellt.

Viele mehrfach ungesättigten pflanzlichen Öle begünstigen die Synthese der stimulierenden Prostaglandine; sie sollten bei jeder Form einer chronischen Entzündung gemieden werden. Demgegenüber unterstützt die in Schwarzem Johannisbeeröl enthaltene Gamma-Linolensäure (siehe S. 338f) die Synthese der Prostaglandinhemmer und sollte zusätzlich zugeführt werden. Gleichermaßen förderlich sind die in Sardinen und anderem ölhaltigen Fisch (S. 51 ff) und in Leinsamenöl (S. 53) enthaltenen Omega-3-Fettsäuren. Es kann sechs bis acht Wochen dauern, bis diese diätetischen Umstellungen erste Resultate zeigen, diese werden jedoch erzielt und haben überdies den Vorteil, mit keinerlei toxischen Nebenwirkungen verbunden zu sein.

Wenn Sie schnellere symptomatische Abhilfe benötigen, verwenden Sie Aspirin und Ibuprofen, aber mit Bedacht. Wichtig ist, sie niemals auf nüchternem Magen einzunehmen und bei Auftreten von Magenschmerzen oder anderen widrigen Symptomen sofort abzusetzen.

Außerdem können Kälte- und Wärmeanwendungen bei manchen Entzündungsformen nützlich sein (siehe Kapitel 13). Versuchen Sie auch homöopathische Behandlungsformen. Da das Immunsystem die zentrale Rolle bei diesem Prozeß spielt, sei zudem nicht die geistige und psychische Einflußnahmemöglichkeit vergessen. Versuchen Sie es mit Hypnotherapie und Imaginationsübungen, um diese Verbindung zu nutzen.

Epilepsie

Epilepsie oder Fallsucht ist ein Anfallsleiden, dem eine chronische Funktionsstörung des Gehirns zugrundeliegt. Epileptische Anfälle werden durch neuronale Entladungen, welche periodisch die normale Hirnfunktion unterbrechen, ausgelöst. Diese Störung kann angeboren sein, sich aber ebenso im Laufe der Zeit entwickeln. Die Anfälle können schwerwiegender Natur, wie im Falle der ›Grand mal‹-Anfälle, oder auch kaum wahrnehmbar, nur mit kurzen Bewußtseinseintrübungen verbunden sein. *Jeder, bei dem erstmals ein Anfall auftritt, sollte einen Neurologen zwecks Erstellung einer genauen Diagnose aufsuchen.*

Von der herkömmlichen Medizin wird dieses Anfallsleiden medikamentös und in seltenen Fällen auch chirurgisch behandelt. Die hier verwendeten Medikamente erweisen sich bei einigen Anfallsformen als sehr wirksam, bei anderen weniger. Aber selbst wenn sie helfen, werden sie von den Patienten oft widerwillig genommen, weil es sich hierbei sämtlich um Depressiva und Sedativa handelt, die sowohl die Stimmungslage als auch den Energiehaushalt weitreichend beeinflussen. Patienten, die versuchen möchten, ihre Anfälle mit anderen Methoden zu behandeln und ihre Medikation zu reduzieren, stehen die meisten Ärzte ratlos gegenüber.

Ich habe in dieser Hinsicht Vorschläge anzubieten, warne die Patienten aber nachdrücklich vor den Gefahren eines plötzlichen Absetzens der krampfhemmenden Mittel. Selbst gesunde Menschen würden, nach einer gewissen Behandlungszeit mit diesen Medikamenten, bei einem plötzlichen Entzug Anfälle erleiden. *Deshalb dürfen Antiepileptika niemals abrupt abgesetzt werden. Wichtig ist, die Dosis stets allmählich zu reduzieren, und auch das erst, wenn Sie begonnen haben, andere Maßnahmen zur Kontrolle möglicher Anfälle zu nutzen. Bei Auftreten eines Anfalls ist sofort wieder zur verordneten Dosis zurückzukehren.*

Da das Behandlungsziel bei Anfallsleiden die Reduzierung der Erregbarkeit des Gehirns ist, müssen zunächst einmal sämtliche Stimulanzien, einschließlich Tabak, Kaffee, Tee, Cola, Schokolade und andere Drogen, gemieden werden (siehe S. 201 ff, 216 ff).

- Verwenden Sie Baldriantinktur (siehe S. 350 f) als natürliches, mildes Beruhigungsmittel. Nehmen Sie drei- oder viermal täglich einen Tropfenzähler voll zusammen mit etwas Wasser.
- Nehmen Sie zusätzlich eine Calcium-Magnesium-Ergänzung zur Stabilisierung der Nerven: jeweils 1000 Milligramm vor dem Zubettgehen und 500 Milligramm zwölf Stunden später. (Zitrate, Glukonate oder Chelatformen sind am vorteilhaftesten.)
- Machen Sie die Atemübung auf S. 187 ff.
- Sofern Sie einen entsprechenden Therapeuten finden können, experimentieren Sie mit Biofeedback, das auf der Grundlage von Gehirnwellenmessungen arbeitet (siehe

S. 193ff). Das Lernziel ist, langsamere Gehirnwellen zu erzeugen, und zwar mehr Alpha- und Theta-Wellen.

Sobald Sie einige dieser Umstellungen umgesetzt haben – *nicht vorher* –, versuchen Sie, die Dosis Ihrer krampfhemmenden Medikamente zu reduzieren. Wichtig ist, daß sich diese Reduzierung allmählich vollzieht: Lassen Sie sich bei jeder Stufe mehrere Wochen Zeit, ehe Sie weiter reduzieren. Bei allem dürfen Sie nicht vergessen, daß die Zielsetzung nicht das völlige Absetzen der Medikamente ist (obwohl ich gelegentlich Patienten getroffen habe, die das erfolgreich schafften), sondern sie auf ein Maß zu reduzieren, mit dem Sie leben und, ohne Anfälle, eine normale Vitalität genießen können.

Epstein-Barr-Virus

Siehe ›Vegetatives Erschöpfungssyndrom‹

Erkältungen

Gegen gewöhnliche Erkältungen werden mehr rezeptfreie Präparate als gegen irgendeine andere Krankheit verkauft. Ich habe zahllose Hausmittel gegen Erkältungen ausprobiert und möchte als Fazit meiner Experimente folgendes empfehlen:

- Um Erkältungen vorzubeugen, nehmen Sie regelmäßig Vitamin C (siehe S. 319f): 2000 Milligramm dreimal täglich.
- Beim ersten Anzeichen einer Erkältung essen Sie zwei rohe Knoblauchzehen (siehe S. 357f).
- Nehmen Sie Echinacea (siehe S. 295f). Diese Arzneipflanze wirkt, wie die meisten Mittel bei Erkältungen, am besten, wenn sie beim allerersten Anzeichen eines Problems verwendet wird.
- Lesen Sie in Kapitel 13 die Informationen über kurzzeitiges Fasten, Gurgeln und Nasenspülungen nochmals durch – allesamt hilfreiche Maßnahmen.

- Bei Sekretstau im Kopf- und Brustbereich, einem allgemeinen Unwohlsein und Fröstelgefühlen probieren Sie diesen wirksamen Tee: Raspeln Sie ein 2,5 cm langes Stück geschälter Ingwerwurzel. Zusammen mit zwei Tassen kaltem Wasser zum Kochen bringen, die Hitzezufuhr verringern und fünf Minuten sieden lassen. Einen halben Teelöffel Cayenne-Pfeffer (mehr oder weniger, je nach Geschmack) hinzugeben und nochmals eine Minute sieden lassen. Den Topf von der Herdplatte nehmen und zwei Eßlöffel frischen Zitronensaft, je nach Belieben Honig und außerdem ein oder zwei zerdrückte Knoblauchzehen hinzufügen. Den Tee leicht abkühlen lassen und gegebenenfalls sieben. Anschließend packen Sie sich in warme Decken und trinken davon, soviel Sie mögen.
- Sofern Sie häufiger als zweimal im Jahr erkältet sind, können Ihre Abwehrkräfte geschwächt sein. Lesen Sie Kapitel 12 über das Immunsystem nochmals durch, und machen Sie, über die tägliche Vitamin C-Einnahme hinaus, eine Kur mit Echinacea (Seite 295 f) und *Astragalus* (Seite 295).

Erkältungsbläschen

Siehe ›Herpes‹

Flüssigkeitseinlagerungen

Bei manchen Frauen stellen sich jeweils vor Beginn ihrer Menstruation Wassereinlagerungen ein, was sich in Form von Aufgedunsensein des Bauches und Anschwellen der Finger äußert. Ein unangenehmer, aber harmloser Effekt der natürlichen hormonellen Veränderungen, die bei denjenigen Frauen ein hohes Maß an psychologischem Streß auslösen, die sich durch ein verzerrtes körperspezifisches Selbstbild und eine zwanghafte Angst vor dem Dickwerden auszeichnen. So verfallen einige gesundheitsschädigenden Praktiken und gehen zur Verwendung rezeptfreier oder -pflichtiger harntreibender Mittel über, die für den Organismus belastender als die eingelagerte Flüssigkeit sein dürften.

Mit Hilfe einer vernünftigen Ernährung, einer eingeschränkten Natriumaufnahme während der prämenstruellen Phase und einem angemessenen Maß an körperlicher Bewegung kann das Problem in weiten Teilen bereits aufgefangen werden. Einfacher schwarzer Tee ist ein unschädliches, natürliches Diuretikum, das aber nur dann seine harntreibende Wirkung voll entfalten kann, wenn keine Koffeingewöhnung vorliegt. Zwei weitere pflanzliche Diuretika, die ich oft empfehle, sind Maisgriffeltee und gefriergetrocknete Löwenzahnblätter. Beide sind mild und ungiftig. Maisgriffeltee ist in Reformhäusern oder Apotheken erhältlich; sofern Sie Zugang zu Maisfeldern haben, können Sie ihn mit den fadenförmigen Griffeln auch selbst zubereiten, die Sie mit kochendem Wasser übergießen und zehn Minuten ziehen lassen. Trinken Sie zwei- bis viermal täglich jeweils eine Tasse. Bei gefriergetrockneten Löwenzahnblättern, die im Fachhandel angeboten werden, beträgt die Dosis ein oder zwei Kapseln zwei- bis viermal täglich. Weißdornbeeren (S. 371 f) haben demgegenüber stärkere harntreibende Eigenschaften. Wenden Sie diese Heilmittel nur bei akutem Vorliegen der Symptome an.

Sofern keine konkrete medizinische Notwendigkeit (wie Bluthochdruck oder Herzinsuffizienz) vorliegt, sollten Sie unbedingt auf pharmazeutische Diuretika verzichten.

Frauenkrankheiten

Siehe Blasenprobleme; Gebärmutter – Zelldysplasien des Gebärmutterhalses; Zystische Mammafibrose (Bindegewebsgeschwulst in der weiblichen Brust); Menopause; Prämenstruelles Syndrom; Gebärmutterfibrose; Vaginale Hefepilzinfektionen

Fußflechte

Hierbei handelt es sich um eine pilzartige Infektion der Haut, verwandt mit Tinea und Tinea cruris, beides Fadenpilzerkrankungen. Sie entwickelt sich an warmen, feuchten und dunklen Stellen, so daß die beste Therapie darin besteht, die befallenen Regionen möglichst viel frischer Luft und Sonnenlicht auszusetzen und sie sauber und trocken zu halten. Ein ausgezeichnetes Hausmittel bei diesem Problem ist Teebaumöl (siehe S. 360f), welches mindestens so gut oder sogar besser als pharmazeutische Antimykotika wirkt. Tragen Sie es drei- bis viermal täglich dünn auf die betroffenen Hautstellen auf, und verwenden Sie es auch noch zwei Wochen über das sichtbare Abheilen der Infektion hinaus, um sicherzugehen, daß der Pilz tatsächlich vernichtet ist.

Bei hartnäckigen oder ausgedehnten Fußflechtenpilzinfektionen verordnen Ärzte oft orale Antimykotika mit dem Wirkstoff Griseofulvin. Ein teures und zudem mit möglichen schädigenden Nebenwirkungen verbundenes Mittel, das über längere Zeitspannen eingenommen werden muß, insbesondere wenn die Nägel befallen sind, und nicht zuletzt bleibt der erstrebte Erfolg, die Infektion zu beseitigen, oft aus. Teebaumöl ist demgegenüber billig, unbedenklich und wirksamer, selbst bei erkrankten Nägeln.

Wenn Sie zu wiederholten Pilzinfektionen neigen, versuchen Sie, Ihren Speiseplan täglich um ein oder zwei Knoblauchzehen zu ergänzen (siehe S. 357f). Roher Knoblauch ist eine potente pilzhemmende Agenzie.

Gallensteine

Gallensteine und die hierdurch verursachten Gallenblasenentzündungen treten bei Frauen häufiger als bei Männern auf. Bei der Mehrzahl der Gallensteine handelt es sich um Cholesterinsteine, die sich bei einer fettarmen und weitestgehend vegetarischen Ernährungsweise wohl kaum entwickeln. Die Entfernung der Gallenblase zählte viele Jahre zu den Lieblingsoperationen der Chirurgen. Dabei ist es durchaus möglich, mit Gallensteinen zu leben, sofern sie keine Beschwerden verursachen. Gallenkoliken aber sind schmerzhaft und gefährlich und erfordern eine chirurgische oder anderweitige allopathische Behandlung. Gegenwärtig kommt eine neuartige Methode, Gallensteine mittels Schallwellen zu zertrümmern, zur Anwendung. Sie verspricht gefahrloser und einfacher als die herkömmliche chirurgische Entfernung der Gallenblase zu sein.

Gebärmutterfibrose

Ein Fibrom ist eine gutartige Bindegewebsgeschwulst, die, während der prämenopausalen Phase auftretend, zu Vergrößerungen und Deformierungen der Gebärmutter führt. Schmerzhafte und starke Menstruationsblutungen, bis hin zu Anämien, können das Ergebnis sein.

Die bloße Präsenz eines Fibroms reicht vielen Gynäkologen bereits als Vorwand, die Gebärmutter zu entfernen (Hysterektomie). Eine Operation ist jedoch erst angezeigt, wenn die Geschwulste erhebliche Probleme verursachen. Man kann problemlos mit sehr großen Geschwulsten leben, solange diese nicht mit Schmerzen und übermäßig starken Blutungen verbunden sind. Sie entwickeln sich nicht zu bösartigen Tumoren.

Ein Fibrom ist für sein Wachstum von Östrogen abhängig. Wenn Sie damit bis zum Eintritt der Menopause leben können, so wird es von selbst schrumpfen und sich nicht mehr melden, vorausgesetzt, Sie unterziehen sich keiner Östrogenersatztherapie. Aber auch wenn Sie noch Jahre bis zu Ihrer Menopause vor sich haben, können Sie einiges tun, um Ihren Östrogenspiegel zu senken und damit das Wachstum des Fibroms zu verlangsamen.

- Achten Sie auf eine fettarme Ernährung.
- Meiden Sie östrogenhaltige Nahrungsmittel (siehe S. 482).
- Steigern Sie Ihr Pensum an aeroben Übungen.
- Nehmen Sie zweimal läglich 400 IE Vitamin E.
- Bei schmerzhaften Menstruationsblutungen nehmen Sie

einen Monat lang zweimal täglich zwei Kapseln *Caulophyllum thalictroides*, Löwenzahnwurzel. Sofern sich Besserungen zeigen, setzen Sie die Behandlung einen weiteren Monat fort, dann die Dosis halbieren und allmählich auslaufen lassen.

- Bei starken Menstruationsblutungen sollten Sie, um sicherzugehen, daß keine Anämie vorliegt, ein umfassendes Blutbild erstellen lassen.
- Nutzen Sie Imaginationsübungen mit dem Ziel zu versuchen, ein Fibrom kleiner werden zu lassen.
- Lehnen Sie eine Entfernung der Gebärmutter ab. Der Faktor Zeit ist auf Ihrer Seite. Sollte eine Operation unumgänglich sein, so erkundigen Sie sich nach neuen Lasertechniken, die eine Entfernung der Geschwulst, statt der ganzen Gebärmutter, ermöglichen.

Gebärmutter – Zelldysplasien des Gebärmutterhalses

Es handelt sich hierbei um ein präkanzeröses Stadium des Gebärmutterhalses, das leicht mit dem Pap-Abstrich feststellbar ist. *Dysplasie* bedeutet, daß bei mikroskopischen Untersuchungen krankhafte Zellentwicklungen im Abstrich des Genitaltraktes gefunden werden. Die klinische Bewertung der zytologisch-gynäkologischen Befunde wird anhand einer von I–V reichenden Pap (Papanicolaou)-Skala vorgenommen. Bei der Einteilung: je höher die Zahl, desto manifester die Anomalie, wird davon ausgegangen, daß weitere fortgeschrittene Zelldysplasien sich zu Gebärmutterhalskrebs entwickeln. In frühen Stadien ist dieser Krebs heilbar. Um eine Früherkennung zu gewährleisten, sollten alle Frauen zweimal im Abstand von einem Jahr einen Pap-Abstrich vornehmen lassen. Sind beide Befunde negativ, reicht es, alle drei Jahre einen Abstrich machen zu lassen. Allerdings wäre es für Frauen mit einem erhöhten Gebärmutterkrebsrisiko ratsam, sich jährlich untersuchen zu lassen. (Wobei nicht unerwähnt bleiben sollte, daß Pap-Abstriche möglicherweise doch nicht so zuverlässig sind, wie von den Ärzten in der Vergangenheit angenommen.) Die meisten Zelldysplasien des Gebärmutterhalses und Fälle von Gebärmutterkrebs sind, so wird vermutet, auf Infektionen mit bestimmten Typen des Papillomavirus des Menschen (HPV – Human Papilloma Virus), das Warzen verursacht, zurückzuführen.

Die Nachricht, daß Zelldysplasien des Gebärmutterhalses festgestellt wurden, kann erschütternd sein, zumal sich nur wenige Ärzte imstande sehen, irgendwelche klaren Anweisungen zur Korrektur des Krankheitsbildes zu geben. Dysplasien des III. und IV. Grades sind unverzüglich zu behandeln. Neue Formen der Laserchirurgie sind relativ einfach und auf diesem Gebiet sehr erfolgreich. Handelt es sich um eine Dysplasie I. oder II. Grades, haben Sie Zeit, selbst zu versuchen, ob Sie sie beseitigen können. Als erstes sollten Sie mögliche geringfügigeren Reizquellen des Genitaltraktes identifizieren. Sofern Sie zur Empfängnisverhütung ein Intrauterinpessar (IUP) verwenden, lassen Sie es entfernen, und gehen Sie statt dessen zu einem Diaphragma oder zu Kondomen über. Lassen Sie Kulturen und Abstriche auf denkbare, anderweitige Infektionen hin untersuchen. Denn oft sind weniger starke Vaginalinfektionen (zum Beispiel durch Organismen wie Chlamydien, die nicht unbedingt sichtbare Symptome verursachen) Auslöser einer Dysplasie, die dann, zusammen mit der Behandlung des ursächlichen Problems, wieder verschwindet.

Beginnen Sie sofort mit der Einnahme von Beta-Karotin, 50000 IE täglich, und jeden Tag zusätzlich 10 Milligramm Folsäure, ein Vitamin des B-Komplexes. Darüber hinaus empfehle ich tägliche Scheidenspülungen. Geben Sie hierzu einen Teelöffel weißen Essig auf einen viertel Liter warmes Wasser, und fügen Sie einen Teelöffel flüssiges Beta-Karotin hinzu. (Sofern Sie Beta-Karotin in flüssiger Form nicht erhalten, verwenden Sie den Inhalt mehrerer ausgedrückter Kapseln.) Alternativ können Sie zu einem Chaparral-Tee greifen. Chaparral ist ein Wüstenstrauch (*Larrea divaricata*), dessen Blätter stark oxidationshemmende Eigenschaften besitzen. Sollten Sie Chaparral als Tinktur finden, geben Sie davon einen Teelöffel auf einen viertel Liter warmes Wasser. Ansonsten lassen Sie knapp eine Handvoll Blätter oder den Inhalt von vier Kapseln gemahlenen Chaparrals, zugedeckt, fünfzehn Minuten in einem viertel Liter Wasser sieden. Alle festen Partikel herausfiltern und abkühlen lassen. Diese Teezubereitung ist nicht ganz unaufwendig, weil die Blätter harzig und klebrig sind.

Nachdem Sie einen Monat lang die vorgenannten Maßnahmen befolgt haben, lassen Sie einen weiteren Pap-Abstrich vornehmen. Ist der Befund normal, hören Sie mit den Spülungen auf und reduzieren Ihre Vitamindosis auf 25 000 IE Beta-Karotin und 2 Milligramm Folsäure pro Tag, eine Dosis, an der Sie unbegrenzt festhalten können. Sollte der Zellabstrich weiterhin abnormal sein, so setzen Sie Ihre Behandlung einen weiteren Monat fort und lassen nochmals einen Abstrich untersuchen, ehe Sie zu einer konventionellen, medizinischen Behandlung übergehen.

Gedächtnisstörungen

Bei der Aufnahme der Krankengeschichte stelle ich eine Frage, die manche Patienten offensichtlich überrascht: »Wie steht es um Ihr Gedächtnis?« Die Mehrzahl antwortet: »Nicht so gut wie früher« oder »schrecklich«. In Zeiten, da die Alzheimer Krankheit öffentlich so sehr in den Vordergrund gerückt wird, ist die Angst vor Gedächtnisstörungen ein sehr verbreitetes Phänomen. Nach meinen Erfahrungen ist das eigentliche Problem jedoch mehr die Angst als ein Gedächtnisverlust als solcher, da bei der überwiegenden Mehrzahl derjenigen, die glauben, unter Gedächtnisstörungen zu leiden, derartige Ängste völlig unbegründet sind.

Das Geheimnis des Erinnerungsvermögens ist die Konzentrationsfähigkeit. Fehlt Ihnen bei irgendwelchen Dingen, die Sie gerne behalten möchten, die nötige Konzentration, so werden Sie sich, so gut Ihr Gedächtnis ansonsten auch sein mag, nicht daran erinnern können. Das Geheimnis der Konzentrationsfähigkeit ist die Motivation. In Wirklichkeit sind wir gar nicht so sehr daran interessiert, wie wir gemeinhin glauben, etwas im Gedächtnis zu behalten. Vielleicht ist es sogar die Motivation, die sich mit zunehmendem Alter mehr verändert als das Gedächtnis selbst.

Versuchen Sie, sich über Ihr Gedächtnis keine Sorgen zu machen. Denn aller Wahrscheinlichkeit nach gibt es dazu überhaupt keinen Grund. Wenn Sie die Ratschläge dieses Buches für Ihren Lebensstil beherzigen, die auf den Seiten 278 ff beschriebene antioxidative Kombination nehmen und Ihren Geist aktiv halten, dürfte Ihr Gedächtnis Ihnen bis ins hohe Alter gute Dienste erweisen.

Wenn Sie sich aber dennoch Sorgen machen, so möchte ich Ihnen ein aus den Blättern des Ginkgobaumes (*Ginkgo biloba*) hergestelltes pflanzliches Mittel empfehlen. Der Ginkgobaum stammt aus China und ist heute weltweit an den Straßen vieler Städte anzutreffen. Die weiblichen Bäume tragen eßbare Nüsse, die in der chinesischen Küche verwendet werden. In der medizinischen Forschung haben Extrakte der Ginkgoblätter aufgrund ihrer Eigenschaft, die Durchblutung des Gehirns zu fördern, unlängst viel Beachtung gefunden. Diese Extrakte sind in Kapselform im Fachhandel erhältlich, wobei es allerdings zwischen den einzelnen Marken große Unterschiede hinsichtlich des Gehalts aktiver Ingredenzien (Ginkgolide) gibt. Zur Förderung des Erinnerungsvermögens nehmen Sie versuchsweise über den Zeitraum von zwei Monaten zweimal täglich zwei Kapseln. Ginkgo ist ungiftig.

Gicht

Dieses schmerzhafte Gelenkleiden, vornehmlich in den großen Zehen auftretend, ist auf die Ablagerung von Harnsäurekristallen in den Gelenken zurückzuführen. Begleitend können Nierenfunktionsstörungen auftreten. Gicht ist das Ergebnis einer erblich bedingten Stoffwechselstörung, die zu hohen Harnsäurekonzentrationen im Serum führt und vorwiegend bei Männern vorkommt. Harnsäure ist ein Abbauprodukt des Eiweißstoffwechsels, insbesondere einer speziellen Proteingruppe, der sogenannten Purine, die in Innereien, Sardinen, Sardellen und Linsen enthalten sind. Es ist durchaus möglich, ein Leben lang mit einem erhöhten Harnsäurespiegel zu leben, ohne daß jemals irgendwelche Gichtsymptome erkennbar werden. Es gibt gute Medikamente, die bei akuten Gichtarthritisanfällen den Bluthamsäurespiegel zwischen den Attacken wirksam reduzieren. Aber vielleicht reichen ein paar einfache Maßnahmen, so daß Sie Ihre Medikamente auf ein Minimum beschränken oder ganz absetzen können.

- Befolgen Sie die Ernährungsregeln in den Kapiteln 1 und 2.
- Nehmen Sie niemals Eiweiß-Ergänzungen.
- Meiden Sie Kaffee und alle anderen Koffeinquellen. Koffein und verwandte Drogen können den Harnsäurespiegel erhöhen.
- Trinken Sie stets reichliche Mengen Wasser, um eine vermehrte Urinausscheidung zu fördern. Das hilft, die Harnsäure aus dem Urinsystem zu spülen und einer Ablagerung von Harnsäurekristallen im Harntrakt vorzubeugen.
- Beschränken Sie Ihren Alkoholkonsum auf ein Minimum. Alkohol begünstigt die Entwässerung und reizt das Harnsystem.
- Achten Sie auf ein Normalgewicht; es besteht eine Wechselbeziehung zwischen Fettleibigkeit und Gichtsymptomen.

Haarprobleme

Bei trockenem, sprödem, dünnem Haar ergänzen Sie Ihren Speiseplan mit dem Öl der Schwarzen Johannisbeere (siehe S. 338f) – 500 Milligramm zweimal täglich. Verbesserungen zeigen sich nach sechs bis acht Wochen. Sobald sie erkennbar werden, können Sie die Dosis halbieren und diese Ergänzung weiterhin unbegrenzt einnehmen.

Hämorrhoiden

Fast jeder wird irgendwann einmal in seinem Leben von Hämorrhoiden geplagt. Es handelt sich hierbei um erweiterte Venen im Anusbereich, die sich entzünden, zu Juckreiz, Schmerzen und rektalen Blutungen (die in der Regel durch hellrote Spuren auf dem Toilettenpapier auf sich aufmerksam machen) führen können. Allgemeine Ursachen sind Schwangerschaft (nach der Entbindung verschwinden sie wieder), ausgedehntes Sitzen, Verstopfung mit Stuhlverhärtung und entsprechend schwierigem Stuhlgang sowie Reizstoffe in der Nahrung. Lesen Sie unter ›Verstopfung‹ nach, was bei diesem Problem zu tun ist. Die augenscheinlichsten diätetischen Reizsubstanzen sind Kaffee und entkoffeinierter Kaffee, Alkohol, roter Pfeffer, Senf und andere scharfe Gewürze. Meiden Sie diese ebenso wie Tabak, wenn Sie zu Hämorrhoiden neigen.

- Ein ausgezeichnetes natürliches Mittel bei symptomatischen Hämorrhoiden ist das Sitzbad. Setzen Sie sich mehrmals täglich für die Dauer von fünfzehn Minuten in eine Wanne mit warmem Wasser, das die Analgegend bedecken muß.
- Tragen Sie öfter Aloe vera-Gel auf den Analbereich auf; es ist wohltuend und fördert die Heilung. Zusätzlich nehmen Sie nach den Mahlzeiten einen Teelöffel Aloe vera in flüssiger Form.
- Statt trockenen Toilettenpapiers verwenden Sie nach dem Stuhlgang zur Reinigung des Afters Kompressen, die mit Hamamelis getränkt sind. Hamamelis ist in jeder Drogerie erhältlich. Der Einfachheit halber befeuchten Sie Ihr Toilettenpapier jeweils damit.
- Viele der freiverkäuflichen Präparate zielen auf eine symptomatische Linderung der Hämorrhoidenbeschwerden ab. Meiden Sie Mittel, die Benzocain oder andere Lokalanästhetika enthalten.

Harnwegsprobleme

Das bei Frauen am häufigsten auftretende Harnwegsproblem ist die Zystitis (siehe ›Blasenprobleme‹). Gesteigerte Häufigkeit der Harnausscheidung und Harndrang sind bei beiden Geschlechtern ein typisches Symptom eines übermäßigen Koffein-, insbesondere Kaffeegenusses. Nächtliches Wasserlassen (infolge von Blasenentleerungsdruck) ist bei Männern verbreiteter. Wenngleich dieses Problem auf eine Vergrößerung der Prostata (siehe ›Prostataleiden‹) zurückzuführen sein mag, so ist auch hier Kaffee oft der Auslöser, und ein Kaffeeverzicht kann erhebliche Verbesserungen bewirken. Andere Koffeinformen und sonstige stimulierenden Drogen können die gleichen Symptome verursachen.

Sofern bei Ihnen eine Anfälligkeit für Harnwegsprobleme vorliegt, ist es wichtig, Alkohol, Tabak und Koffein zu meiden. Trinken Sie mehr Wasser, und achten Sie darauf, daß Sie niemals unter einem Flüssigkeitsmangel leiden.

Herpes

Das Herpes simplex-Virus (HSV) ist der Erreger von Lippenherpes (Fieberbläschen), das an den Lippen wie auch im Mund auftritt, und des Genitalherpes in der Genitalzone. Es kann ebenso am Gesäß, an den Oberschenkeln oder am Bauch auftreten. Eine meiner Patientinnen bekam es am Daumen. Kennzeichen einer HSV-Infektion ist ein Bläschen oder eine Bläschengruppe, die zunächst oft brennen und jucken, später dann schmerzen und schließlich verkrusten und abheilen. Eine Erstinfektion mit Herpes kann mit Fieber, allgemeinem Unwohlsein und einer Schwellung der lokalen Lymphknoten verbunden sein; erneute Ansteckungen verlaufen gewöhnlich weniger problematisch, können aber dennoch in der Anfangsphase von allgemeinen Unpäßlichkeiten begleitet werden. Sich mit dem Virus infizieren heißt, sich auf Lebzeiten infizieren. Es bleibt latent vorhanden, lebt in Nervenzellen, wo das Immunsystem es nicht aufspüren kann, und wird von Zeit zu Zeit aktiviert. Auslöser für Rückfälle sind Erkältungen und andere Virusinfektionen, Erschöpfung, Sonneneinstrahlung, physikalische Hautreizungen und emotionaler Streß. Manche werden selten oder einmal im Jahr von einem Rückfall heimgesucht; in anderen Fällen treten die Symptome im Abstand weniger Wochen auf.

- Häufigkeit und Schweregrad oraler Herpes-Infektionen können durch eine tägliche L-Lysin-Ergänzung (siehe S. 333) reduziert werden. Dies ist im Falle von Genitalherpes allerdings unwirksam.
- Oraler Herpes läßt sich darüber hinaus auch einfach mit einem Tropfen Äther (Diäthyläther), der auf die betroffene Stelle gegeben wird, behandeln. Er fördert das Verkrusten und die Heilung. In der Apotheke werden Sie sicherlich kleinere Mengen Äther zu diesem Zweck erhalten.
- Leider habe ich, trotz zahlreicher Experimente, kein effektives Hausmittel gegen das Genitalherpes gefunden. Der rezeptpflichtige Wirkstoff Acyclovir (Zovirax) kann die Krankheitsphasen verkürzen und das Virus unterdrücken. Es ist ein sehr teures Mittel, das aber keine Heilung bewirkt.
- Versuchen Sie es mit Imaginationsübungen und Affirmationen, um das Herpes-Virus wissen zu lassen, daß es nur in inaktivem Zustand in Ihrem Körper willkommen ist.

Herzrhythmusstörungen

Rhythmusstörungen des Herzens (unregelmäßiger Herzschlag, Herzklopfen) ist ein Sammelbegriff für eine Vielzahl von Störungen, die von harmlos bis lebensgefährlich rangieren können. Die am häufigsten auftretenden Rhythmusstörungen sind einzelne »aussetzende Herzschläge« (in Wirklichkeit vorzeitige Kontraktionen der niederen Reizbildungszentren des Herzens) und Anfälle außergewöhnlich schneller, aber regelmäßiger Herzschläge. Sie mögen zwar beunruhigend sein, sind weitestgehend jedoch harmlos. Besorgniserregend sind vielmehr solche Arrhythmien, die von schwerwiegenden Herzerkrankungen begleitet werden; sie erfordern eine medizinische Behandlung.

Sie können eine Menge tun, um das Auftreten harmloser Arrhythmien und damit das Maß Ihrer Belastungen zu reduzieren. Beginnen Sie mit einem Verzicht auf Koffein. Koffein ist sowohl einer der häufigsten Auslöser als auch Verschlimmerungsfaktoren, was einen unregelmäßigen Herzschlag angeht. Verzichten Sie auch auf andere stimulierende Drogen (Nikotin, Kokain, Amphetamin, Ephedrin, Phenylpropanolamin usw.). Obgleich sie keine Stimulanzien sind, können Alkohol und Marihuana ebenfalls Herzrhythmusstörungen begünstigen und sollten, wenn überhaupt, mit Vorsicht genossen werden.

Als nächstes ist ein gutes aerobes Übungsprogramm wichtig. Aerobe Übungen sind das beste Konditionstraining für das Herz. Darüber hinaus sollten Sie Entspannungstechniken nutzen, um die Auswirkungen von Ängsten, Nervosität und Streß auf das Herz zu neutralisieren (siehe Kapitel 6). Geeignet zur Beruhigung des sympathischen Nervensystems ist ferner ein Biofeedback-Training, zumal Herzrhythmusstörungen allgemein ein Indiz für eine überhöhte Spannung des sympathischen Nervensystems sind. Jeder, der unter Herzrhythmusstörungen leidet, sollte mindestens zweimal täglich die auf den Seiten 187ff beschriebene Atemübung machen.

Calcium-Magnesium-Ergänzungen dienen der neuromuskulären Entspannung und können die für den unregelmäßigen Herzschlag verantwortlichen erregbaren Regionen des Herzmuskels beruhigen. Nehmen Sie 1000–2000 Milligramm Calcium (Citrat oder Gluconat) zuzüglich der gleichen Menge Magnesium vor dem Zubettgehen. Die Einnahme dieser Ergänzungen kann unbegrenzt fortgesetzt werden.

Sofern ein Anfall von Herzrhythmusstörungen länger als ein paar Stunden andauert oder Kurzatmigkeit oder Brustkorbschmerzen verursacht, sollten Sie einen Arzt oder eine Notaufnahme aufsuchen, um ein EKG schreiben und eventuell eine medikamentöse Behandlung einleiten zu lassen.

Heufieber/-schnupfen

Es handelt sich hierbei um eine weitverbreitete, unangenehme Allergie, auch als allergische Rhinitis und jahreszeitbedingte Pollenallergie bekannt, die vielen Menschen während bestimmter Zeiten des Jahres das Leben schwermacht. Wie alle Allergien (siehe S. 368ff) ist auch der Heuschnupfen ein Beispiel einer fehlgesteuerten Immunabwehr, weil Pollen uns eigentlich nicht schaden können.

Die herkömmlichen Behandlungsmethoden sind meines Erachtens nicht sehr befriedigend. Ich habe sie alle ausprobiert, weil ich praktisch während meiner ganzen Jugend unter einer starken Kreuzkrautallergie litt. Desensibilisierungsinjektionen sind teuer, schmerzhaft und nicht frei von Risiken. (So trat bei mir in diesem Zusammenhang einmal ein anaphylaktischer Schock auf, der durchaus fatal hätte enden können.) Außerdem ist der Prozentsatz der Patienten, die nach jahrelanger Injektionsbehandlung in zufriedenstellendem Maße von ihren Symptomen befreit werden, enttäuschend gering.

Heufieber wird vornehmlich mit Antihistaminika behandelt. Sie mindern zwar oft den Juckreiz in Augen, Ohren und Rachen, stoppen die Nasensekretion und reduzieren Niesanfälle, aber ihre Einflußnahme auf das Gehirn bewirkt Schläfrigkeit und Depressivität. Ich bewerte Antihistaminika als toxische Medikamente, die mit negativen Effektiven für das Bewußtsein verbunden sind, und sie sollten, wenn irgend möglich, gemieden werden. In den letzten Jahren sind neue Antihistaminika auf den Markt gekommen, die nicht vom Gehirn absorbiert werden. Eines der ersten dieser Mittel war das verschreibungspflichtige Terfenadin (Teldane). Diese Präparate sind zwar frei von Nebenwirkungen wie Müdigkeit und Depressionen, sie greifen aber nicht bei jedem Menschen und sind zudem teuer.

Ein Argument, das grundsätzlich gegen die Verwendung von Antihistaminika spricht, ob diese nun ins Gehirn eingreifen oder nicht, ist, daß sie naturgemäß die Symptome lediglich unterdrücken, den allergischen Prozeß als solchen also nicht verändern. Aufgrund der rein hemmenden Wirkung kann diese Form der Behandlung die Krankheit manifestieren und auf Dauer fortbestehen lassen. Bei allen Allergien besteht prinzipiell die Möglichkeit, daß sie verschwinden, wenn Änderungen im Hinblick auf Lebensgewohnheiten und psychische Verfassung vorgenommen werden. Der regelmäßige Einsatz suppressiver Medikamente reduziert diese Perspektive.

Bei steroidhaltigen Medikamenten ist diese allergiehemmende Wirkung sogar noch stärker. Zwar ist im Falle der bei Heuschnupfen oft verschriebenen steroidhaltigen Nasensprays nicht davon auszugehen, daß diese allzuleicht absorbiert werden, aber dennoch wird ein Teil der Steroide zwangsläufig in den Körper gelangen. Obgleich sie verblüffend wirksam von Symptomen befreien können, darf nicht übersehen werden, daß diese Hormone unser Immunsystem schwächen.

Eine ungefährliche, natürliche Alternative zu diesen starken Medikamenten ist die Brennessel (*Urtica dioica*). Sie bewirkt bei den meisten Personen eine rasche Linderung der Symptome, ist ungiftig und darüber hinaus sogar eine wertvolle Quelle von Eisen und Spurenmineralen. Wer kennt die Brennessel nicht, und sei es von einem unfreiwilligen Kontakt bei einem Spaziergang? Die feinen Nesselhärchen der frischen Pflanze brechen bei Berührung ab und lösen mit den in ihnen enthaltenen chemischen Reizstoffen sofort unangenehm brennende und juckende Hautquaddeln aus. Getrocknet oder gekocht verlieren die Nesseln ihre brennende Eigenschaft und werden von Wildkräuterliebhabern für wohlschmeckende Tees, Salate und Spinat geschätzt. Brennesseltee ist in den meisten Apotheken und Reformhäusern erhältlich.

Bei Heufieber empfiehlt sich die Verwendung von gefriergetrockneten Extrakten der Blätter, die in Kapselform angeboten werden. Nehmen Sie ein oder zwei Kapseln alle zwei bis vier Stunden, je nachdem, welche Dosis erforderlich ist, um die Symptome wirksam zu kontrollieren. Ich konnte viele Patienten zu einer Umstellung von Antihistaminika auf Brennesseln bewegen, und das mit guten Resultaten. Laboruntersuchungen haben die Wirksamkeit dieser nützlichen Pflanze bestätigt.

Ein weiteres natürliches, bei Heuschnupfen hilfreiches Mittel ist Quercetin, ein aus Buchweizen und Zitrusfrüchten gewonnenes Bioflavonoid. Quercetin scheint jene Zellmembranen zu stabilisieren, welche die Mediatorsubstanz bei Pollenreaktionen, das Histamin, freisetzen. Da seine Wirkung eher vorbeugender Natur ist, als daß sich damit Symptome bekämpfen lassen, kommen die nutzbringenden Effekte von Quercetin am besten zum Tragen, wenn ein bis zwei Wochen vor dem erwarteten Pollenflug gezielt mit der Einnahme begonnen und diese bis zum Ende der kritischen Zeit fortgesetzt wird.

Es sind zahlreiche Quercetin-Produkte im Handel. Neben reinen Quercetin-Präparaten werden auch Kombinationen mit Vitamin C und anderen Bioflavonoiden wie Rutin und Hesperidin angeboten, die, was nicht auszuschließen ist, seine Effektivität steigern. Reines Quercetinpulver ist gelb, wasserunlöslich und etwas unangenehm einzunehmen. Unproblematischer sind Dragees. Die empfohlene Dosis liegt bei 400 Milligramm, zweimal täglich jeweils zwischen den Mahlzeiten. Nehmen Sie Quercetin regelmäßig während der Allergiesaison.

Ich halte Heuschnupfengeplagte oft zu Nasenspülungen (siehe S. 304 ff) mit warmen Kochsalzlösungen an. Sie befreien die Nase vom Pollenstaub und beruhigen die gereizten Schleimhäute. Selbstverständlich sind allgemeine Maßnahmen zum Eindämmen von Allergien ebenfalls förderlich, insbesondere eine reduzierte Proteinzufuhr und ein eingeschränkter Verzehr oder Meiden von Milch und Milchprodukten.

Wenn alles nichts hilft, bleibt Ihnen immer noch die Wahl umzuziehen, an einen Ort, an dem Sie vor Ihren spezifischen Allergenen sicher sind. Oft bringt ein solcher Wechsel aber nur eine ein- bis dreijährige Befreiung von den Symptomen, bis sich dann neue Empfindlichkeiten entwickeln.

Ich kenne einige Personen, die behaupten, ihre Pollenallergie aufgrund eines mehrmonatigen Verzehrs einheimischer

Honigpollen verloren zu haben. Dabei ist allerdings Vorsicht geboten, denn wenn bei Ihnen eine starke Überempfindlichkeit vorliegt, kann der Verzehr von Pollen eine heftige Reaktion auslösen. Die Pollen müssen in jedem Fall von einheimischen Bienen sein (die Sie entweder direkt bei einem Imker oder in Apotheken besorgen können), und mit der Einnahme sollte vor Einsetzen der Heuschnupfensaison begonnen werden. Beginnen Sie mit einer winzigen Menge, die Sie dann langsam bis zu einem Teelöffel pro Tag steigern. Sobald ein Juckreiz im Rachen spürbar wird, verringern Sie die Menge oder setzen die Pollengabe ganz ab.

Hiatushernie

Bei dieser Form der Hernie (Bruch) handelt es sich um einen Durchtritt von Magenteilen aus der Bauch- in die Brusthöhle durch den Speiseröhrenspalt des Zwerchfells. Die meisten Fälle sind beschwerdefrei und bedürfen keiner Behandlung. Aber abhängig von Ernährung und anderen Faktoren können Reizungen des Bruchsackes auftreten oder Magensäuren in den unteren Teil der Speiseröhre eindringen. Das Ergebnis sind Beschwerden im oberen Magen-Darmbereich (Sodbrennen, Aufstoßen, Aufblähungen, Schluckbeschwerden, Brechbeschwerden). Es dürfte kein Problem sein, diese Symptome zu beseitigen.

- Folgen Sie den Empfehlungen zu ›Sodbrennen‹.
- Legen Sie sich nicht während der ersten zwei bis drei Stunden nach einer Mahlzeit hin.
- Versuchen Sie, häufiger kleinere Mengen zu essen.
- Falls Sie nachts Beschwerden haben, erhöhen Sie versuchsweise das Kopfende Ihres Bettes um 15–20 cm durch Unterlegen von Holzkeilen.

Husten

Siehe ›Bronchitis‹

Hypoglykämie

Unter Hypoglykämie ist ein verminderter Blutzuckerspiegel zu verstehen. Eine weitere jener modernen und fragwürdigen Krankheiten, der inzwischen aber mit der wachsenden Popularität der Candida-Infektionen und dem vegetativen Erschöpfungssyndrom allmählich der Rang abgelaufen wird. In seltenen Fällen können Personen unter einem höchst unstabilen Blutzuckerspiegel und in der Folge an Schwindelgefühlen, Schweißausbrüchen, Schwäche- und Ohnmachtsanfällen leiden. Diese Krankheit ist unter anderem deshalb so selten, weil ausreichender Blutzucker unerläßlich für die normale Hirnfunktion ist, denn der einzige Brennstoff, von dem das Gehirn lebt, ist die Glukose. Der Körper geht keinerlei Risiken ein, das Gleichgewicht des Gehirns aufs Spiel zu setze und verfügt über zahlreiche Absicherungsmechanismen, unabhängig von der Zufuhr über die Nahrung, einen konstanten Blutzuckerspiegel aufrechtzuerhalten.

Bis die neueren Modekrankheiten aufkamen, wurden viele Personen, die über Erschöpfung, mangelnde Energie, Schwächegefühle und Depressionen klagten, als Hypoglykämie-Patienten diagnostiziert, insbesondere, nachdem bei ihnen Glukose-Toleranztests vorgenommen worden waren. Nach diesem Testverfahren wird den Patienten oral eine große Menge einer konzentrierten Zuckerlösung verabreicht. Im Abstand weniger Stunden werden Blutproben entnommen. Ein Test, der in meinen Augen wertlos ist, weil er die normale Physiologie verzerrt und viele falsche positive Befunde liefert. Selbst wenn eine Hypoglykämie nachgewiesen werden kann, ist sie eher das Symptom eines zugrundeliegenden nervlichen Ungleichgewichtes als einer primären Erkrankung.

In Zusammenhang mit der Diagnose von Hypoglykämie werden oftmals diätetische Umstellungen empfohlen, die im Grunde höchst ungesund sind – zum Beispiel, Kohlenhydrate auf ein Minimum zu beschränken und sich weitestgehend von Eiweiß zu ernähren. Parallel wird den Betroffenen vielfach die Einnahme aller möglichen Vitamine und Ergänzungen nahegelegt, deren Nutzen höchst zweifelhaft ist.

Wenn Sie glauben, an unstabilen Blutzuckerwerten zu leiden, halten Sie sich an meine Empfehlungen, die ich zu den Fragen der Ernährung (Kapitel 1 und 2), Sport und körperlicher Bewegung (Kapitel 5) und Entspannung (Kapitel 6) gegeben habe. Beschränken Sie Ihre Zuckerzufuhr auf ein Minimum, essen Sie aber in jedem Fall reichlich Stärken, und achten Sie auf eine eiweißarme Ernährung. Meiden Sie Koffein und Alkohol. Außerdem werden Chromergänzungen stabilisierende Eigenschaften im Hinblick auf den Blutzucker zugeschrieben. Nehmen Sie über die Mindestdauer von zwei Monaten versuchsweise 200 Mikrogramm täglich eines Chrom-Picolinat-Präparates, das am leichtesten assimiliert wird. (Chrompräparate sind in der Bundesrepublik nicht regulär im Handel, können jedoch über Ihre Apotheke aus den USA bezogen werden – d. Ü.)

Machen Sie nicht Ihren verminderten Blutzucker für Depressionen, Müdigkeit, mangelnde Libido oder Lebenslust verantwortlich. Suchen Sie vielmehr nach den realen Ursachen dieser Erscheinungen, und ändern Sie Ihr Leben entsprechend.

Impotenz

Die männliche Impotenz – das Unvermögen zum Koitus infolge mangelnder Erektionsfähigkeit – hat eher psychologische als physische Ursachen. Eine psychologisch bedingte Impotenz läßt sich auf sehr einfache Weise von einer physisch bedingten unterscheiden: mit dem Briefmarkentest. Kleben Sie vor dem Zubettgehen einen Streifen Briefmarken um die Penisvorhaut. Ist dieser Streifen am nächsten Morgen unversehrt, bedeutet das, daß Sie während des Schlafes keine Erektionen hatten und tatsächlich physische Störungen der Mechanismen vorliegen. In diesem Fall sollten Sie einen Urologen zwecks präziserer Diagnose konsultieren. Drogen sind eine Hauptursache für diese Art von Impotenz, vornehmlich Tabak (der die Blutzirkulation zu den Genitalien beeinträchtigt), Kokain und andere Stimulanzien, Alkohol sowie andere Depressiva, Antihypertonika und psychiatrische Medikationen.

Wenn demgegenüber, was wahrscheinlicher ist, der Briefmarkenstreifen gerissen ist, besagt das, daß mit Ihrem Penis absolut alles in Ordnung ist. Die Problemursache ist also psychosomatischer Natur, das heißt, hier ist eine Beratung oder Therapie bei einem Psychotherapeuten oder Sexualtherapeuten angezeigt.

Männer geben eine Menge Geld für vermeintlich potenzsteigernde Produkte aus, deren Nutzen im allgemeinen gleich Null ist. Der einzige derzeit im *Physicians' Desk Reference* zur Potenzsteigerung ausgewiesene Wirkstoff ist Yohimbin, der aus der Rinde eines afrikanischen Baumes (*Pausinystalia yohimbe*) gewonnen wird und dem seit langem aphrodisische Eigenschaften nachgesagt werden. Yohimbin ist eine Stimulanzie, die gelegentlich auch als Straßendroge auftaucht und, so die Konsumenten, ein höchst angenehmes, prickelndes Gefühl im Genitalbereich und entlang des Rückgrats hervorruft. Den Herstellern zufolge steigert es die Erektionsfähigkeit. Yohimbin ist rezeptpflichtig und als Yo 6 auf dem Markt. Gelegentlich werden in Reformhäusern auch Yohimbe-Rinde und -Extrakte angeboten.

Yohimbin ist relativ unbedenklich, mit nur geringfügigen Nebenwirkungen bei sachgerechter Dosierung verbunden. Die ihm zugeschriebenen Eigenschaften wurden bisher allerdings nur durch wenige wissenschaftliche Untersuchungen belegt. Fest steht, daß der Wirkstoff bei männlichen Ratten die sexuelle Erregtheit und Paarungsfähigkeit steigert. Ob bei Männern die gleichen Wirkungen erzielt werden, ist unklar. Zumindest scheint er das sexuelle Verlangen des Mannes nicht zu beeinträchtigen, sondern die Erektions- und Ejakulationsfähigkeit zu steigern, was, im Falle einer physisch bedingten Impotenz, einen Versuch wert sein dürfte. (Das Präparat ist verschreibungspflichtig.)

Von allen zur männlichen Potenzsteigerung empfohlenen Produkten haben Hormone in biologischer Hinsicht die stärksten Effekte. Sowohl bei Männern als auch bei Frauen werden die Sexualhormone in den Nebennieren wie auch in den Eierstöcken bzw. Hoden erzeugt. Sie werden, ausgehend von dem Grundstoff Cholesterin, vom Körper über komplizierte Reaktionsprozesse produziert. Der Wortbestandteil »Sterin« zeigt eine spezifische molekulare Struktur an, die in vielen Hormonen und Medikamenten vorkommt – die Rede ist von Steroiden.

Männliche Sexualhormone werden auch oft als anabole Steroide bezeichnet, weil sie als Anabolika fungieren, also den Stoffwechsel in Richtung Aufbau beeinflussen. Die Eiweißsynthese in Knochen, Muskeln und Haut steigernd, bewirken sie, was insgesamt wünschenswert ist, eine verbesserte Knochen- und Hautfestigkeit und ein Mehr an Muskelmasse. Sie sind darüber hinaus auch Androgene, das heißt, sie stimulieren unter anderem die Entwicklung der männlichen Geschlechtsmerkmale: Bart- und Körperhaarwuchs, die typisch männliche Verteilung von Fett- und Muskelgewebe, tiefe Stimme und so weiter. Bei einem Androgendefizit verlieren Männer ihre Libido, ihre Erektionsfähigkeit und am Ende einige ihrer geschlechtsspezifischen Charakteristika.

Wichtigstes Androgen ist das Testosteron. Lange Zeit als Steuerungsinstrument der männlichen Sexualfunktion betrachtet, werden ihm heute zunehmend weitreichende verhaltensspezifische Effekte bei beiden Geschlechtern zugeschrieben. Die jüngsten Forschungen lassen Testosteron als potenzsteigerndes Mittel höchst attraktiv erscheinen, eine Eigenschaft, von der aber Frauen seltsamerweise offenkundig mehr als Männer profitieren. Entscheidend ist, die richtige Dosis wie auch den richtigen Weg zu finden, es dem Körper zuzuführen.

Sofern bei Männern kein Testosterondefizit vorliegt, wird eine Extragabe kaum etwas bewirken. Es kann eine Wunderkur für Männer mit Hodenverletzungen, angeborenem Testosteronmangel oder altersbedingtem Mangel an freiem Serumtestosteron sein. Aber selbst in diesen Fällen ist die Art und Weise der Verabreichung von höchster Bedeutung, da die körpereigene Testosteron-Produktion einem zyklisch ablaufenden Tagesrhythmus unterliegt, auf die mit Pillen oder Injektionen kein Einfluß genommen werden kann.

Vor einigen Jahren wurde in England ein Gruppenversuch mit einer Testosteron-Creme gestartet, die auf dem Bauch eingerieben wurde. Dieser Forschungsversuch fand jedoch da sein Ende, als sich bei den Sexualpartnerinnen der Männer, die so mit Testosteron behandelt worden waren, Bartwuchs einstellte. Bei der heute vielversprechendsten Methode wird das Hormon zwar auch durch die Haut zugeführt, aber auf wesentlich sophistischere Weise. So ist ein Testosteron-Pflaster dabei, sich auf dem Markt durchzusetzen. Es wird am Skrotum appliziert und liefert das Hormon in den Mengen und Rhythmen, die den natürlichen Produktionsabläufen sehr nahe kommen. Wichtig ist, daß das Skrotum sorgfältig rasiert und das Pflaster täglich erneuert wird. Dieses Produkt ist zur Behandlung sexueller Fehlfunktionen mit körperlichen Ursachen und nicht für gesunde Männer gedacht, die ihre Erektionsfähigkeit zu steigern versuchen. Zu den potentiellen Nutznießern gehören auch ältere Männer, die als Ergebnis niedriger Testosteronspiegel unter einer (osteoporosebedingten) Knochenschwäche leiden.

Ohne Zweifel werden auch weiterhin viele Männer, bei denen keine physischen Fehlfunktionen vorliegen, mit Testosteron-Präparaten experimentieren, wenngleich für vermeintliche lust- oder potenzsteigernde Wirkungen keinerlei gesicherte Beweise vorliegen. Abgesehen davon können ungewöhnlich hohe Androgenspiegel sowohl körperliche als auch psychische Schädigungen nach sich ziehen und beispielsweise ein höheres Herzinfarktrisiko oder eine gesteigerte Aggressivität bedingen.

Die Funktionsweise des Testosterons bei Frauen ist weitestgehend unbekannt – sie produzieren etwa ein Zehntel der Menge von Männern –, es scheint aber, daß die Gabe kleiner zusätzlicher Mengen bei Frauen eine drastische Steigerung der Libido bewirken kann. Bei Frauen mit mangelndem sexuellem Interesse und Verlangen kann die Behandlung lebensverändernd sein. Trotz fundierter wissenschaftlicher Studien, die diese Beobachtungen unterstützen, sind die meisten Frauen und Ärzte über diese nutzbringenden Effekte des Testosterons für die weibliche Sexualität nicht informiert.

Infektionen

Häufige oder wiederkehrende Infektionen können Anzeichen einer geschwächten Immunabwehr sein. Lesen Sie in Kapitel 12, wie Sie Ihr Immunsystem schützen können. Um Infektionen vorzubeugen:

- Nehmen Sie dreimal täglich 2000 Milligramm Vitamin C (siehe S. 319f).
- Essen Sie täglich etwas rohen Knoblauch (siehe S. 357f).
- Nehmen Sie Echinacea (Seite 295f), *Astragalus* (S. 295 und 406) und Pilze (Shiitake, Enokidake) (S. 295f), die die Abwehrkräfte steigern.

In Kapitel 13 finden Sie Ratschläge zur Behandlung akuter Infektionen.

Juckreiz

Das Hautjucken (Pruritus) ist ein insgesamt mysteriöses Phänomen. Wenngleich es ein Symptom einer Allergie oder einer seltenen Stoffwechselstörung (etwa bedingt durch eine Lebererkrankung) sein kann, so scheinen viele Fälle doch keine physischen Ursachen zu haben. Die von Ärzten oft verschriebenen Antihistaminika (siehe S. 419f) sind, genau wie die äußeren Anwendungen vorbehaltenen Steroide (siehe S. 290f), gefährliche Medikamente.

Im Falle eines über die ganze Haut verbreiteten Juckreizes (Pruritus generalisatus) sollten Sie es mit der Einnahme von Brennesselkapseln (S. 420) und Bädern versuchen, die mit Maisstärkemehl und Haferschleimgel angereichert sind. Versuchen Sie ebenso homöopathische Heilmittel.

Lokal auftretenden Juckreiz können Sie mit juckreizlindernden Salben oder Cremes wie etwa dem bekannten chinesischen Kräuterheilmittel Tiger Balm behandeln.

Augenjucken ist ein weitverbreitetes allergisches Symptom. Hilfreich sind Kompressen mit Calendula-Lotionen (Ringelblumen-) (S. 367) sowie die Einnahme von Brennessel-Kapseln (S. 420).

Afterjucken ist ein besonderer Fall. Sofern Hämorrhoiden (S. 415) nicht die Ursache sind, ist es möglicherweise auf ernährungsbedingte Reizstoffe, insbesondere Senf und roten Pfeffer, zurückzuführen. Meiden Sie diese. Darüber hinaus sind äußerliche Anwendungen mit Hamamelis zweckdienlich.

Kopfschmerzen

Bei keinem anderen Leiden ist die korrekte Diagnose so wichtig wie hier, da die einzelnen Arten von Kopfschmerzen höchst unterschiedliche Behandlungen verlangen. Ich versuche, dem gerecht zu werden, indem ich meine Patienten im Detail nach ihren Kopfschmerzen befrage: Wie häufig sie auftreten, zu welcher Tageszeit, welche Region des Kopfes betroffen ist, ob es sich um einen hämmernden oder gleichbleibenden Schmerz handelt, was ihn bessert oder verschlimmert, welche anderweitigen Symptome ihn begleiten und so weiter. Viele von Kopfschmerzen Betroffenen fürchten, die Ursache könne ein Gehirntumor sein; wollte man aber die einzelnen Kopfschmerzursachen nach der Häufigkeit, in der sie tatsächlich auftreten, auflisten, würde der Gehirntumor am unteren Ende rangieren.

Absoluter Spitzenreiter wären Muskelspannungen. Spannungskopfschmerzen beginnen in der Regel nachmittags oder am frühen Abend; charakteristisch ist ein sich über Nacken und Hinterkopf ziehender Dauerschmerz. Auslöser können infolge von Überanstrengungen Überempfindlichkeiten oder auch Entzündungen der Nacken- und Schultermuskeln sein, die sich jedem versierten Masseur oder Therapeuten als steif und verspannt präsentieren. Spannungskopfschmerzen gehören zu den typischen streßbedingten Beschwerden, und Entspannungstechniken (siehe Kapitel 6) sind der beste Weg, Abhilfe zu schaffen. Hier kann ein speziell auf die Reduzierung von Muskelverspannungen im Schulter-, Nacken- und Kopfhautbereich abzielendes Biofeedback-Training hilfreich sein. Als wahres Geschenk des Himmels kann sich Massage erweisen. Empfehlen möchte ich vor allem Shiatsu und die Trager-

Methode, doch selbst die bunte Vielfalt der unterschiedlichsten Nacken- und Schultermassagen kann Wunder wirken. Verzichten Sie grundsätzlich auf Koffein; es erhöht die Muskelanspannung und fördert Nervosität. Machen Sie die Atemübung auf S. 187ff. Die regelmäßige Einnahme von Aspirin oder anderen Schmerzmitteln ist kein Weg, mit diesem Leiden umzugehen.

Skelettmuskulaturprobleme im oberen Rücken- und Nakkenbereich können Kopfschmerzen hervorrufen, die dem Spannungskopfschmerz ähnlich sind. Hier kann die osteopathische Manipulation, vorgenommen von einem auf die kranial-sakrale Methode spezialisierten Arzt, hilfreich sein. Desgleichen sollten Sie sich an die zum Thema ›Osteoarthritis‹ gegebenen Empfehlungen halten.

Dauerhafte Kopfschmerzen im Bereich der Stirn und Augen rühren oftmals von einer Überanstrengung der Augen oder einem Sekretstau in den Nasennebenhöhlen her. Lassen Sie Ihre Augen untersuchen, insbesondere wenn eine Kontrolle längere Zeit zurückliegt. Was Sie im Falle von Kopfschmerzen zu tun haben, die durch Probleme der Nebenhöhlen bedingt werden, finden Sie unter ›Nebenhöhlenerkrankungen‹.

Sehr hoher Blutdruck kann einen Kopfschmerz verursachen, der typischerweise im Hinterkopf lokalisiert und bereits beim Aufwachen präsent ist. Bei häufigen oder anhaltenden Kopfschmerzen sollten Sie Ihren Blutdruck kontrollieren lassen, um festzustellen, ob er möglicherweise erhöht ist. Wie mit diesem Problem umzugehen ist, finden Sie unter ›Bluthochdruck‹.

Hämmernde Kopfschmerzen, auf arterielle Störungen im Bereich des Kopfes zurückzuführen, werden auch als »vasomotorisch«, also gefäßbedingt, typifiziert. Der bekannteste Kopfschmerz dieser Art ist die Migräne. Es handelt sich hierbei um eine spezielle, in vielen Varianten auftretende Fehlregulation; siehe ›Migräne‹.

Eine seltenere Form des gefäßbedingten Kopfschmerzes ist der Cluster-headache (Erythroprosopalgie), der als stehender Begriff aus dem Englischen übernommen wurde, weil es sich hierbei um einen in Clustern, also serienweise, über mehrere Tage oder Wochen auftretenden Kopfschmerz handelt. Für die auftretenden Kopf-Gesichtsschmerzattacken sind Gesichtsrötung, Augentränen, laufende oder verstopfte Nase, die nur auf eine Gesichtshälfte beschränkten Symptome und das dort sichtbare Anschwellen der Blutgefäße charakteristisch. Der rezeptpflichtige Wirkstoff Ergotamin ist ein wirksames Mittel zur Befreiung von den Schmerzen und Prävention der Anfälle. Halten Sie sich auch bei dieser Kopfschmerzart zu den unter ›Migräne‹ gegebenen Empfehlungen.

Gefäßbedingte Kopfschmerzen sind darüber hinaus das Hauptsymptom bei Koffeinentzug wie auch ein allgemeines Symptom bei Koffeinabhängigkeit (siehe S. 216f). Jeder, der anfällig für gefäßbedingte Kopfschmerzen ist, sollte einen regelmäßigen Konsum dieser Droge meiden.

Im Falle von plötzlich auftretenden und anhaltenden oder sich verstärkenden Kopfschmerzen sollten Sie einen Arzt zu einer entsprechenden diagnostischen Abklärung konsultieren.

Leberleiden

Akute und chronische Hepatitis und das Alkohol-Leber-Syndrom sind die Beschwerden, mit denen ich am häufigsten in meiner Praxis konfrontiert werde. So unterschiedlich die Krankheitsursache auch sein mag, bei allen Leberbeschwerden ist eine einheitliche Behandlungsform anwendbar. Angesichts des enormen regenerativen Potentials dieses Organs sollte das Therapieziel darin bestehen, möglichst viele Streßfaktoren für die Leber auszuschalten und gleichzeitig den Heilungsprozeß zu fördern. Bei einer, aus welchen Gründen auch immer, abnormalen Leberfunktion (normalerweise bei Blutuntersuchungen durch erhöhte Leberenzymwerte nachgewiesen) sollten Sie folgende Ratschläge befolgen:

– Achten Sie auf eine äußerst eiweißarme und fettarme Diät. Meiden Sie stets eiweißreiche Nahrungsmittel. Bei Stärken, Gemüse, Salat und Obst sind Ihnen keine Grenzen gesetzt.

- Alkohol und Tabak sind strikt zu meiden.
- Versuchen Sie, *alle* Drogen und Medikamente, ob rezeptpflichtig oder rezeptfrei, legal oder illegal, zu meiden. Denn der Stoffwechsel von Drogen und Arzneistoffen vollzieht sich vorwiegend in der Leber.
- Meiden Sie sämtliche Eiweiß- und Aminosäurenergänzungen.
- Meiden Sie die Exposition gegenüber chemischen Dämpfen (Benzin, Lösungsmittel usw.).
- Trinken Sie viel Wasser, und gönnen Sie sich viel Ruhe.
- Trinken Sie so oft Sie mögen Löwenzahnwurzeltee. Er ist gut für die Leber und in Reformhäusern erhältlich.
- Nehmen Sie Mariendistelsamenextrakte (*Silybum marianum*). Dieses pflanzliche Heilmittel ist ungiftig. Von europäischen Forschungen belegte Heilanzeigen sind, daß es die Regenerierung der Leberzellen anregt und sie vor toxischen Schädigungen schützt. Dieses Heilmittel ist auch unter dem volkstümlichen Namen Leberdistel, Gallendistel oder Stechsamen im Handel. Nehmen Sie zwei- oder dreimal täglich zwei Kapseln, bis die normale Leberfunktion wiederhergestellt ist.
- Zusammen mit der Mariendistel nehmen Sie Schizandrabeeren, die Früchte einer chinesischen Heilpflanze (*Schisandra chinenis*; siehe Bezugsquellenhinweis im Anhang). Die getrockneten Beeren ähneln roten Pfefferkörnern und haben einen fruchtigen, pfefferähnlichen Geschmack. Sie können sowohl ganz gegessen als auch zu einem Tee zubereitet werden. Geben Sie zwei Teelöffel Beeren in einen Liter kaltes Wasser, zum Kochen bringen, abdecken, die Temperatur senken und zwanzig bis dreißig Minuten sieden lassen. Abseihen und über den ganzen Tag verteilt trinken. Schizandrabeeren fördern die Heilung der Leber, insbesondere bei Hepatitis und anderen entzündungsbedingten Beschwerden.

Libido-Mangel

Viele Menschen, in der Mehrzahl ältere Männer, klagen über einen Mangel an sexueller Energie. Erklärungen zur Unterscheidung von psychologischen und physischen Ursachen und zur Rolle der Sexualhormone finden Sie unter ›Impotenz‹. Von den vielen Sexualtonika, die auf dem Markt sind, hat Ginseng die längste Tradition und ist das renommierteste Mittel. Im Fernen Osten als das Sexualtonikum für Männer schlechthin hochgeschätzt, wurde Ginseng von der medizinischen Forschung im Westen lange ignoriert. Aber bereits erste Untersuchungen seiner chemischen Zusammensetzung und Pharmakologie bestätigten, daß er in der Tat zahlreiche biologische Eigenschaften hat.

Im Handel sind vor allem zwei Ginseng-Arten bekannt: der orientalische Ginseng (*Panax ginseng*) und der amerikanische Ginseng (*Panax quinquefolium*). Beide enthalten eine Fülle von Bestandteilen (Ginsenoside), die auf die Hypophysen-Nebennieren-Achse einwirken, die Streßresistenz erhöhen und Einfluß auf den Stoffwechsel, die Haut, den Muskeltonus und das hormonelle Gleichgewicht nehmen. Der orientalische Ginseng hat ein höheres stimulierendes Potential und kann bei manchen Personen eine Erhöhung des Blutdrucks bewirken. Sofern Sie unter hohem Blutdruck leiden, sollten Sie diesen Ginseng, wenn überhaupt, mit Vorsicht oder ausschließlich den amerikanischen Ginseng verwenden.

Qualitativ weisen die einzelnen, auf dem Markt angebotenen Ginseng-Marken große Unterschiede auf, wobei die besseren, älteren Wurzeln für sehr teures Geld verkauft werden. Sofern Sie dieses berühmte Pflanzentonikum ausprobieren möchten, müssen Sie nach einem hochwertigen Produkt Ausschau halten und darauf gefaßt sein, daß das auch seinen Preis hat. Ginseng muß regelmäßig über einen Zeitraum von mehreren Monaten genommen werden, bis sich seine Wirkungen zeigen. Sie können sowohl ganze, getrocknete Wurzeln kaufen und diese zu Tees aufbrühen als auch zu den bequemeren Extrakten in flüssiger oder Kapselform greifen. Halten Sie sich an die jeweils empfohlenen Einnahmedosierungen.

Die Chinesen raten davon ab, Ginseng während der Jugend zu verschwenden. Heben Sie ihn fürs hohe Alter auf, sagen sie, dann sehen Sie, was er für Sie tun kann.

Lupus (Systemischer Lupus erythematodes, SLE)

Der Systemische Lupus erythematodes oder Erythematodes visceralis gehört zu den häufigsten Autoimmunkrankheiten. Er tritt vor allem bei jungen Frauen auf, und die Entzündungsvorgänge können sowohl minimal sein als auch lebensbedrohliche Formen annehmen. Im klassischen Fall treten Arthritis, die sich in Form einer rheumatoiden Arthritis äußert, Hautausschlag und Nierenerkrankungen auf, die zu Bluthochdruck führen können. Die von allopathischen Ärzten zur Behandlung von Lupus verabreichten Medikamente unterdrücken die Symptome und sind höchst toxisch. Sie mögen zur Überbrükkung akuter Krisen unabdingbar sein, um so wichtiger ist es also, sie wirklichen Bedarfsfällen vorzubehalten und sie, was die reguläre Einnahme im Normalfall angeht, schnellstmöglich abzusetzen. Denn die regelmäßige Einnahme mindert die Chance eines natürlichen Heilungsprozesses. Meinen Patienten gebe ich folgende Empfehlungen:

- Auf eine äußerst eiweißarme Ernährung zu achten und viel Stärke, frisches Obst, Gemüse und Salate zu essen, sowie Milch und jegliche Milchprodukte zu meiden.
- Auf alle mehrfach ungesättigten Fette und Öle zu verzichten. Statt dessen ausschließlich Extra-Virgin-Olivenöl und kaltgepreßtes Canola-Öl zu verwenden.
- Dreimal wöchentlich ölhaltige Sardinen aus Konserven (S. 83) zu essen oder Leinsamenöl-Ergänzungen zu nehmen (S. 53).
- Zweimal täglich 500 Milligramm Schwarzes Johannisbeeröl zu nehmen (S. 338f).
- Sofern es zu einer Arthritiserkrankung gekommen ist, das Kräuterheilmittel *Tanacetum parthenium* zu nehmen, und

zwar die in Kapselform angebotenen (und in manchen Reformhäusern erhältlichen) gefriergetrockneten Blätter der Pflanze. Die Dosierung ist zweimal täglich eine Kapsel. Dieses Mittel hat einen entzündungshemmenden Effekt und ist in Fällen einer autoimmunitätsbedingten Arthritis hilfreich. Es sollte so lange eingenommen werden, wie die Symptome fortbestehen.
- Viel Wasser zu trinken.
- Sich viel Ruhe zu gönnen.
- Regelmäßig aerobe Übungen zu machen. Im Falle von Arthritis zu schwimmen.
- Nicht bei Ärzten in Behandlung zu bleiben, die Ihr Leiden als hoffnungslosen Fall betrachten. Denn wie bei allen Autoimmunitätserkrankungen ist auch bei Lupus die Wahrscheinlichkeit hoch, daß es zur Remission kommt. So kann die positive oder negative Sicht des Arztes von großer Bedeutung für den weiteren Krankheitsverlauf sein.
- Mit der traditionellen Chinesischen Medizin zu experimentieren, der Ayurvedischen Medizin, der Indianischen Medizin und auch anderen Formen der unorthodoxen Medizin, wozu auch Heiler gehören.
- Die Atemübung auf Seite 187ff zu machen und mit anderen Entspannungstechniken und Methoden der Streßreduzierung zu arbeiten.
- Zur Untersuchung eines möglichen Remissionsprozesses Imaginationsübungen und Hypnotherapie zu praktizieren.
- Das Buch *Lupus Novice: Towards Self Healing* von Laura Chester (Barrytown, N. Y., Station Hill Press, 1987) zu lesen. Es erzählt die abenteuerliche Geschichte einer Frau mit dieser Krankheit und ihren Erfahrungen mit der orthodoxen und alternativen Medizin.

Männerkrankheiten

Siehe ›Impotenz‹ und ›Prostataleiden‹

Magenbeschwerden

Die besten Hausmittel sind Pfefferminztee (S. 359f) und Kamillentee (S. 356f). Siehe auch ›Sodbrennen‹.

Magen-Darm-Geschwüre

(Ulcus duodeni – Zwölffingerdarmgeschwür; Ulcus pepticum – Geschwür in Abschnitten des Verdauungstraktes; Ulcus ventriculi – Magengeschwür)

Ein Geschwür wurde üblicherweise als eine der klassischen streßbedingten Krankheiten betrachtet, aber in den letzten Jahren bemühte sich die Ärzteschaft zunehmend, die psychische Verbindung herunterzuspielen und statt dessen nach rein physischen Ursachen, wie beispielsweise bakteriellen Infektionen, zu suchen. Ich glaube nach wie vor, daß psychische Faktoren bei Geschwüren eine allüberragende Rolle spielen und konzentriere einen Großteil meiner Behandlungsanstrengungen auf Korrekturen im psychischen Bereich. Gelegentlich sind Bakterien in Geschwüren feststellbar, aber wie konnten sie sich dort einnisten? Irgendwelche Veränderungen in der Gewebechemie müssen dafür verantwortlich sein, da die Bakterie, der das Auslösen von Geschwüren angelastet wird, im Magen-Darm-Trakt, ohne irgendwelche Probleme zu verursachen, leben kann. Streß kann Gewebe verwundbar gegenüber bakteriellen Attacken machen.

Geschwüre bilden sich normalerweise im ersten Teilbereich des Duodenum (Zwölffingerdarms), der den Abschnitt zwischen Magen und Darm bildet. Seltener treten sie in der Wandung des Magens selbst auf. In jedem Fall aber tritt eine Verwundbarkeit des Gewebes gegenüber Schädigungen durch die Magensäure ein. Die Diagnose erfolgt über Röntgenuntersuchungen oder Endoskopien (Magen-Darm-Spiegelungen). Geschwüre können kommen und gehen. Im aktiven Zustand verursachen sie Schmerzen – die sich durch Essen lindern lassen – und eine Reihe weiterer unangenehmer Symptome im oberen Verdauungstrakt.

Die orthodoxe Medizin behandelt Magen-Darm-Geschwüre mit einer Vielzahl von Medikamenten: Antazida (säurebindenden Mitteln); Spasmolytika, die die Magenbewegung hemmen; Mittel, die an der Oberfläche der Magenschleimhaut eine Schutzschicht bilden, und insbesondere neuere Substanzen, welche die Produktion der Magensäure hemmen. Zwei dieser bekanntesten neuartigen Wirkstoffe sind Cimetidin (Tagament, u. a.) und Ranitidin (Zantic [dtsch. Markt] und Ulsal). Diese Arzneien sind kurzfristig zwar äußerst wirksam, sie gehen aber nicht an die Wurzel des Problems (die Anfälligkeit des Gewebes). Da sie die Symptome lediglich unterdrücken, können sie die Krankheit, im Gegenteil, sogar manifestieren und fortbestehen lassen, statt sie zu kurieren. Allzuoft belassen es Ärzte dabei, ihren Patienten Rezepte auszustellen, und versäumen es, sie hinsichtlich einer Änderung ihrer Lebensgewohnheiten zu unterweisen, was Voraussetzung zur Prävention wiederkehrender Symptome wäre.

Sofern bei Ihnen eine Anfälligkeit gegenüber Geschwüren vorliegt, müssen Sie folgende Vorkehrungen treffen:

- Strikt Kaffee, entkoffeinierten Kaffee, sonstige Koffeinquellen, Alkohol und Tabak meiden.
- Strikt Aspirin und andere Salicylsäuren sowie sämtliche steroidfreien entzündungshemmenden Medikamente meiden. Sofern Sie ein Schmerzmittel benötigen, nehmen Sie Paracetamol (Tylenol). Steroide sollten unbedingt gemieden werden.
- Häufig Pfefferminztee trinken. Er wirkt beruhigend auf die Schleimhäute des Verdauungstraktes.
- Milch und Milchprodukte meiden. Ärzte empfahlen üblicherweise Milch und Milchprodukte als schutzschichtbildende Mittel im Magen, inzwischen wurde jedoch festgestellt, daß sie die Magensäureproduktion sogar erhöhen.
- Häufiger kleinere Mengen zu essen. Achten Sie darauf, daß Ihr Magen nie über längere Phasen leer ist.
- Ein Naturprodukt, glycyrrhinsäurefreies Süßholz, zum Schutz der Magen- und Darmschleimhäute zu verwenden. Süßholz hat ausgezeichnete therapeutische Eigenschaften

bei Geschwüren, die normale (Süßholz-)Wurzel enthält jedoch Glycyrrhizinsäure als Inhaltsstoff, die eine Erhöhung des Blutdruckes bewirken kann. Dieser Stoff wurde bei dem glycyrrhinsäurefreien Extrakt entfernt (siehe Bezugsquellen im Anhang). Die Dosis beträgt zwei Tabletten, die langsam vor oder zwischen den Mahlzeiten gekaut werden sollten – oder in Pulverform jeweils einen halben Teelöffel voll, ebenfalls vor oder zwischen den Mahlzeiten schlukken. Dieses Mittel kann so lange eingenommen werden, bis die Symptome abklingen.

- Es mit der Einnahme von Aloe vera-Saft zu versuchen, jeweils ein Teelöffel nach den Mahlzeiten (siehe S. 348f). Aloe vera hat heilende Eigenschaften bei Magen-Darm-Geschwüren.
- Mit Cayenne-Pfeffer zu experimentieren. Das mag absurd klingen, es ist aber eine Tatsache, daß würzige Speisen mitnichten Geschwüre verschlimmern, und roter Pfeffer insbesondere diesbezüglich sogar hilfreich sein kann. Nicht nur, daß er lokal ausgezeichnete schmerzlindernde Effekte erzielt, er fördert auch eine Durchblutung der äußeren Gewebeschichten. Trinken Sie schlückchenweise Tee aus rotem Pfeffer (ein viertel Teelöffel Cayenne-Pfeffer, der in einer Tasse heißem Wasser aufgegossen wird), oder nehmen Sie eine kleine Kapsel des Pulvers, sofern Ihnen der Geschmack zu streng ist.
- Lesen Sie Kapitel 6 nochmals durch, und tun Sie alles, um den auf Sie einwirkenden Streß zu neutralisieren. Machen Sie die Atemübung auf S. 187ff. Absolvieren Sie ein Biofeedback-Training. Greifen Sie auf Imaginationsübungen und Hypnotherapie zurück, um die Heilung Ihres Geschwürs zu unterstützen. Konzentrieren Sie sich dabei vornehmlich darauf, die Wandungen Ihres Darmtraktes stark und gesund zu machen.
- Falls notwendig, wechseln Sie Ihren Arbeitsplatz oder Ihren Beruf, ändern Sie Ihre Lebenssituation, räumen Sie mit Ihren Beziehungen auf – welcher Bereich auch immer der größte Streßfaktor in Ihrem Leben sein mag.

Mandelentzündungen

Es ist noch nicht lange her, da wurden wiederkehrende Mandelentzündungen stets als Rechtfertigung für die Entfernung der Mandeln genommen. Die in der Medizin vorherrschende Lehrmeinung war, daß die Mandeln keine Funktion hatten und schlicht nutzlose Organe und nur für leidige Entzündungen gut waren. Heute wissen wir, daß die Mandeln (und die Polypen) wichtige Bestandteile des Immunsystems sind, und heute werden Mandeloperationen glücklicherweise in wesentlich geringerem Umfang vorgenommen.

Lesen Sie den Abschnitt zum Thema ›Entzündungen‹. Beim ersten Anzeichen einer Mandelentzündung gurgeln Sie mit einer Wasserstoffperoxid-Lösung, die Sie im Verhältnis 1 : 1 mit heißem Wasser verdünnen. Diese Anwendung sollte mindestens viermal täglich erfolgen; sie ist ein ausgezeichnetes Desinfektionsmittel. Machen Sie darüber hinaus eine Echinacea-Kur (S. 295 f), und essen Sie rohen Knoblauch (S. 357 f). Zu Antibiotika sollten Sie erst greifen, wenn über eine Rachenkultur eine bakterielle Infektion nachgewiesen wird.

Menopause

Die Menopause ist keine Krankheit, auch wenn die Beigaben der pharmazeutischen Industrie und die Behandlungsphilosophie der meisten Gynäkologen einen anderen Eindruck erwecken. Bei vielen Frauen ist diese Lebensumstellung nur von minimalen Unannehmlichkeiten begleitet, und ich kenne viele vitale Frauen, die das Klimakterium hinter sich und niemals irgendwelche Ersatzhormone genommen haben.

Ihre Einstellung ist ein wichtiger Faktor, wie Sie Ihre Menopause erleben. Empfinden Sie diesen Lebensabschnitt als tragisches Ende Ihrer Jugend und Sexualität, so wird es eine leidvolle Erfahrung für Sie sein und Sie anfällig gegenüber den Verlautbarungen derer sein lassen, die Ihnen eine ewige Jugend in Form von Pillen verkaufen wollen. Betrachten Sie sie demgegenüber als eine natürliche Übergangsphase zu einem neuen Lebensabschnitt, dann können Sie sie mit Gelassenheit und ohne ärztliche Hilfe akzeptieren.

Ärzte begründen ihre Vorliebe für Hormonersatztherapien oft als wissenschaftlich abgesicherte Behandlungsform von unangenehmen Symptomen. Die mit der Menopause sinkenden Östrogenspiegel verursachen bei manchen Frauen zwei praktische Probleme: Hitzewallungen und vaginale Trockenheit. Es bedarf jedoch keiner Östrogengaben, um mit diesen Problemen fertig zu werden.

Hitzewallungen sind lästig, aber harmlos. Zur Linderung der Symptome empfehle ich Ihnen eine pflanzliche Kombination. Besorgen Sie sich Tinkturen oder Kapseln der folgenden drei Kräutermittel: Dong quai (siehe S. 352), Chaparral (siehe S. 411 f) und Damiana (*Turnera diffusa*), eine in Texas und Nord-Mexiko beheimatete Pflanze, die als Tonikum und weibliches Aphrodisiakum gilt. Nehmen Sie einmal täglich mittags jeweils zwei Kapseln oder jeweils einen Tropfenzähler voll von den Tinkturen, die Sie einmal täglich mittags zusammen mit einer Tasse warmem Wasser einnehmen. Diese Kombination ist sowohl unbedenklich als auch wirksam. Setzen Sie die Einnahme so lange fort, bis die Hitzewallungen verschwunden sind, dann reduzieren Sie die Dosis allmählich und versuchen, das Mittel ganz abzusetzen. Die Hitzewallungen werden am Ende ganz von selbst verschwunden sein.

Vaginale Trockenheit (Atrophie der Scheidenhaut) kann den Geschlechtsverkehr erschweren, bedeutet aber keineswegs das Ende Ihres Sexuallebens. Gehen Sie dazu über, vor dem Geschlechtsverkehr ein glättendes Gel oder Cremes zu verwenden, oder lassen Sie sich von Ihrem Arzt eine Östrogensalbe verschreiben. Die gelegentliche Anwendung bewirkt die Regenerierung des Scheidengewebes. Obwohl ein Teil der Östrogensalbe natürlich systematisch absorbiert wird, so wird die Östrogenzufuhr dennoch nur ein Bruchteil dessen sein, was Sie über eine herkömmliche Östrogentherapie erhalten würden.

Ich gehöre der kleinen Minderheit von Ärzten an, die die pauschale Anwendung von Hormonersatztherapien bei allen Frauen ablehnen. Ich habe nichts gegen Östrogengaben bei

Frauen einzuwenden, die aufgrund der Entfernung ihrer Eierstöcke vorzeitig in die Menopause eingetreten sind, oder wo spezifische medizinische Gründe dafür sprechen. Aber ich fürchte, daß die Begeisterung, die diesem Hormon derzeit entgegengebracht wird, uns blind hinsichtlich möglicher Gefahren macht, insbesondere mit Blick auf ein erhöhtes Krebsrisiko (siehe S. 259f).

Migräne

Die klassische Migräne zeichnet sich durch halbseitige, heftige und hämmernde Kopfschmerzen aus, die häufig von einer »Aura« (oft visuellen Störungen) eingeleitet und von Übelkeit und Erbrechen begleitet werden. Dieses Leiden tritt jedoch in so vielfältigen Formen auf, daß der Begriff ›klassische Migräne‹ möglicherweise zu Verwirrungen und zur Komplikation der Diagnose führen kann. Bei Frauen verschwindet die Migräne fast immer während einer Schwangerschaft, ein für die Diagnose hilfreiches Merkmal.

Migränebeschwerden sind höchst unangenehm für die Betroffenen, die als Folge oft tagelang handlungsunfähig sind, und frustrierend für die Ärzte, die sich häufig alle Mühe geben und dennoch mit ihren Behandlungen scheitern. Allopathische Ärzte versuchen Migräne oftmals mit einer Vielzahl starker Medikamente zu kurieren, von denen einige mehr schaden als nützen.

Vasomotorische Fehlregulationen, als unmittelbare Ursache dieses Kopfschmerzes, werden von vielen Faktoren beeinflußt. Oft spielt Allergie eine Rolle, da bei vielen Migräne-Geplagten bestimmte Nahrungsmittel Attacken auslösen. Ein weiterer Faktor sind Hormonschwankungen, zumindest bei Frauen. Migräne, die typischerweise mit einer Schwangerschaft verschwindet, kann andererseits durch Antibabypillen verursacht werden. Des weiteren spielen unzweifelhaft Streß wie auch genetische Faktoren eine Rolle. Im Einzelfall kann es gar unmöglich sein, alle zur Migräne beitragenden Komponenten zu entschlüsseln.

Um Migräne unter Kontrolle zu bringen, empfehle ich folgendes:

- Verzichten Sie konsequent auf Kaffee, entkoffeinierten Kaffee wie auch alle übrigen Koffeinquellen. Achten Sie auch bei den Medikamenten, die Sie einnehmen, ob rezeptpflichtig oder rezeptfrei, darauf, daß diese frei von Koffein sind. Sobald Sie vom Koffein weg sind, können Sie Kaffee zur Behandlung von Migräne verwenden. Beim ersten Anzeichen eines Migräneanfalls trinken Sie ein bis zwei Tassen starken Kaffee, dann legen Sie sich in einem dunklen, ruhigen Raum hin.
- Meiden Sie andere gängige diätetische Auslöser von Migräne: Schokolade, Wein (Rotwein ist normalerweise gefährlicher als Weißwein, Auslöser können aber beide sein), alle starkaromatischen Käsesorten, gegorene Nahrungsmittel (einschließlich Sojasauce und Miso), Sardinen, Sardellen und Salzheringe.
- Nehmen Sie täglich ein oder zwei Kapseln *Tanacetum parthenium*. Achten Sie bei dem Präparat darauf, daß es sich um *gefriergetrocknete* Blätter handelt. Dieses Mittel reduziert vielfach die Häufigkeit von Migräneanfällen und kann unbegrenzt eingenommen werden.
- Absolvieren Sie ein Biofeedback-Training (siehe S. 193 ff) mit dem spezifischen Ziel, es zu lernen, die Temperatur der Hände zu erhöhen. Sobald Sie diese Technik beherrschen, verfügen Sie über ein Instrument, mit dem Sie den Kopfschmerz gleich bei Beginn einer Attacke wirksam abwenden können.
- Allopathische Medikationen sollten nur sporadisch und mit Vorsicht verwendet werden. Experimentieren Sie mit dem verschreibungspflichtigen Wirkstoff Ergotamin, der ein Zusammenziehen der Arterien bewirkt, um effektiv zu sein, jedoch beim allerersten Anzeichen eines Kopfschmerzes genommen werden muß. Vorzugsweise sollten Sie ein Ergotamin-Präparat in Tabletten- oder in Zäpfchenform wählen, sofern Übelkeit und Brechreiz ein Problem sind. Lassen Sie sich von Ihrem Arzt hinsichtlich der genauen Verwendung instruieren.

- Lassen Sie sich keine butalbitalhaltigen Präparate verschreiben, um sie auf regelmäßiger Basis zu nehmen. Butalbital ist ein suchterzeugendes Beruhigungsmittel, und die üblichen Migränemittel, die oft allzu leichtfertig verschrieben werden, enthalten zusätzlich Koffein.

  Nehmen Sie weder Prednison noch andere Steroide zur Vorbeugung von Migräne. Die mit Steroiden verbundenen Gefahren übersteigen jeden möglichen Nutzen.
- Sofern die Anfälle nicht aufhören, versuchen Sie Ihre Einstellung zu den Kopfschmerzen zu ändern. Migräne gleicht einem elektrischen Sturm im Kopf, heftig und gewaltsam, an dessen Ende aber ein ruhiger und klarer Zustand steht. Vielleicht ist ein gelegentlicher Kopfschmerz gar nicht einmal so schlecht. Nehmen Sie Kaffee und Aspirin oder Ergotamin, und legen Sie sich in einen dunklen Raum und überlassen sich Ihrem Kopfschmerz. Er ist eine gute Entschuldigung, einmal von der üblichen Routine abzulassen und sich zurückzuziehen, so daß aufgestauter Streß sich abbauen kann. Vielleicht reicht es schon, Ihre Migräne so zu akzeptieren und zu erkennen, daß sie in Ihrem Leben einem Zweck dient, um zu verhindern, daß sie häufig auftritt.

Multiple Sklerose

Sie gehört zu den tückischsten Krankheiten, weil sowohl ihre Ursachen als auch die den weiteren Krankheitsverlauf bestimmenden Faktoren weitestgehend unbekannt sind. Das unmittelbare Problem sind lokale Entzündungen peripherer Nervenscheiden, die die Weiterleitung von Nervenimpulsen behindern und so Körperfunktionsstörungen bewirken. Typische Symptome sind Verlust des Sehvermögens, motorische Störungen, Störungen des Koordinationsvermögens sowie Darm- und Blasenstörungen.

Obgleich die Nervenschädigung mit Sicherheit auf das Immunsystem zurückzuführen ist, kann Multiple Sklerose dennoch nicht einfach als Autoimmunkrankheit eingestuft werden. Seit langem stehen Virusinfektionen, beispielsweise das Masernvirus, im Verdacht, diese Immunreaktion auszulösen. Das erklärt jedoch nicht, warum Multiple Sklerose in nördlichen Breitengraden häufiger als in Äquatornähe auftritt. Auch weiß die medizinische Forschung keine Antwort auf die Frage, warum sich die Krankheit in so vielen verschiedenen Formen äußert. Bei manchen Personen zeigen sich eingangs vorübergehend Symptome, werden dann aber zeit ihres Lebens nie mehr von irgendwelchen Beschwerden heimgesucht. Andere erfahren regelrechte Krankheitsschübe, wobei sich intensive Störungen und beschwerdefreie Phasen abwechseln. Bei wiederum anderen vollzieht sich ein rapider gesundheitlicher Verfall, an dessen Ende der Tod steht.

Eines ist sicher: die orthodoxe Medizin hat den Opfern dieser Krankheit, sobald die Diagnose gestellt ist, wenig oder überhaupt nichts zu bieten. Sie kann sogar schaden, indem sie den Patienten ein Gefühl der Hoffnungslosigkeit und Unheilbarkeit vermittelt. Für mich ist Multiple Sklerose sowohl eine Herausforderung als auch eine faszinierende Krankheit, weil sie zum einen in so vielfältigen Formen auftritt, zum anderen ein erhebliches Stabilisierungs- oder Remissionspotential aufweist und weil Veränderungen des Lebensstils und Streßreduzierungen in starkem Maße den Krankheitsverlauf beeinflussen können. Wenn Patienten mit dieser Diagnose zu mir kommen, gebe ich Ihnen eine lange Liste mit Vorschlägen, die sie ausprobieren sollen.

- Bleiben Sie nicht bei Ärzten in Behandlung, die Ihnen das Gefühl geben, Besserungen seien nicht möglich. Derartige negative Suggestionen können verheerende Auswirkungen auf Ihre Gesundheit haben.
- Meiden Sie Koffein, Alkohol und Tabak. Sie alle können durch ihre Einflußnahme auf das Nervensystem, den Magen-Darm- und Harnwegstrakt zur Verschärfung Ihres Problems beitragen.
- Halten Sie sich an die ernährungsspezifischen Ratschläge in Kapitel 1 und 2. Reduzieren Sie Ihre Eiweißzufuhr auf ein Minimum. Meiden Sie Milch und sämtliche Milchprodukte.

- Im Falle von Verstopfung nehmen Sie Acidophilus-Kulturen (siehe S. 336) und Psyllium (S. 477 ff). Siehe auch ›Verstopfung‹.
- Meiden Sie alle mehrfach ungesättigten Fette und Öle. Verwenden Sie ausschließlich Extra virgin-Olivenöl und kaltgepreßtes Canola-Öl.
- Nehmen Sie Schwarzes Johannisbeeröl, zweimal täglich 500 Milligramm (siehe S. 338 f).
- Essen Sie mindestens dreimal wöchentlich Sardinen (S. 83), oder nehmen Sie eine Leinsamenölergänzung (S. 83 f) als Quelle von Omega-3-Fettsäuren.
- Nehmen Sie die antioxidative Vitamin-Kombination (S. 278 ff) und täglich eine B-100 B-Komplex-Vitaminergänzung.
- Nehmen Sie einmal täglich eine Multi-Mineralstoff-Ergänzung.
- Nehmen Sie ein Soja-Lezithin-Granulat, 5 Gramm pro Tag (siehe S. 337). Das Granulat ist im Kühlschrank aufzubewahren.
- Nehmen Sie Coenzym Q (CoQ10), zwei- oder dreimal täglich 30 Milligramm (siehe S. 337 f).
- Achten Sie auf regelmäßige körperliche Bewegung. Machen Sie aerobe Übungen, soweit es Ihnen möglich ist, meiden Sie aber Anstrengungen, die Sie an den Rand der Erschöpfung bringen.
- Verwenden Sie Imaginationsübungen, Meditation und Hypnotherapie, um Ihre geistige und psychische Energie in positive Richtungen zu lenken.
- Versuchen Sie auch andere Heilmethoden, um auszuprobieren, ob sich Ihr Zustand verbessert: Akupunktur, Physiotherapie, Manipulation, Yoga und so weiter. Seien Sie aber vor dubiosen Praktikern auf der Hut, die Ihnen »mit Kuren« Heilungen versprechen.
- Schließen Sie sich zur moralischen Unterstützung Multiple Sklerose-Selbsthilfegruppen an, die Sie zur Übernahme von mehr Eigenverantwortlichkeit für Ihre Gesundheit motivieren können.

Muskelkrämpfe

Nächtliche Krämpfe in der Beinmuskulatur haben in der Regel zwei Ursachen: Tabak und Bewegungsmangel. Die Lösung des Problems dürfte auf der Hand liegen.

- Ein gutes Mittel gegen nächtliche Krämpfe sind Calcium/Magnesium-Ergänzungen vor dem Zubettgehen, jeweils 1000 Milligramm (Glukonat oder Zitrat sind am besten). Diese Ergänzungen können unbegrenzt genommen werden.
- Zusammen mit der Calcium-Magnesium-Gabe sollten Sie auch das B-Vitamin Niazin (siehe S. 316 ff) versuchen.
- Ein heißes Bad vor dem Zubettgehen steigert die Durchblutung zu den Muskeln und kann ebenfalls hilfreich sein.

Nagelprobleme

Bei schwachen, brüchigen Nägeln versuchen Sie Schwarzes Johannisbeeröl, zweimal täglich 500 Milligramm (siehe S. 338 f). Binnen zwei Monaten werden Ergebnisse sichtbar werden. Die Einnahme von Gelatine als Ergänzung ist wertlos.

Ratschläge zu Pilzinfektionen von Nägeln finden Sie unter ›Fußflechte‹.

Nebenhöhlenerkrankungen

Sowohl eine akute als auch eine chronische Sinusitis ist mit vielen Problemen verbunden. Die schwerwiegendsten Fälle treten nach meinen Erfahrungen bei starken Zigarettenrauchern auf; aber auch Personen, die unter Allergien leiden, die die oberen Atemwege betreffen, können schlimme Nebenhöhlenprobleme entwickeln (Schmerzen, Kopfschmerzen, Sekretstauungen, Eiterbildung, behinderte Atmung und ähnliches). Ärztlicherseits werden Nebenhöhlenentzündungen regulär mit einer Fülle von Medikamenten (Antibiotika, Antihistaminika, schleimhautabschwellenden Mitteln und Steroiden) und mitunter operativ behandelt. Bei akuter Sinusitis verschreibe ich natürlich auch Penizillin, ich bemühe mich jedoch, die Zeiträume, in denen meine Patienten Antibiotika nehmen, möglichst kurz zu halten, und ich verwende keine der übrigen Medikamente. Statt dessen dränge ich darauf, eine Reihe von Ratschlägen zu befolgen:

- Die Maßgaben unter ›Entzündungen‹ zu beherzigen.
- Auf Milch und alle Milchprodukte sowie auf alle Nahrungsmittel kategorisch zu verzichten, die Milch enthalten. Bei der überwältigenden Mehrzahl der Patienten zeigen sich zwei Monate nach dieser diätetischen Umstellung drastische Verbesserungen bei ihren Nebenhöhlenproblemen.
- Nicht zu rauchen. Sich nicht in der Umgebung von Rauchern oder in verrauchten Räumlichkeiten aufzuhalten. Sofern Sie in einer Smog-belasteten Region leben, sollten Sie einen Umzug erwägen. Rüsten Sie Ihr Haus oder Ihre Wohnung mit Luftfiltern aus (siehe S. 137f).
- Regelmäßige Nasenspülungen zu machen (siehe S. 304ff) und auch bei akuten Nebenhöhlenentzündungen auf diese Behandlungsmethode zurückzugreifen.
- Bei ersten Anzeichen von Sinus-Problemen heiße, nasse Handtücher über die ganze obere Gesichtshälfte zu legen. Die Handtücher so heiß wie möglich zu verwenden, und diese Anwendungen fünfzehn Minuten lang beizubehalten. Diesen Vorgang drei- bis viermal am Tag zu wiederholen. Das ist ein hervorragendes Hausmittel bei Nebenhöhlenverstopfungen und -entzündungen, da hierdurch der Sekretabfluß und die Durchblutung der Region gefördert werden.
- Sofern das Problem vorrangig allergiebedingt ist, die unter ›Allergie‹ angeführten Empfehlungen zu befolgen. Versuchen Sie auch, die allergischen Symptome mit Brennessel-Kapseln (siehe S. 420) zu lindern.

Nervenleiden

Der Umstand, daß die Nerven des Zentralnervensystems (Gehirn und Rückenmark) nicht, wie angenommen, wieder ersetzbar sind, ist es, daß die Folgen von Schlaganfällen und traumatischen Verletzungen des Gehirns und Rückenmarks so niederschmetternd sein können. Es lohnt jedoch, in solchen Fällen eine Behandlung mit der verschreibungspflichtigen Arznei Hydergin zu versuchen, die aus einem natürlichen Pilz, *Claviceps purpurea*, gewonnen wird. Sie ist nicht toxisch und kann mitunter eine begrenzte Regenerierung der Nervenfunktion anregen. Sie müssen das – nicht billige – Mittel in hohen Dosierungen über Monate oder Jahre einnehmen. Versuchen Sie es über den Zeitraum von mindestens drei Monaten mit der Gabe von 5 Milligramm dreimal täglich. Tabletten, die man unter der Zunge zergehen läßt, sind wirksamer als solche, nur einfach geschluckt werden; Kapseln, die das Mittel auf flüssiger Basis enthalten, können sogar noch wirksamer sein. Extrakte von Ginkgobaumblättern steigern die Durchblutung des Gehirns (siehe S. 413) und sind im Falle von Gehirnverletzungen ebenfalls einen Versuch wert.

Verletzungen der peripheren Nerven sind oftmals das Ergebnis von Druckeinwirkungen, wie im Falle des Karpaltunnel-Syndroms, wo infolge von Kompression im Bereich der Handwurzel die Nervenfunktion der ganzen Hand gestört wird. Ehe Sie dieses Leiden operativ behandeln lassen, versuchen Sie es mit der Einnahme von Vitamin B_6, dreimal täglich 100 Milligramm (siehe S. 318).

Akupunktur kann ebenfalls den Heilungsprozeß bei Verletzungen der peripheren Nerven begünstigen.

Nesselfieber

Eine der schwerwiegenderen Erscheinungsformen der Allergie ist das Nesselfieber (Urtikaria), das erhebliche physische und psychische Probleme mit sich bringen kann. Meist Ausdruck einer Nahrungsmittel- oder Arzneimittelallergie, ist der Krankheitsverlauf in der Regel kurzbefristet. Allerdings gibt es auch Fälle, die Wochen oder Monate andauern, ohne daß die Krankheitsursache gefunden wird oder irgendeine therapeutische Maßnahme greift.

Wichtig ist jedoch, den Auslöser des Nesselfiebers zu identifizieren, um diese Ursachenquelle in Zukunft meiden zu können. Denn wenn Sie auf ein bestimmtes Nahrungsmittel oder Medikament allergisch reagiert haben, werden Sie dieses Ihrem Körper wohl kaum noch einmal zuführen wollen. Des weiteren kann Nesselfieber auch durch den Kontakt mit Chemikalien in Wasch- und Reinigungsmitteln oder Rückständen aus der chemischen Reinigung in Kleidungsstücken verursacht werden. Sofern Sie chronisch unter Nesselfieber leiden, das Sie weder auf ein Nahrungsmittel noch auf ein Medikament als auslösenden Faktor zurückführen können, kommen Sie möglicherweise nicht umhin, alle in Frage kommenden allergieverdächtigen Stoffe aus Ihrer Wohnung zu entfernen.

Ein Hauptauslöser von Nesselfieber können zudem psychische Ungleichgewichte sein, die sich etwa in Form des Urticaria gigantea (großflächig auftretend) oder dem Quincke-Ödem mit entstellenden und unangenehm juckenden Quaddeln an den Lippen äußern können. Die Seele spielt bei diesen Allergien eine höchst wichtige Rolle, eine psychosomatische Verbindung also, an der Sie bei anhaltenden Beschwerden unbedingt arbeiten sollten.

Antihistaminika schaffen oft Abhilfe bei akutem Nesselfieber, sind bei chronischen Erscheinungsformen aber weniger erfolgreich, weil sie von ihrer Wirkweise her die Symptome lediglich unterdrücken und so sogar zur Manifestation der Krankheit und ihrem Fortbestehen beitragen können. Lassen Sie sich von niemandem zu der Einnahme von Prednison oder anderen Steroiden überreden. Versuchen Sie statt dessen, Ihr Nesselfieber mit Brennesseln und Quercetin, entsprechend den unter ›Heuschnupfen‹ gegebenen Anweisungen, zu behandeln. Zur äußeren Anwendung empfehlen sich Maisstärkemehl oder Haferschleimgel, die dem Badewasser zugefügt werden.

Darüber hinaus empfehle ich nachdrücklich die Hypnotherapie als eine Möglichkeit, chronisches oder wiederkehrendes Nesselfieber zu behandeln. Die für diese Hautreaktionen verantwortlichen Systeme sind eng mit dem Bewußtsein verbunden und mit autosuggestiven Maßnahmen beeinflußbar. Versuchen Sie ebenfalls homöopathische Anwendungen.

Wenn trotz allem keine Verbesserungen erzielt werden können, sollten Sie auf Ihr Leben insgesamt einmal einen prüfenden Blick werfen, um die mögliche Ursache der vorliegenden Gleichgewichtsstörung zu ermitteln. Reagieren Sie vielleicht allergisch auf Ihren Lebenspartner / Ihre Lebenspartnerin, Ihre Wohnung oder Ihre Arbeitsstelle?

Abschließend ein tröstendes Wort: Es ist wesentlich besser, an einer äußerlich auftretenden als an einer innerlichen Krankheit zu leiden. So mag Nesselfieber zwar eine Qual sein, lebenswichtige Organe können daran aber keinen Schaden nehmen. Und Sie müssen sich immer wieder sagen, daß äußere Probleme, ohne irgendwelche Spuren zu hinterlassen, verschwinden können, sobald Sie die so signalisierten Mißstände behoben und die entsprechenden Anpassungen vorgenommen haben.

Ohrentzündungen

Mittelohrentzündungen (Otitis media) treten bei Kleinkindern so häufig auf, daß man geneigt ist, sie als etwas ganz Normales zu betrachten. Sie sind zudem das Brot der Kinderärzte, die ihnen mit Antibiotika, Rhinologika (Mittel zum Abschwellen der Schleimhäute in der Nasen- und den Nebenhöhlen) und mitunter chirurgischen Maßnahmen zu Leibe rücken.

Die Anwendung einer osteopathischen Methode, die kranial-sakrale Manipulation, zur Heilung wiederkehrender Ohrentzündungen bei Kindern habe ich bereits beschrieben (siehe S. 141). Diese Form der Behandlung kann ich nur empfehlen.

Darüber hinaus sollte mindestens über die Dauer von drei

Monaten auf Milch und alle Milchprodukte, einschließlich Brot und andere Nahrungsmittel, die Milch enthalten, verzichtet werden, um zu sehen, ob sich irgendwelche Erfolge einstellen. Soja- und Kokosnußmilch sind erlaubt.

Entzündungen im Bereich des äußeren Gehörgangs (Otitis externa) treten demgegenüber vornehmlich bei älteren Personen auf. Sie lassen sich problemlos mit Knoblauch oder Knoblauchöl (S. 357f) oder Königskerzenöl (S. 358f) behandeln, die jeweils in den Gehörgang gegeben werden. Das Öl leicht erwärmen, mit einer Pipette in das betroffene Ohr tropfen und das Ohr locker mit einem Wattepfropfen verschließen. Hilfreich ist es außerdem, diese Behandlung mit oralen Echinacea-Gaben zu unterstützen (siehe S. 295f), allerdings ist das nur zweckmäßig, wenn Sie gleich bei Einsetzen der Mittelohrentzündung damit beginnen.

Kinder, die alt genug sind, um zu gurgeln, sollten, bei erstem Schmerzanzeichen einer Ohrentzündung, auch hierzu regelmäßig angehalten werden. Warme Kochsalzlösungen wirken hier ausgezeichnet (siehe S. 305) und fördern den Heilungsprozeß, indem sie die Durchblutung der Tube, der Eustachischen Röhre, anregen, die das Ohr mit dem Rachen verbindet.

Osteoarthritis

Diese Krankheit ist in erster Linie das Ergebnis einer unsachgemäßen körperlichen Beanspruchung und entweder auf eine falsche Beanspruchung oder auf mangelnde körperliche Bewegung zurückzuführen. Dieser Degenerationserkrankung der Gelenke kann durch Befolgen der allgemeinen gesundheitlichen Ratschläge in Teil I, insbesondere der Hinweise über körperliche Bewegung und Sport in Kapitel 5, vorgebeugt werden. Osteoarthritis ist oft die Ursache von Beschwerden, Schmerzen und Bewegungsunfähigkeit, vor allem bei älteren Menschen, die über »Rheumatismus« klagen. Von seiten der Ärzte werden normalerweise entzündungshemmende Medikamente verabreicht, es gibt jedoch zahlreiche andere Strategien, die man versuchen sollte:

- Lesen Sie den Abschnitt über ›Entzündungen‹, und beherzigen Sie die dort beschriebenen diätetischen Empfehlungen.
- Nehmen Sie zweimal täglich 100 Milligramm Vitamin B_6.
- Nehmen Sie so oft wie möglich heiße Bäder, heiße Mineralbäder oder heiße Strudelbäder.
- Applizieren Sie Eispackungen auf akut entzündeten, »heißen« Gelenken, die große Linderungen bewirken können.
- Als aerobe Übung wählen Sie Schwimmen. Sollten Sie kein guter Schwimmer sein, versuchen Sie es mit Wasser-Aerobic oder gehen Sie einfach nur ins Wasser und bewegen sich. Meiden Sie kaltes Wasser.
- Versuchen Sie Akupunktur zur Schmerzlinderung.
- Experimentieren Sie mit Homöopathie, der Traditionellen Chinesischen Medizin, mit Volksheilmitteln, der osteopathischen Manipulation und verschiedenen Formen der Massage, wie der Trager-Technik (siehe Anhang).
- Praktizieren Sie Imaginationsübungen und Meditation, um zu versuchen, auf geistigem und psychischem Wege Ihre Krankheit zu beeinflussen.
- Lassen Sie sich von niemandem Kortisonspritzen geben. Diese Behandlung unterdrückt lediglich die Symptome und schadet Ihrer Immunabwehr.
- Experimentieren Sie mit einem TENS-Gerät (Transkutane Elektrische Nervenstimulation). Dieses Gerät gibt durch die Haut Elektrizitätspulse ab, die zur Linderung chronischer Arthritisschmerzen höchst effektiv sein können. Ihr Arzt oder Physiotherapeut wird Sie hinsichtlich der Beschaffung eines Gerätes beraten können.

Osteoporose

Siehe Seiten 57, 173, 326f und 427, wo diese Knochenkrankheit eingehend besprochen wurde.

Prämenstruelles Syndrom (PMS)

PMS ist ein umstrittenes Thema, weil viele (männliche) Ärzte darauf beharren, daß es sich um rein eingebildete Beschwerden handele. Ungeachtet ihrer Ansichten leiden aber offensichtlich viele Frauen vor Einsetzen ihrer Periode entsetzlich unter Symptomen wie Stimmungsschwankungen, Depressionen, Reizbarkeit, Aufgeblähtsein, Kopfschmerzen, Gelenkschmerzen und so weiter. Bei manchen ist die Menstruation auch mit sehr schmerzhaften Krämpfen verbunden, die jede Aktivität unmöglich machen. Mit den nachfolgenden Maßnahmen können PMS-Beschwerden in hohem Maße gelindert oder auch völlig ausgeschaltet werden:

- Meiden Sie prinzipiell Koffein, einschließlich Schokolade, die manche Frauen während der prämenstruellen Phase suchtartig in sich hineinstopfen.
- Machen Sie regelmäßig aerobe Übungen, wie sie in Kapitel 5 beschrieben sind.
- Meiden Sie alle mehrfach ungesättigten pflanzlichen Öle.
- Nehmen Sie zweimal täglich 500 Milligramm Schwarzes Johannisbeeröl (siehe S. 338 f).
- Nehmen Sie zweimal täglich zwei Kapseln Dong quai (siehe S. 352).
- Bei schmerzhaften Menstruationskrämpfen versuchen Sie Himbeerblättertee, der in Drogerien und Reformhäusern erhältlich ist. Sie können beliebig viel davon trinken – er ist ungiftig. Versuchen Sie ebenfalls Calcium/Magnesium-Ergänzungen, jeweils 1000 Milligramm, je nach Bedarf. Ein stärkeres pflanzliches Heilmittel wird aus dem gemeinen Schneeball (*Viburnum opulus*) gewonnen. Nehmen Sie, je nach Bedarf, einen Tropfenzähler voll der Tinktur zusammen mit etwas warmem Wasser. Vielen Frauen hilft auch der Wirkstoff Ibuprofen; wichtig ist jedoch, daß diese Arznei nicht auf nüchternen Magen genommen wird. Ebenso kann eine Wärmflasche, die auf den Bauch gelegt wird, Linderung verschaffen.
- Machen Sie die Atemübung auf S. 187 ff und andere Entspannungsübungen (Kapitel 6).

Prellungen / Quetschungen

Um das Ausmaß von Schwellungen, Schmerzen und Blutergüssen nach einer Verletzung in Grenzen zu halten, sollten schnellstmöglich kalte Kompressen auf der verletzten Region angebracht und diese Anwendungen während der ersten zwölf Stunden weitestgehend – nur mit gelegentlichen Unterbrechungen, um eine übermäßige Unterkühlung zu verhindern – fortgesetzt werden. Nehmen Sie homöopathische Arnikatabletten (siehe S. 461) und massieren Sie die verletzte Region mit Arnikatinktur (siehe S. 349f).

Bei manchen Menschen entwickeln sich Blutergüsse leichter als bei anderen. Vitamin C kann diese Neigung dank seiner Eigenschaft, die Wände der Blutkapillargefäße zu kräftigen, korrigieren. Nehmen Sie versuchsweise 2000 Milligramm Vitamin C dreimal täglich.

Falls plötzlich verstärkt Blutergüsse auftreten, kann die Ursache in einer Blutgerinnungsstörung liegen. In diesem Fall ist eine ärztliche Allgemeinuntersuchung mit einer präzisen Blutuntersuchung angezeigt.

Prostataleiden

Die Prostata, oder Vorsteherdrüse, ist ein walnußgroßes Organ, das den Anfangsteil der männlichen Harnröhre umgibt. Das Prostatasekret wird bei Ejakulationen dem Samen beigemischt. Prostatitis, oder Entzündung der Prostata, ist ein bei jungen Männern weitverbreitetes Leiden, das oft infolge von Harnwegsinfektionen auftritt und leicht chronische Formen annimmt, die schwierig zu behandeln sind. Ältere Männer sind von einem anderen Problem, einer Vergrößerung der Vorsteherdrüse, betroffen, wodurch sich die Harnausscheidung erschwert.

Prostatitis kann Schmerzen bei der Ejakulation und Harnausscheidung, eine häufige Blasenentleerung oder auch Blasenentleerungsstörungen verursachen. Schmerzen im unteren Rückenbereich können durchaus auf eine chronische Prostatitis zurückzuführen sein. Der Grund, warum sich dieses Leiden jeder Behandlung widersetzt, erklärt sich mit der mangelnden Durchblutung der Drüse, die es sowohl für das Immunsystem schwierig macht, sie gegen Infektionen zu verteidigen, als auch für Antibiotika, den Entzündungsherd zu erreichen. Was Ärzte tun können, erschöpft sich im allgemeinen mit der Gabe von Antibiotika – mit dem Ergebnis, daß die Beschwerden nach Absetzen der Medikamente in der Regel wiederkehren. Wenn Sie folgende Empfehlungen beherzigen, können Sie Prostatitis überwinden:

- Meiden Sie prinzipiell alle Substanzen, in denen Reizstoffe auf die Prostata wirken; dies sind insbesondere Kaffee, entkoffeinierter Kaffee sowie andere Koffeinquellen, Alkohol, Tabak und roter Pfeffer.
- Mehr Wasser trinken! Flüssigkeitsentzug ist eine der größten Belastungen für die Prostata. Sorgen Sie für eine häufige Harnausscheidung, und achten Sie darauf, daß Sie niemals unter Flüssigkeitsmangel leiden.
- Meiden Sie scheuernde Bewegungen, die auf das Perineum (Bereich zwischen After und äußeren Geschlechtsteilen) einwirken, wie dies beim Reiten, Motorrad- oder Fahrradfahren der Fall sein kann. Ebenso sollte längeres Sitzen gemieden werden.
- Nehmen Sie einmal täglich 60 Milligramm Zink-Picolinat. Nach Abklingen der Symptome halbieren Sie die Dosis und nehmen diese Ergänzung unbegrenzt weiter.
- Nehmen Sie dreimal täglich 2000 Milligramm Vitamin C (siehe S. 280f).
- Korrigieren Sie gegebenenfalls die Häufigkeit Ihrer Ejakulationen. Sowohl ein Zuviel als ein Zuwenig begünstigen Prostatitis.
- Nehmen Sie warme Sitzbäder (siehe S. 415).
- Prostata-Massage ist hilfreich. Sie kann entweder von Ihrer Partnerin oder Ihnen selbst vorgenommen werden. Mit einem Finger, der durch das Rektum eingeführt wird, vorsichtig und leicht auf die Drüse drücken (sie ist empfindlich). Hierdurch wird die Entleerung der Drüse und ihre Durchblutung gefördert.

- Nehmen Sie bei akuten Beschwerden Antibiotika; die Einnahme sollte aber maximal auf zwei Wochen beschränkt sein. Antibiotika allein sind keine Lösung des Problems.

Die Mehrzahl der Männer über fünfzig Jahre entwickelt ein Prostata-Adenom, eine Vergrößerung der Vorsteherdrüse, die möglicherweise auf hormonelle Verschiebungen und ein Übergewicht von Testosteron zurückzuführen ist. Dieses Blasenhalsadenom kann beschwerdefrei bleiben, aber auch eine Reihe von Harnwegsproblemen verursachen: häufigere Blasenentleerung, abgeschwächte Harnentleerung und nächtliches Aufwachen infolge von Blasendruck. Bei stärker werdenden Symptomen drängen Ärzte im allgemeinen auf eine umfassende oder partielle operative Entfernung der Prostata.

Es lohnt den Versuch, vor einem solchen chirurgischen Eingriff, ein Prostata-Adenom mit natürlichen Methoden zu behandeln, um zu sehen, ob sich Besserungen erzielen lassen.

- Meiden Sie die zuvor aufgelisteten Substanzen, die als Reizstoffe auf die Prostata wirken.
- Nehmen Sie täglich 30 Milligramm Zink-Picolinat.
- Verwenden Sie ein Kräuterheilmittel, das aus den Früchten einer kleinwüchsigen, an der Südostküste der Vereinigten Staaten beheimateten Palme, *Serenoa repens*, gewonnen wird. Nehmen Sie zweimal täglich 160 Milligramm des Extraktes. (Bezugsquelle: siehe Anhang.) Dieses Mittel schützt die Prostata vor den reizstoffartigen Effekten des Testosteron, indem es ein Schrumpfen der Drüse fördert und die Funktion der Harnwege normalisiert. Es ist nicht toxisch und kann unbegrenzt genommen werden.

Reisekrankheiten

Vielfach wird Ingwer zur Vorbeugung und Behandlung von Reisekrankheiten empfohlen. Sie können frischen Ingwertee trinken, kandierte Ingwerstückchen essen oder das in Kapseln angebotene pulverförmige Gewürz (zwei bis vier, je nach Bedarf) nehmen, wenn Sie den starken Ingwergeschmack nicht mögen. Sofern bei Ihnen eine Anfälligkeit für diese Krankheit vorliegt, sollten Sie den Ingwer unmittelbar vor Reiseantritt oder beim ersten Anzeichen von Übelkeit nehmen. Bei manchen Personen lindert Essen Reisekrankheiten, und bei den meisten ist tiefes Durchatmen hilfreich.

Für gewöhnlich wird Reisekrankheiten mit freiverkäuflichen Antihistaminika vorgebeugt, die mit starken bewußtseinsdämpfenden Wirkungen verbunden sind. Eine Alternative ist ein verschreibungspflichtiges Scopolamin-Pflaster, das hinter das Ohr geklebt wird. So wird eine stete, in winzigen Dosen verabreichte Gabe dieser Arznei durch die Haut erzielt. Scopolamin ist ein Derivat eines Nachtschattengewächses, das in den meisten Verabreichungsformen relativ toxisch, in dieser Form aber, abgesehen von Mundtrockenheit, nur selten mit Nebenwirkungen verbunden ist. Ich ziehe es Antihistaminika vor.

Rheumatoide Arthritis

Eine der verbreitetsten Autoimmunkrankheiten, die rheumatoide Arthritis, kann leichter als die Osteoarthritis durch eine veränderte Lebensführung beeinflußt werden. Siehe auch ›Autoimmunität‹ und ›Entzündungen‹. Darüber hinaus sollten Sie folgende Vorschläge versuchen:

- Nehmen Sie zweimal täglich ein oder zwei Kapseln *Tanacetum parthenium* (siehe S. 434).
- Machen Sie folgende diätetischen Experimente, jeweils nacheinander und pro Vorschlag über eine Versuchsdauer von zwei Monaten, um zu sehen, ob sich irgendwelche Verbesserungen ergeben: 1. Meiden Sie Milch und alle Milchprodukte. 2. Meiden Sie jeden Zucker, mit Ausnahme dessen, der natürlicherweise in Früchten enthalten ist. 3. Meiden Sie alle Zitrusfrüchte. 4. Meiden Sie alle Nachtschattengewächse (Tomaten, Kartoffeln, Auberginen, Pfeffer, Paprika, Chili). Nach Beendigung der jeweiligen Versuchsphase nehmen Sie die betroffenen Nahrungsmittel wieder in Ihren Speiseplan auf. Möglicherweise stellt

sich heraus, daß das eine oder andere Produkt Ihre Arthritis beeinflußt, so daß Sie eine größere Kontrolle darüber erhalten.

- Als Form der aeroben Übungen sollten Sie sich vorrangig für Schwimmen entscheiden.
- Zur Behandlung akuter Beschwerden verwenden Sie Aspirin oder andere entzündungshemmende Medikamente.
- Versuchen Sie, die Einnahme stärkerer verschreibungspflichtiger Medikamente zu meiden: Gold-Präparate, Steroide (Prednison), Penicillamin oder Immunsuppressiva. Bei Patienten, die sich mit diesen Mitteln behandeln lassen, ist die Wahrscheinlichkeit geringer, daß sie auch auf nichttoxische, natürliche Therapien ansprechen oder lange Remissionsphasen erleben.
- Beschäftigen Sie sich eingehend mit den Informationen in Kapitel 6, und erstellen Sie sich ein verbindliches Programm für Ihre Psyche / Körper-Arbeit. Meditation, Yoga, Imaginationsübungen und Hypnotherapie können sämtlich sehr hilfreich sein.
- Experimentieren Sie mit der traditionellen Chinesischen Medizin, der Ayurvedischen Medizin, Homöopathie, der indianischen Medizin, der Volksmedizin wie auch mit Heilern. Probieren Sie ferner Langzeit-Fastenkuren aus, aber nur unter Aufsicht (siehe S. 301 ff); hiermit können langanhaltende Remissionsphasen erzielt werden.

(Akute) Rückenschmerzen

Plötzlich auftretende, starke Rückenschmerzen, meist im unteren Rückenbereich, gehören zu den häufigsten, unangenehmsten und zugleich motorisch behindernsten Dingen, die einem Menschen widerfahren können. Etwas Schweres heben, Stolpern oder Fallen kann der Auslöser sein, aber ebenso können sie wie angeflogen, ohne erkennbaren Grund auftreten. Begünstigende Faktoren können zudem Viruserkrankungen oder emotionale Traumata sein. Die Schmerzen können sich spontan, ohne jede Vorwarnung, und in voller Stärke äußern oder sich aus einem Wehwehchen oder geringfügigen Unbehagen heraus im Laufe von Stunden oder Tagen schleichend entwickeln. Während der akutesten Phase vermögen diese Schmerzen einen Menschen hilflos wie ein Baby zu machen, unfähig, ohne fremde Hilfe aufzustehen, zu essen, sich zu waschen oder anzuziehen. Selbst der behutsamste Schritt, die vorsichtigste Bewegung oder der leichteste Husten kann einen im wahrsten Sinne des Wortes betäubenden und atemraubenden Schmerzkrampf auslösen.

Wenngleich viele Menschen, die unter derartigen Rückenschmerzen leiden, eine ganze Menge Geld für Behandlungen durch Ärzte, Osteopathen, Chiropraktiker, Physiotherapeuten und andere ausgeben, so ist ein entsprechender Nutzen allzu häufig nicht erkennbar. *Zeit ist das beste Heilmittel.* Sie können sowohl Zeit als auch Geld sparen, wenn Sie die Schmerzursache und ein paar gute schmerzhemmende Heilmittel kennen.

In der Mehrzahl der Fälle entstehen akute Rückenschmerzen durch einen Muskelspasmus, einen Muskelkrampf. Wie unglaublich heftig der Schmerz einer Muskelkontraktion sein kann, weiß jede körperlich arbeitende Frau. Mit derlei Rückenbeschwerden konfrontiert, glauben viele, sie hätten sich einen Bandscheibenschaden, einen Muskel- oder Bänderriß oder eine Wirbelsäulenverstauchung zugezogen oder einen Nerv eingeklemmt (das Brot der Chiropraktiker), wenn in Wirklichkeit ein starker Muskelspasmus die einzige oder primäre Ursache ist. Sofern Sie nicht zusätzlich unter Symptomen wie Blaseninkontinenz (unwillkürlicher Harnabgang bei Versagen des Schließmuskels – d. Ü.), Kribbeln oder Taubheit in den Beinen oder Bewegungsunfähigkeit der Beine und Füße leiden, gibt es keinen Grund anzunehmen, das Problem sei irgend etwas anderes als ein Muskelschmerz. Sofern die vorgenannten Symptome allerdings bei Ihnen gegeben sind, sollten Sie einen Arzt konsultieren. Die Entzündung der betroffenen Region entwickelt sich schnell, so daß Sie vielleicht sogar die Hitze des Entzündungsherdes spüren.

Der Spasmus der Rückenmuskeln wird durch einen Nervenreflex aus dem Rückenmark aufrechterhalten, der den

Teufelskreis, wonach Krampf und Entzündung zu einer noch stärkeren Verkrampfung und Entzündung führen, in Gang setzt. Obwohl dieser Zyklus sich auch infolge einer Verletzung entwickeln kann, liegt die eigentliche Ursache letztendlich doch oft im Gehirn, das über das Rückenmark in die Muskelphysiologie eingreifen kann. So sind akute Rücken- (und Nacken-)schmerzen im allgemeinen denn auch ein Ausdruck körperlichen und emotionalen Stresses. Es handelt sich hierbei in der Tat um ein psychosomatisches Problem – nicht in dem Sinne, daß alles nur »eingebildet« ist, sondern beispielhaft die Komplexität des Zusammenwirkens von Psyche, Gehirn, Nerven und Muskeln demonstriert wird. Oft ist es eine hirnspezifische Verzerrung der Muskelfunktion, die eine ungehinderte, freie Reaktion der Muskeln auf physisch einwirkenden Streß verhindert und so akute Rückenschmerzen auslöst. Das erklärt möglicherweise auch, warum der qualvolle Teufelskreis von Spasmus und Entzündung mitunter nach einem scheinbar harmlosen falschen Drehen oder Beugen auftritt.

Eine Erste Hilfe-Maßnahme sind Kälteanwendungen. Eine Eispackung, auf die betroffene Stelle gelegt, ist schmerzlindernder als irgendeine andere Behandlung. Die Eispackung fünfzehn bis zwanzig Minuten aufliegen lassen und alle ein oder zwei Stunden erneuern. Sofern jede andere Körperhaltung als die, flach auf dem Rücken zu liegen, unerträglich ist, legen Sie die kalte Kompresse zwischen Rücken und Boden, so daß Ihr Körpergewicht darauf ruht. Gerade in frühen Stadien würde eine Wärmezufuhr den Schmerz oft nur verschlimmern.

Wichtig, vor allem für ein bis zwei Tage, sind absolute Ruhe und ruhiges Liegen. Wenn Sie versuchen, an Ihrer Tagesroutine festzuhalten – welcher Art diese auch immer sein mag –, werden Sie später dafür bezahlen müssen, sei es in Form einer längeren Zeit der Rekonvaleszenz oder einer Schmerzzunahme, bis zu dem Punkt, an dem Sie dann gezwungen sind, Ihre Arbeit seinzulassen und sich hinzulegen.

Gleichermaßen wichtig ist es, Körperhaltungen zu meiden, welche die in Mitleidenschaft gezogene Region zusätzlich belasten, und möglichst in solchen zu verharren, die erträglich oder mit einem Minimum an Beschwerden verbunden sind. Nicht sitzen und möglichst wenig tun, das Schmerzen hervorruft oder verschlimmert. Lassen Sie sich helfen, und zögern Sie auch nicht, bei einfachen Bewegungen um Hilfe zu bitten. Legen Sie sich möglichst flach, mit dem Rücken auf den Boden, wobei Sie die Beine rechtwinklig auf einen bis an den Po herangezogenen Stuhl (die Waden aufliegend) hochlegen. Oder legen Sie einen 15–20 cm hohen Bücherstapel unter Ihren Kopf, ziehen die Knie an und setzen die Füße dicht an den Po, mit einem Abstand von etwa 40 cm zueinander, ab. Behalten Sie diese Stellung jeweils zehn bis fünfzehn Minuten bei. Wenn Sie imstande sind zu gehen, kann etwas Gehen zwischen den Liegeübungen hilfreich sein.

Ein gutes homöopathisches Heilmittel bei akutem Muskelspasmus ist Arnika montana in der 30er Potenz, das in den meisten Reformhäusern und Apotheken erhältlich ist. (Siehe S. 339 für Informationen über homöopathische Heilmittel.) Es ist ebenso nützlich bei Prellungen, Quetschungen und anderen Verletzungen, so daß Sie für den Notfall vielleicht einen Vorrat griffbereit halten sollten. Nehmen Sie unmittelbar nach Auftreten der Schmerzen oder der Verletzung vier Tabletten und die gleiche Dosierung während des ersten Tages weiterhin im Abstand von jeweils einer Stunde bis zum Einschlafen. Am darauffolgenden Tag reduzieren Sie die Dosis auf vier Tabletten in einem zweistündlichen Einnahmerhythmus und ab dem dritten Tag auf vier Tabletten viermal täglich. Sie können diese Behandlung vier bis fünf Tage fortsetzen. Homöopathische Tabletten sollten unter die Zunge gelegt werden und sich dort langsam auflösen. Sie sind am wirksamsten, wenn Sie fünfzehn bis dreißig Minuten vor und nach der Einnahme nichts zu sich nehmen. Sie können darüber hinaus ihre Wirksamkeit unterstützen, indem Sie Koffein (insbesondere Kaffee), Minze (etwa in Zahnpasta) und Kampfer (in vielen flüssigen Einreibemitteln und Muskelsalben enthalten) meiden.

Entzündungshemmende Analgetika wie Aspirin und Ibuprofen sind oft hilfreich, reizen aber den Magen, so daß sie nur zusammen mit Nahrung eingenommen werden sollten. Paracetamol (Tylenol) befreit zwar von Schmerzen, vermindert aber nicht die Entzündung.

Ärztlicherseits werden bei derlei Beschwerden oft Muskelrelaxantien verschrieben, Mittel, die teuer und oft unwirksam sind. Bei einigen, die als Begleiterscheinung mit ausgeprägten Gefühlen der Benommenheit verbunden sind, scheint die Hauptwirkung gar darin zu bestehen, daß der Patient von jeglicher Bewegung abgehalten wird. In einigen Fällen können Muskelrelaxantien in Kombination mit Aspirin oder Ibuprofen und Ruhe jedoch hilfreich sein, den für den Spasmus und Schmerz verantwortlichen Nerven-Muskel-Reflex zu unterbinden.

Wesentlich kostengünstiger und ungefährlicher als diese verschreibungspflichtigen Medikamente sind äußerlich anwendbare Hautreizmittel, die ein Gefühl der Wärme und Kribbeln hervorrufen, wenn die betroffenen Stellen damit eingerieben werden. Diese Gefühle lenken vom Schmerz ab und können somit dem Nervensystem dienlich sein, aus seiner Desorientierung herauszufinden. Solche hautreizenden Mittel sind in flüssiger und in Salbenform in jeder Apotheke erhältlich. Sofern Sie aber ein homöopathisches Arnikapräparat verwenden, sollten Sie sich bemühen, ein Mittel zu finden, das keinen Kampfer enthält.

Viele Menschen suchen bei akuten Rückenschmerzen auch bei Chiropraktikern, Osteopathen und so weiter manipulative Hilfe. Manipulationen, von einem erfahrenen Praktiker ausgeführt, können gelegentlich bedeutsame Verbesserungen und sogar Heilungen bewirken. Häufiger sind derartige Erfolge jedoch nur vorübergehender Natur, und die zusätzlichen Belastungen, die mit der für den Arztbesuch erforderlichen Autofahrt und dem Ein- und Aussteigen verbunden sind, können schließlich mehr schaden als daß die Behandlung hilft. Hüten Sie sich vor Chiropraktikern, die Ihnen ein langwieriges und kostenspieliges Therapienpaket verkaufen wollen – wegen Wirbelfehlstellungen, die in gehäufter Zahl durch Röntgenaufnahmen an Ihrer Wirbelsäule festgestellt wurden. Nicht solche Verschiebungen sind die Ursache akuter Rückenschmerzen, sondern ein Muskelkrampf. Wenn ein oder zwei Behandlungsfolgen keine erkennbaren Verbesserungen bringen, ist es unwahrscheinlich, daß mit dreißig oder vierzig bessere Erfolge erzielt werden.

Eine osteopathische Methode, die mitunter Abhilfe schaffen kann, ist die sogenannte Gegenspannung. Hierbei hält der Praktiker Rücken und Beine in einer bestimmten Position, die es dem Nervensystem ermöglichen kann, aus seinem eingefahrenen Verhaltensmuster herauszufinden. Die meisten der heute praktizierenden »Knochenärzte« sind keine Manipulationsspezialisten. Sie sollten sich zeitig erkundigen, damit Sie im Bedarfsfall wissen, an wen Sie sich wenden können (siehe Anhang).

Massage, besonders eine tiefe Muskelbearbeitung, wie sie bei Shiatsu oder der Akupressur erfolgt, unterstützt die Krampflinderung, in der Regel ist es aber nicht möglich, einen akut schmerzenden Rücken zu berühren, ehe nicht einige Zeit vergangen und eine Besserung eingetreten ist. Versuchen Sie es mit Massage; Sie werden selbst herausfinden, wann sie das Richtige für Sie ist.

Akupunktur kann ebenfalls hilfreich sein, insbesondere, wenn entsprechende Akupunkturpunkte innerhalb der vom Muskelspasmus betroffenen Region korrekt bestimmt werden können. Lassen Sie die schmerzhafte Zone Ihres Rückens in der Form von jemandem abtasten, daß einzelne Punkte nacheinander mit einer Fingerspitze gedrückt werden. Sofern sich dabei bestimmte Stellen als besonders schmerzhaft erweisen und der Schmerz über die eigentliche Druckstelle hinausstrahlt, so sind dies möglicherweise Akupunkturpunkte, an denen Sie ansetzen können. Ärzte injizieren Lokalanästhetika (örtliche Betäubungsmittel – d. Ü.) in diese Punkte; ein ebenso gutes Hausmittel ist aber, diese Akupunkturpunkte mit einem Fingerknöchel oder einem runden, stumpfen Gegenstand zu massieren. Oder versuchen Sie es mit Akupunktur bei einem ausgebildeten Akupunkteur. Mit dem einfachen Einstechen von Nadeln auf den Akupunkturpunkten können oftmals genauso gute Ergebnisse wie mit Injektionen erzielt werden.

Atemübungen sind ebenfalls zweckmäßig, sie haben vor allem den Vorteil, daß Sie nicht warten müssen, bis Sie damit beginnen können. Lesen Sie zur Information Kapitel 4, »Luft und Atmen«, und machen Sie die auf Seite 187ff beschriebene Übung. Atmen Sie darüber hinaus langsam, tief und bewußt durch, wobei Sie sich im Geiste auf einen Atemkreislauf konzentrieren, der vom Bauch durch die Schmerzregion bis zur Nase und wieder zurück verläuft. Atmen Sie gleichmäßig und kontinuierlich, mit möglichst kurzen Pausen zwischen Ein- und Ausatmung. Diese Übungen können in jeder Position ausgeführt werden. Über diese Form der Atemkontrolle können Sie direkt auf das Nervensystem einwirken und seine Entspannung fördern.

Da Emotionen einen so tiefgreifenden Einfluß auf das Zusammenspiel von Nerven und Muskeln haben, sollten Sie versuchen, stets guter Dinge zu sein, um so die Voraussetzungen für eine positive psychische Verfassung zu schaffen. Verbringen Sie Ihre Zeit mit Menschen, die Ihrer Stimmung förderlich sind. Schauen Sie sich lustige Filme an. Verzweifeln Sie nicht. Das klingt nicht gerade geistreich, es ist aber wichtig.

Sobald der Schmerz abzuklingen beginnt, kann Wärme die Genesung beschleunigen. Beginnen Sie zunächst mit wechselnden Kälte- und Wärmeanwendungen, wobei Sie mit Wärme enden; anschließend führen Sie nur noch Wärme zu, soweit Sie das als wohltuend empfinden. Feuchte Wärme ist am besten – und ein warmes Sprudelbad optimal, sofern sich Ihnen die Gelegenheit dazu bietet. Wenn Sie aufstehen und sich bewegen können, kann ein Stützgürtel im Hüftbereich als Stabilisierungshilfe und zur Erleichterung der Bewegungen dienlich sein. Stützgürtel werden in Sanitätshäusern in unterschiedlichen Größen und Ausführungen angeboten.

Haben Muskeln dieses Reaktionsmuster erst einmal gelernt, besteht die Gefahr, daß sie in Streßsituationen immer wieder darauf zurückfallen. Vielleicht können Sie rückblikkend ein Frühwarnsignal erkennen, eine Verspannung, eine Empfindlichkeit oder ein Unbehagen in dem Bereich, der sich dann schließlich als Schmerzherd entpuppte. Wenn dem so ist, wissen Sie also, wie Sie solche Anzeichen zu interpretieren und welche Maßnahmen Sie zu ergreifen haben, um einem neuerlichen Auftreten von Krämpfen und Entzündungen vorzubeugen. Zum Beispiel: mit Ihren Aktivitäten etwas langsamer zu treten, mehr Zeit für eine bequeme und entspannende Körperhaltung zu erübrigen und, sobald Sie die ersten Beschwerdeanzeichen wahrnehmen, sich einer kurzen Massage- oder Manipulationsbehandlung zu unterziehen.

Akute Rückenschmerzen sind, als Erfahrungswert, niederschmetternd. Sie bieten aber auch die Chance zu lernen, geduldig zu sein und Veränderungen des Körpers zu akzeptieren, von der Alltagsroutine loszulassen und Hilfe von anderen anzunehmen.

Wenn Sie von Rückenschmerzen betroffen werden, vergessen Sie nicht, daß die Zeit Ihr bester Verbündeter ist.

(Chronische) Rückenschmerzen

Chronische Rückenschmerzen sind meist nicht das Ergebnis struktureller Schädigungen, sondern unausgeglichener Muskelkontraktionen und Entzündungen, ausgelöst von fehlerhaften Muskelsteuerungen durch die Nerven. Dieses medizinische Problem wird von einem Experten als »TMS«, Tension Myositis Syndrom, bezeichnet. Myositis bedeutet Entzündung der Muskeln, und Tension impliziert, daß ein neuromuskuläres Ungleichgewicht der Auslöser ist. Ebendieser Experte ist klinisch sehr erfolgreich, ein Erfolg, der einzig darauf beruht, daß er mit den Patienten spricht und sie von der wahren Natur ihrer Schmerzen überzeugt. So berichten viele, daß ihre Schmerzen nach diesen Gesprächen erstmals seit Jahren verschwanden, und das, nachdem langwierige und kostspielige Behandlungen durch Chiropraktiker, Osteopathen, Physiotherapeuten, Akupunkteure, Orthopäden und Masseure nicht mehr als nur vorübergehende Linderungen gebracht hatten. Mehr zu diesem Thema findet sich in dem Buch *Mind over Back Pain* von Dr. John Sarno (New York, Berkley, 1987).

Ich bin ein überzeugter Anhänger dieser TMS-These, denn

wie oft habe ich erlebt, daß derartige Rückenschmerzen auf schier wundersame Weise verschwanden, wenn sich die Betreffenden plötzlich verliebten oder anderweitig einschneidende Veränderungen in ihrem Geistes- und Gefühlsleben eintraten. Das soll nicht heißen, daß diese chronischen Schmerzen nur eingebildet seien. Denn viele der Symptome sind allzu offensichtlich reale, physische Verzerrungen der Muskelanatomie und -physiologie. Der kausale Anfang der zu diesen Schmerzen führenden Kette von Ereignissen ist jedoch anderswo zu suchen: im Nervensystem – jenem System, welches Geist und Psyche miteinander verbindet.

Der Großteil der unter chronischen Rückenschmerzen Leidenden glaubt, die Wurzel allen Übels sei ihr schlechter Rücken. Nach meinen Erfahrungen sollten alle chronischen Rücken- (und Nacken-)schmerzen, bis anderweitige Beweise erbracht sind, als TMS betrachtet und ein Höchstmaß der therapeutischen Anstrengungen auf den Kopf gerichtet werden: spezifisch auf eine Veränderung der Denk-, Gefühls- und Bewältigungsmuster im Hinblick auf Streß abzielend, die das Nervensystem zu einem abnormalen Reaktionsschema verleiten. Falls in Ihrer Krankengeschichte eine Rückenverletzung vorkommt, wird dieser wunde Punkt natürlich ein idealer Herd für TMS sein.

Yoga ist ein ausgezeichneter Weg, das Rückgrat zu stärken, die Nervenfunktion zu harmonisieren, die Beweglichkeit zu fördern und Streß zu neutralisieren (siehe S. 169ff). Ich empfehle es all jenen, die über einen chronisch kranken Rücken klagen, wobei ich sie über die wahre Natur ihrer Schmerzen aufkläre und ihnen versichere, daß sich TMS, ohne Spuren zu hinterlassen, verflüchtigen kann, sobald das Gehirn aufhört, falsche Botschaften an die Rückenmuskeln zu senden.

Schilddrüsenprobleme

Da die Schilddrüse auf vielschichtige Weise den Stoffwechsel kontrolliert, können Funktionsstörungen fast in jedem System des Körpers Symptome bewirken. Zuviele junge Frauen wurden und werden von Schulmedizinern auf zusätzliche Schilddrüsenhormongaben gesetzt. So gibt es Frauen, die, weil sie in ihrer Pubertät dicklich und depressiv waren und ihren Ärzten vertrauten, praktisch von Jugend auf und zeit ihres Erwachsenenlebens Schilddrüsenpräparate nehmen. Da diese Pillen die natürliche Produktion der Schilddrüsenhormone unterdrücken, ist ein Absetzen der Medikation inzwischen äußerst schwierig geworden, obgleich es anfänglich für deren Einnahme keinerlei Notwendigkeit gegeben haben mag. Zugunsten der Ärzte sei der Fairneß halber gesagt, daß die Schuld hier auch oft bei den Patientinnen liegt, da viele Frauen eine Unterfunktion der Schilddrüse allzu gerne als Entschuldigung für psychische und physische Unzulänglichkeiten vorschieben.

Eine Überfunktion der Schilddrüse bewirkt eine Gewichtsabnahme, Schlaflosigkeit, Zittern der Hände, Herzklopfen, Schweißausbrüche und Bevorzugung kalter Temperaturen sowie Verdauungsprobleme. Sie kommt seltener vor als eine Unterfunktion der Schilddrüse und macht normalerweise eine konventionelle (allophatische) medikamentöse oder operative Behandlung erforderlich.

Schilddrüsenfunktionstests sind leider nicht zuverlässig, hier werden mitunter Normalfunktionen angezeigt, wo Fehlfunktionen vorliegen.

- Sofern Sie Schilddrüsenhormone einnehmen und glauben, darauf verzichten zu können, ist es wichtig, diese niemals abrupt abzusetzen. Sie können versuchen, die Dosis allmählich zu reduzieren, wobei Sie jede Abstufung einige Wochen lang beibehalten, um festzustellen, wie Sie damit zurechtkommen.
- Praktizieren Sie die als Schulterstand bezeichnete Yoga-Übung. Lernen Sie sie von einem Yoga-Lehrer oder anhand eines Buches, und versuchen Sie, diese wenigstens einmal täglich zwanzig Minuten lang zu machen. Sie regt die Schilddrüse an, und ihre Wirksamkeit kann in Kombination mit einer Imaginationsübung noch unterstützt werden, indem Sie sich vorstellen, wie Ihre Schilddrüse nach einer langen Zeit der Inaktivität aufwacht.

- Nehmen Sie bis zu zwölf Tabletten Norwegischen Kelp (die im Fachhandel erhältlich sind).
- Sofern irgendwelche der nachfolgenden Symptome erkennbar werden, erhöhen Sie Ihre Schilddrüsenhormondosis: psychische und physische Trägheit, gesteigerte Kälteempfindlichkeit, Gewichtszunahme, Gelenksteifheit, verstärkte Menstruationsblutung, Verdauungsprobleme. Vergessen Sie nicht, daß es eine Weile braucht, bis die Effekte veränderter Dosierungen spürbar werden.
- Glauben Sie, daß ein Hormonmangel vorliegt, so erhöhen Sie die Dosis allmählich. Sollten sich irgendwelche der nachfolgenden Symptome zeigen, so reduzieren Sie neuerlich: Schlaflosigkeit, Nervosität, Zittrigkeit der Hände, Herzklopfen, Schweißausbrüche, Verdauungsprobleme.
- Sofern Sie Schilddrüsenhormone nehmen oder jemals genommen haben oder jemals irgendwelche Schilddrüsenfehlfunktionen zutage traten, ist es wichtig, ungeachtet der jeweils gegebenen Symptome, jeden Arzt, den Sie aufsuchen, entsprechend zu informieren.

Schlaflosigkeit

Lesen Sie Kapitel 6 nochmals ganz durch. Schlaflosigkeit ist weitestgehend das Ergebnis von Streß, Angst, Nervosität, Depressionen und der Verwendung stimulierender Drogen.
- Meiden Sie jedwede Form von Stimulanzien (siehe S. 182f).
- Halten Sie sich an ein angemessenes aerobes Übungsprogramm. Experimentieren Sie mit der Tageszeit, wann Sie diese Übungen machen. Möglicherweise stellt sich eine bestimmte Uhrzeit als förderlich für Ihren nächtlichen Schlaf heraus.
- Nehmen Sie zur Entspannung der Muskeln vor dem Zubettgehen ein warmes Bad.
- Sollten Muskelspannungen die Ursache Ihrer Schlaflosigkeit sein, versuchen Sie es mit der Einnahme von Hopfenpräparaten (*Humulus lupulus*) vor dem Zubettgehen. Abgesehen von seiner Verwendung in Bieren hat Hopfen in

der Medizin eine lange Tradition als Beruhigungs- und Entspannungsmittel. (Er ist darüber hinaus der einzige enge botanische Verwandte von Marihuana.) Nehmen Sie zwei Kapseln eines gefriergetrockneten Hopfenextraktes, die allenthalben im Handel erhältlich sind.

- Der neuromuskulären Entspannung ist überdies Calcium und Magnesium förderlich: nehmen Sie jeweils 1000 Milligramm vor dem Zubettgehen (die Glukonat- und Zitratformen werden am leichtesten absorbiert).
- Nehmen Sie versuchsweise eine Portion Stärke, etwa in Form einer gebackenen Kartoffel oder einem Stück Brot, dreißig Minuten vor dem Zubettgehen zu sich. Hierdurch kann eine Produktionssteigerung des gehirneigenen, beruhigenden Neurotransmitters bewirkt werden.
- Verwenden Sie die Atemübungen auf S. 187ff, wenn Sie versuchen einzuschlafen.
- Versuchen Sie das pflanzliche Beruhigungsmittel Baldrian (siehe S. 350f).

Schnittwunden

Offen blutende Schnittwunden, die nicht genäht werden müssen, bedürfen keiner aufwendigen Behandlung. Tinkturen auf der Grundlage von Jod und Quecksilberverbindungen sollten Sie unbedingt wegen ihrer gewebereizenden Eigenschaften meiden. Falls eine Desinfektion notwendig ist, geben sie eine 3prozentige Wasserstoffperioxid-Lösung in die Wunde, aufschäumen lassen, den Vorgang wiederholen und die Wunde mit einem sauberen Stück Mull oder Watte trokkentupfen. Tetanus-Spritzen sind bei offenen, blutenden Schnittwunden nicht erforderlich, sondern nur bei tiefen, nichtblutenden Stichwunden angezeigt.

Ein Volksheilmittel bei tiefen Schnittwunden ist, Hydrastis-Pulver auf die Wunde zu geben (siehe S. 355f). Es desinfiziert und fördert die Schorfbildung, welche die Wunde vor weiteren Schädigungen schützt. Um die Narbenbildung bei tiefen Schnittverletzungen zu reduzieren, massieren Sie vorsichtig zweimal täglich Vitamin E-Öl in die Haut ein, nachdem die Wunde geschlossen ist. Sie können entweder reines Vitamin E-Öl in Reformhäusern kaufen oder den Inhalt ausgedrückter Vitaminkapseln verwenden.

Schuppenflechte

Die Schuppenflechte oder Psoriasis ist eine mysteriöse Krankheit, deren Ursache unbekannt ist. In scharf begrenzten Regionen wächst die Haut zu schnell und hinterläßt dicke, rote, schuppenartige, juckende und unansehnliche Flächen. Sie tritt vornehmlich an Ellbogen, Knien und auf der Kopfhaut auf, kann sich aber auch großflächig ausbreiten und als Folgeerkrankung eine schwierig zu behandelnde Arthritis nach sich ziehen. Genetische oder biochemische Faktoren können bei der Entstehung der Schuppenflechte eine Rolle spielen, aber wie bei den meisten chronischen Hauterkrankungen wechselt der Schweregrad im Laufe der Zeit, und bei den Höhen und Tiefen ist oftmals eine Korrelation zur psychischen Verfassung und dem Einwirken von Streß erkennbar. Die konventionellen Behandlungsmethoden sind toxisch und nicht sehr zufriedenstellend.

Ich empfehle folgendes Maßnahmenpaket:

- Setzen Sie sich Sonnenlicht aus, und erwägen Sie einen Umzug in trocken-wärme Klimazonen. Sonnenlicht ist bei Schuppenflechte von hohem Nutzen.
- Befolgen Sie die ernährungsspezifischen und sonstigen Richtlinien, die in Teil I beschrieben sind.
- Nehmen Sie die antioxidative Vitamin-Kombination, siehe S. 278f.
- Experimentieren Sie mit den Samen der Mariendistel (*Silybum marianum*; siehe S. 432). Die im Fachhandel erhältlichen Samen sind nicht toxisch, haben einen nutzbringenden Einfluß auf die Leber und können in manchen Fällen auch bei Schuppenflechte hilfreich sein. Nehmen Sie über die Mindestdauer von drei Monaten zweimal täglich zwei Kapseln.

- Reiben Sie die betroffenen Körperregionen mit Kochia-Öl ein, das aus den Samen der *Kochia scoparia* (Sommerzypresse) hergestellt wird (siehe S. 401). Zweimal täglich einen leichten Film auftragen, bis sich sichtliche Verbesserungen ergeben.
- Machen Sie Streßreduzierungsübungen (Kapitel 6), und experimentieren Sie mit Hypnotherapie, um die Heilung zu beschleunigen. Die Haut spricht auf hypnotische Suggestionen sehr gut an.

Sodbrennen

Sodbrennen ist eindeutig ein Zeichen, daß Sie Ihren Magen strapazieren: indem Sie zu viel essen, zu häufig essen, die falschen Dinge essen, magenreizende Substanzen oder Medikamente aufnehmen, Ihre Verdauung durch Nervosität und Streß beeinträchtigen lassen. Wie man nach dem Essen zu Pfefferminzbonbons greift, auch zu Antazida (Pharmaka zur Neutralisierung der Magensalzsäure) zu greifen, ist nicht die Lösung. Wenn Sie Ihren Speiseplan entsprechend korrigieren, sollten Sie nie mehr unter Sodbrennen leiden oder Antazida verwenden müssen. Ihr Magen ist Ihr Freund. Seien Sie freundlicher zu ihm.

Nachfolgend einige Richtlinien:

- Ändern Sie Ihre Eßgewohnheiten. Folgen Sie den Weisungen in Kapitel 1 und 2. Achten Sie darauf, welche Art von Nahrungsmitteln Ihrem Magen nicht bekommen, und meiden Sie diese.
- Trinken Sie keinen Alkohol. Oder reduzieren Sie Ihren Alkoholkonsum, und trinken Sie vor allem niemals auf nüchternen Magen.
- Hören Sie auf zu rauchen. Tabak reizt den Magen ebenfalls.
- Verzichten Sie auf Kaffee und entkoffeinierten Kaffee. Beide sind stark magenreizend. Andere Koffeinformen sind weniger problematisch.
- Trinken Sie häufig Pfefferminztees (siehe S. 359f), der besonders wohltuend und beruhigend auf den Magen wirkt.

- Machen Sie die Atemübung auf S. 187f zusammen mit anderen Entspannungsübungen (Kapitel 6).
- Sofern Sie Antazida nehmen müssen, achten Sie unbedingt auf die Zusammensetzung des Präparates. Meiden Sie aluminiumhaltige Mittel. Calciumcarbonat und Magnesiumhydroxid (z. B. Trigastril) sind therapeutisch zweckmäßig und unproblematisch. Auch sollten Sie kein Natriumkarbonat verwenden, weil es eine zusätzliche Natriumquelle ist.

Stimmungsschwankungen

Stimmungsschwankungen sind Zeichen eines Ungleichgewichts, eines Mangels an Zentriertheit im Leben. Die Ursachen sind häufiger psychischer als physischer Natur, aber dennoch sollten Sie über Maßnahmen auf der psychischen Ebene hinaus auch mit einigen diätetischen Vorkehrungen experimentieren.

- Meiden Sie alle Formen von Koffein wie auch andere Stimulanzien (siehe S. 182f). Das heißt natürlich auch, alle stimmungsverändernden Drogen, legal oder illegal, rezeptfrei oder rezeptpflichtig, zu meiden.
- Versuchen Sie, Zucker zu reduzieren oder gänzlich darauf zu verzichten. Er kann in manchen Fällen eine der Hauptursachen von Stimmungsschwankungen sein. Essen Sie Obst statt zuckerhaltige Desserts.
- Machen Sie aerobe Übungen, wie in Kapitel 5 beschrieben.
- Nehmen Sie täglich eine B-50 oder B-100 B-Komplex-Vitaminergänzung.
- Machen Sie die Atemübung auf S. 187ff.
- Beginnen Sie mit Meditationen (siehe S. 195ff). Als Quelle, um das Gleichgewicht und die Mitte im Leben zu finden, sind tägliche Meditationen ultimativ die Lösung für Stimmungsschwankungen.

Starke Stimmungsschwankungen zwischen überschwenglicher Euphorie einerseits und Zuständen der Verzweiflung andererseits sind typisch für manisch-depressive Psychosen, die auch als bipolare Krankheit bezeichnet werden. Es handelt sich hierbei um eine schwerwiegende psychische Erkrankung, die in der Regel psychiatrisch und medikamentös behandelt werden muß.

Temporo-Mandibula-Gelenk-Syndrom

Eine weitere der modernen und fragwürdigen Krankheiten ist das Schädelbein-Unterkiefer-Gelenk-Syndrom, das heute für manche Zahnärzte, Chiropraktiker und Praktiker der Ganzheitsmedizin eine gewinnträchtige Einnahmequelle ist. Ohren- und Kieferschmerzen, die in Kombination mit Problemen, den Mund zu öffnen und zu schließen, auftreten, sind normalerweise das Ergebnis eines Teufelskreises von Muskelverkrampfungen und Entzündungen im Bereich der Gelenkverbindung zwischen Schädelbein (Temporo) und Unterkiefer (Mandibula) – die gleiche Art von Problem, die für einen Großteil der Rückenschmerzen verantwortlich ist (siehe ›[akute] Rückenschmerzen‹). Warum diese Region so verwundbar sein soll, ist nicht klar, aber sie ist auch oft bei Osteoarthritis betroffen.

Lassen Sie sich nicht auf langwierige und kostspielige Behandlungen oder gar chirurgische Eingriffe ein, ehe Sie nicht ein paar einfache Maßnahmen ausprobiert haben. Da Muskelverspannungen der ursächliche Auslöser sind, können Entspannungsübungen von unschätzbarem Wert sein.

- Absolvieren Sie ein Biofeedback-Training (S. 193 ff), das sich speziell mit der Entspannung der Muskulatur im Kopf- und Gesichtsbereich befaßt.
- Machen Sie die Atemübung auf S. 187 ff und parallel dazu Imaginationsübungen (S. 191 ff).
- Lassen Sie von einem auf die kranial-sakrale Technik spezialisierten Osteopathen einige kraniale Manipulationen vornehmen. Eine Sitzung kann genügen; sollten mehr erforderlich sein, wird der Praktiker es Sie wissen lassen.
- Versuchen Sie Akupunktur zur Linderung der Symptome.
- Verwenden Sie Calcium und Magnesium (Zitrat oder Glu-

konat) zur Entspannung der Muskeln; jeweils 1000 Milligramm vor dem Zubettgehen und jeweils 500 Milligramm zwölf Stunden später. Die Einnahme dieser Ergänzungen sollte bis zum Abklingen der Symptome beibehalten werden.

Vaginale Hefepilzinfektionen

Symptomatische vaginale Infektionen werden oft durch Hefepilze verursacht. Sofern Sie häufig darunter leiden und keine Antibiotika einnehmen, kann dies ein Zeichen einer Stoffwechselstörung sein. Versuchen Sie, Ihre Zuckerzufuhr zu reduzieren, und ergänzen Sie Ihren Speiseplan mit rohem Knoblauch (siehe S. 357f). Nehmen Sie Acidophiluskulturen nach den Mahlzeiten (siehe S. 336). Zur äußerlichen Anwendung führen Sie einen Eßlöffel flüssiger Acidophiluskultur mit einer Gummiballonspritze direkt in die Vagina ein oder nehmen Spülungen mit einer Teebaumöllösung vor (siehe S. 360f), die mindestens so wirksam wie die üblicherweise verschriebenen (nystatinhaltigen) Mittel sind.

Vegetatives Erschöpfungssyndrom

Dieses Leiden, fälschlicherweise auch unter dem Namen »Chronische Epstein-Barr-Virus-Krankheit« oder »chronisches EBV« bekannt, ist eine weitere Modekrankheit, die klinische Krankheitsbilder bedingen kann, aber nicht muß. Mit Sicherheit hat es mit dem Epstein-Barr-Virus nichts zu tun, das in unseren Breiten die infektiöse Mononukleose und in Afrika und Asien seltene Krebsarten auslöst.

Das vegetative Erschöpfungssyndrom befällt typischerweise junge gesunde Erwachsene, denen es ausgezeichnet geht, bis sie von einer grippeähnlichen Erkrankung heimgesucht werden, von der sie sich nicht mehr erholen. Eine überwältigende Müdigkeit und mangelnde Energie machen es ihnen fortan oft nicht möglich, zu arbeiten oder irgend etwas anderes zu tun, als zu Hause zu bleiben und zu ruhen. Die meisten Patienten klagen über ernsthafte Schlaf- und Gedächtnisstörungen. Die sich bei vielen parallel dazu einstellenden Empfindungen reichen von Kribbeln in bestimmten Körperregionen bis hin zu einer so ausgeprägten inneren Unruhe, als ob ein Motor in ihrem Innern auf Hochtouren beschleunigt würde. Ebenso sind mitunter wiederkehrende Halsentzündungen, Fieber und geschwollene Drüsen Begleiterscheinungen. Und dennoch sehen die meisten so blendend aus, daß Freunde und Verwandte ihre Krankheit häufig nicht ernst nehmen. Das vegetative Erschöpfungssyndrom kann über Jahre andauern.

Sofern es sich bei diesem neuen Syndrom tatsächlich um eine spezifische Krankheit handelt, haben wir es hier möglicherweise mit einer chronischen Infektion durch ein bisher unbekanntes Virus zu tun. Ich habe den Eindruck, daß nur bei wenigen der so diagnostizierten Patienten wirklich eine chronische Virusinfektion vorliegt und bei allen übrigen die verschiedensten anderweitigen Gründe ihr allgemeines Unwohlsein bedingen.

Abgesehen von Antidepressiva hat die orthodoxe Medizin den vom vegetativen Erschöpfungssyndrom Betroffenen recht wenig zu bieten. Manche Mediziner versuchen eine Behandlung mit Gammaglobulin-Injektionen, Interferon oder dem virushemmenden Mittel Aciclovir – drastische Maßnahmen, die geeignet sind, mehr zu schaden als zu helfen. Ich rate Ihnen, diese zu meiden.

Personen, die unter dem vegetativen Erschöpfungssyndrom leiden, empfehle ich folgendes:

- Treiben Sie regelmäßig etwas Sport: zwanzig bis dreißig Minuten aerobe Übungen an mindestens fünf Tagen in der Woche. Das mag zwar das Letzte sein, wonach Ihnen zumute ist, zwingen Sie sich aber dennoch dazu. Wichtig ist, die Übungen nur nicht bis zum Grad der Erschöpfung zu treiben.
- Folgen Sie den in den Kapiteln 1 und 2 aufgezeigten Ernährungsratschlägen, insbesondere im Hinblick auf eine proteinarme, fettarme und kohlenhydratreiche Diät.

- Nehmen Sie die auf den Seiten 278ff beschriebene oxidationshemmende Vitaminkombination und zusätzlich eine B-100-Vitamin B-Komplex-Ergänzung.
- Essen Sie täglich zwei Zehen rohen Knoblauch. Siehe Seiten 357f.
- Nehmen Sie ein *Astragalus*-Wurzel-Präparat. Es empfiehlt sich wegen seiner virushemmenden und immunfördernden Eigenschaften (siehe S. 295). Ein gutes Mittel, das ich verwende, ist Astra-8, eine Mixtur von *Astragalus* und sieben anderen chinesischen Kräutern. Die Dosierung von zweimal täglich drei Tabletten können Sie unbegrenzt beibehalten. (Siehe Bezugsquellenangabe im Anhang.)
- Meiden Sie Selbsthilfegruppen für Personen mit vegetativem Erschöpfungssyndrom. Oft bringen diese Gruppen Sie erst auf neue Krankheitssymptome und vermitteln den Eindruck, daß die Krankheit Sie bis an Ihr Lebensende begleiten wird.
- Lesenswert ist das Buch *Chronic Fatigue Syndrome: The Hidden Epidemic* von Dr. med. Jesse A. Stoff und Dr. phil. Charles R. Pellegrino (New York, Random House, 1988). Es enthält viele nützliche Informationen. Experimentieren Sie mit den auf S. 169 beschriebenen Entspannungsübungen.
- Bitten Sie Ihren Arzt, Ihnen Sauerstoff zur häuslichen Anwendung zu verschreiben, und versuchen Sie es mit Inhalationen von fünfzehn bis zwanzig Minuten ein- oder zweimal täglich. Wenn das hilft, halten Sie daran fest, bis sich Ihr Energiehaushalt so weit gesteigert hat, daß Sie ohne die Sauerstofftherapie zurechtkommen.
- Geben Sie die Hoffnung nicht auf. Das vegetative Erschöpfungssyndrom ist keine lebenslängliche Krankheit. Viele meiner Patienten waren nach ein bis fünf Jahren genesen. Gehen Sie nicht davon aus, daß Sie eines schönen Tages geheilt aufwachen, sondern vielmehr Phasen mit Höhen und Tiefen durchlaufen, wobei die Tiefen mit der Zeit weniger intensiv und weniger häufig auftreten werden.

Verbrennungen

Den betroffenen Körperteil *unverzüglich* in Eiswasser eintauchen und mit kurzen Unterbrechungen fünf bis zehn Minuten eingetaucht lassen. (Die ersten zwanzig Minuten gelten als entscheidende Phase, in der diese Behandlung am effektivsten ist.) Danach tragen Sie Aloe vera-Gel (siehe S. 348f) oder Calendula-Tinktur bzw. -lotion (siehe S. 367) auf. Suchen Sie unbedingt medizinische Hilfe, wenn es sich um eine großflächige oder schwerwiegende Verbrennung 3. oder 4. Grades handelt oder es zu einer Infektion der Brandwunde kommt.

Verstauchungen

Applizieren Sie so schnell wie möglich Eispackungen auf der verletzten Region (siehe S. 306ff). Nehmen Sie homöopathisches Arnika (S. 461f). Verwenden Sie Dimethylsulfoxid (S. 386) oder Arnika-Tinktur (S. 349f) oder beides für äußere Anwendungen. Schützen Sie die verstauchte Körperregion vor weiteren Verletzungen (beispielsweise durch Verwendung einer elastischen Binde). Nach vierundzwanzig Stunden können Sie eine Behandlung mit abwechselnden heißen und kalten Umschlägen versuchen.

Verstopfung

Sehr viele Faktoren, einschließlich Ernährung, Drogen, Medikamente, körperliche Bewegung, Streß, Angstzustände und Nervosität, beeinflussen die Darmfunktion. Die Jahresumsätze mit Abführmitteln gehen in die Millionen. (Allein in der Bundesrepublik werden jährlich für 240000000 Mark Abführmittel verkauft. Quelle: Bittere Pillen, Köln, 1988 – d. Ü.) Manche der Präparate sind ungefährlich, andere nicht. Nach meiner Erfahrung leiden mehr Frauen als Männer an Verstopfung. In den meisten Fällen kann sie mit einfachen Änderungen der Lebensweise behoben werden.

- Trinken Sie mehr Wasser. Unzureichende Flüssigkeitszufuhr ist eine der häufigsten Ursachen für einen harten, schweren Stuhlgang.
- Essen Sie mehr Ballaststoffe (siehe S. 77ff). Ungenügende Anteile unverdaulicher Faserstoffe in der Nahrung sind ebenfalls eine der Hauptursachen von Verstopfung. Personen, die von der herkömmlichen Ernährungsweise zu einer vegetarischen oder halbvegetarischen Diät übergehen, sind oft verblüfft über die positiven Veränderungen ihrer Darmtätigkeiten.
- Verwenden Sie Psyllium-Samen, der als Quellmittel abführend wirkt. Die Schalen der Psyllium-Samen einer Spitzwegerichart (*Plantago psyllium*) sind eine ausgezeichnete Quelle für unverdauliche (wie auch verdauliche) Fasern und sind Grundlage vieler unbedenklicher kommerzieller Abführmittel. Sie können in Drogerien und Reformhäusern Psyllium-Samenschalen in Pulverform kaufen, ohne Zusatz von Süß-, Farb- und Geschmacksstoffen, mit denen diese Produkte ansonsten oft angereichert sind. Die einzige bei diesem hervorragenden Heilmittel zu beachtende Vorsichtsmaßnahme ist, daß es mit reichlich Wasser genommen werden muß; andernfalls quellen die Fasern im Darm zu einer verstopfenden Masse, die das Problem nur noch zusätzlich verschärft. Beginnen Sie mit einem gehäuften Eßlöffel Pulver, das gut in einem Glas Wasser oder verdünnten Saft verrührt wird. In einem Zuge trinken und ein weiteres volles Glas Wasser nachtrinken. Je nach Bedarf können Sie dies beliebig lange einmal täglich praktizieren.
- Bewegen Sie sich mehr. Ein Mangel an körperlicher Bewegung trägt zu einem mangelhaften Darmtonus bei.
- Verwenden Sie Koffein nicht suchtartig. Kaffee und andere Formen von Koffein sind starke Abführmittel, weil sie über eine Stimulation der Nerven die Darmkontraktionen steigern. Eine übermäßige Zufuhr dieser Drogen verhindert, daß der Darm seinem eigenen natürlichen Rhythmus folgt. Sofern Sie nicht regelmäßig Koffein konsumieren, wird eine Tasse starken Kaffees umgehend den Darm

in Bewegung setzen – ein gutes Mittel bei *gelegentlicher*, akuter Verstopfung.

- Rauchen Sie nicht. Nikotin, von Natur aus eine starke Stimulanzie, wirkt auf den Darm wie Koffein. Ebenso kann der suchtartige Gebrauch anderer stimulierender Drogen (Kokain, Amphetamin, Ephedrin, Phenylpropanolamin) zu chronischer Verstopfung führen.
- Meiden Sie Arzneien mit verstopfender Wirkung. Die gebräuchlichsten sind Opiate und Derivate von Nachtschattengewächsen (Atropin, Scopolamin).
- Verzichten Sie auf darmreizende Abführmittel. Chemische und pflanzliche Wirkstoffe, die den Darm reizen, bewirken zwar eine schnelle, mitunter heftige Darmtätigkeit. Ihre Verwendung ist aber mit einem hohen Abhängigkeitsrisiko verbunden, und eine Abführmittelabhängigkeit führt zwangsläufig zu einer noch schlimmeren Verstopfung. Ein gängiges reizerzeugendes, chemisches Abführmittel ist Phenolphthalein, in »Agaffin« und »Agarol« enthalten. Zwei pflanzliche Reizmittel sind Cascara sagrada (*Rhamnus purshiana*), aus der Rinde eines in Amerika beheimateten Baumes gewonnen (verwandt mit den in Europa häufig bei Verstopfung verabreichten Mitteln: Faulbaumrinde (*Rhamnus frangula*) und Kreuzdorn (*Rhamnus catharticus*) – d. Ü.), und Sennes, von den Blättern und Schoten eines im Nahen Osten vorkommenden Strauches (*Cassia acutifolia*). Manche Menschen betrachten natürliche pflanzliche Abführmittel als absolut harmlos, aber die zwei hier genannten haben so tiefgreifende Effekte, daß sie mit der Zeit alles andere als nützlich sind.
- Falls Sie ein darmreizendes Abführmittel verwenden müssen, versuchen Sie Rharbarberwurzel (*Rheum officinale*). Es ist eines der unbedenklichsten und mildesten Abführmittel, das aber dennoch ausschließlich einer gelegentlichen Verwendung vorbehalten bleiben sollte. Rhabarberwurzelpräparate sind in Apotheken, Drogerien und Reformhäusern erhältlich.
- Meiden Sie Abführmittel (wie Agoral), die Paraffinöl enthalten und die Aufnahme fettlöslicher Vitamine beein-

trächtigen und zu schweren Gesundheitsschädigungen führen können.

- Meiden Sie Abführsalze wie Magnesiumzitrat und Magnesiummilch, die wasserbindend und so mit der Gefahr des Flüssigkeitsverlustes verbunden sind. Sie sind zwar weniger aggressiv als die darmreizenden Mittel, aber dennoch zu drastisch, als daß ein häufiger Gebrauch unbedenklich wäre.
- Greifen Sie nicht zu Klistieren und Einläufen. Zur regulären Anregung des Darmes dürfte ihre Verwendung nicht gerechtfertigt sein.
- Falls Ihr Stuhlgang sehr hart und beschwerlich ist, versuchen Sie ein stuhlaufweichendes, Docusat enthaltendes Mittel, eine unbedenkliche Arznei, die sowohl in rezeptpflichtigen als auch frei verkäuflichen Formen angeboten wird. Achten Sie jedoch auf die Angabe der Inhaltsstoffe, da auch einige der als stuhlaufweichend bezeichneten Mittel Darmreizstoffe und eine Vielzahl von Zusatzstoffen enthalten.
- Machen Sie Entspannungsübungen (siehe Kapitel 6), vor allem Biofeedback, Atemübungen und Yoga. Psychische Einflüsse mit nervösen Stuhlgangsregelungen sind eine häufige Ursache von Verstopfung. Frauen, die unter chronischer Verstopfung und kalten Händen und Füßen leiden, sollten auf jeden Koffeingenuß verzichten und ein Biofeedback-Training beginnen (siehe Seite 193 ff), denn diese Symptome indizieren ein gestörtes Gleichgewicht des autonomen Nervensystems.
- Von seiten der Ärzte ist immer wieder zu hören, eine tägliche Darmentleerung sei nicht nötig oder nicht einmal wünschenswert. Ich bin da anderer Meinung. Die tägliche Verdauung fördert das Wohlbefinden. Wenn Sie sich richtig ernähren, ausreichend Flüssigkeit zu sich nehmen, Sport treiben oder sich körperlich bewegen, Ihrem Körper keine schädlichen Substanzen zuführen und nicht zulassen, daß Ihre Psyche Ihren Körper negativ beeinflußt, dann werden Sie auch ohne Abführmittel, ob natürlich oder nicht, einen regelmäßigen Stuhlgang haben.

Zahnfleischentzündungen

Gingivitis–Entzündung des Zahnfleisches –, verbunden mit Zahnfleischschwund und Schädigung der Zähne, ist bei Personen mittleren Alters weitverbreitet und kann oft schmerzhafte und kostspielige oralchirurgische Maßnahmen erforderlich machen. Den meisten Zahnfleischerkrankungen kann mit einer gesunden Ernährung, Nikotinverzicht und einer gewissenhaften Mundhygiene vorgebeugt werden.

- Machen Sie es sich zur Gewohnheit, mindestens einmal am Tag Zahnseide zu verwenden. Verwenden Sie *ungewachste* Zahnseide, die Sie bis zum Zahnfleischsaum zwischen die Zähne führen; die Reinigung erfolgt durch Auf- und Abwärtsbewegung am Zahn. Bitten Sie Ihren Zahnarzt, Ihnen die Anwendung von Zahnseide zu erklären.
- Wann immer möglich, massieren Sie Ihr Zahnfleisch mit den Fingerspitzen. Stimulieren Sie Ihr Zahnfleisch ebenfalls, indem Sie mit abgerundeten Zahnhölzern (Zahnstochern) am Zahnfleischsaum entlangfahren.
- Bei entzündetem Zahnfleisch mischen Sie Wasserstoffperoxid und Natriumbikarbonat zu einer Paste, die Sie mit einer Zahnbürste ins Zahnfleisch einmassieren. Einige Minuten einwirken lassen, dann den Mund ausspülen.
- Verwenden Sie die auf S. 355f beschriebene Hydrastis-Lösung zur Mundspülung.
- Lassen Sie Zähne und Zahnfleisch zweimal jährlich vom Zahnarzt kontrollieren und etwaige entzündete Zahnfleischtaschen sofort behandeln.

Zystische Mammafibrose

Bei diesem Leiden bilden sich gutartige Bindegewebsgeschwulste in der weiblichen Brust, die sich in der Regel während des Menstruationszyklusses verändern und sich mitunter schmerzhaft entzünden. Diese Geschwülste werden nicht bösartig, Brustkrebs tritt aber häufiger bei Frauen auf, die unter dieser zystischen Mammafibrose leiden, und eine Früherkennung von Brustkrebs ist schwieriger. Mit folgenden Maßnahmen lassen sich vielfach Rückbildungen der Brustfibrome oder zumindest deutliche Verbesserungen erzielen:

- Schalten Sie alle Koffeinquellen, einschließlich Schokolade, aus.
- Nehmen Sie Vitamin E, zwei- oder dreimal täglich 4000 IE (siehe S. 279).
- Reduzieren Sie den Verzehr östrogenhaltiger Nahrungsmittel auf ein Minimum: Fleisch, Wurst, Geflügel, Eier und Milchprodukte – es sei denn, Sie haben die Gewähr, daß diese frei von den üblichen Hormonzusätzen sind, die gemeinhin in der Tierzucht eingesetzt werden. Weniger ins Gewicht fallen Östrogenquellen pflanzlichen Ursprungs: Möhren, Petersilie, Thymian, Süßholzwurzeln oder Sarsaparilla.
- Halten Sie sich an eine fettarme Ernährungsweise und ein regelmäßiges aerobes Übungsprogramm.

Im übrigen verschwindet die zystische Mammafibrose im allgemeinen mit der Menopause, es sei denn, Sie nehmen dann ein Östrogenpräparat.

Anhang

Thema ›Wasser‹

WASSERANALYSEN führen, neben staatlichen Einrichtungen, folgende Institutionen durch. Zweckmäßig ist, sich vorab nach den Kosten der Analyse und den Entnahme- und Versandmodalitäten der Wasserprobe zu erkundigen.

Institut für angewandte Biologie
Kirchweg 17c
2150 Buxtehude
Tel. 04161/85506

Bremer Umweltinstitut für die
Analyse und Bewertung von Schadstoffen e. V.
Wielandstr. 25
2800 Bremen
Tel. 0421/76078

Wartig Chemieberatung
Kätzerbachstr. 27
3551 Lahntal-Sterzhausen
Tel. 06420/550

IFUA
Institut für Umwelt-Analyse e. V.
Eckendorferstr. 10
4800 Bielefeld 1
Tel. 0521/321241

KATALYSE Unweltgruppe e. V.
Engelbertstr. 41
5000 Köln 1
Tel. 0221/232923

Analytisches Labor Aachen
Lothringer Str. 17
5100 Aachen
Tel. 0241/21104

Institut für ökologische Chemie e. V.
Hilbringer Str. 2
8500 Nürnberg 50
oder: Königstr. 125
8510 Fürth
Tel. 0911/745051 oder 7499830

»Aktion sauberes Trinkwasser«

Eine »Aktion sauberes Trinkwasser« hat die Bonner Verbraucherinitiative gestartet. Ziel der Aktion ist, bundesweit Druck auf Politiker auszuüben, eine wirksame Politik zum Schutz des Trinkwassers zu betreiben. Eine dazugehörige Informationsmappe enthält neben Informationen über die Gefährdung des Trinkwassers und mögliche Gegenmaßnahmen eine Ansichtspostkarte für Auskünfte über die Qualität des Trinkwassers beim Wasserwerk, ein Nitratteststäbchen und eine Checkliste, mit der jeder abfragen kann, ob sein Trinkwasser trinkbar ist.

Die Infomappe kann für DM 10,– bestellt werden bei der Verbraucherinitiative e. V., Breitestr. 51, 5300 Bonn 1.

Auskünfte über *Fragen des Wasserrechts* erhalten Sie außerdem über den

Arbeitskreis Wasser im BBU
(Bundesverband Bürgerinitiativen Umweltschutz)
Rennerstr. 10
7800 Freiburg

und

Arbeitskreis Wasser
im Bundesverband des BUND
Dr. Hans Georg Meiners
c/o AHU
Bachstr. 62–64
5100 Aachen

Wo finden Sie Hilfe?

Osteopathische Manipulation, kranial-sakrale Methode

Die meisten der heute praktizierenden Osteopathen sind von konventionellen Ärzten kaum noch zu unterscheiden. Sie verabreichen Medikamente und operieren – undenkbar bei den Osteopathen vergangener Generationen. Für eine Minderheit ist die Manipulation aber nach wie vor ein zentraler Punkt der Behandlung.

Zwecks Auskunft können Sie sich an einen der nachfolgend aufgeführten Heilpraktikerverbände wenden.

Heilpraktiker

Entsprechende Hinweise finden Sie entweder in den Gelben Seiten Ihres Telefonbuches oder über

Fachverband Deutscher Heilpraktiker e. V.
Heilsbachstr. 30
5300 Bonn 1
Tel. 0228/641083

Union Deutscher Heilpraktiker e. V.
Ifpweg 5
7060 Schorndorf
Tel. 07181/62846

Freier Verband Deutscher Heilpraktiker e. V.
Hammer Str. 230
4400 Münster
Tel. 0251/524676

Bund Deutscher Heilpraktiker
Morgenstr. 71
4750 Unna
Tel. 02303/16368

Verband Deutscher Heilpraktiker e. V.
Celler Str. 84
3000 Hannover 1
Tel. 0511/318986

Homöopathische Medizin

Eine Vielzahl von Personen praktiziert auf der Grundlage der homöopathischen Medizin: Ärzte, Naturheilkundler, Chiropraktiker, Laien mit einer Sonderausbildung. Entsprechende Hinweise finden Sie in den Gelben Seiten Ihres Telefonbuches. Zentrale Anlaufstelle in der Bundesrepublik ist der

Deutsche Zentralverein
Homöopathische Ärzte e. V.
Linkenheimer Landstr. 113
7500 Karlsruhe 31
Tel. 0721/709366

Naturheilkunde

Entsprechende Hinweise finden Sie entweder in den Gelben Seiten Ihres Telefonbuches oder über

Bundesverband Deutscher Ärzte
für Naturheilverfahren e. V.
Hainstr. 9
8600 Bamberg
Tel. 0951/27888

Zentralverband der Ärzte
für Naturheilverfahren e. V.
Bismarckstr. 3
7290 Freudenstadt
Tel. 07441/2151

Akupunktur und Chinesische Medizin

Akupunktur wird sowohl von Ärzten als auch von Personen mit einer entsprechenden Spezialausbildung praktiziert, wobei die letzteren mitunter für sich den Anspruch erheben, über fundiertere Kenntnisse der Philosophie und Techniken der orientalischen Medizin zu verfügen. Praktiker können Sie in den Gelben Seiten Ihres Telefonbuches finden, oder wenden Sie sich an

Academy of Chinese Acupuncture
Rackebüllerweg 93
1000 Berlin 49

Zu Fragen der Chinesischen Medizin können Sie sich wenden an

Internationale Gesellschaft
für Chinesische Medizin
(Societas Medicinae Sinensis)
Leopoldstr. 17
8000 München 40
Tel. 089/335612

Ayurvedische Medizin

Bei diesem traditionellen Heilungssystem Indiens wird zwischen individuell verschiedenen Körpertypen unterschieden, die jeweils unterschiedliche Behandlungen erfordern, wobei diätetischen Umstellungen, Massage und Heilkräutern aus dem breiten Spektrum der indischen Pflanzenheilkunde eine Schlüsselrolle zukommen.

Ayurveda Edelsteintherapie
A.-Fischer-Str. 34
7560 Gaggenau 18
Tel. 07225/2438

Trager-Massage

Diese Massagemethode eignet sich sowohl als Entspannungstechnik als auch für Zwecke der Rehabilitation und der Linderung chronischer Schmerzen. Sofern Sie in Ihren Gelben Seiten keinen entsprechenden Eintrag finden, können Sie sich nach Praktikern dieser Methode erkundigen bei:

Verband Physikalische Therapie
Bundesvereinigung für Masseure
und med. Bademeister,
Krankengymnasten e. V.
Hofweg 15
2000 Hamburg 76
Tel. 040/2201236

Rolfing

Rolfing ist eine Methode der Tiefen-Massage, die sich schwerpunktmäßig auf das Bindegewebe (Faszie), das die Muskeln mit den Knochen verbindet, konzentriert. Diese Technik vermag darüber hinaus auch emotionalen Streß zu lösen, der sich in Form von Verspannungen in der Muskulatur festgesetzt hat. Auskunft erteilt:

Rolfing
Europäische Zweigniederlassung
Herzogstr. 40
8000 München 40
Tel. 089/396802

Feldenkrais-Methode

Eine Methode, die mit Körperhaltungen, Bewegungen und Körperarbeit auf eine neue Bewußtheit mittels Interaktion zwischen Nervensystem und Muskeln abzielt. Es ist eine hervorragende Technik der Rehabilitation für Personen, die Verletzungen oder Schlaganfälle erlitten haben, und eine gute Therapie bei chronischen Schmerzen. Sie kann auch äußerst zweckmäßig im Falle von Entwicklungshemmungen (Retardierung) sein. Informationen erhalten Sie über

Die Feldenkrais-Methode
Thomas Kirschner
Postfach 1318
8904 Friedberg

oder

Deutscher Berufsverband der Motopäden
Postfach 1158
4516 Bissendorf

Biofeedback

Entsprechende Hinweise finden Sie in den Gelben Seiten Ihres Telefonbuches oder erhalten Sie bei örtlichen Psychologischen Beratungsstellen.

Hypnotherapie

Hinweise auf Hypnotherapeuten finden Sie in den Gelben Seiten Ihres Telefonbuches. Ratsuchend können Sie sich ebenfalls wenden an örtliche Psychologische Beratungsstellen, Psychologen oder Psychiater.

Visualisierung / Imagination

Entsprechende Hinweise finden Sie in den Gelben Seiten Ihres Telefonbuches sowie in den Anzeigenseiten Ihrer Tageszeitung. Hierzu werden allenthalben zahlreiche Kurse und Seminare angeboten. Hinweise können Ihnen auch örtliche Psychologische Beratungsstellen geben.

Andere

Anonyme Alkoholiker (AA)
Postfach 100422, 8000 München 1 – Tel. 089/
2780082

Overeaters Anonymous (OA)
Postfach 106206, Würzburger Str. 36, 2800 Bremen

Bezugsquellen

Die in diesem Buch angeführten Heilkräuter und Nährstoffergänzungen sind in der Regel in Apotheken, Drogerien, Reformhäusern oder Naturkostläden erhältlich.

Im übrigen gilt, daß über Apotheken in der Bundesrepublik auch hier nicht marktübliche Präparate aus den USA bezogen werden können, so etwa glycyrrhinsäurefreies Süßholz oder *Serenoa repens* vom Hersteller:

Phyto-Pharmica
P. O. Box 1348
Green Bay, Wis. 54305
USA

Chinesische Heilkräuter und Medikamente

können bezogen werden über:

China Medica Apotheke
Postfach 11
8163 Bayrischzell
Tel. 08023/653

Weiterführende Literatur

Gesundheit

Bocksch, Manfred, »Natürlich heilen und behandeln«. Praktische Naturheilkunde für jeden. München, 1985.

Dorstewitz, Hartmut, »Erkältungskrankheiten natürlich behandeln«. München, 1984.

Grosch, Peter / Schuster, Gerd, »Der Biokost-Report«. München, 1985.

Hunt, Douglas, »Angstfrei leben«. Der Einfluß unserer Ernährung auf das psychische Wohlbefinden. Hamburg, 1990.

Katalyse e. V., »Das Ernährungs-Buch«. Lebensmittel und Gesundheit. Köln, 1989.

Leung, Albert Y., »Chinesische Heilkräuter«. Köln, 1985.

Liebster, Günther, »Heilkraft aus dem Garten«. München, 1985.

Lindner, Ernst, »Toxokologie der Nahrungsmittel«. Stuttgart, 1990.

Recht, Christine / Wetterwald, Max F., »Ernte am Wegrand«. Stuttgart, 1985.

Schmidtlein, Gisela, »Meine Kräuterkiste«. Bielefeld, 1984.

Seitz, Paul, »Doktor Seitzens Kräutergarten«. Stuttgart, 1987.

Stellmann, Hermann Michael, »Kinderkrankheiten natürlich behandeln«. München, 1983.

Uyldert, Mellie, »Verborgene Kräfte der Pflanzen«. München, 1984.

Umwelt

Fischer, Claudia und Reinhold, »Tu was!« Berlin, 1984.
Koch, Egmont R. und andere, »Entgiften«. Was jeder zu Hause tun kann. München, 1986.
Koch, Egmont R., »Umweltschutz zu Hause«. München, 1984.

Danksagung

Von all denjenigen, die mir bei diesem Buch geholfen haben, muß ich an erster Stelle den vielen Patienten und Patientinnen danken, die willens und bereit waren, ungewöhnliche und mitunter experimentelle Heilmittel auszuprobieren und über ihre Erfahrungen zu berichten.

Mehrere Personen haben das Manuskript gelesen und mir hilfreiche Empfehlungen gegeben – vor allem mein Freund und Kollege Dr. Steven Rayle, sowie Sabine Kremp, Sue Fleishman, Kim Cliffton und Dr. Joseph Alpert.

Praktiker, die mit Informationen zu diesem Buch beigesteuert haben, waren Deborah Morris, Nancy Aton, N. N., David Jaffrey, Theresa Cisler, D. O., Dr. Dean Ornish, Robyn Power, Francis Brinker, N. N. und Michael Moore.

Dank auch Nancy Kaye Lunney vom Esalen Institute, die mir den Anstoß zur Veranstaltung von Workshops über Ernährungsfragen gab. Die dort behandelten Informationen wurden zu den Kapiteln 1 und 2 dieses Buches.

Schließlich hatte ich die Hilfe eines guten Verlegers, Signe Warner Watson von Houghton Mifflin.

Danken möchte ich auch Peg Anderson, Lynn Nesbit, Harriet Larkin, Victoria Tolmach, Brian Becker, Mike Meyer, Cliff Berrien, der Alchemy Rhythm Band of Tucson, Arizona, und insbesondere Sabine.

Stichwortverzeichnis